Anton Bum

Handbuch der Massage und Heilgymnastik

Auxo

Anton Bum

Handbuch der Massage und Heilgymnastik

ISBN/EAN: 9783956222474

Auflage: 1

Erscheinungsjahr: 2014

Erscheinungsort: Worpswede, Deutschland

Auxo

HANDBUCH

DER

MASSAGE UND HEILGYMNASTIK

FÜR PRAKTISCHE ÄRZTE

VON

DR. ANTON BUM,

PRIVATDOZENT AN DER WIENER UNIVERSITÄT.

MIT 184 HOLZSCHNITTEN,

ZUM TEIL NACH PHOTOGRAPHISCHEN MOMENTAUFNAHMEN.

URBAN & SCHWARZENBERG

BERLIN — N., FRIEDRICHSTRASSE 105b

WIEN — I., MAXIMILIANSTRASSE 4

1907.

Vorwort
zur ersten Auflage.

Ein Blick auf das Literaturverzeichnis am Schlusse dieses Buches zeigt dem Leser, daß die mechanischen Behandlungsmethoden bereits eine überaus stattliche Zahl von Publikationen jeder Art — vom kurzen kasuistischen Beitrage bis zum Hand- und Lehrbuche — aufzuweisen haben. Und dennoch widerstrebt es mir, diese Blätter mit jener Entschuldigung einzuleiten, die so häufig Druckwerken zumal praktischer Disziplinen vorangesetzt wird, — der Entschuldigung ihrer Existenz. Sie wäre auch mir nicht erspart geblieben, wenn ich die Absicht gehabt hätte, bloß den Markt zu bereichern, indem ich, wie dies so geschehen mag, aus einem Dutzend Bücher ein dreizehntes machte. Den Impuls zur Abfassung des vorliegenden Handbuches hat indes nicht der Verleger, sondern die eigentümliche Stellung gegeben, welche Massage und Heilgymnastik in der Wissenschaft, in der Schule sowie in der Praxis einnehmen. Von der ersteren kaum gewürdigt, von der Schule ignoriert, begegnet die Mechanotherapie bei Ärzten und im Publikum einerseits begeistertem Enthusiasmus, andrerseits ausgesprochenem Mißtrauen. Dieses Schicksal unserer Methode ist wohl zum großen Teile darauf zurückzuführen, daß die Wurzeln der Mechanotherapie in der Volksmedizin zu suchen sind und daß noch gegenwärtig nicht selten Laien sich zu kritik- und maßlosen Interpreten dieser Disziplin aufwerfen.

Vielleicht ist deshalb gerade heute die Absicht gerechtfertigt, den Ärzten ein Handbuch der Massage und Heilgymnastik zu unterbreiten, welches zu fixieren berufen ist, was ein Vertreter dieser Fächer während 15jähriger praktischer und — wenngleich ohne amtlichen Lehrauftrag — didaktischer Tätigkeit erfahren hat, und den wissenschaftlichen Rechenschaftsbericht eines Arztes bedeutet, der durch Selbsterziehung gelernt hat, sich ein objektives Urteil über das ihm Begegnende zu bilden. Diesem Zwecke kann jedoch nur ein Werk entsprechen, welches den derzeitigen wissenschaftlichen Standpunkt und den praktischen Wert der mechanischen Behandlungsmethoden **frei von Übertreibungen jeder Art** *darstellt* *und wohl von einem überzeugungstreuen Anhänger, keineswegs aber von einem blinden Enthusiasten der Mechanotherapie geschrieben ist.*

So ist denn mein Handbuch als Versuch einer objektiven Darstellung der Technik, Wirkungsart und Anwendung der Massage und Heilgymnastik aufzufassen, dessen Leser, der **praktische Arzt,** *die für ihn notwendige Anleitung zur Ausübung einer Heilmethode schöpfen soll, die — zum Schaden der Ärzte und Kranken — durch Überlassung ihrer Ausübung an Laien arg diskreditiert worden ist.*

„Es wäre erwünscht, daß die Massage zu Heilzwecken mehr Gemeingut der praktischen Ärzte würde," sagte in der Wiener Ärztekammer der Vertreter des Referates über die Bekämpfung der Laienmassage. In diesem Sinne ist ein für praktische Ärzte bestimmtes Handbuch der Massage und der von dieser untrennbaren Heilgymnastik ein Mitkämpfer gegen das überwuchernde Kurpfuschertum in der Medizin. —

Der Allgemeine, grundlegende Teil des Buches führt den Leser in die ihm zunächst wohl fremde Disziplin ein, macht ihn mit der Technik der Behandlung mittelst der „unbewaffneten Hand des Arztes" vertraut, ohne durch doktrinäre Betonung des in Wort und Bild Geschilderten Modifikationen auszuschließen, erörtert auf der Basis des Tierversuches und der klinischen Beobachtung die physiologische Wirkung der einzelnen Handgriffe und Bewegungen, soweit dies unser noch lückenhaftes Wissen gestattet, und präzisiert die allgemeinen Anzeigen und Gegenanzeigen der Mechanotherapie, die letzteren schärfer hervorhebend und strenger begrenzend, als dies bisher geschehen ist.

Der Spezielle Teil umfaßt die Anwendung der Mechanotherapie bei den einzelnen, nach Organen gruppierten Erkrankungen. Nach einem kurzen Überblick über die Entwicklung der mechanischen Behandlung bei jeder einzelnen Gruppe wird die physiologische Wirkung, die spezielle Indikationsstellung sowie die Technik, letztere möglichst ausführlich und mit ganz besonderer Berücksichtigung der für den praktischen Arzt wichtigen manuellen Gymnastik, an Beispielen geschildert. Kasuistik findet sich recht spärlich und nur dort, wo die Darstellung einschlägiger Krankheitsfälle das Verständnis zu unterstützen geeignet erschien.

Mit Ausnahme der Geburtshilfe, die nur wenige, in jedem Lehrbuche dieses Faches eingehend beschriebene und gewürdigte massageähnliche Handgriffe benützt, wurden alle Disziplinen gleichmäßig berücksichtigt. Wo eigene Erfahrung mangelte, erbat ich mir die Unterstützung erprobter Fachmänner, welche sich der freundlichst übernommenen Aufgaben in gründlicher und dem Rahmen des Buches durchaus angepaßter Weise entledigt haben. Doz. Dr. **C. Laker** *(Graz), dessen grundlegenden*

Arbeiten die Ausbildung und Vervollkommnung der Massage in der Rhino-Laryngologie zu danken ist, hat dieses Kapitel, Prof. Dr. **S. Klein** *(Wien) und Dr.* **A. Eitelberg** *(Wien), welche sich um die Anwendung der Massage und Gymnastik in der Augen- und Ohrenheilkunde hervorragende Verdienste erworben haben und über große Erfahrung auf diesen Gebieten verfügen, haben die betreffenden Abschnitte bearbeitet. Den genannten Kollegen für ihre Mitarbeit wärmstens zu danken, ist mir angenehme Pflicht.*

Ebenso muß ich die große Sorgfalt in der äußeren Ausstattung des Buches seitens der Herren Verleger, sowie die treffliche Ausführung der zahlreichen Holzschnitte durch **Matolonys** *Künstlerhand dankend hervorheben. —*

Nicht ohne Bangen übergebe ich das Geschaffene der nachsichtigen Beurteilung der Fachgenossen und der praktischen Ärzte, die ich als Leser dieses Werkes stets vor Augen hatte. Wenn es mir durch strenge Berücksichtigung der **Bedürfnisse des Praktikers,** *durch Hinweglassung alles dessen, was für ihn bedeutungslos, und durch besondere Betonung des* **technisch-manuellen Teiles** *der Methode gelungen sein sollte, ihn zur Ausübung der Mechanotherapie im gegebenen Falle anzuregen und ihm die ersten Versuche zu erleichtern, so erachte ich die Aufgabe, die ich mir gestellt, für gelöst.*

Wien, Ostern 1896.

Der Verfasser.

Vorwort
zur vierten Auflage.

Ein Dezennium ist verstrichen, seit die erste Ausgabe des vorliegenden Handbuches den praktischen Ärzten unterbreitet wurde. Das rastlose Fortschreiten der Heilkunde, mit welchem auch die physikalischen Methoden wacker Schritt gehalten, das Interesse, das nicht nur die Praxis, sondern auch die **Schule** *nunmehr diesen Methoden entgegenbringen, begründen den Erfolg auch dieses Werkes, dessen vierte Auflage den derzeitigen wissenschaftlichen Standpunkt der Mechanotherapie in didaktischer Form zu präzisieren berufen ist. Was sich in meinen seit vielen*

Jahren abgehaltenen, von Ärzten aller Länder besuchten Kursen über Massage und Gymnastik als die Aufmerksamkeit meiner Hörer besonders fesselnd erwiesen hat, wurde in diesem Buche ausführlich, mit nachdrücklicher Hervorhebung der manuellen Technik bearbeitet; die für den Praktiker minder wichtigen Abschnitte haben knappere Darstellung gefunden.

Als Hörer und Leser stets den praktischen Arzt vor Augen, habe ich mich bemüht, den grundlegenden **physiologischen Teil** *der Mechanotherapie sorgfältigst auszugestalten und den technischen Abschnitten möglichste Anschaulichkeit zu verleihen. In diesem Bestreben wurde ich durch die Konnivenz der Verleger gefördert, welche der äußeren Ausstattung des nunmehr in größerem Format erscheinenden Werkes durch erhebliche Vermehrung der Abbildungen gerecht geworden sind.*

Im Speziellen Teile des Buches wurden die Kapitel „Nervenkrankheiten" durch eingehende Bearbeitung der **Übungsbehandlung** *bei Erkrankungen des Zentralnervensystems, „Erkrankungen und Verletzungen des Bewegungsapparates" durch Betonung der Bedeutung der Mechanotherapie in der* **Unfallchirurgie** *erweitert. Die Technik der Herzmassage hat eingehende Darstellung erfahren. Nachdrücklich wurde der Zusammenhang der Mechanotherapie mit anderen physikalischen Methoden — zumal der Thermotherapie — betont.*

Die Erweiterung einzelner Abschnitte wurde durch Kürzungen in anderen, minder wichtigen Kapiteln und durch neuerliche Einschränkung der Kasuistik wettgemacht. Das jedem wissenschaftlichen Arbeiter sicherlich willkommene, chronologisch und nach Disziplinen wohlgeordnete Literatur-Verzeichnis am Schlusse des Werkes hat sorgfältige Bearbeitung gefunden und stellt nunmehr eine wohl lückenlose Bibliographie der Mechanotherapie aller Zeiten und Zungen dar.

Wenn auch die neue Auflage den Beifall der Leser und die Nachsicht einer wohlwollenden Kritik finden sollte, so hat an dem Erreichten die hingebende Mitarbeit der Herren Privatdozent Dr. C. Laker, Prof. Dr. S. Klein und Dr. A. Eitelberg teil, deren Darstellung der mechanischen Behandlung der Nasen-, Rachen- und Kehlkopfkrankheiten sowie der Augen- und Ohrenerkrankungen auch der vierten Ausgabe meines Buches zur Ehre gereicht. Ihnen sei der wärmste Dank gesagt.

Wien, Oktober 1906.

Der Verfasser.

INHALT.

Allgemeiner Teil.

Spezieller Teil.

(Anwendung der Mechanotherapie bei den einzelnen Krankheitsgruppen.)

ALLGEMEINER TEIL.

KAPITEL I.

Einleitung.

Wer die Entwicklung der mechanischen Heilmethode verfolgt, wird den innigen Zusammenhang erkennen, der zwischen Massage und Gymnastik besteht; mag man sie als Schwestern oder — wie die skandinavischen Autoren — als Tochter und Mutter betrachten, ihre Untrennbarkeit in wissenschaftlicher und praktischer Beziehung kann von niemandem geleugnet und darf niemals übersehen werden. Dessenungeachtet können wir jenen nicht beistimmen, welche die Massage bloß als einen Teil der Gymnastik aufgefaßt wissen wollen *(H. Nebel),* etwa wie die Faradisation in ihrem Verhältnis zur Elektrotherapie; wir möchten vielmehr aus inneren und äußeren Gründen, die sich aus der Geschichte und der Anwendung der beiden genannten Behandlungsmethoden ergeben, an der Koordination der Massage und Gymnastik festhalten, welche vereint die „mechanische Behandlungsmethode", nach *Billroths* Vorschlag Mechanotherapie genannt, bilden. Sie ist derzeit eine physiologisch wohlbegründete, technisch ausgestaltete Disziplin, die Chirurgie unter den physikalischen Behandlungsmethoden.

Unter **Massage** verstehen wir die Summe von Handgriffen, mittelst welcher die unbewaffnete Hand des Arztes die Körpergewebe des passiven Kranken zu Heilzwecken mechanisch beeinflußt. Der französische Ausdruck „Massage" wird entweder vom arabischen *mass* (drücken) oder vom griechischen μάσσειν (kneten), seitens einzelner Autoren vom hebräischen „maschesch" (betasten) abgeleitet.

Gymnastik (von γυμνάζειν, üben) ist der Gesamtbegriff methodischer Bewegungen, welche entweder der Arzt am passiven Kranken oder der Kranke allein oder aber Arzt und Kranker gemeinsam ausführen. Insofern die Gymnastik, welcher eine gewichtige hygienisch-diätetische Aufgabe zufällt, zu therapeutischen Zwecken Verwendung findet, wird sie mit dem Ausdrucke „Heilgymnastik", Kinesitherapie oder Kinesiatrik (von κίνησις, Bewegung), bezeichnet. Während die Massage berufen ist, die Gewebe zu beeinflussen, übt die Gymnastik die Organe *(Buchheim).*

KAPITEL II.

Historisches.

Von fast allen Schriftstellern auf dem Gebiete der Mechanotherapie wird das angeblich etwa 3000 Jahre vor Beginn unserer Zeitrechnung verfaßte chinesische Werk Kong-Fu als das älteste, gymnastische Bewegungen und Massage-Handgriffe beschreibende Opus zitiert; Nachforschungen hierüber, welche wir *H. Nebel* verdanken, ergaben indes, daß im Kong-Fu lediglich die verschiedenen Stellungen für die daselbst besprochenen zahlreichen Arten zu atmen beschrieben werden. Wir müssen daher die indischen Weisheitsbücher (Vedas), in welchen sich nach *Wide* Angaben über Gymnastik und Massage als Teile religiöser Zeremonien finden und deren Entstehen auf das Jahr 1800 v. Chr. zurückgeführt wird, als die älteste Quelle für diese Disziplinen betrachten. Allgemeinere Verwendung scheinen Gymnastik und Massage bei den Ägyptern und Persern[1]), vor allem aber bei den Griechen gefunden zu haben, welche dieselben in Form von Salbungen und Reibungen nach dem den Wettkämpfen vorhergeschickten Bade, durch den Einfluß des *Herodikos* und *Hippokrates* (470—377 v. Chr.) aber — wohl als erste aller Nationen — auch direkt zu Heilzwecken geübt haben. Durch in Rom wirkende griechische Ärzte (*Asklepiades* und seine Schüler) kam die Mechanotherapie auch bei den Römern zur Anwendung und gelangte daselbst durch *Celsius* und *Galenus* (131—201 n. Chr.) zur Blüte, welch letzterer (nach *Oribasius*) die „Frictio praeparatoria", unserer Streichung vergleichbar, von der „Frictio apotherapia", einem unserer Muskelknetung ähnlichen Vorgange, unterscheidet.

Im Mittelalter konnte der von den Ärzten der Kulturvölker des Altertums so verheißungsvoll angebahnte Weg mechanischer Therapie seine Fortsetzung nicht finden. Erst im 16. Jahrhundert, nachdem *Ambroise Paré* (1517—1590) den ersten Versuch unternommen, für die Mechanotherapie anatomischen und physiologischen Boden zu finden, sind *Gazi* und *Fabricius ab Aquapendente* in Italien, *Thimothy Brigth* in England, *Champier du Choul* und *Faber de Saint Jory* in Frankreich und *Leonhard Fuchs* in Deutschland der Methode nähergetreten. Der erste aber, dessen Genius auch auf das Gebiet der Massage und Gymnastik einen Strahl seines Geistes fallen ließ und welcher die Bedeutung

---

[1]) Im Berliner Museum befindet sich ein im Palaste des assyrischen Königs San-herib zu Ninive aufgefundenes Alabasterrelief, welches eine Massagemanipulation *(Milchner)* darstellt.

dieser Methoden klaren Auges erschaute, war *Bacon von Verulam* (1561—1626). Ihm ist es zu danken, daß man nunmehr begann, sich ernsthafter mit Mechanotherapie zu beschäftigen und daß zumal in England einzelne Ärzte (*Stubbe* u. a.) über den Einfluß manueller Behandlung von Kranken Studien machten.

Im 18. Jahrhunderte war es *Friedrich Hoffmann* (1660—1742), welcher die hygienische Bedeutung der Gymnastik und Massage propagierte; ihm folgten in Deutschland *Gehrike* und *Boerner*, in England *Fuller*, in Frankreich und der Schweiz *Andry, Tissot* („Gymnastique médico-chirurgicale“, Paris 1780) u. a. In den letzten Dezennien des vorigen Jahrhunderts war es zumal die Gymnastik, welche durch ihre Einführung in die öffentlichen Schulen bei Ärzten und Laien steigenden Anklang fand, in Deutschland, Frankreich und England viel geübt wurde und, dank den Bemühungen zahlreicher Ärzte und Pädagogen, zumal in deutschen Landen, im Volke tiefe Wurzel faßte.

Eine vitale Umwälzung erfuhr die Gymnastik in Schweden, wo *Per Henrik Ling* (1776—1839), der in Stockholm 1813 das „Gymnastische Zentralinstitut“ gegründet, durch Benützung der Widerstandsbewegungen die Verwendung der Gymnastik zu Heilzwecken (Heilgymnastik) empfahl. Das nach des Autors Tode herausgegebene Werk *Lings* „Über die allgemeinen Grundlagen der Gymnastik“ ist zwar von bescheidenstem wissenschaftlichen Werte, seine Schule aber war der Ausgangspunkt der von ihm zuerst propagierten Methode der Heilgymnastik, welche in Schweden von *H. Ling* und *Brantig,* in Deutschland von *Rothstein, Eulenburg* und *Neumann,* in Österreich von *Melichar*, später von *Lorinser*, in England von *Roth* und *Indebeton,* in Frankreich von *Georgii*, in Rußland von *de Ron* und *Berglind* erfolgreich verbreitet wurde. Leider haben nicht wenige von *Lings* Schülern der Heilgymnastik durch allzu großen Enthusiasmus und kritiklose, unwissenschaftliche Begründung ihrer Anzeigen manchen Schaden zugefügt.

Während die Gymnastik um die Mitte des 19. Jahrhunderts zu voller Blüte gelangte, fristete die Massage, von den Schweden als Teil der „passiven Gymnastik“ betrachtet, ein kümmerliches Dasein; von den Ärzten kaum gekannt, fand sie nur als Volksmittel in verschiedener Form Verwendung, und zwar sowohl bei den zivilisierten Nationen, als auch bei kulturell tief stehenden Völkern. Wir besitzen aus den Schriften zahlreicher Seefahrer und Forschungsreisender *(P. Osbeck*, *S. Wallis*, *R. Forster*, *Baudin*, *Toren* u. a., zitiert nach *Sallis)* authentische Berichte über die volkstümliche Massage im Orient, ferner in Afrika und Australien, zumal aber in China und Japan. Auch einzelne Stämme Nord- und Südamerikas sollen Massagemanipulationen zu hygienischen und therapeutischen Zwecken vornehmen.

Bis zur Mitte des vorigen Jahrhunderts wurde auch in Mitteleuropa die Massage nur als Volksmittel geübt. Der erste Anstoß zu einer ärztlichen Massagebehandlung ging von Frankreich aus, wo *Bonnet* 1853 Massage und Gymnastik zur Behandlung von Gelenkkrankheiten warm empfahl. Allgemeine Beachtung aber fand die Massage erst durch des Amsterdamer Gymnasten und Arztes Dr. *Mezger* Aufsehen erregende therapeutische Erfolge, welche zahlreiche Patienten aus allen Ländern und bald darauf nicht wenige, meist jüngere Ärzte Deutschlands, Österreich-Ungarns, Frankreichs etc. ihm zuführten, die in der Lage waren, die hochausgebildete Technik *Mezgers* durch Autopsie sich anzueignen. Hierdurch wurde die Aufmerksamkeit zahlreicher deutscher und österreichischer Chirurgen — *Langenbeck*, *Billroth*, *v. Mosetig*, *Esmarch*, *Hueter*, *Gussenbauer*, *v. Mosengeil* u. A. — auf die mechanische Behandlungsmethode gelenkt und durch ihre Schüler an Kliniken und Krankenabteilungen geübt. Während die Patronanz der Kliniker die von den Ärzten bisher ungekannte Massage in Deutschland und Österreich mächtig förderte, waren im Norden Europas *Mezgers* erste Schüler — *Berghmann* und *Helleday* in Schweden, *Kiär* in Norwegen, *Johnsen* in Dänemark — mit Erfolg bemüht, die Massage auf den für Mechanotherapie so empfänglichen Boden ihrer Heimat zu verpflanzen. Hier — zumal in Schweden und Norwegen — wurde sie seither im Verein mit Gymnastik systematisch geübt, ihr Zusammenhang mit der Heilgymnastik nicht immer streng genug im Auge behalten. Die Massage, deren Literatur zeitweilig den nicht selten übertriebenen Enthusiasmus widerspiegelt, welcher sich zumal gegen Ende des 19. Jahrhunderts der Ärzte und des Publikums bemächtigt hatte und noch heute in einer oft ungerechtfertigten Polypragmasie mit Heranziehung un- oder halbgebildeter Laien seinen Ausdruck findet, war nahe daran, den wissenschaftlichen Boden zu verlieren und in der Empirie aufzugehen. Erst in jüngster Zeit ist die Erkenntnis des innigen Zusammenhanges der Massage mit der Gymnastik durch die Tätigkeit *Zanders*, *Nebels*, *Norströms*, *Max Herz'*, des schwedischen Gymnasten und Gynäkologen *Thure Brandt* u. A. wiederhergestellt, eine streng wissenschaftliche Begründung der Leistung, der Anzeigen und Gegenanzeigen der Mechanotherapie durch die Arbeiten von *v. Mosengeil*, *Zabludowski*, *Reibmayr*, *J. Schreiber*, *Dollinger*, *Kleen*, *Hoffa*, *Hasebroek*, *Ruge*, der Italiener *Maggiora* und *Colombo*, der Franzosen *Dujardin-Beaumetz* und *Castex*, der Schweizer *Kappeler* und *Keller*, der Russen *Zawadski* und *Gopadse* u. A. mit Erfolg angebahnt worden.

Wenn das Interesse der Ärzte an der Mechanotherapie nicht auf deren Ausübung und Empfehlung beschränkt bleiben wird, wenn zumal die jüngeren Kollegen, welchen die mechanische Behandlungsmethode und deren physiologische Begründung ein reiches Arbeitsfeld bieten, ihre wissenschaftliche Tätigkeit diesem Zweige physikalischer Therapie eifriger zuwenden werden, dann ist demselben eine vielverheißende Zukunft gewiß. Die Methode des Flitters der Überschätzung ihrer Leistungen zu entkleiden — ein Gewand, welches so manchem vom Volke inaugurierten und erst spät von der Wissenschaft anerkannten und untersuchten Heilmittel anhaftet — und ihr eine streng szientifische Basis zu schaffen, muß als die wichtigste Aufgabe der Arbeit und Forschung auf diesem Gebiete bezeichnet werden.

KAPITEL III.

Technik der Massage.

Es ist ein weit verbreiteter, künstlich genährter Irrtum, die Technik der Massage sei schwer zu erlernen; wir möchten sogar behaupten, sie brauche von jenen überhaupt nicht erlernt zu werden, die anatomisch und pathologisch zu denken verstehen und sich den Endzweck der mechanischen Behandlung vor Augen halten. Die Ausübung der Massage ist jedem Arzte, aber auch nur jedem Arzte möglich, der den guten Willen hat, sich eingehend mit der Palpation der Gewebe des menschlichen Körpers — denn Massage ist therapeutische Palpation — zu beschäftigen, dessen Anatomie er genau innehat. Deshalb ist die Zahl guter ärztlicher Masseure, welche Autodidakten sind, größer, als gemeinhin angenommen wird. Immerhin mag zugegeben werden, daß die Anleitung durch einen Geübten den Ungeübten über manche anfängliche Schwierigkeit hinweghilft, und daß die einzelnen Handgriffe der Massage, die ja (dem Zweck der Behandlung und dem Bau der menschlichen Hand entsprechend) sich gleichsam instinktiv aufdrängen, durch häufige Beobachtung eines guten Masseurs rascher erlernt werden als durch eigene Versuche. Einen nur teilweisen Ersatz der Autopsie bietet die Darstellung der Massagetechnik in Schrift und Bild. Sie hat daher lediglich den Zweck, praktische Winke zu erteilen und hierdurch die ersten Anfänge in der Ausübung der mechanischen Heilmethode zu erleichtern.

Allgemeines.

Die Massage wird mittelst der Hände des Arztes auf unbekleidetem Körper des Kranken ausgeführt. Alle Versuche, die unbewaffnete Hand, die *Zoroaster* das „Wunder der wunderbaren Natur" nennt, durch Instrumente, Apparate, Maschinen etc. zu ersetzen, sind mißlungen. Die menschliche Hand, mag sie groß oder klein, fett oder hager sein, bietet in ihren frei beweglichen Fingern, in dem jedem einzelnen Finger entgegenstellbaren Daumen, in den von den Flexoren und Opponenten des letzteren wie des kleinen Fingers gebildeten Muskelpolstern, in der Schneide des Ulnarrandes eine Varietät von Griffen und Bewegungen, wie sie kein Instrument, kein Apparat auszuführen vermag. Auch die Empfehlung, die Massage nicht auf unbekleidetem Körper vorzunehmen, sondern diesen mit Trikotüberzügen, Unterzeug etc. zu versehen, hat mit Recht keine nennenswerte Beachtung gefunden, da jede noch so dünne Bekleidung des zu behandelnden Teiles die Möglichkeit palpatorischer Behandlung ausschließt, die, wie hervorgehoben, von größter Bedeutung für die zweckentsprechende Ausübung einer Methode ist, welche vom Arzte verlangt, daß er sich bei jedem einzelnen Handgriffe über die Konsistenz, die Elastizität, den Tonus und die Lage der Gewebe Rechenschaft gibt.

Die Schonung der Haut, die wir mit Ausnahme der Fälle, in welchen wir nur auf das Hautorgan selbst einwirken wollen, dem Einflusse unserer Handgriffe, zumal den Reibungen und Streichungen, möglichst entziehen, erfolgt durch gelinde Einfettung der Oberfläche des zu behandelnden Körperteiles. Zu diesem Zwecke verwenden wir Pflanzen- und Mineralfette, von ersteren zumal Oleum olivarum und amygdalarum, von letzteren mit Vorliebe das Paraffin in Form des unter dem Namen Vaselin im Handel erscheinenden Unguentum paraffini, eventuell Talg in Form von „Federweiß“ (Amylum tritic. mit 10% Talc. venet.). Die genannten Mittel können durch Salben jeder Art, Glyzerin und tierische Fette (Butter, Schweinefett, Lanolin etc.), Kartoffelmehl u. a. ersetzt werden. Im allgemeinen zieht man die konsistenteren, erst durch die Hautwärme verflüssigten Fette den flüssigen Präparaten aus Reinlichkeitsgründen vor; am empfehlenswertesten ist die nicht klebrige weiße Vaseline, die — um Eindickung derselben infolge Wasserverdunstung und Verunreinigung mit Staub zu vermeiden — in gut schließbaren Gefäßen aufbewahrt werden soll. Als Regel für die Befettung gelte, nur dort Fett zu verwenden, wo dies nötig ist (s. u.), und nur soviel, als zur glatten Ausführung des beabsichtigten Handgriffes eben hinreicht; allzu reichliche Einfettung beeinträchtigt die Sicherheit der Hand und die Verläßlichkeit der Palpation.

Die Zahl und Dauer der Massagesitzungen variiert nach der vorliegenden Indikation. Für die überwiegende Zahl der Fälle genügt eine tägliche Sitzung von 10—15 Minuten Dauer, ein Zeitraum, der bei allgemeiner Körpermassage erheblich verlängert wird. Die Tageszeit der Sitzungen ist im allgemeinen irrelevant; nur bei Vornahme von Manipulationen, welche die Bauchorgane betreffen (Bauchmassage, gynäkologische Massage), wählt man in der Regel (s. den speziellen Teil) die Vormittagsstunden, etwa 2—3 Stunden nach dem Frühstück, oder die späteren Nachmittagsstunden.

Die Kraft, mit welcher die Massage ausgeführt werden soll, ist von der Indikation und der Individualität des Kranken abhängig. So machen frische Blutaustritte in Gelenke zarte Massage zur Pflicht, während bereits organisierte Exsudate und Extravasate derbere Griffe und Striche nötig machen. Wo es gilt, auf Körperteile zu wirken, die von mächtigen Muskelmassen umgeben sind, wird man mehr Kraft anwenden müssen, als bei oberflächlich liegenden, nur von Haut bedeckten Teilen. Bei wohlgenährten, mittelstarken Individuen wird gegebenen Falles kräftiger massiert werden als bei mageren, schwächlichen Personen, Kindern und Greisen. Die mechanische Behandlung innerer Organe (Wanderniere, Uterus, Ovarien etc.) erheischt ganz besondere Zartheit der Manipulationen. Allein auch dort, wo kräftige Massage am Platze ist, darf dieselbe niemals roh und derb ausgeführt werden; allmähliche Kraftentfaltung, häufiger Wechsel der Massagestelle und gelenkiges Massieren ersparen dem Kranken manchen, von ungeübter Hand ihm zugefügten Schmerz.

Vorbereitung.

Die Hände des Arztes und der Körper des Kranken müssen vor Beginn der Massagesitzung sorgfältig gereinigt werden. Die Erfahrung, daß durch die Hand des Arztes Hautkrankheiten (Follikulitis, Dermatitis, Herpes tonsurans und circinatus, Pityriasis versicolor *[Róna]*) teils erzeugt, teils von einem Kranken auf den anderen übertragen werden können, sowie die Resultate der Untersuchungen von *Babes* und *Machnoff*, welche ergaben, daß Reibungen der Haut das Eindringen von Bakterien in die Lymphgefäße der Haut im Wege der Haarfollikel begünstigen, begründen diese Mahnung zur Genüge. Der Arzt, der Massage auszuüben pflegt, sollte sowohl im Interesse seiner Kranken, als auch im eigenen Interesse der Pflege seiner Hände Aufmerksamkeit schenken. Die Nägel müssen, um Kratzeffekte zu verhüten, kurz (doch nicht zu kurz[1]) geschnitten und wohl geglättet sein, harte Hautpartien der Hand, zumal am Nagelfalz, entfernt werden. Reinigung der Hände mit Kaliseife und zimmerwarmem Wasser konserviert die Haut am besten. Daß Fingerringe vor Beginn der Massagesitzung entfernt werden müssen, ist selbstverständlich.

Die Empfehlung einzelner Autoren, den zu massierenden Körperteil zu rasieren, verdient keine Beachtung; bei Individuen mit außerordentlich starker Entwicklung der Lanugohaare und bei Massage von Körperstellen, die auch normaliter dicht behaart sind, genügt das Kürzen der Haare mit der Hohlschere, zumeist auch reichlicheres Einfetten.

Vor Beginn der Massage ist für Entfernung aller beengenden Kleidungsstücke Sorge zu tragen; Unterkleider, Bänder etc., welche die Extremitäten umschließen und die Zirkulation behindern, Korsetts, welche die Respiration beeinträchtigen, Halskrägen, Krawatten, die

[1]) „Ungues neque prominere opportet neque deficere.“ (*Hippokrates,* De officio medico.)

den Abfluß des venösen Blutes aus der Schädelhöhle erschweren, müssen abgelegt werden.

So ist es durchaus unzweckmäßig, wenn die Pat. behufs Entblößung der Kniegelenke die Beinkleider über die Gelenke hinaufziehen und etwa in der Mitte der Oberschenkel einrollen; die Beinkleider und Unterkleider müssen im Gegenteil hinabgelassen, beziehungsweise ganz entfernt werden.

Von großer Wichtigkeit ist die Stellung des Kranken wie des Arztes; je unbequemer der letztere postiert ist, desto schwieriger wird ihm die immerhin anstrengende Massagebehandlung. Doch auch der Kranke muß möglichst bequem sitzen oder liegen, um die nötige Passivität erzielen und seine Muskulatur vollständig entspannen zu können. Die zu behandelnde Extremität muß stets genügend unterstützt sein. Man läßt daher den Kranken bei der Massage des Kopfes, Halses, Nackens und Oberarms auf einem festen Stuhle sitzen oder reiten, wobei der Arzt vor oder hinter dem Kranken steht oder ihm gegenüber sitzt, bei der mechanischen Behandlung der Hand und des Vorderarms die kranke Extremität auf ein zwischen Arzt und Patient stehendes Tischchen, einen „Massagebock“, oder eine niedrige Massagebank, eventuell auf die gepolsterte breite Lehne eines sogenannten „Rauchstuhls“, auf welchem der Kranke rittlings sitzt (s. u.), lagern, bei Massage des Fußes und des Sprunggelenkes den zu behandelnden Fuß auf die Oberschenkel des gegenübersitzenden Arztes legen und bedient sich bei Massage des Stammes und der Oberschenkel eines entsprechenden Lagers. Als solches kann jedes Bett und Ruhebett dienen, doch empfiehlt es sich, um dem Arzte das lästige, für die Dauer unerträgliche Bücken zu ersparen, zu Massagezwecken ein bis etwa zur Mitte der Oberschenkel des Arztes reichendes, nicht zu breites, hart gepolstertes Lager zu benützen, als welches im Notfalle jeder Tisch improvisiert werden kann. Gute Dienste leistet ein 65—70 *cm* hoher, 50—55 *cm* breiter, ca. 200 *cm* langer Operationstisch mit stellbarer Lehne, deren Länge ca. 90 *cm* beträgt, und aufklappbaren Fußteilen, falls man stehend massiert, eine etwa 50—52 *cm* (= Unterschenkellänge des Arztes) hohe, hart gepolsterte „Massagebank“ mit gleichfalls aufklappbaren Teilen für Oberkörper und Unterschenkel (Fig. 1), falls man sitzend zu arbeiten gewohnt ist.

Die zu behandelnden Extremitäten sind tunlichst in Mittelstellung der Gelenke zu bringen, d. i. jene Lage, in welcher die Spannung der Gelenkkapsel, ferner die der Bänder und Muskeln am geringsten ist. Das Schultergelenk steht in Mittellage bei mäßiger Abduktion und Erhebung des Armes nach vorn, das Ellbogengelenk bei halber Flexion und Pronation, das Handgelenk in Streckstellung, das Hüftgelenk bei Flexion von etwa 120° mit leichter Abduktion und Auswärtsrollung, das Kniegelenk bei mäßiger Beugung, das Sprunggelenk bei leichter Plantarflexion.

Der Arzt gewöhne sich daran, beide Hände gleichmäßig zu üben; die Ambidexterität bietet den Vorteil, in jeder Situation des

Kranken und seines Lagers die Behandlung ausüben zu können, falls dieselbe, wie so häufig, im Hause des Patienten erfolgen muß, und schützt vor Ermüdung und vor Unterbrechung der Behandlung bei vorübergehender Untauglichkeit einer oder der anderen Hand. Überaus wichtig für den Arzt ist die Einhaltung des richtigen „Tempos" bei der Vornahme der einzelnen mechanotherapeutischen Eingriffe und die Gewöhnung an gleichmäßige Respiration. Nichts ermüdet so rasch und sicher, als allzu schnelles Arbeiten und die Unterlassung regelmäßigen Atmens. Daher ist auch das Sprechen während der Massage nicht zu empfehlen. Wer gleich anfangs auf diese Dinge achtet, wird die Aus-

Fig. 1.

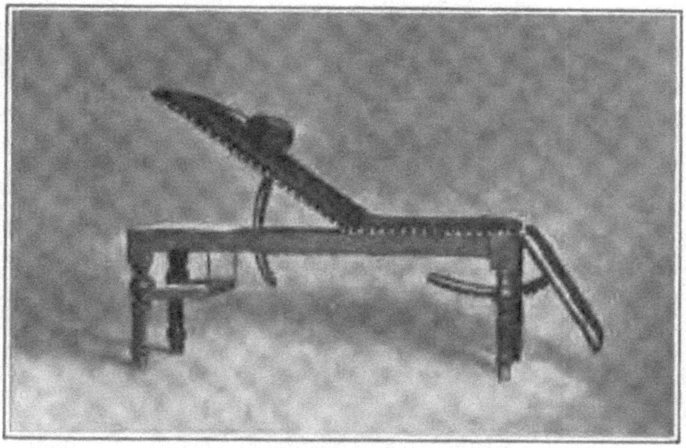

übung der Massage minder schwierig finden als derjenige, der dieselbe ohne Rücksicht auf Tempo und Respiration beginnt.

Elementare Handgriffe.

Die Manipulationen, aus welchen sich die Massage zusammensetzt, lassen sich auf fünf einfache Handgriffe zurückführen: Streichung, Reibung, Knetung, Erschütterung und Klopfung (Effleurage, Friktion, Pétrissage, Vibration und Tapotement der Franzosen). Sie werden bald solitär, bald in verschiedenen Kombinationen vereint zur Ausführung gebracht und verhalten sich, einem treffenden Vergleiche *Dollingers* zufolge, in der Hand eines geübten Masseurs wie die Einzeltöne in der Musik, die nie lange allein hervortreten, sondern ineinander überfließen und zu Akkorden verschmelzen. Wie der Geiger die Töne fast unbewußt hervorbringt, so muß auch der Masseur die Technik dieser elementaren Handgriffe so vollständig beherrschen, daß ihre Anwendung bei der Vornahme der Massage in den verschiedensten Variationen mühelos erfolgt.

Wir lassen nunmehr die Beschreibung der einzelnen Handgriffe folgen, ihre physiologische Wirkung dem betreffenden Kapitel antizipierend, soweit dies zum Verständnis der Technik nötig ist.

Fig. 2.

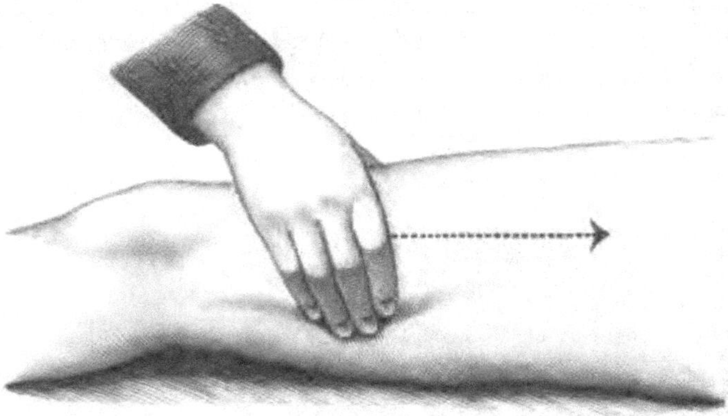

1. **Die Streichung** (Effleurage). Dieselbe hat den Zweck, die weichen Gewebe des vorliegenden Körperteiles zu exprimieren, die

Fig. 3.

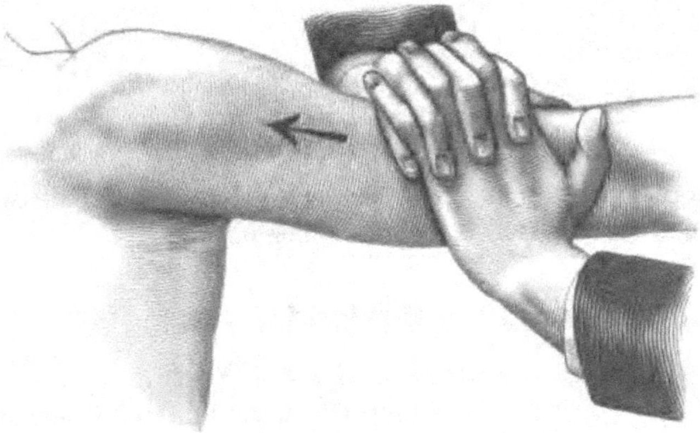

Lymphgefäße und Kapillaren zu entleeren und dadurch depletorisch zu wirken.

Auf leicht befetteter Haut streicht die Hand des Arztes in der Richtung von der Peripherie gegen das Zentrum (parallel dem venösen Blutstrome), wird, am Ende der Manipulation angelangt, vom Körper des Kranken abgehoben, zum Ausgangspunkte zurückgeführt und der Handgriff beliebig oft wiederholt. Der Ausgangspunkt der Streichung liegt anfangs jenseits des Krankheitsherdes, beschränkt sich in manchen

Fällen auf die zentral vom Krankheitsherde gelegenen Partien (*Reibmayrs* „Einleitungsmassage"), um im Verlaufe der Behandlung (zuweilen selbst der Einzelsitzung) immer weiter peripherwärts verlegt zu werden. Die Streichung kann mit verschiedenen Teilen der Hand

Fig. 4.

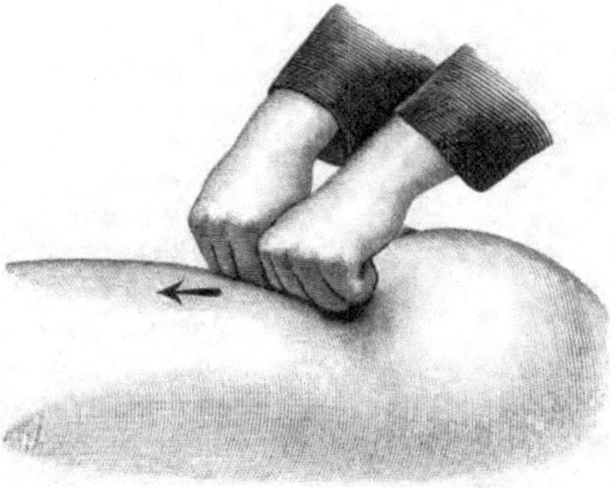

ausgeführt werden. Im allgemeinen gilt die Regel: Große, breite Körperflächen erheischen breite Flächen der Hand, kleine, schmale Körperteile und kleine, z. B. in Sehnenscheiden eingebettete Krankheitsprodukte kleine, schmale, spitze Handteile. Wir verwenden daher

Fig. 5.

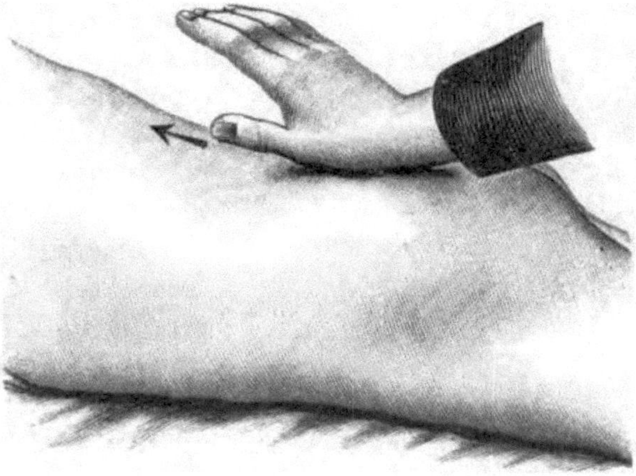

zur Vornahme der Streichung bald die Vola manus (Fig. 2), bald die Volarflächen der gekreuzten Finger im Vereine mit der Flachhand (Fig. 3; die Hand des Kranken ruht auf einer Stuhllehne, auf der Schulter des Arztes etc.), bald die Dorsalseite der ersten und zweiten

Fingerphalangen (Fig. 4; „Kammgriff"), bald den Daumenballen (Fig. 5), die Daumenspitze (Fig. 6) oder die Volarseite der Endphalangen des Daumens (Fig. 7), bald die Fingerspitzen (Fig. 8), den Antithenar, gegebenen Falles selbst die Ulnarseite des unteren Drittels des Vorderarms. — Dieser, wie alle folgenden Handgriffe müssen, wenn sie die beabsichtigte Wirkung erzielen und unnötige Schmerzen vermeiden sollen, sehr gelenkig ausgeführt werden.

Fig. 6.

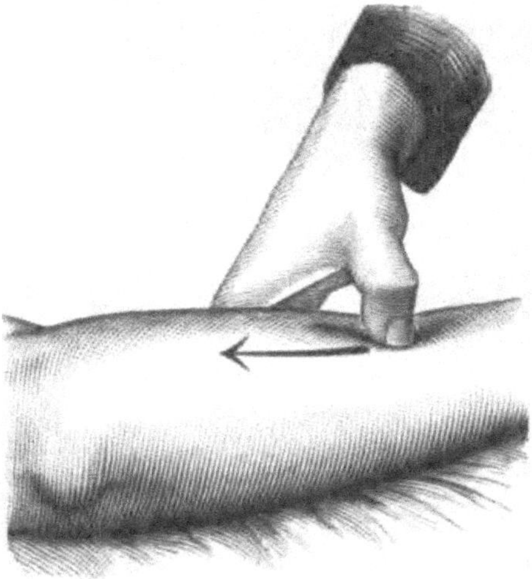

Fig. 7.

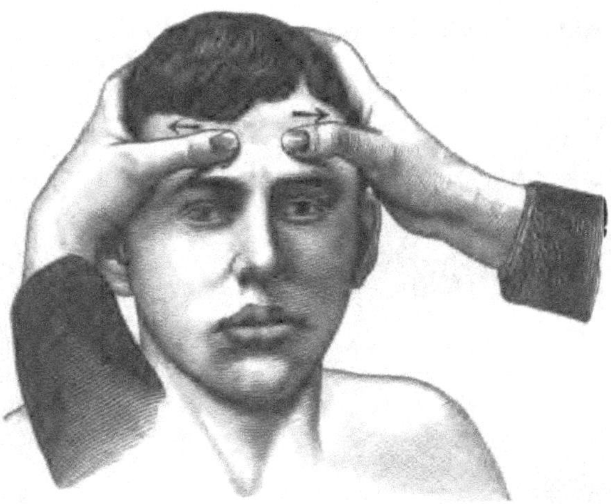

2. **Die Reibung** (Friktion) soll pathologische Produkte zerdrücken, verkleinern, um ihre Aufsaugung zu ermöglichen, beziehungsweise zu erleichtern, und adhärente Gewebspartien (Narben) beweglich machen, respektive trennen. Sie stellt eine kräftige, nicht lineare Streichung dar und wird auf mäßig befetteter Haut zumeist mit dem beweglichsten Teile der Hand, dem Daumen (Fig. 9) oder den zusammengelegten Spitzen von 2—3 der anderen Finger (Fig. 10), in der Weise ausgeführt, daß die fast vertikal aufgestellten Fingerspitzen auf, beziehungsweise mit der (in diesem Falle nicht befetteten) Haut kreisförmige oder elliptische Bewegungen vornehmen. Hierbei wird der nicht beschäftigte Teil der Hand (wenn der Daumen zur Reibung benützt wird, die Spitzen der anderen Finger und umgekehrt) auf den Körper des Kranken oder die Unterlage des zu behandelnden Teiles gestützt. Die Reibung wird vorteilhaft mit der Streichung in der Weise kombiniert,

daß die massierende Hand abwechselnd bald reibt, bald streicht, oder besser, daß eine Hand fortzuschaffen sucht, was die andere zerdrückt hat (Fig. 9).

Fig. 8.

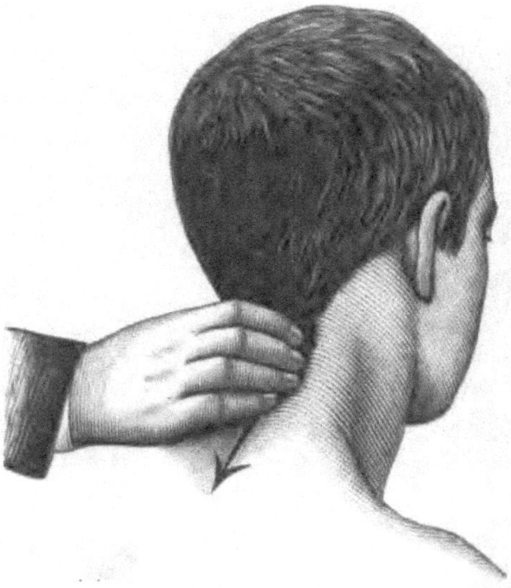

3. **Die Knetung** (Pétrissage) hat die Aufgabe, die Muskelfasern zur Kontraktion anzuregen und die Muskulatur dadurch zu kräftigen. Sie übt sozusagen passive Gymnastik des Muskels in Verbindung mit Manipulationen, die eine Entleerung, Auspressung desselben in ähnlichem Sinne wie die Streichung bezwecken. Die Knetung wird möglichst in der Richtung des Muskelfaserverlaufes in der Weise vorgenommen, daß die von der Unterlage abgehobenen, möglichst ent-

Fig. 9.

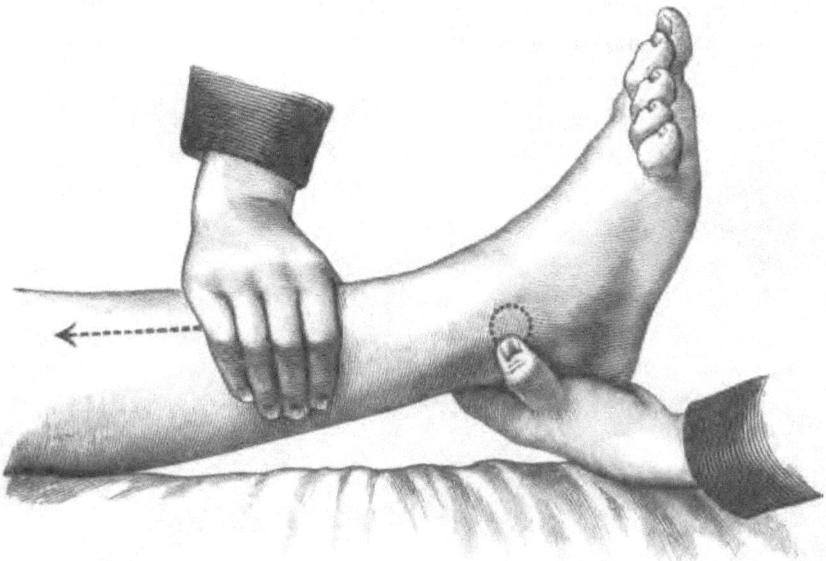

spannten Muskeln zwischen den quer zur Faserrichtung aufgesetzten Fingern einerseits und dem Daumen andererseits gedrückt und gewalkt werden (Fig. 11 und 12). Der Handgriff kann stabil oder — besser —

von der Peripherie gegen das Zentrum fortschreitend vorgenommen werden. Er wird desto vollkommener und wirksamer geübt, je leichter

Fig. 10.

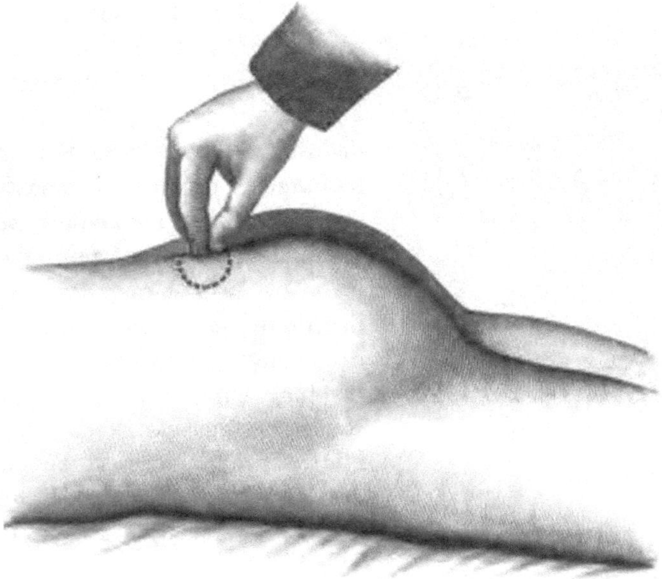

die betreffenden Muskelpartien sich abheben lassen, und muß bei Teilen mit schwer abhebbarer Muskulatur durch die „Daumenknetung“ (Fig. 13)

Fig. 11.

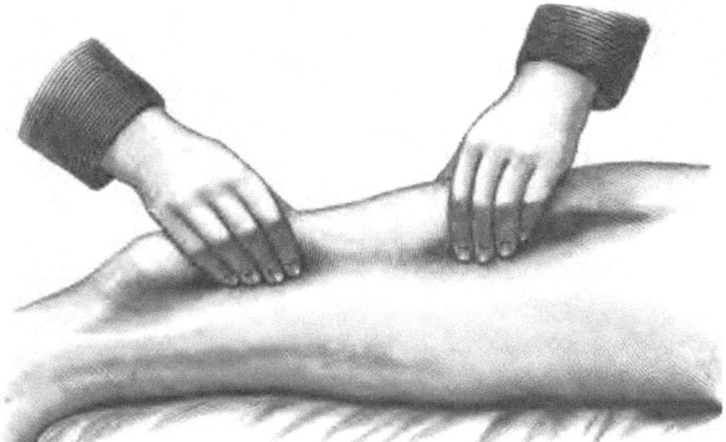

ersetzt werden, bei welcher die sich in entgegengesetzter Richtung bewegenden Daumenspitzen die zwischen ihnen befindlichen Weichteile kneten und pressen. Eine Modifikation der Knetung stellt die „Walkung“ (siehe Fig. 35, pag. 39) dar, bei welcher die Muskeln zwischen den flach und parallel zueinander angelegten, sich rasch in entgegen-

Fig. 12.

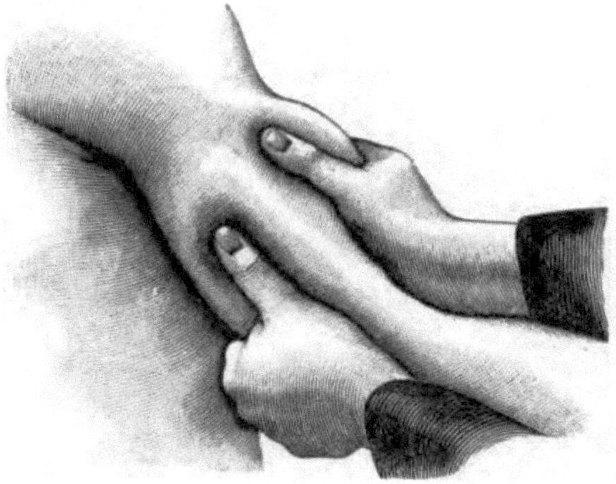

Fig. 13.

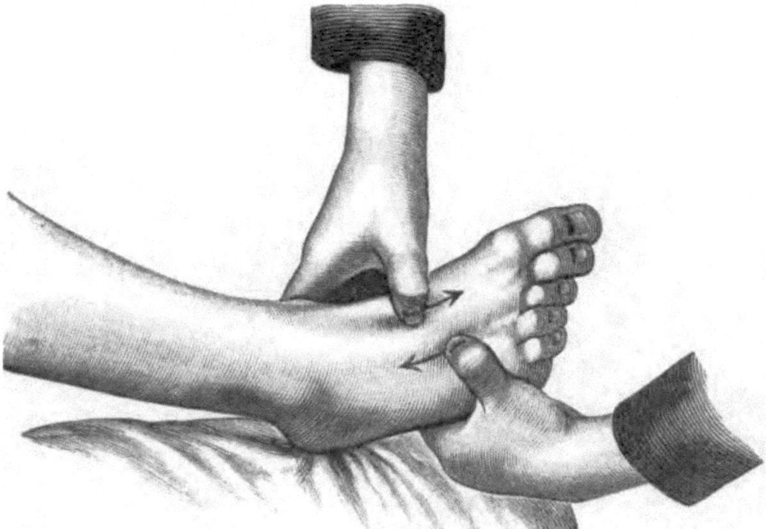

gesetzter Richtung bewegenden Handflächen einem nicht sehr eingreifenden Knetverfahren unterzogen werden. — Die Knetung wird auf unbefetteter Haut vorgenommen; nur bei der Daumen-Pétrissage muß zur Schonung der Haut Fett zur Verwendung kommen.

4. **Die Erschütterung** (Vibration) soll eine dehnende, drückende Wirkung auf die weichen Gewebe des Körpers ausüben, wodurch die Zirkulation in den Kapillaren, Lymphgefäßen und Saftkanälen vermehrt wird *(G. Zander)*, den Blutdruck erhöhen *(Tschigajew)* und auf

Fig. 14.

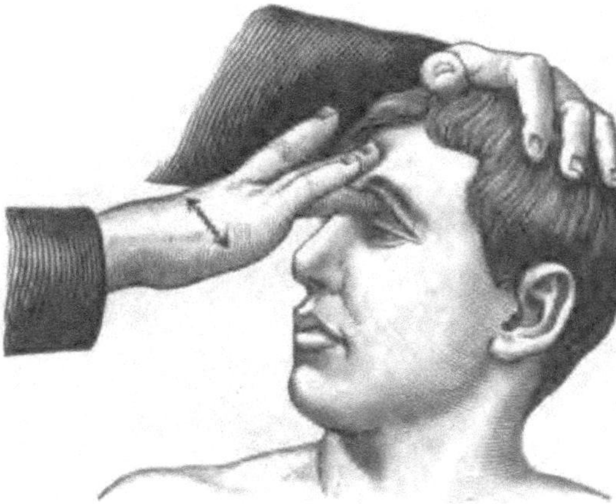

Fig. 15.

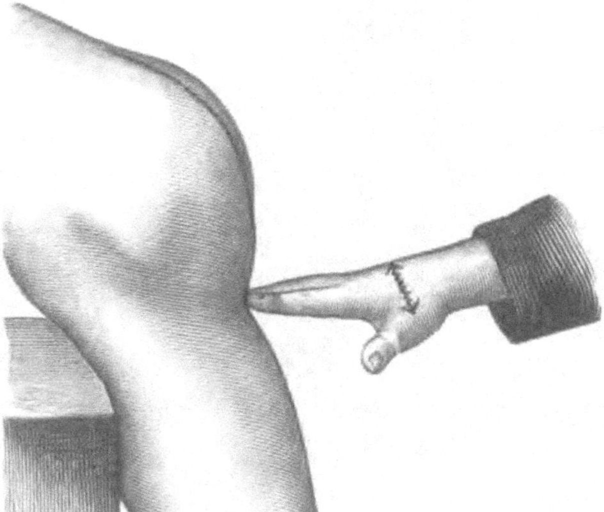

die der Hand zugänglichen Nerven je nach der Intensität des hierbei zur Anwendung gelangenden intermittierenden Druckes beruhigend oder reizend wirken. Es ist sehr schwierig, den Handgriff zu beschreiben oder im Bilde zu fixieren. Derselbe stellt eine sehr feine Zitterbewegung dar, welche, im halbgebeugten Ellbogengelenke des Arztes durch sehr rasche Beuge- und Streckbewegungen erzeugt, sich auf den Vorderarm, das Handgelenk und die Hand des Massierenden fortsetzt und durch letztere auf die Körperoberfläche des Kranken übertragen wird, die man hierdurch in leichte, regelmäßige Schwingungen versetzt. Die Erschütterung, welche durch die Flachhand, die Dorsalseite der zur Faust leicht geballten Finger oder durch die in spitzem Winkel aufgesetzten Fingerspitzen dem Körper des Kranken übermittelt wird, muß so zart und weich ausgeführt werden, daß von demjenigen, der seine Hand auf den Vorderarm des arbeitenden Arztes legt, die Muskelkontraktionen desselben kaum gefühlt werden *(Kellgren)*. Hand- und Fingergelenke werden hierbei nicht steif gehalten, sondern

Fig. 16.

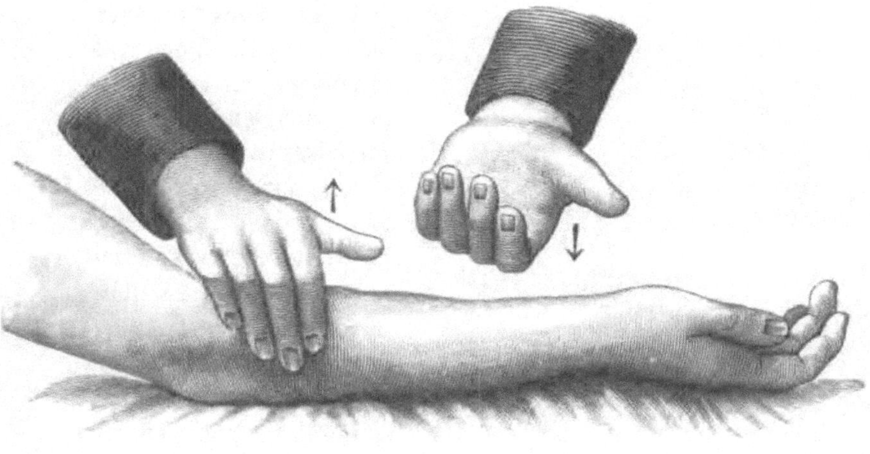

nur leicht fixiert. Fig. 14 und 15 geben ein beiläufiges Bild der Erschütterungen des Nervus supraorbitalis (in der Incisura supraorbitalis) und des Ischiadicus (im Foramen ischiadicum majus), welche durch den die Nerven aufsuchenden Mittelfinger auf dieselben übertragen werden. Der Handgriff wird selbstredend auf unbefetteter Haut ausgeführt und kann gleich dem nächsten Handgriffe, der Klopfung, auch auf leicht bekleidetem Körper vorgenommen werden. — Die Technik des „Nervenzupfens“, eines der Erschütterung nahestehenden, an dem der Hand leicht zugänglichen Plexus brachialis ausführbaren Handgriffes, s. pag. 40.

5. **Die Klopfung** (Tapotement) stellt eine kräftige Erschütterung der Gewebe dar, welche gleichzeitig kontraktionserregend auf die Muskulatur wirkt und somit die Indikationen der Erschütterung mit jenen der Muskelknetung vereinigt. Der Handgriff besteht aus kurzen Schlägen,

welche je nach Indikation und Lokalisation mit den Spitzen der hakenförmig gekrümmten Finger, der Volar- oder Dorsalseite (Fig. 16) oder dem Ulnarrande (Fig. 17, *b*) der Hände, mit der halb (Fig. 17, a) oder ganz geschlossenen Faust aus mäßiger Entfernung in rascher Folge derart gegeben werden, daß die beiden Hände abwechseln, die eine Hand daher in die Höhe gehoben, während die andere gesenkt wird. Die Bewegung erfolgt bei leicht fixierten Schulter- und Ellbogengelenken ausschließlich aus den Handgelenken und muß sehr elastisch und gelenkig geübt werden. Die „Klatschung" (Klopfbewegung mit den Handflächen, ein gutes Rubefaciens) kommt kaum jemals zur Anwendung.

Die einzelnen Handgriffe werden, wie erwähnt, nicht selten in verschiedenen Kombinationen gleichzeitig zur Anwendung gebracht. So lassen sich Reibung und Streichung vereinen, indem eine Hand den erstgenannten, die andere den letztgenannten Handgriff verrichtet (s. Fig. 9). Streichung und Erschütterung oder richtiger „streichende Erschütterung" kann mit einer Hand ausgeführt werden; ebenso ist es möglich, Erschütterung und Klopfung mit der Streichung in der Weise zu verbinden, daß die Hand des Masseurs central gerichtete, hüpfende Bewegungen vornimmt, bei welchen dieselbe bald vibriert, bald glatt streicht (*Zabludowskis* „diskontinuierlicher Druck"). Die „labile" Knetung ist gleichfalls unschwer mit der Streichung zu kombinieren, etc.

Fig. 17.

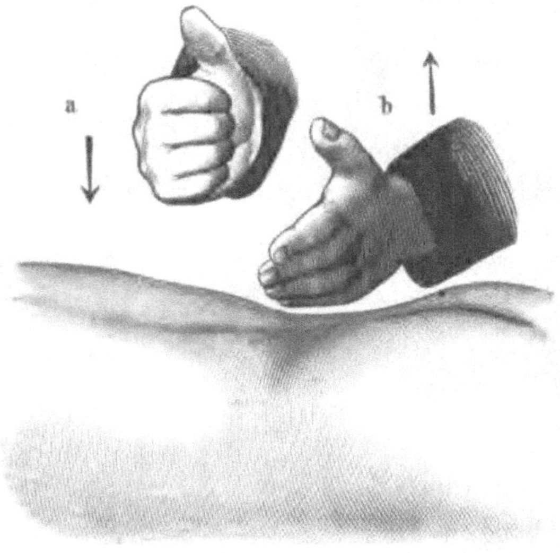

Bezüglich der Reihenfolge der einzelnen Manipulationen empfiehlt es sich, zunächst jene Handgriffe vorzunehmen, welche, wie Knetung, Klopfung, Erschütterung, auf unbefetteter Haut ausgeführt werden, und letztere erst dann, behufs Vornahme etwaiger Streichung und Reibung, einzufetten.

Wie bereits hervorgehoben, ist die wohlgeübte Hand des Mechanotherapeuten allen Instrumenten und Apparaten von den Massagestäben der alten Römer bis zu jenen *Herz-* und *Zander*schen

Maschinen, die einzelne Manipulationen imitieren wollen, weitaus vorzuziehen. Vor allem gilt dies von den Rollen und Röllchen aus Holz, Gummi etc., die für Streichung und Reibung empfohlen werden. Nur jene Handgriffe, welche keine Palpationsmassage bedingen, vor allem die Klopfung und die Erschütterung, lassen sich durch Apparate ausführen, von welchen ich außer den einschlägigen *Herz-* und *Zander*schen Apparaten[1]) (s. Kapitel IV) zu ersterem Zwecke die üblichen Muskelklopfer — meist Kautschukbälle, die in verschiedenster Weise mit einem Handgriffe in Verbindung stehen —, als Surrogat für den gerade bei der Erschütterung so leicht ermüdenden Arm des Masseurs kräftige, elektrisch betriebene Vibratoren empfehle, deren Anwendung, wie hier ausdrücklich hervorgehoben sei, lediglich einen einzigen Handgriff, die intermittierende Erschütterung, erleichtern, keinesfalls aber — wie die einschlägige Industrie glauben machen möchte — die manuelle Massage überhaupt ersetzen und als „Vibrationsmassage" eine neuartige, mechanische Therapie inaugurieren soll.

Die brauchbaren „Vibratoren" — zu welchen die stets zu schwach wirkenden und nicht gut lokalisierenden Handbetrieb-Vibrationsapparatchen nicht zählen — bestehen fast ausnahmslos aus dem mit Rheostat versehenen, auf fahrbarem und in der Höhe verstellbarem Stativ montierten $^1/_4$—$^1/_2$ H.P.-Motor für Straßen-, Gleich-, Wechsel- oder Drehstrom von 110—220 Volt oder für Akkumulatorspeisung *(Achert)*, der biegsamen Welle und dem die rollen-, knopf-, kugel-, platten-, sondenknopfartigen Ansätze tragenden Handstück. Letzteres, das mittelst einer Arretiervorrichtung mit der Welle verbunden ist, bringt die Vibration dadurch zustande, daß ihr exzentrisch abgebogenes, kugelförmiges Ende, welches im Lager des Massierkörpers läuft, bei der Rotation eine Stoßwirkung auf diesen ausübt. Bei einzelnen Typen, so bei den „Zentrifugalvibratoren" kann das im Innern des kugelförmigen Handstücks befindliche exzentrische Gewicht durch eine außen am Griff befindliche Schraube mehr weniger gehoben oder gesenkt werden, wodurch die Intensität der Erschütterung alteriert wird. Dies wird bei dem sehr verwendbaren, von *Johansen* (Kopenhagen) konstruierten Apparate dadurch ermöglicht, daß das Handstück desselben eine Stahlplatte mit mehreren in verschiedenem Abstande vom Mittelpunkte der Platte gebohrten Löchern trägt, in welche der das Ansatzstück tragende periphere Teil des Handstücks mittelst eines Kurbelzapfens gesteckt werden und auf diese Weise ein Massagehub von verschiedener Höhe (3—11 *mm* Radius) erzeugt werden kann (Fig. 18). Eine Steigerung der Intensität der Vibration ist bei diesen Apparaten durch 3 Momente gegeben: durch Vermehrung der Tourenzahl des Motors in der Zeiteinheit mittelst

---

[1]) Alle jene Apparate, die Streichung, Reibung und Knetung zu imitieren bestimmt sind und — mit Ausnahme der Fingerreibung — am bekleideten Körper des Patienten in Verwendung kommen, besitzen bezüglich ihrer Massagewirkung keine nennenswerte Bedeutung. Ihre Verwendung in größeren heilgymnastischen Instituten ist eine Konzession an jenen Teil der Frequentanten solcher Anstalten, welcher — ohne eine spezielle Indikation für Massagebehandlung zu besitzen — nach massageähnlichen Manipulationen verlangt und durch das Surrogat manueller Therapie zumeist hochbefriedigt ist.

des Rheostaten, durch Erhöhung der Hubhöhe des Handstückes und durch Steigerung des Druckes des letzteren auf die Körperoberfläche.

Die Technik der Anwendung der Vibratoren ist eine verlockend einfache. Der Arzt hält das Handstück fest in der Rechten, die Linke zur Einschaltung des Stromes und zur Bedienung des Rheostaten benützend, und drückt das entsprechende Ansatzstück möglichst senkrecht auf die (eventuell leicht bekleidete) Körperoberfläche des Kranken. Das Ansatzstück wird — je nach der vorliegenden Indikation — entweder ruhig gehalten oder auf dem Körper des Patienten — dem Verlaufe eines Nerven, des Dickdarms etc. entsprechend — bewegt, wobei Knochenvorsprünge zu vermeiden sind, da ihre Berührung mit dem erschütternden Ansatze schmerzt. Man beginnt mit einer geringen Tourenzahl des Motors, erhöht dieselbe durch Verschiebung des Rheostaten allmählich, steigert auch den Druck mit dem Handstück und schwillt vor Schluß der 3—5 Minuten dauernden Vibration allmählich wieder ab. — Die rasche Bewegung der rotierenden Welle erheischt einige Vorsicht, da sie, falls sie nicht durch einen nichtrotierenden Überzug geschützt ist, Wäschestücke, Bänder, auch Haare des Patienten aufrollt und abreißt.

Fig. 18.

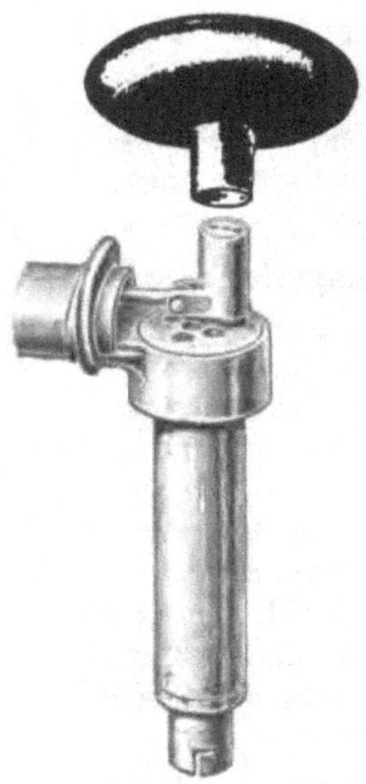

Eine Art „verschämter" maschineller Vibration, welche die Vorzüge der direkten Berührung und Palpation durch die ärztliche Hand mit der Kraftschonung des Arztes vereinigen soll, stellt die Benützung der „Handvibratoren" dar, welche die Schwingungen eines Apparates auf die Hand des Arztes übertragen; sie werden an dessen Hand oder Vorderarm befestigt und besitzen entweder einen kleinen, auf das Handstück selbst montierten Motor oder stehen mittelst einer biegsamen Welle mit einem auch zu rein maschineller Vibration dienenden Apparate in Verbindung. In die erstgenannte Kategorie gehört der von *Natvig* (Christiania) angegebene Handvibrator (Fig. 19). Er besteht aus einer metallenen Kapsel, die durch ein elastisches Band am Dorsum manus befestigt wird. Durch Anschluß an eine Lichtleitung oder Akkumulatorenbatterie wird in der Kapsel ein Doppelhammer in Bewegung gesetzt, welcher der Hand eine schnelle Zitterbewegung mitteilt. — Die zweite Gruppe repräsentiert der an den Vorderarm des Arztes anschnallbare *Rosell*sche Vibrator (Fig. 20).

Die „Elektromassage" genannten Versuche, die Massage mit der Elektrotherapie zu vereinen, indem man einen Pol eines konstanten oder faradischen Stromes mit einer rollenförmigen Elektrode oder einem Schwamm-Rheophor verbindet, sind wohl nicht als Massagemanipulationen zu betrachten und gehören ausschließlich in das Gebiet der Elektrotherapie. Eine wirkliche Vereinigung beider physikalischen Heilmethoden könnte etwa die Vornahme der Massage mittelst der „elektrischen Hand" darstellen, eine Methode, bei welcher der eine Pol (Anode) mit dem Körper des Kranken, der andere mit dem des Arztes verbunden ist und der Strom bei Berührung des Kranken durch den Arzt geschlossen wird. *Vorstädter* hat zu diesem

Zwecke Handschuhelektroden aus Leder und Kautschuk angegeben, welche jedoch den freien Gebrauch der Hände erheblich beeinträchtigen.

Fig. 19.

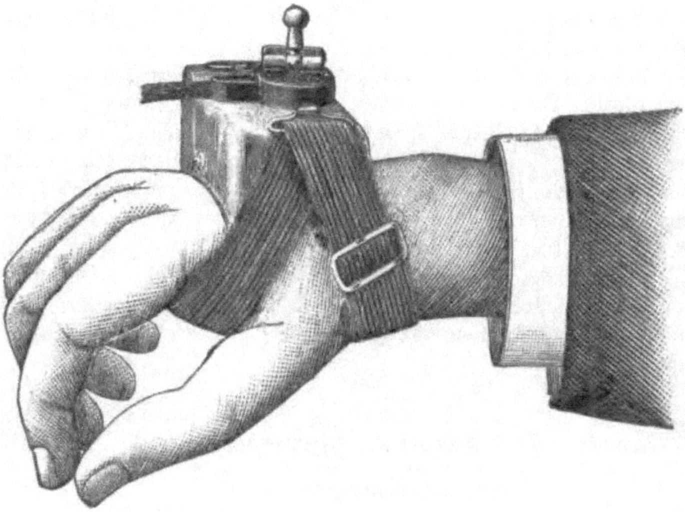

Fig. 20.

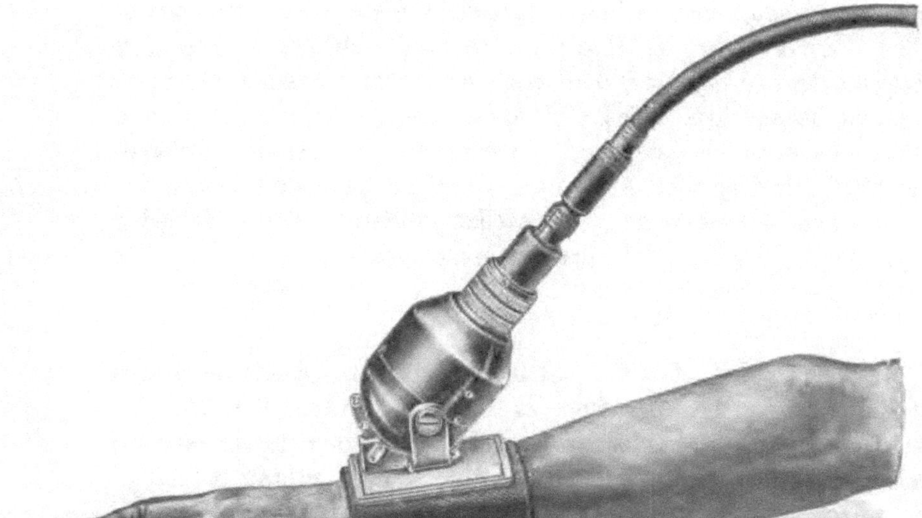

Empfehlenswerter ist die Vereinigung der Massage mit der Hydrotherapie, deren Wirkungen zum Teil auf die mechanische Anwendung des Wassers zurückgeführt werden können. Warme Lokalbäder, *Priess-*

*nitz*sche Umschläge kurz vor der Massagesitzung werden wegen der durch lokale Wärmeapplikation bewirkten Beschleunigung der Zirkulation in dem betroffenen Teile *(W. Winternitz)* die depletorische Wirkung der Massage ebenso zu unterstützen geeignet sein, wie die Vornahme der Kompression des Teiles nach der Massage mittelst der von der Peripherie gegen das Zentrum angelegten Binde.

In neuester Zeit hat man die Kombination von Massage und Wärme empfohlen und zu diesem Zwecke heizbare Massageapparate *(Falk)*, Thermorollen und Thermobügler *(Goldscheider)* konstruiert, die zumal bei Lumbago gute Dienste leisten sollen. Ich habe bisher das Bedürfnis nicht empfunden, die massierende Hand durch Plätteisen u. dgl. zu ersetzen, in zahlreichen Fällen von Neuralgien und Myalgien jedoch von der Vereinigung der Massage mit Heißluftbehandlung in *Bier*schen, mit Spiritus oder Gas geheizten Kasten für die einzelnen Gelenke oder in mit elektrischen Heizapparaten versehenen Vorrichtungen (Kasten- und Sturzapparaten) für große Körperteile sowie mit heißen CO_2-Duschen *(M. Herz)* überraschend gute Resultate gesehen.

Massage der einzelnen Körperteile.

Topik der Massage.

Die Wahl und Anwendungsweise der im vorstehenden skizzierten elementaren Handgriffe variiert begreiflicherweise nach den anatomischen Verhältnissen der Körperteile, an welchen sie appliziert werden; die richtige Anpassung der Streichung, Reibung, Erschütterung etc. an den zu behandelnden Teil und deren zweckentsprechende Übung ist wohl eine der wichtigsten und schwierigsten Aufgaben des Mechanotherapeuten. Die folgenden Ausführungen sollen die Modifikationen der Handgriffe an den einzelnen Körperteilen erörtern und die für jeden Teil geeignetste Technik der Massage besprechen.

Massage des Kopfes.

Der behaarte Kopf muß wohl befettet werden, damit die Haare kein Hindernis für die Vornahme der Massage abgeben. Von den einzelnen Handgriffen wird hier zumeist die Streichung in Anwendung kommen. Dieselbe wird mit beiden, parallel der Sagittalnaht aufgelegten Handflächen vorgenommen, welche mit sanftem Drucke entlang den Seitenwandbeinen bald gegen das Occiput, bald gegen das Stirnbein zu streichen, dem Verlaufe der in die Jugulares mündenden Venen folgend. Reibung wird hier gegebenenfalls mit der beweglichen Kopfhaut, Knetung kaum jemals, Erschütterung einzelner Teile des Kopfes mittelst der Flachhand, kleinerer Partien mittelst eines oder zweier Finger, Klopfungen am vorteilhaftesten mittelst des hakenförmig gekrümmten Zeige- oder Mittelfingers ausgeführt.

Massage des Gesichtes.

Auch hier werden die mit den Fingerspitzen, eventuell (an Schläfen und Wangen) mit dem Daumenballen auszuführenden Streichungen aus anatomischen Gründen stets die Richtung gegen die Jugularen festhalten. Reibungen werden mit der durch 1—2 Finger fixierten (daher nicht oder kaum befetteten) Haut, Knetungen der Gesichtsmuskeln zwischen Daumen und Zeigefinger oder zwischen beiden Daumenspitzen, Erschütterungen, zumal der Nervenpunkte, mittelst des ganz- oder halbgestreckten Mittelfingers (s. Fig. 14, pag. 18), Klopfungen mit dem hakenförmig gekrümmten Zeige- oder Mittelfinger ausgeübt. Die in den „Laboratoires de beauté" geübte „Gesichtsmassage", deren kosmetische Effekte neben der die Entleerung der Talgdrüsen begünstigenden, das Auftreten von Komedonen, Akneeffloreszenzen verhütenden Streichung (vgl. Kap. XIII) den hierbei verwendeten Crêmes und Schminken zuzuschreiben sind, entzieht sich unserer Besprechung.

Massage des Halses.

Der Zweck der zuerst von *Gerst* empfohlenen und geübten Halsmassage besteht in Beschleunigung des venösen Blutstromes in den Jugularvenen, welche das gesamte Venenblut des Schädels und der Halsorgane passiert, und in Begünstigung des Abflusses der Lymphe durch die großen, die Vena jugularis begleitenden Lymphgefäße. Hierdurch soll der Abfluß des Venenblutes aus der Schädelhöhle begünstigt werden. Dieser Zweck wird durch die hier ausschließlich geübte Streichung erfüllt, die mit Rücksicht auf die zarten Organe der Halsgegend — Nerven, Knorpelgerüst des Kehlkopfes, Zungenbein — vorsichtig und ohne Anwendung größerer Kraft ausgeführt werden muß. *Gerst* selbst gibt folgende Anweisung:

Der bis zur Hälfte der Brust entkleidete Patient wird aufgefordert, aufrecht zu sitzen, den Kopf leicht nach rückwärts zu beugen, die Schultern schlaff herabhängen zu lassen sowie ruhig und gleichmäßig zu atmen. Hierauf werden die seitlichen Halsgegenden eingefettet und mit zentripetalen Streichungen begonnen. Letztere werden mit beiden Händen gleichzeitig an beiden Halsflächen vorgenommen und in ziemlich raschem Tempo (nach unseren Erfahrungen wohl am geeignetsten im Tempo der Respiration) durch zehn Minuten fortgesetzt. Jede Streichung läßt sich in drei Akte einteilen. Zuerst legt man die beiden flach gehaltenen Hände, deren Palmarseite nach aufwärts gerichtet ist, mit ihrem ulnaren Rande in die rechte und linke Halsfurche zwischen Kopf und Hals, und zwar derart, daß die Spitze des kleinen und das Nagelglied des Ringfingers hinter das Ohr auf den Processus mastoideus und der Ballen des kleinen Fingers unter den horizontalen Ast des Unterkiefers zu liegen kommen (Fig. 21). Mit dem so anliegenden ulnaren Rande der rechten und der linken Hohlhand wird nun die zentripetale Streichung im oberen Halsteil ausgeführt. Während sich der

Ulnarrand gegen die Mitte des Halses zu fortbewegt, machen beide Hände eine Drehung um ihre Längsachse in der Art, daß der radiale Rand der Hohlhand nach oben und einwärts gegen den Kopf zu gewendet wird und schließlich jene Stellen berührt, an welchen anfangs der ulnare Rand gelegen hatte. Mittelst dieser Drehung kommt die ganze Hohlhandfläche mit dem Halse in Berührung und wird nun diese zum Streichen benützt.

Fig. 21.

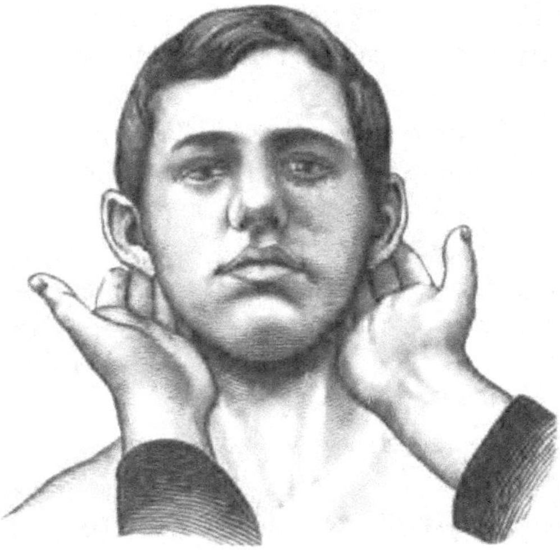

Fig. 22.

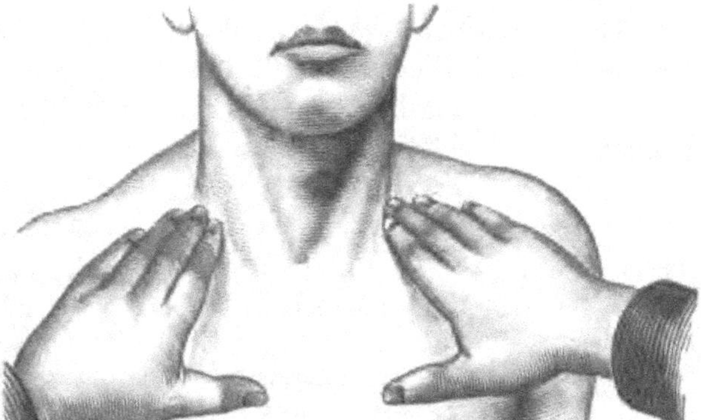

Während dieser Zeit hat der Streichende darauf zu achten, daß er mit dem betreffenden Daumenballen auf die rechte und linke Vena jugularis communis und mit dem übrigen Teile der Hohlhand auf die oberflächlich an den seitlichen Halsgegenden verlaufenden Venen und Lymphgefäße einen ziemlich festen Druck ausübe. In der oberen Schlüsselbeingrube angekommen, dreht sich die Hand in der Längsachse weiter, und wird hier nunmehr der radiale Rand der Hohlhand zum Streichen benutzt. (Fig. 22 illustriert die Haltung der Hände am Schlusse jeder Streichung.) Während des Streichens in der oberen Halsgegend ist jeder Druck auf die seitlichen Hörner des Zungenbeins zu vermeiden, da derselbe einen stechenden Schmerz verursacht, und aus demselben Grunde sollen beim Streichen in der Mitte des Halses die beiden Daumenballen nicht den Kehlkopf drücken, sondern denselben zwischen sich frei lassen und nur seitlich an demselben sich abwärts bewegen. Nach Beendigung der Sitzung wird die befettete Halsfläche mittelst Seifenwasser, und zwar wieder unter zentripetalem Streichen der Hände, gereinigt. Eine Sitzung länger als angegeben (10 Minuten) in aufrechter Stellung des Kranken andauern zu lassen, erscheint nicht zweckmäßig, weil bei fortgesetzter Ableitung des Blutes vom Gehirn leicht Ohnmachtsanwandlungen erfolgen könnten. Hat man entkräftete, schwächliche Individuen vor sich, so ist die Effleurage überhaupt nur in Rückenlage des Kranken auszuführen.

Die Halsmassage kann auch in der Weise ausgeführt werden, daß der hinter dem auf einem Stuhle reitenden Patienten stehende Arzt mit der Volarfläche der befetteten Finger vom Unterkiefer nach ab- und auswärts streicht und die Arme hierbei nur im Ellbogen- und Schultergelenk bewegt *(Höffinger)*. Wichtig ist es, mit der Halsmassage methodisches Tiefatmen zu verbinden, da wir wissen, daß hierdurch die Aspiration des Venenblutes aus den Jugularen in die unter negativem Druck stehende Thoraxhöhle gefördert wird.

Von den Muskeln des Halses sind es wohl die Sternocleidomastoidei, am Nacken die Cucullares, welche mechanischer Behandlung: Streichung mit zwei Fingern und Knetung zwischen Daumen einerseits und 2—3 Fingern andrerseits, unterzogen werden. Wie jede Muskelmassage, muß auch die Behandlung dieser Muskeln in jener Stellung des Kranken ausgeführt werden, bei welcher die betreffenden Muskeln möglichst entspannt sind.

Bezüglich der äußeren und inneren Erschütterungen des Kehlkopfes sei auf den speziellen Teil des Buches verwiesen.

Massage der Brust.

Die Streichung der Brust wird vorteilhaft in der Weise vorgenommen, daß die auf das Sternum des liegenden oder sitzenden Kranken parallel nebeneinander gelegten Flachhände in der Richtung der Faserung des Pektoralis bald gegen die Achselhöhlen, bald entlang den Rippen mit mäßiger Kraft und sehr gelenkig streichen. Die weiblichen Mammae werden hierbei, falls sie nicht den Gegenstand der Behandlung bilden, vermieden. Die Brustdrüse selbst, die wohl nur ausnahmsweise (s. spez. Teil) der Massagebehandlung unterzogen wird, gestattet nur vorsichtige und nicht allzu derbe Knetung, in seltensten Fällen zart ausgeführte Streichung in radiärer Richtung und leichte Reibung; bei Hängebrüsten muß eine Hand des Arztes als Unterlage benützt werden.

Von den einzelnen Brustmuskeln ist es vornehmlich der Serratus anticus major, der isolierter mechanischer Behandlung unterzogen wird.

Zu diesem Zwecke läßt man den betreffenden Arm des Patienten auf dessen Rücken legen und streicht mit dem Daumenballen oder der Flachhand den Muskel in der Richtung gegen die Clavicula. Behufs Knetung des Muskels suchen wir denselben mit Daumen und Zeigefinger von seiner Unterlage abzuheben und drücken die erfaßten Muskelpartien zwischen den genannten Fingern.

Behufs Massage der Intercostalmuskeln und -Nerven werden vom Sternum ausgehende Streichungen und Reibungen mittelst der in den Interkostalraum eingelegten Daumenspitze, ferner Erschütterungen der Interkostalnerven mittelst eines oder zweier Finger, letztere an jenen Stellen vorgenommen, an welchen die Nerven oberflächlich verlaufen (in der Nähe des Sternums, der Mitte des Interkostalraumes und über dem Foramen intervertebrale seitlich vom Dornfortsatze).

An dieser Stelle sei die Technik der sog. Herzmassage besprochen, welche, wie im physiologischen Abschnitte (s. pag. 81) dieses Buches hervorgehoben wird, lediglich eine elastisch ausgeführte Beklopfung der Präkordialgegend darstellt. Sie ist nur manuell korrekt ausführbar und kann selbst durch die besten Erschütterungs- (Vibrations-) Apparate nur sehr unvollkommen ersetzt werden.

Pat. liegt mit erhöhtem Oberkörper („halbliegend") auf dem Massagedivan. Arzt steht oder sitzt an der rechten Seite des Kranken, dessen Brust entblößt oder mit dünnem, weichem Hemde (Leibchen) bekleidet ist. Die Klopfung wird mit den Spitzen der langen Finger (exklusive Daumen) beider im Handgelenke mobilisierter Hände taktmäßig in der Weise vorgenommen, daß die Thoraxwand in der ganzen Ausdehnung der Herzdämpfung zunächst leise, dann immer kräftiger, stets aber elastisch in der Weise beklopft wird, wie wir dies bei der diagnostischen Perkussion gelernt haben. Es empfiehlt sich, diese Klopfungen zunächst langsam (ca. 60—70 in der Minute), dann immer schneller werdend (bis etwa 300 pro Minute), nach 2—3 Minuten in Kraft und Schnelligkeit wieder abschwellend, durch 5—6 Minuten derart vorzunehmen, daß sie der stets ruhig und gleichmäßig atmende Kranke deutlich fühlt, ohne Schmerz zu empfinden. Die Erlernung dieser Klopfungen, welchen sich vorteilhaft Rückenerschütterungen anschließen, ist nur durch anhaltende Übung möglich.

Massage des Bauches.

Die Bauchmassage wird vorteilhaft 3—4 Stunden nach der Mahlzeit, keinesfalls unmittelbar nach einer solchen, bei entleerter Blase vorgenommen. Der Kranke liegt mit mäßig erhöhtem Oberkörper auf dem hart gepolsterten Lager (Massagedivan); der Arzt steht oder sitzt an der rechten Seite des Patienten. Die Dauer einer Sitzung beträgt maximal

10—15 Minuten (vgl. Kapitel X). Die hier in Betracht kommenden Handgriffe bestehen fast ausschließlich in Knetung und Reibung der Bauchdecken und der der Hand zugänglichen Darmpartien, da, wie wir im speziellen Teile des Buches hören werden, die Hauptwirkung der Bauchmassage in Kräftigung der quergestreiften Muskulatur (der Bauchdecken) und der glatten Muskelfasern (des Darmes) besteht. Die Bauchmassage kann von Geübten ohne Beeinträchtigung ihrer Wirkung eventuell über dem Hemde ausgeführt werden, nachdem eine genaue palpatorische Untersuchung des unbekleideten Abdomens vorgenommen worden ist.

Fig. 23.

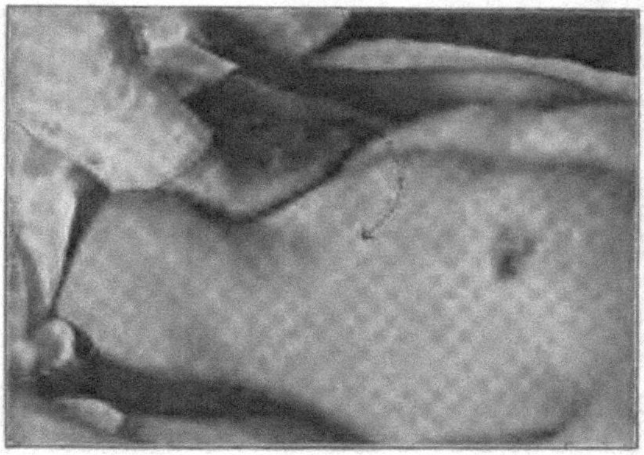

Fig. 24.

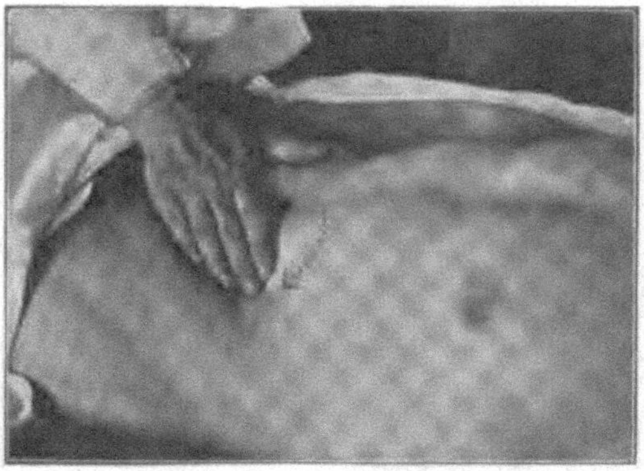

Die ersten Sitzungen müssen dazu benutzt werden, die reflektorische Spannung der Bauchdecken, die seitens fast aller Kranken bei Vornahme der Bauchknetung unwillkürlich erfolgt, zu bekämpfen. Zu diesem Zwecke empfehlen sich zirkuläre Streichungen der leicht befetteten Bauchdecken mit der in Nabelhöhe flach aufgelegten, stark adduzierten rechten Hand, deren Fingerspitzen gegen die rechten falschen Rippen des Kranken gerichtet sind (Fig. 23). Mit mäßigem Drucke wird die Hand aus der Adduktions- in die Abduktionsstellung gebracht, so daß am Schlusse des Striches die Fingerspitzen gegen die linke Inguinalgegend des Kranken gerichtet sind (Fig. 24). Es empfiehlt sich anfangs, die Aufmerksamkeit des Patienten durch ein Gespräch abzulenken und ihn anzuweisen, bei geöffnetem Munde regelmäßig zu atmen; zuweilen ist es nötig, den Kranken laut zählen zu lassen. Der geschilderte Handgriff wird im Laufe jeder Sitzung allmählich kräftiger geübt;

Thenar und Antithenar sowie Volarflächen der Finger drücken energischer in die Tiefe; auch die letzten Fingerphalangen suchen tiefer einzudringen; die Hand, die im Falle der Ermüdung durch die über dieselbe gelegte linke Hand unterstützt wird, bewegt sich immer schneller.

Fig. 25.

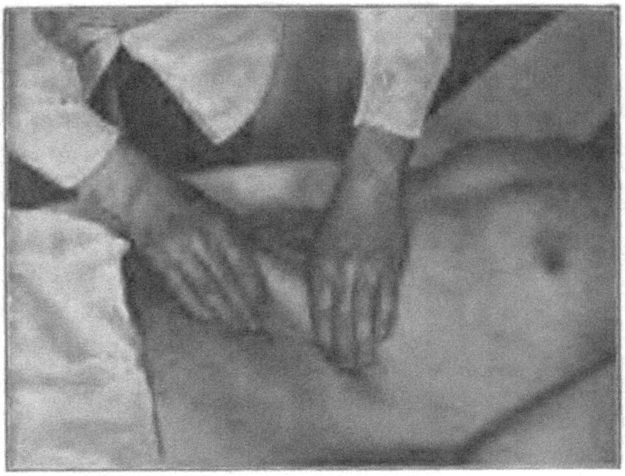

Fig. 26.

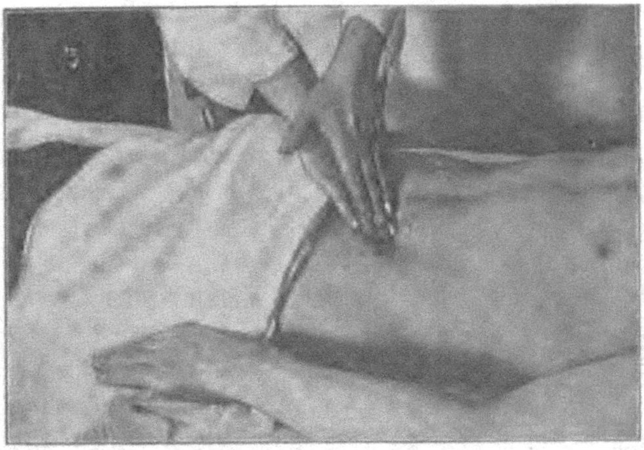

Diesem Handgriffe, der selbstredend auch mit der linken Hand ausgeführt werden kann, folgt die Knetung des Unterleibes mit beiden Händen in horizontaler und vertikaler Richtung. Die Knetung (Fig. 25) wird teils zwischen Daumen und den Spitzen der übrigen Finger, teils zwischen letzteren und der Handwurzel im raschen Tempo ausgeführt, wobei die betreffenden Handteile möglichst in die Tiefe zu wirken bestrebt sind.

Während die bisher beschriebenen Handgriffe vorwiegend auf die Muskulatur der Bauchdecken und — vielleicht — auf die Peristaltik einwirken, gelangen wir nunmehr zu jener Gruppe von Manipulationen, die ihre Wirkung auf die Muskularis des Darmes selbst, vor allem des Dickdarmes, entfalten. Die Reibung wird am besten mit der Volarseite der gespreizten längsten Finger (Zeige-, Mittel- und Goldfinger)

Fig. 27.

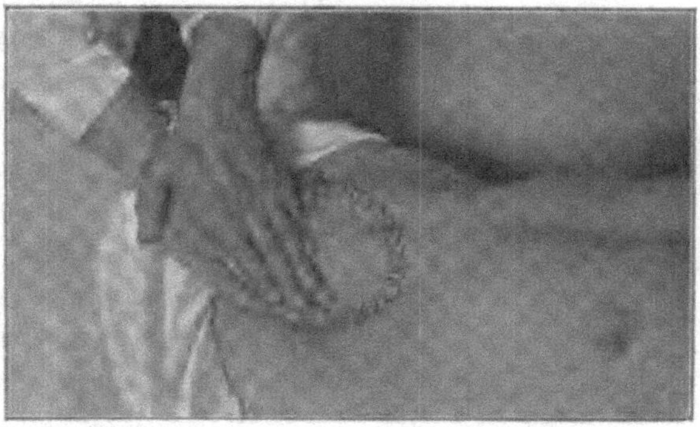

Fig. 28.

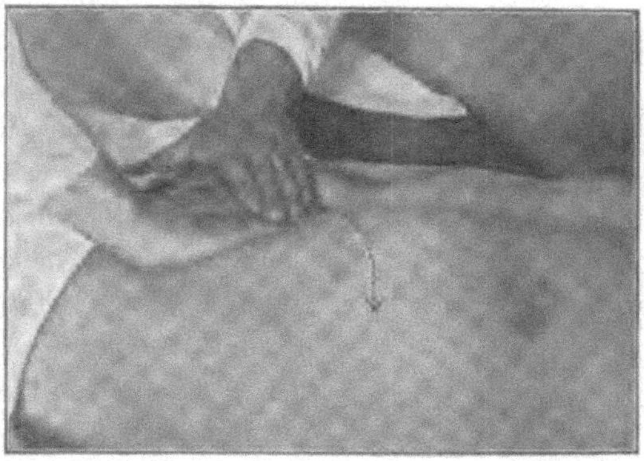

einer Hand vorgenommen, welche zunächst in der Ileocöcalgegend aufgelegt werden, die Bauchdecken eindrücken und, mit der fixierten Bauchwand kleine Kreise beschreibend, immer tiefer einzudringen suchen, um den Dickdarm zwischen Bauchdecke und Beckengrund kräftig und intermittierend zu reiben. Durch Auflegen der Finger der anderen Hand wird dieser auch mit dem Daumenballen oder der Handwurzel ausführbare Handgriff wesentlich verstärkt. Prädilektionsstellen dieser stabilen Reibung (Fig. 26) sind jene Partien des Darmes, an welchen erfahrungsgemäß Kotanhäufungen — die im gegebenen Falle perkutorisch nachgewiesen werden können — vorzukommen pflegen: Ileocöcalgegend, Colon ascendens, Übergangsteil des Quercolon in das Colon descendens, Flexur. Es empfiehlt sich, der stabilen Friktion des Darmes die labile Darmreibung folgen zu lassen, welche aus einer größeren Zahl stabiler Reibungen entlang dem Verlaufe des Dickdarmes besteht, die unmittelbar hintereinander ausgeführt werden; hierbei wird die reibende rechte Hand von der aufgelegten linken Hand unterstützt (Fig. 27). Diese Manipulationen müssen stets gelenkig und nicht allzu energisch ausgeführt werden, da die Erfahrung lehrt, daß der Darm auf leichte Reize intensiver reagiert als auf brüske Irritationen, welche, oft wiederholt, eine reaktive Erschlaffung der Darmwand zur Folge haben.

Fig. 29.

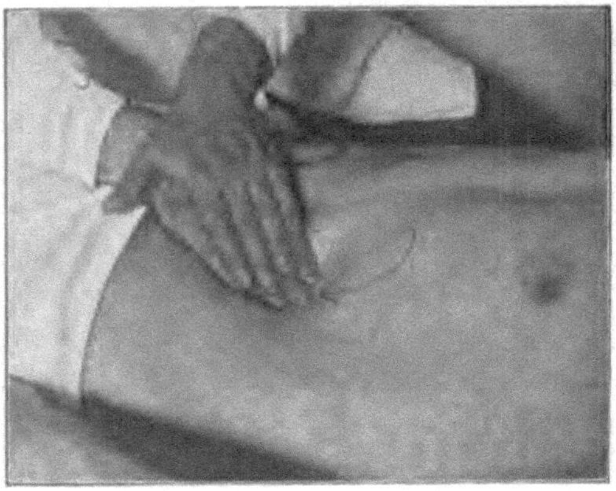

Der Darmreibung kann man die Streichung des Colon anreihen, welcher ich im übrigen nicht jenen Wert wie andere Autoren *(Reibmayr, Hünerfauth)*, beilege. Die dem Verlaufe des Colon ascendens, transversum und descendens folgende Streichung wird mit beiden, übereinander flach aufgelegten Händen in der in Fig. 28 und 29 skizzierten Weise vorgenommen. Die möglichst tief eindringenden Fingerspitzen trachten, den Darminhalt in der physiologischen Richtung weiterzubefördern. Sehr empfehlenswert sind zu gleichem Zwecke die von *Mezger* geübten Handgriffe, welche, am Colon descendens beginnend, Streichungen und Reibungen des Dickdarmes in der Richtung des Afters darstellen, die allmählich auf das Quercolon und den aufsteigenden Colonteil übergehen, während die andere Hand durch „Schiebdrückungen" das Ausweichen der Kotsäule in der Richtung gegen das Cöcum zu verhindern sucht.

Fig. 30.

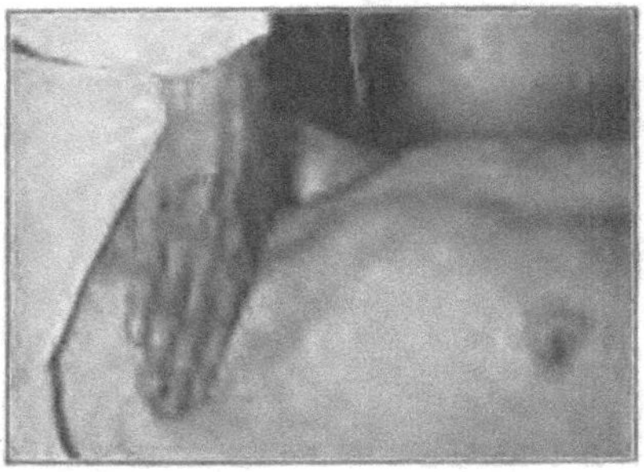

Außer den bisher beschriebenen Handgriffen empfiehlt sich noch die Vornahme des als „Durchschneiden" bezeichneten Handgriffes, bei welchem die mit gespreizten Fingern und ad maximum abgezogenem Daumen in der Linea alba und in der Höhe des Querkolon aufgelegte Hand wiegemesserähnliche Bewegungen (Fig. 30) ausführt, ferner vorsichtiger **Erschütterung** des Abdomens, teils mittelst der flach aufgelegten oder leicht zur Faust geballten Hand (Fig. 31), teils mittelst der in die Tiefe eingedrückten Fingerspitzen, zumal an den oben als Prädilektionsstellen der Atonie und Kotstauung bezeichneten Darmpartien. Diese Erschütterungen erfolgen aus dem Ellbogengelenke, während die Hand- und Fingergelenke fixiert sind (s. pag. 19). Den Erschütterungen des Abdomens, welchen sich solche der Lendenwirbelsäule — das Zentrum für die reflektorische Erregung der Peristaltik liegt im Lendenmark *(Erb)* — anschließen, kann sich endlich der als „Punktieren des Bauches“ bezeichnete, eine Art Klopfung darstellende, in Fig. 32 abgebildete Handgriff anschließen.

Fig. 31.

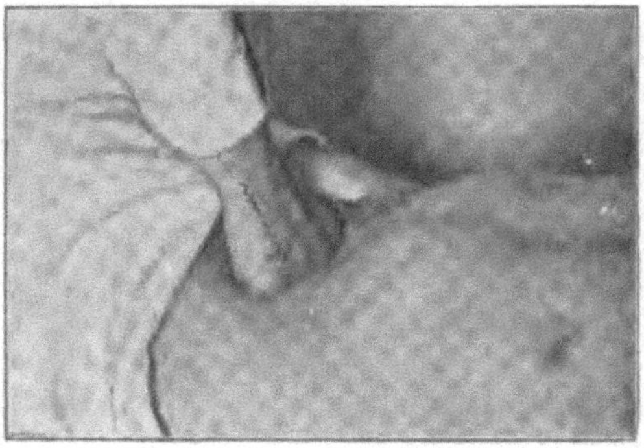

Fig. 32.

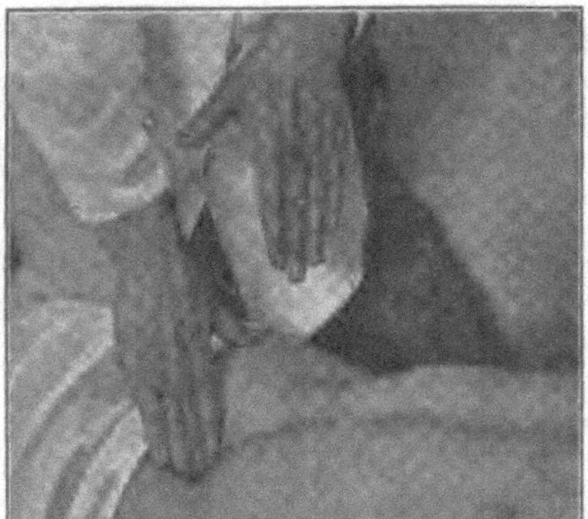

Dem Anfänger sei empfohlen, die hier beschriebenen, nach der vorliegenden Indikation (s. spez. Teil) zu variierenden Handgriffe nicht in sklavischer Reihenfolge auszuführen, sondern häufig mit denselben zu wechseln. Nichts ermüdet so rasch als die länger dauernde Ausführung eines Handgriffes, während öfterer Wechsel der Griffe stets andere Muskelgruppen des Masseurs innerviert und damit der Ermüdung desselben vorbeugt.

Die Ausführung der Bauchmassage bei **Kindern** in den ersten Lebensjahren setzt die Kenntnis der anatomischen Verhältnisse der Unterleibsorgane in diesem Alter voraus. Nach *Baginsky* unterscheiden sich dieselben von den bei älteren Kindern und Erwachsenen vorliegenden Verhältnissen durch den größeren Umfang der Leber, die mehr zylindrische Gestalt des Magens und die Verschiebung des größten Teils des Dünndarms gegen die linke Bauchseite, ferner nicht selten durch abnorme Länge des Colon descendens. Die Manipulationen sind daher bei ganz kleinen Kindern (etwa bis zum 3. oder 4. Lebensjahre) auf die unterhalb des Nabels und auf der linken Bauchseite gelegenen Partien zu beschränken. Die durch Anspannung der Bauchpresse entstehenden Schwierigkeiten können durch allmähliche Steigerung des Druckes zumeist überwunden werden. Brustkinder empfiehlt *Karnitzky* während der Säugung zu massieren. Die sitzende Mutter legt das Kind an ihre rechte Brust, der Arzt steht zur Rechten des Kindes. Man beginnt mit leichten, mit Zeige- und Mittelfinger ausgeführten Reibungen an der linken Bauchseite, reibt und knetet sodann mit dem flach aufgelegten Daumen die Gegend des Colon ascendens und beschließt die Sitzung mit leichten Erschütterungen des Unterleibes mittelst der klavierspielartig sich bewegenden Fingerspitzen. Alle diese Manipulationen müssen mit Rücksicht auf das empfindliche Peritoneum des Kindes überaus zart und gelenkig ausgeführt werden.

Massage des Rückens.

Die Beobachtung *Mosengeils*, daß Lymphangioitiden der unteren Rückenpartien nicht selten Schwellung der entfernt sitzenden Supraclaviculardrüsen folgt und umgekehrt bei Lymphgefäßentzündung in nächster Nähe dieser Drüsen gelegentlich die Inguinaldrüsen anschwellen, gestattet die Folgerung, „daß im Lymphsystem der Rückenhaut ein Flüssigkeitsstrom sowohl nach oben als nach unten zu fließen könne, oder daß in verschiedenen Niveaus zwei voneinander unabhängige Hautlymphsysteme vorhanden sind, deren eines seinen Strom nach oben, deren anderes ihn nach unten sende". Diese Beobachtung wird die Richtung der Rückenstreichung insofern beeinflussen, als wir bemüht sein werden, sowohl von unten nach oben, als auch von oben nach unten zu streichen. Der Kranke befindet sich in Bauchlage auf horizontalem Lager, die gestreckten Arme kopfwärts haltend. Die in der Kreuzbeingegend mit parallel stehenden, sich fast berührenden Daumen flach aufgelegten Hände streichen zu beiden Seiten der Dornfortsätze bis zum Halse; während des Striches konvergieren die Finger immer mehr, so daß nach Beendigung desselben die Fingerspitzen sich berühren. Beim abwärts verlaufenden Striche, welcher mit gleichfalls parallel stehenden Daumen ausgeführt wird, divergieren die Fingerspitzen der immer mehr in Supination gestellten Hand, bis jede Hand in der betreffenden Inguinalgegend angelangt ist. Im Anschlusse an diese, dem Verlaufe der langen Rückenmuskeln entsprechenden Striche werden Streichungen vorgenommen, die der Faserrichtung des Latissimus dorsi und des Cucullaris folgen.

Beim Aufwärtsstriche verlassen die Hände in der Höhe des ersten Lendenwirbels die Mittellinie, bestreichen die beiden Seitenflächen des Thorax in der Richtung gegen die Achselhöhle und kehren wieder zum Ausgangspunkte zurück. Die Cucullares werden bestrichen, indem zunächst die zu beiden Seiten der Brustwirbelsäule aufgelegten Flachhände gegen die Schulter, hierauf die zu beiden Seiten der Halswirbel aufgelegten Daumenballen gegen das Akromion streichen, während die übrigen Finger die Schulter bestreichen. Die Knetung der oberen Partie des Cucullaris ist sehr leicht ausführbar; dieselbe erfolgt am freien Rande des Muskels zwischen Daumen und den Volarflächen der übrigen Finger. Die untere Hälfte des Cucullaris, die sich nur schwer abheben läßt, sowie der Latissimus dorsi erheischen Knetung zwischen den Daumenspitzen. Die den Erector trunci konstituierenden langen Rückenmuskeln bedürfen mit Rücksicht auf ihre tiefe Lage energischer Streichungen hart an den Dornfortsätzen, die am wirksamsten mittelst des Kammgriffs (s. Fig. 4, pag. 13) ausgeführt werden. Zumal die äußerste, vom Sacro-lumbalis gebildete Partie des Erector trunci erfordert als häufiger Sitz des „Lumbago“ genannten, hier lokalisierten Muskelrheumatismus kräftige Streichung und Knetung. Die Klopfung des Rückens wird mit den parallel der Wirbelsäule gehaltenen Händen, von unten nach oben und von der Wirbelsäule nach den Seitenflächen des Thorax schreitend, ausgeführt; die Dornfortsätze und Spinae scapulae dürfen hierbei nicht getroffen werden, da die Beklopfung von nur mit Haut bedeckten Knochenteilen stets überaus schmerzhaft ist.

Massage der Extremitäten.

Eine minutiöse Anleitung für die mechanische Behandlung der Extremitäten zu geben, ist ebenso schwierig wie überflüssig; schwierig weil die Handgriffe, die der gegebene Fall erfordert, von der Indikation abhängen, welche der Massagebehandlung gestellt ist; überflüssig, weil der anatomisch geschulte Arzt, der den Zweck der mechanischen Therapie festhält, sich unschwer zurechtfinden und kaum jemals schwanken wird, an welcher Stelle und in welchem Umfange er manuell einzugreifen habe. Die folgenden Ausführungen haben daher lediglich die Bestimmung, zu zeigen, in welcher Weise die Massage der Extremitäten erfahrungsgemäß am vorteilhaftesten ausgeführt wird, und wichtigere anatomische Details hervorzuheben.

Als leitender Grundsatz ist zunächst festzuhalten, daß die stets zentripetale Streichung der Extremitäten nicht nur eine Expression der Muskeln bezweckt, sondern daß auch gleichzeitig ein Druck auf die Gefäße des Teiles ausgeübt werden soll, welche zwischen den Muskelgruppen in verschiedener Tiefe verlaufen; die Berücksichtigung des

Verlaufes der großen Gefäße, welche von tiefliegenden Lymphgefäßsträngen begleitet sind, beim Streichen der Extremitäten gestattet, die Expression der Weichteile mit der direkten Streichung der Gefäßgegend zu vereinen, wodurch die depletorische Wirkung der Massage erhöht wird. Des weiteren ist es klar, daß die Massage der Gelenke sich um so wirksamer gestaltet, je inniger unsere Hand mit der Gelenkkapsel in Berührung kommt und je größere Partien der letzteren durch entsprechende Stellung der das Gelenk konstruierenden Teile der Hand zugänglich gemacht werden. Hieraus sowie aus der bereits betonten Notwendigkeit, die zu behandelnde Muskulatur möglichst zu entspannen, ergeht die eminente Wichtigkeit richtiger Haltung, beziehungsweise Lagerung der zu behandelnden Teile.

1. Obere Extremität.

Die Fingerphalangen werden an ihrer Dorsalseite mit der Daumenspitze gestrichen und gerieben, während die Hand des Kranken auf einem zwischen Patient und Arzt stehenden, nicht zu hohen Tische, einem „Massagebock“ oder der Massagebank ruht. Die einzelnen Striche beginnen stets am peripheren Ende jedes Fingergliedes und enden jenseits des zentral gelegenen Gelenkes, ein Satz, welcher aus später zu erörternden physiologischen Gründen für die Massage der Extremitäten überhaupt Geltung besitzt. Der Streichung der Phalangen folgt die Reibung der Interphalangeal- und Metakarpophalangeal-Gelenke, die namentlich an der Dorsalseite wirksam ist, weil hier die Expansionsfähigkeit der Kapsel eine größere ist als an der Volarseite, wo die fibröse Kapsel erheblich verdickt ist. Die Reibung der Gelenke erfolgt vorteilhaft gleichfalls mit der möglichst senkrecht aufgestellten Spitze des im Interphalangealgelenk fast rechtwinkelig gebeugten Daumens. Die Massage der Volarseite der Phalangen und der Gelenke kann gleichzeitig mit der des Dorsum ausgeführt werden, indem man jeden einzelnen Finger zwischen seinem Daumen einerseits und der Radialseite des leicht gekrümmten Zeigefingers andrerseits streicht. Nur behufs Reibung der Innenseite der Gelenke bedient man sich auch hier der kräftigeren Daumenspitze.

Die Massage der Dorsalseite der Mittelhand muß in mäßig gespreizter Haltung der Finger des Kranken vorgenommen werden, damit die Interossei leichter erreichbar werden; man bestreicht zunächst mit dem Daumenballen den Handrücken des Kranken über das Handgelenk hinaus und trachtet sodann, mit einer Fingerspitze in die Zwischenknochenräume einzudringen, um die so häufig atrophierten Mm. interossei an die Mittelhandknochen energisch anzudrücken und auf diese Weise eine Knetung derselben zu erzielen. Ganz besondere Aufmerksamkeit erfordert hier, wie an allen Stellen, an welchen Sehnen oder Sehnenscheiden palpiert werden können, der Zustand dieser Teile. Zwecks palpatorischer Massage der Sehnen verfolgt man, recht zart streichend, den Verlauf derselben, sucht sie mit dem streichenden Finger auf ihrer Unterlage seitlich zu verschieben und ist so am besten in der Lage, Adhäsionen und Verdickungen der Sehnen sowie Veränderungen der Sehnenscheiden zu erkennen und nicht selten durch fortgesetzte kräftigere Streichung und Reibung zu beheben. — Die Volarseite der Hand erfordert mit Rücksicht auf die derbe Palmarfaszie sehr kräftige Streichung und Reibung mittelst der Daumenspitze oder der Knöchel der Finger („Kammgriff"); Thenar und Hypothenar lassen sich leicht von ihrer Unterlage abheben und ermöglichen kräftige Knetung zwischen Daumen und den Spitzen von 2—3 Fingern oder zwischen den Daumenspitzen beider Hände. Klopfung dieser Teile wird am geeignetsten mit dem hakenförmig gekrümmten Zeige- oder Mittelfinger vorgenommen.

Die schlaffe Kapsel des Handgelenkes, welche nur an ihrer Volarseite kräftige Verstärkungsbänder besitzt, dehnt sich bei Vermehrung ihres Inhaltes in dorsaler und seitlicher Richtung aus und kann daher am besten von der Dorsalseite und lateralwärts palpiert werden. Die Massage dieses Gelenkes besteht in Streichungen mit dem Daumenballen oder der Volarfläche des Daumens, die vom Handrücken bis über das Gelenk hinaus geführt werden. Reibungen der Kapsel werden von der bald radialwärts von den Sehnen des Extensor digit. communis, bald an den Seitenflächen des Gelenkes mit der Tendenz gegen die Mittellinie zu eindringenden Daumenspitze oder den Spitzen von 1—2 aneinander gelegten Fingern vorgenommen, ein Verfahren, welches selbstredend mit beiden, gleichzeitig agierenden Händen des Arztes ausgeführt werden kann. Die Massage der Beugeseite des Gelenkes bedarf, wenn sie überhaupt angezeigt ist, mit Rücksicht auf die bereits erwähnten anatomischen Verhältnisse größerer Kraft und Dauer, und empfiehlt sich hier Streichung und Reibung mit der fast senkrecht aufgesetzten Daumenspitze.

Bei Massage des Vorderarmes nehmen Patient und Arzt dieselbe Stellung ein wie bei der mechanischen Behandlung der Hand. Der Arm des Kranken ruht auf einem zwischen Arzt und Patient stehenden Tischchen (Massagebank); die Hand des Kranken wird von der nicht beschäftigten Hand des Arztes unterstützt. Die Streichung des Gliedes wird am besten mit der Volarfläche der Hand ausgeführt, welche sich der Oberfläche des in Mittelstellung (zwischen Pronation und Supination) befindlichen Vorderarmes fest anschmiegt (Fig. 33). Wenn die Finger die Dorsalseite des Vorderarmes bestreichen, streicht der Daumen an der Volarseite der Extremität und umgekehrt. Während des Striches trachten die an der Innenseite der Extremität streichenden Teile der ärztlichen Hand in jene Furchen einzudringen, in welchen die größeren Gefäße (und Nerven) verlaufen. Handelt es sich z. B. um Massage des rechten Vorderarmes, so werden die Endphalangen der Finger hart am oberen Rande der Ulna streichen, woselbst die Arteria und Vena ulnaris verlaufen, während der Daumen die Muskeln an der Außenseite des Vorderarmes bestreicht. Hierauf wird der Arm in Supination gebracht und die Streichung derart ausgeführt, daß der Daumen an der Innen-, die übrigen Finger an der äußeren Seite des Gliedes sich befinden (Fig. 34). Jetzt ist es die Aufgabe des Daumens, in die Muskelfurche zwischen Supinator longus und den Flexoren einzudringen, wo die Radialgefäße verlaufen, während die übrigen Finger die Dorsalseite bestreichen. Handelt es sich um die linke Extremität des Kranken, so liegen die Verhältnisse umgekehrt, falls es der Arzt nicht vorzieht, die Massage des linken Vorderarmes mit der linken Hand auszuführen. — Die Muskelknetung sowohl der Beuge- als der Streckmuskulatur erfolgt, da die Muskeln sich unschwer von ihrer Unterlage abheben lassen, in typischer Weise zwischen Daumen einer- und den übrigen Fingern andrerseits, wobei für Knetung der Strecker der kranke Vorderarm in Mittelstellung, für Knetung der Beuger in voller Supination gehalten wird. Die Klopfung wird quer auf die Längsachse des Gliedes vorgenommen.

Die mechanische Behandlung des Ellbogengelenks erfolgt, während die Hand des dem Arzte gegenübersitzenden Kranken auf ein zwischen beiden stehendes Tischchen (Massagebank) gestützt oder von der unbeschäftigten Hand des ersteren gehalten wird. Die gemeinsame Kapsel der drei

Fig. 33.

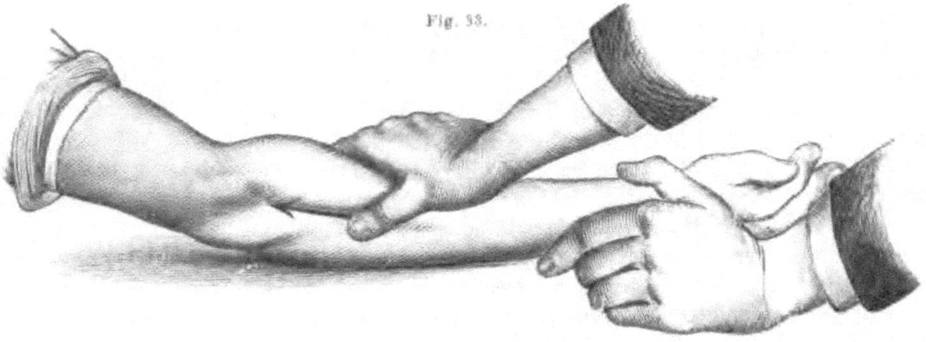

Fig. 34. [1])

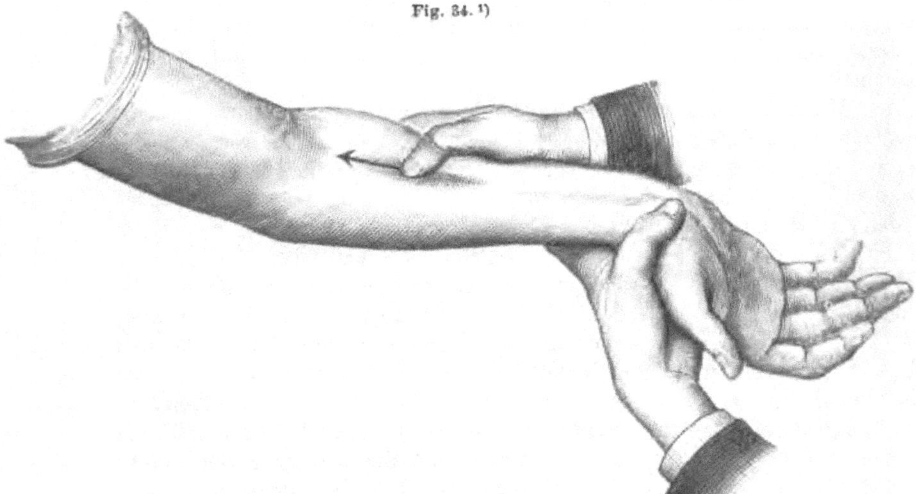

das Ellbogengelenk konstituierenden Gelenke (Humero-ulnar-, Humero-radial- und Radio-ulnargelenk) dehnt sich bei Vermehrung ihres Inhaltes hauptsächlich in der Gegend der Insertion der Trizepssehne, also an ihrer Rückseite, aus, ist jedoch auch lateralwärts und in der Ellbogenbeuge dem tastenden Finger erreichbar. Streichungen des Gelenkes werden daher in der Weise vorgenommen, daß die massierende Hand das Gelenk von allen Seiten her effleuriert, wobei es wichtig ist, die Striche in die Beuge- und Streckmuskulatur des Oberarmes fortzusetzen. Reibungen des Gelenkes mit der Daumenspitze

[1]) Bei der Reproduktion des Photogramms ist die stets notwendige Unterlage für den Vorderarm versehentlich fortgeblieben.

oder den Spitzen mehrerer zusammengelegter Finger werden, am Olekranon beginnend, zumal zu beiden Seiten der Trizepssehne, ferner in der Ellbogenbeuge, hier bei leicht gebeugtem Gelenke (um unter den Lacertus fibrosus zu gelangen), vorgenommen, wobei das Humero-radialgelenk über dem Radiusköpfchen massiert wird. Die Behandlung des Ellbogengelenkes ist stets mit Knetung der bei Erkrankungen und Verletzungen dieses Gelenkes so leicht atrophierenden Streckmuskulatur des Oberarmes zu verbinden.

Für die Streichung des Oberarmes empfiehlt sich der gleichzeitige Gebrauch beider Hände, die jedoch nicht neben-, sondern hintereinander agieren. Der Kranke legt seine Hand auf die Schultern des ihm gegenübersitzenden Arztes oder auf die Lehne des Stuhles, auf welchem er rittlings sitzt. (Ich benütze hierzu mit Vorteil einen „Reitstuhl" mit breiter, gepolsterter Lehne.) Nehmen wir als Paradigma den rechten Arm des Kranken, so schmiegt sich die rechte Vola manus des Arztes der Beugeseite des kranken Armes an; die Endglieder der Finger gleiten im Sulcus bicipitalis internus, in welchem die großen Gefäße verlaufen, der Daumen an der Streckseite des Gliedes entlang dem Sulcus bicipitalis externus. Der rechten Hand folgt die linke nach, deren Fläche die Streckmuskulatur bestreicht, während ihr Daumen in den inneren Sulcus bicipitalis, also dort einzudringen bestrebt ist, wo kurz vorher die Endphalangen der Finger der rechten Hand gestrichen. Die rechte Hand kehrt, in der Achselhöhle angelangt, zum Ausgangspunkte des Striches unterhalb des Ellbogengelenkes zurück, um sodann den geschilderten Weg nochmals anzutreten; die Linke setzt den Strich über die Wölbung des Deltoideus hinweg bis zum Processus coracoideus fort und unterbricht erst hier die Streichung. Hierauf folgt sie abermals der Rechten. Isolierte Effleurage des Deltoideus, die bei der relativ häufigen Atrophie dieses Muskels nach Erkrankungen und Verletzungen des Schultergelenkes nicht selten indiziert ist, kann auch am rechten Oberarm mit der rechten Hand, und zwar von rückwärts ausgeführt werden. Der Arzt steht hinter dem Kranken, der seine Oberextremität schlaff herabhängen läßt und die Hand auf seinen Oberschenkel stützt. Bei der Massage des umfangreichen Deltoideus empfiehlt es sich, die Portio scapularis einerseits und den Acromial- und Klavikularteil des Muskels andrerseits getrennt zu behandeln *(Hoffa)*. (Die für die rechte Extremität des Kranken geschilderten Handgriffe sind für die linke Extremität unschwer zu variieren.) Die Muskelknetung erfolgt auch am Oberarm, dessen Streck- und Beugemuskeln leicht abhebbar sind, in typischer Weise und wird hier nicht unwirksam durch den als „Walkung" bezeichneten Handgriff unterstützt, welcher sich zwischen den flach und

Fig. 35.

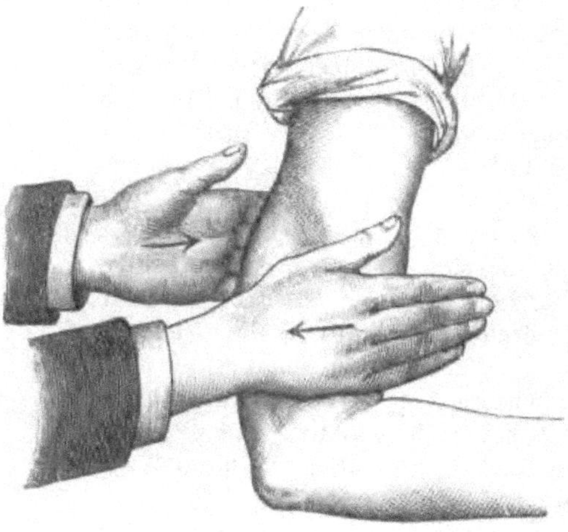

parallel zueinander angelegten, rasch und in entgegengesetzter Richtung sich bewegenden Händen abspielt (Fig. 35). Die Klopfung wird mit dem Ulnarrande der gestreckten oder leicht gebeugten Hand („Halbfaust") ausgeführt. Die oberflächliche Lage der den Plexus brachialis konstituierenden Nerven, die überdies von einer sehr laxen Scheide umschlossen werden, gestattet nicht nur die Palpation derselben, sondern auch ihre mechanische Reizung mittelst der sie erschütternden, wirksamer noch mittelst der sie „zupfenden" Finger. Die ganz leicht gekrümmten Finger der rechten, beziehungsweise linken Hand werden hart unterhalb des Pectoralis major bei leicht abduziertem Arm in die Achselhöhle eingeführt und machen nun an den deutlich fühlbaren Nervenstämmen zupfende Bewegungen wie an den Saiten einer Harfe. Die Sensationen in den Fingerspitzen des Kranken sind der Beweis für die hierdurch bewirkte Reizung der einzelnen Nerven.

Die Freibeweglichkeit des Schultergelenkes nach allen Richtungen gestattet, durch entsprechende Änderung der Kontakte der das Gelenk konstituierenden Knochen, also durch Stellungsveränderung des Humerus, die weite, schlaffe Kapsel sowohl wie die Gelenkflächen zum großen Teile zu betasten. Selbst der die Außenseite des Gelenkes bedeckende Deltamuskel hindert in Fällen chronischer Erkrankungen des Schultergelenkes die Palpation auch dieser Partie des Gelenkes nicht, da in solchen Fällen seine Akromialportion atrophisch ist. Die Streichung des Gelenkes wird in der bei Behandlung des Oberarmes angegebenen Stellung ausgeführt; sie beschränkt sich zumeist auf die Außenseite des Gelenkes und ist bis zum Proc. coracoideus auszudehnen. Ganz besondere Sorgfalt erheischt gegebenen Falles die Streichung des Sulcus intertubercularis, in welchem die lange Bizepssehne verläuft, weil Entzündungen der Bursa intertubercularis, die sich durch Schmerzen bei der Rückwärtsbewegung des Armes charakterisieren, nicht allzu selten sind (*v. Mosetig*). Man findet die auch sonst druckempfindliche Stelle leicht bei auswärts rotiertem Oberarm. — Reibungen der Kapsel, und zwar ihrer unteren Wand bei Abduktion des kranken Armes, dessen Hand auf der Schulter des Arztes ruht, der Vorderwand bei nach auswärts rotiertem Arm (die Hand des Kranken liegt auf dessen Rücken) und ihrer hinteren Wand (die Hand des Kranken ruht auf seiner gesunden Schulter) werden auch hier mit der Daumenspitze vorgenommen, welche die Kapsel an die Unterlage (Humeruskopf) drückt.

2. Untere Extremität.

Die mechanische Behandlung der Zehen, des Fußrückens und der Planta pedis unterscheidet sich nur insofern von der Massage der Hand, als an dem mit kräftigeren Aponeurosen, Faszien und Muskeln ausgestatteten Fuße unsere Manipulationen mit größerem Kraftaufwande ausgeführt werden müssen. Der Kranke liegt in Rückenlage auf der Massagebank, der Arzt steht oder sitzt am Fußende derselben, oder Patient und Arzt sitzen einander in gleicher Höhe gegenüber; ersterer legt den in Mittelstellung gehaltenen Fuß auf den Oberschenkel des letzteren. Das Fußgelenk wird bestrichen, indem die Hand bald vom Fußrücken, bald von der Ferse aus mit kräftigem Drucke, sich der Zirkumferenz des Gelenkes anschmiegend, bis etwa zur Mitte des Unterschenkels aufwärts bewegt wird, wobei der Fuß in Mittelstellung verbleibt. Reibungen der Gelenkkapsel besorgt auch hier am geeignetsten die Daumenspitze und die Volarseite der letzten Daumenphalange.

Die Reibung beginnt an einem Knöchel und geht sodann auf die Dorsalseite des Gelenkes über, wo der Finger zwischen die das Gelenk überbrückenden Strecksehnen einzudringen sucht, deren Entspannung durch Dorsalflexion des Fußes erreicht wird. Die Kapsel wird am sichersten zu beiden Seiten der Strecksehnen palpiert, wo die Schwellung des Gelenkes zumeist am deutlichsten hervortritt. Der reibende Daumen schreitet sodann über den anderen Knöchel zur Achillessehne, an deren beiden Seiten die Kapsel bei leicht plantarflektiertem Fuße gerieben wird.

Der Unterschenkel bietet der massierenden Hand hauptsächlich an seiner äußeren und hinteren Fläche Angriffspunkte dar, da die Vorder- und Innenseite des Gliedes die von Weichteilen nur spärlich bedeckte Tibia zeigt. Die Massage des Unterschenkels wird sich daher — besondere Indikationen ausgenommen — vornehmlich auf die mit Muskulatur versehenen Partien der Extremität beschränken, deren große Gefäße tief zwischen die Muskelgruppen eingebettet sind. Der Kranke ist zunächst in Rückenlage auf der Massagebank gelagert. Die Streichung wird mit beiden, einander folgenden, den Konturen des Gliedes sich fest anschmiegenden Händen derart vorgenommen, daß hierbei der Daumen die Gegend der Arteria tibialis antica, die zwischen Tibialis anticus und den Extensoren verläuft, besonders kräftig zu streichen bemüht ist. Dies besorgt am rechten Unterschenkel der rechte, am linken Unterschenkel der linke Daumen, während die Finger der anderen Hand die Peronealmuskulatur effleurieren. Die Knetung der schwer abhebbaren Muskeln der vorderen und äußeren Seite des Gliedes erfolgt mit Vorteil zwischen den Daumenspitzen. Auch die Streichung der die hintere Fläche des Unterschenkels deckenden mächtigen Weichteile wird zunächst mit den Flächen der beiden einander folgenden Hände, und zwar bei Bauchlage des Kranken, ausgeführt. An der Insertion der Achillessehne beginnend, streichen die Hände mit kräftigem Drucke über die Wölbung des Gastrocnemius und die Fossa poplitea bis zum unteren Drittel des Oberschenkels; nach mehreren Flachhandstrichen übernehmen die Daumen die Arbeit, indem sie, hintereinander gleitend, in die Furche zwischen den beiden Köpfen des Gastrocnemius einzudringen suchen, um auf diese Weise auf die dem Tibialis posticus und Flexor digitorum longus aufliegenden Gefäße zu wirken. Die Knetung der Wadenmuskulatur ist die typische, zwischen Daumen und 1—2 anderen Fingern. Die Klopfung wird auch hier quer auf die Längsachse des Gliedes mit der Ulnarkante der ganz oder halb gestreckten Hände ausgeführt.

Die mangelhafte Bedeckung des Kniegelenkes mit Weichteilen gestattet wohl die Palpation der das Gelenk konstituierenden Knochenteile, soweit sie nicht von der Patella bedeckt sind, die manuelle Behandlung der Kapsel selbst ist jedoch infolge der Strammheit des Gelenkes nur zum Teil, und zwar zumal an ihrer oberen vorderen Seite und in der Fossa poplitea durchführbar. Die Streichung der Vorderfläche und der seitlichen Partien des Gelenkes wird in Rückenlage des Kranken mit einer oder beiden einander folgenden Händen von der Mitte des Unterschenkels bis zur Mitte der Streckseite des Oberschenkels ausgeführt; es empfiehlt sich sehr, die Streichung des Gelenkes auf den bei Erkrankungen desselben so leicht atrophierenden Extensor cruris quadriceps auszudehnen. Reibungen der vorderen Kapselwand werden bei mäßiger Beugung des Gelenkes zu beiden Seiten des bei Vermehrung des Kapselinhaltes stets vorgewölbten oberen Rezessus mit den

Fingerspitzen ausgeführt. Ist, wie zumeist bei größeren Flüssigkeitsansammlungen im Gelenke, die Patella freier beweglich, so empfiehlt es sich, Reibungen mittelst der Kniescheibe selbst zu versuchen, welche, mit den Fingern fixiert, unter kräftigem Drucke seitlich und in sagittaler Richtung bewegt wird. Die Rückseite des Gelenkes wird in Bauchlage des Kranken zunächst effleuriert, indem die fest aufgelegte Flachhand oder der Daumenballen von der Mitte des Unterschenkels bis zur Mitte der Beugeseite des Oberschenkels unter kräftigem Drucke streicht, wobei eine Hand der anderen folgen kann. Die Hinterwand der Kapsel erreicht der reibende Finger bei starker Beugung des Gelenkes zwischen den Sehnen des Bizeps und Semimembranosus.

An der Vorderseite des **Oberschenkels** wird zunächst der Extensor cruris quadriceps des in Rückenlage befindlichen Kranken von der sich der Kontur der Streckseite des Gliedes innig anschmiegenden Flachhand bestrichen, die Knetung dieses gut abhebbaren Muskels und schließlich die Klopfung desselben, beide in typischer Weise, vorgenommen. Der leicht nach innen rotierte Oberschenkel gestattet hierauf, die Massage des Tensor fasciae latae, der auswärts gerollte Schenkel jene der Adduktorengruppe zu üben, auf welcher die großen Kruralgefäße verlaufen. In Bauchlage des Kranken wird die Massage der Beugeseite des Oberschenkels, und zwar mit beiden neben- oder hintereinander streichenden Händen ausgeführt. Am rechten Oberschenkel bestreicht die rechte Flachhand die äußere, vom Bizeps bedeckte, die linke Hand die innere, dem Semimembranosus und Semitendinosus entsprechende Hälfte des Gliedes, während die Daumen beider Hände in die Furche zwischen den beiden Gruppen der Beugemuskel einzudringen suchen. Muskelknetung und -Klopfung in typischer Weise. Die Glutäen sind in Bauchlage des Kranken in der Faserrichtung zu streichen *(Hoffa)*, welche vom großen Trochanter sowohl gegen die Crista ossis ilei wie gegen das Kreuzbein gerichtet ist. Die Streichung ist auch hier mit beiden Flachhänden auszuführen, von welchen die eine (an der rechten Extremität die rechte) vom Trochanter major gegen den Darmbeinkamm, die andere von demselben Ausgangspunkte gegen das Kreuzbein kräftig und unter ausgiebiger Benutzung des Thenar und Hypothenar streicht. Knetung in typischer Weise in derselben Richtung, Klopfung mit halbgeschlossener Faust.

Das von mächtigen Muskelmassen bedeckte **Hüftgelenk** bietet der massierenden Hand nur geringe Angriffspunkte. Nur bei hochgradig abgemagerten Individuen ist unterhalb der Leistenfurche der Gelenkkopf palpabel. Die mechanische Behandlung dieses beweglichsten aller Gelenke des menschlichen Körpers wird daher vorteilhaft der **Gymnastik** überlassen werden.

Allgemeine Körpermassage.

Im Anschlusse an die Besprechung der topischen Massagetechnik sei nunmehr in Kürze die Technik der zu hygienisch-diätetischen Zwecken seit altersher viel verwendeten Massage der gesamten Körperoberfläche (gewöhnlich mit Ausnahme des Kopfes) geschildert.

Dieselbe wird gleichfalls am unbekleideten Körper, der etappenweise entblößt wird, vorgenommen und besteht in leichten Streichungen, Knetungen und Klopfungen, welchen nur an Körperstellen, wo besondere Indikationen dies erheischen, Reibungen und Erschütterungen hinzugefügt werden. Man beginnt gewöhnlich an der Rückseite des in Bauchlage befindlichen Kranken, behandelt zunächst die Beugeseite der Unterextremitäten, ferner Rücken und Nacken, läßt hierauf den Kranken aufsetzen, massiert in dieser Stellung Hals, Brust und beide Oberextremitäten, geht sodann zur Streichung der Bauchdecken über und beendet die etwa $^1/_2$—$^3/_4$stündige Sitzung, welche auch der Gelenksgymnastik (s. d.) Rechnung zu tragen hat, mit der Massage der Streckseite der unteren Extremitäten.

* * *

Die Beschreibung der Massagetechnik der einzelnen, der Hand zugänglichen **Organe** (Auge, Ohr, Nase, Kehlkopf, Magen, Prostata etc.) sowie der Verwendung der Mechanotherapie in der Dermatologie, Gynäkologie, Urologie etc. findet sich im speziellen Teile des Buches.

KAPITEL IV.

Technik der Gymnastik.

Die Heilgymnastik ist der Gesamtbegriff methodischer Bewegungen, welche der Kranke allein unter Kommando oder nach Vorschrift des Arztes, oder der Arzt am passiven Kranken, oder endlich Patient und Arzt gemeinsam ausführen (s. Kap. I, pag. 3). Aus dieser Definition ergeht die Einteilung der Bewegungen in aktive, passive und duplizierte.

Die Aufgabe der Gymnastik, die wir als Schwesterdisziplin[1]) der Massage bezeichnet haben, ist in erster Reihe Übung der Bewegungsorgane, zumal der willkürlichen Muskeln, und Mobilisierung der Gelenke, in zweiter Linie zweckentsprechende Beeinflussung des Gesamtorganismus, besonders der Zirkulation, Respiration und des Stoffwechsels. Ihre Technik ist für Ärzte unschwer zu erlernen; gleich der Massage erfordert aber auch die Heilgymnastik die erst durch Übung zu erlangende Fähigkeit voller Beherrschung der eigenen Muskelkraft, eine Eigenschaft, welche bei der Ausführung der passiven und duplizierten Bewegungen geradezu Bedingung wird.

1. Aktive Bewegungen.

Die vom Kranken auszuführenden Bewegungen bedürfen, falls sie therapeutischen Wert besitzen sollen, der Kontrolle des Arztes, der die

---

[1]) Die Handgriffe der Massage als passive Gymnastik zu bezeichnen und demnach die erstere als Teil der letzteren aufzufassen, wie dies die Schweden tun, entspricht durchaus nicht dem derzeitigen Verhältnisse der beiden Disziplinen zueinander, deren starre Trennung niemand befürworten wird, der den Entwicklungsgang der Mechanotherapie kennt.

Art und Zahl derselben anzugeben und für ihre korrekte Ausführung sowie dafür zu sorgen hat, daß der Kranke nicht nur ein bestimmtes

Fig. 36.

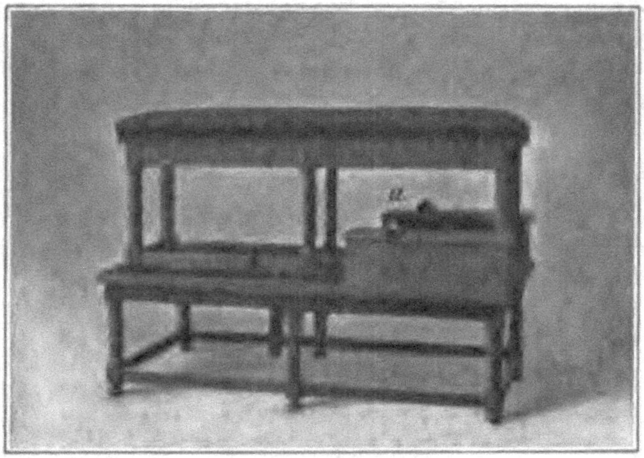

Fig. 37.

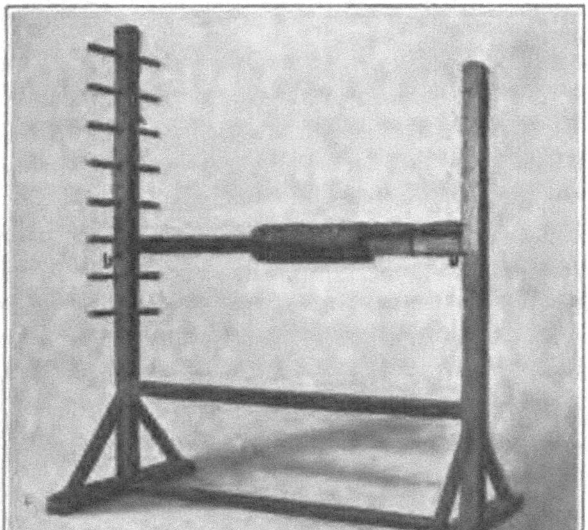

Tempo einhält, sondern auch regelmäßig und genügend tief in- und exspiriert. Alle Bewegungen sollen gerundet, nicht ruckweise vorgenommen und so dosiert werden, daß der Patient keine Ermüdung fühlt;

er soll im Gegenteil am Schlusse der Sitzung das Gefühl der Erfrischung empfinden. Die gymnastischen Übungen sollen vor der Mahlzeit, nie unmittelbar nach derselben, in geräumigen, staubfreien, gut ventilierten Lokalen, im Sommer womöglich im Freien, vorgenommen werden. Beengende Kleidungsstücke müssen geöffnet oder entfernt werden.

Fig. 38.

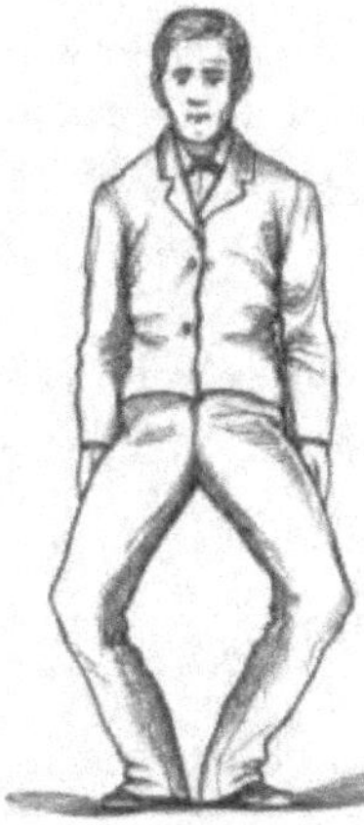

Fig. 39.

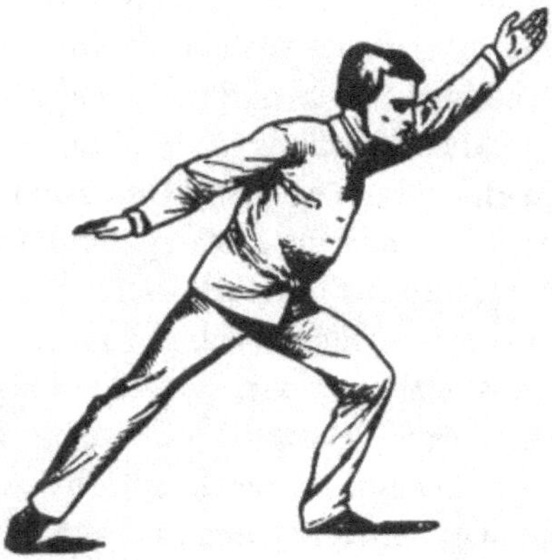

Fig. 40.

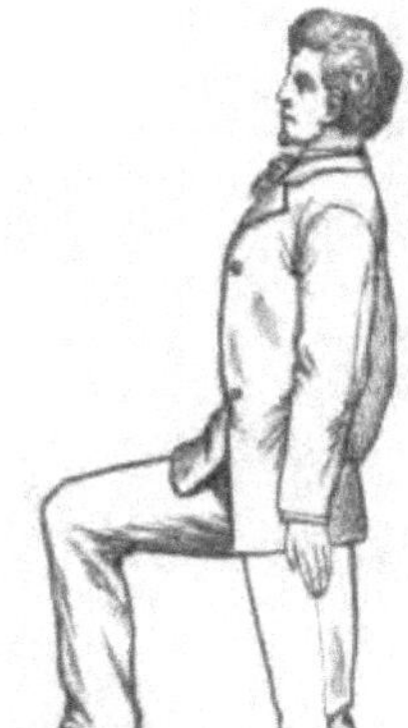

Fig. 41.

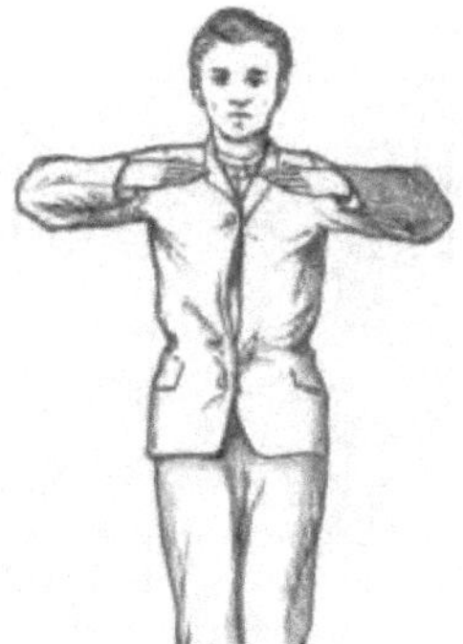

Fig. 42.

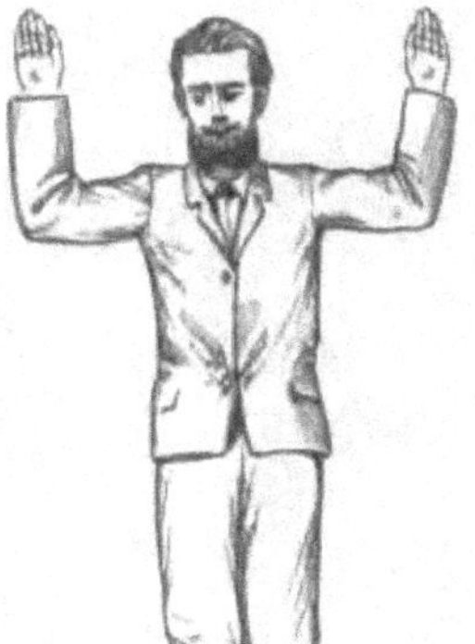

Die Verwendung besonderer Geräte ist nicht unumgänglich nötig. Es genügen zumeist die in jedem Haushalte vorhandenen Möbel, wie Divans, Stühle mit und ohne Lehne etc. Nur für die in liegender oder reitender Stellung vorzunehmenden Bewegungen ist das Vorhandensein einer gepolsterten Bank, als welche sich die Massagebank (s. Fig. 1, pag. 11) benützen läßt, sowie der sogenannten „hohen Bank" (Fig. 36)

wünschenswert. Sie besteht aus einem 70—75 *cm* hohen, 40 *cm* breiten und 120 *cm* langen Tische mit hart gepolsterter Platte. Um die Füße des auf der Bank reitenden Pat. zu fixieren, sind in einer Entfernung von 25—30 *cm* vom Fußboden Platten angebracht, welche Lederstrippen *(b)* für die Füße tragen. An einem Ende dieser Platten ist beiderseits je ein Kästchen von 15 *cm* Höhe befestigt, welche gleichfalls Lederstrippen *(a)* — für die kürzeren Beine von Kindern — besitzen.

Andere Apparate wie der „Wolm" (ein in der Mitte gepolsterter Querbalken), die „Barrière", die gerade und schiefe Leiter, der Sprossenmast etc., welche sich im Bedarfsfalle improvisieren lassen, leisten zumal für die Anstaltsbehandlung gute Dienste. Fig. 37 zeigt eine Kombination von Wolm, Barrière und Sprossenmast.

Bei jeder gymnastischen Bewegung muß jene Stellung angegeben werden, von welcher aus die Bewegung erfolgt und zu welcher sie wieder zurückkehrt; es ist dies die Ausgangsstellung, welche eine der vier Grundstellungen (Stehen, Sitzen, Liegen, Hängen) oder eine von diesen abgeleitete Stellung bezeichnet. Die Ausgangsstellung bildet einen wichtigen Faktor für die Wirkung der Bewegung; so ist die Hebung

Fig. 44.

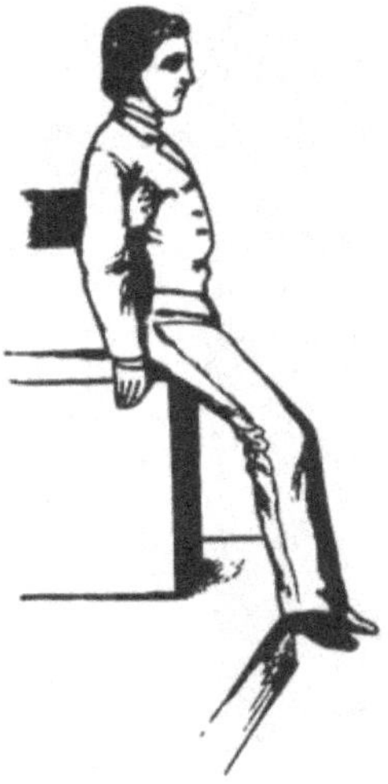

Fig. 43.

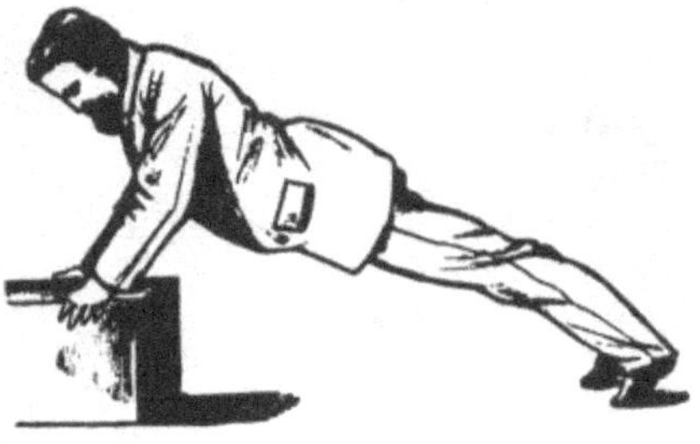

des im Kniegelenk gestreckten Beines bis zur Horizontalen von der stehenden Ausgangsstellung aus viel leichter auszuführen, da das andere Bein die Körperlast trägt, als von der hängenden Stellung aus, und alle Bewegungen des Körpers werden z. B. im Zehenstand wie in allen Ausgangsstellungen, die mit Erschwerung der Gleichgewichtshaltung verbunden sind, erheblich schwieriger.

Da aus jeder der vier Grundstellungen durch Veränderung in der Haltung der oberen und unteren Extremitäten sowie des Rumpfes zahlreiche Ausgangsstellungen abgeleitet werden können, so ist die Zahl der auf diese Weise erhältlichen Stellungen eine sehr große. Vereinigung mehrerer Stellungen gestattet noch weitere, ungezählte Kombinationen.

Fig. 38—44 geben einige Beispiele von Ausgangsstellungen aus der stehenden und sitzenden Grundstellung.[1])

Anleitungen zur Ausführung aktiver Bewegungen, die sich sämtlich auf Beugung und Streckung, Supination und Pronation, Ab- und Adduktion und Rotation zurückführen lassen, finden sich in jedem Buche über „Zimmergymnastik".[2])

Von der größten Wichtigkeit aber für jeden mit Gymnastik sich beschäftigenden Arzt, der sich vom schablonenhaft arbeitenden Empiriker vorteilhaft unterscheiden will, ist die genaue Kenntnis der physiologischen Einwirkung jedes einzelnen Muskels sowie der Synergie mehrerer Muskeln, die durchaus nicht immer den Regeln der Mechanik folgen. Dies erhellt aus den die Gesamtmuskulatur des menschlichen Körpers betreffenden elektromuskulären Untersuchungen und klinischen Beobachtungen *Duchennes*, dessen Meisterwerk: „Physiologie des mouvements" [3]), eine wahre „lebende Anatomie", die Grundlage des nachstehenden Schemas bildet[4]):

---

[1]) Die nicht selten barock klingende Nomenklatur der schwedischen Heilgymnastik sollte die Ärzte von dieser therapeutischen Methode nicht abschrecken. Manche Ausdrücke erscheinen wohl sonderbar, präzisieren aber die Ausgangsstellung und die Art der Bewegung so genau, daß ohne Kenntnis derselben eine Verständigung zwischen zwei Ärzten (dem Arzte und seinem Assistenten etc.) unmöglich ist.

[2]) Im speziellen Teile des vorliegenden Buches sind bei jeder Krankheitsgruppe die wichtigeren, der Indikation angepaßten Bewegungen angegeben.

[3]) *G. Duchenne* (de Boulogne), Physiologie des mouvements, démonstrée à l'aide de l'expérimentation électrique et de l'observation clinique et applicable à l'étude des paralysies et des déformations. Paris 1867.

[4]) Die von *E. Zuckerkandl* und *Erben* am lebenden Menschen in anderer Weise bestätigten Untersuchungen *Duchennes* haben gezeigt, daß nicht die isolierten Muskelaktionen es sind, welche die Bewegung eines Körperteiles bedingen, sondern daß fast jede Bewegung eine Kombination mehrerer Bewegungen darstellt, die das Resultat komplizierter Muskelassoziationen ist. Eine scheinbar sehr einfache Bewegung stellt z. B. das Öffnen der geschlossenen Hand dar, das Strecken der Finger gegen den Metakarpus bei paralleler Stellung der Hand zum Vorderarm. Früher war man der Meinung, daß hierzu Innervation der Extensores digit. und Fixierung des Handgelenkes in Mittelstellung durch synergische Aktion der Strecker und Beuger desselben genügt. *Duchenne* hat jedoch gezeigt, „daß die Muskelaktionen, die dieser Funktion der Hand vorstehen, bei weitem komplizierter sind. Da nämlich die Strecker der Finger (Extensor comm. und Extensores proprii digitorum) nur die ersten Phalangen strecken, so müssen die Interossei, welche die beiden letzten Phalangen strecken, sich synergisch mit diesen Muskeln kontrahieren, um die vollständige Streckung aller drei Phalangen zu bewirken. Die Interossei können andrerseits die beiden letzten Phalangen nicht strecken, ohne zugleich die Beugung der ersten Phalangen zu bewirken, welche aber glücklicherweise durch die entgegengesetzte Wirkung der Extensores digit. neutralisiert wird. Da endlich die letztgenannten Muskeln zugleich mit den ersten Phalangen auch das Handgelenk in Streckstellung bringen, so treten die Beuger des Handgelenkes dabei synergisch in Tätigkeit, und ihre Wirkung ist der Kraft der Extensores digitorum proportional. Die Hand wird auf diese Weise dem Vorderarm parallel in Streckstellung gehalten, ohne daß die eigentlichen Strecker der Hand (Radiales externi und ulnaris externus) mitzuwirken brauchen" (l. c. pag. 603).

I. Bewegungen der Schulter gegen den Rumpf.

1. Bewegung der Schulter nach oben	*Serratus anticus magn.*, untere Portion, *Trapezius*, mittlere Portion [1]), „ Klavikularportion [2]), *Pectoralis major*, obere Portion, *Levator anguli scapulae*, *Rhomboideus*.
2. Bewegung der Schulter nach vorn und oben	*Pectoralis major*, oberes Drittel, *Serratus anticus magnus*. [3])
3. Bewegung der Schulter von außen nach innen oder hinten	*Trapezius*, untere und der an der inneren Hälfte der *Spina scapulae* entstehende Anteil der mittleren Portion, *Rhomboideus*, *Latissimus dorsi*, obere Portion.

II. Bewegungen des Oberarms.

1. Erhebung	*Deltoideus*, *Supraspinatus* [4]), *Serratus anticus magnus* [5]),
2. Rotation	*Infraspinatus*, *Teres minor*, *Subscapularis*. [6])
3. Senkung [7])	*a)* nach vorn und innen *Pectoralis major* [8]); *b)* nach hinten und innen: *Deltoideus*, hinteres Drittel, *Teres major*, *Rhomboideus*, *Latissimus dorsi*, *Triceps* (*Anconaeus longus* [9]); *c)* nach außen: Alle Senkungsmuskeln mit Ausnahme des oberen Drittels des *Pectoralis major*.

---

[1]) Kontraktion des äußeren Teiles der mittleren Trapeziusportion bewirkt Erhebung der Schulter in gerader Richtung, falls dieselbe keine besondere Kraftanstrengung erfordert. Stößt die Erhebung auf Widerstand, kommen die anderen Hebemuskeln (Rhomboideus, obere Portion des Pectoralis major, Levator ang. scap.) der mittleren Trapeziusportion zu Hilfe.

[2]) Tritt bei der instinktiven Schulterbewegung während der Inspiration in Aktion und vertritt die mittlere Portion dieses Muskels, falls diese ermüdet ist.

[3]) Tritt in Aktion, sobald die willkürliche Bewegung der Schulter nach vorn und oben auf Widerstand stößt.

[4]) Erhebt den Humerus und bringt ihn gleichzeitig nach vorn und außen.

[5]) Hilfsmuskel des Deltoideus; er fixiert das Schulterblatt und vervollständigt die Erhebung des Armes bis zur Senkrechten. Im Vereine mit der oberen Portion des mittleren Drittels des Trapezius besorgt er eine Rotationsbewegung der Skapula, durch welche deren äußerer Winkel gehoben wird und dem Humeruskopf ausweicht, der sonst durch Anstoßen an das Akromion die Erhebung des Armes über die Horizontale unmöglich machen würde.

[6]) Während Infraspinatus und Teres minor als vollständige Synergeten den Humerus nach außen drehen, rotiert der Subskapularis den Oberarm in entgegengesetzter Richtung.

[7]) Die als Senker des Armes wirkenden Muskeln treten im Normalzustande nur dann in Wirksamkeit, wenn die Senkung Kraft erfordert oder auf Widerstand stößt. Sonst folgt der Arm seiner Schwerkraft bei Erschlaffung der verschiedenen Deltoideusportionen.

[8]) Senkt den senkrecht erhobenen Humerus bis zur Horizontalen mittelst seines oberen Drittels; unterhalb dieses Punktes tritt die untere Portion des Muskels in Tätigkeit.

[9]) Drückt im Vereine mit dem Coracobrachialis den Humeruskopf gegen die Gelenkhöhle (Antagonisten der unteren Partie des Latissimus dorsi und des Pectoralis major).

III. Bewegungen des Vorderarms.

1. Extension	*Triceps brachii*, seitliche Portionen (*Anconaeus internus* und *externus*), *Anconaeus longus* [1]), *Anconaeus quartus.* [2])
2. Flexion, Pronation und Supination [3])	*Biceps brachii* [4]), *Brachialis internus,* *Supinator longus* [5]), *Supinator brevis,* *Pronator teres,* *Pronator quadratus.*

IV. Bewegungen der Hand.

1. Extension	*Extensor carpi radialis brevis* [6]), „ „ „ *longus* [7]), *Ulnaris externus.* [8])
2. Flexion	*Radialis internus* [9]), *Ulnaris internus,* *Palmaris longus,* *Abductor pollicis longus.*

V. Bewegungen der Finger.	*Extensor digit. communis* „ *proprius indicis et digit. minimi* } [10]), *Flexor sublimis* „ *profundus* } [11]), *Interossei* *Lumbricales* } [12]).
VI. Bewegungen des Daumens.	*Extensor pollicis longus* [13]), „ „ *brevis* [14]), *Abductor pollicis longus.* [15])

---

[1]) Geringere Leistung; besorgt gleichzeitig die Fixation des Humeruskopfes in der Gelenkhöhle (s. o.).

[2]) Erteilt gleichzeitig der Ulna eine kleine Seitwärtsbewegung nach außen.

[3]) Falls die Supination und Pronation Widerstand erfahren, kommen bei gestrecktem Vorderarm die Rotationsmuskeln des Oberarms (Infraspinatus, Subskapularis) den Supinatoren und Pronatoren zu Hilfe, bei gebeugtem Vorderarm die Abduktoren und Adduktoren des Humerus.

[4]) Versetzt die Hand gleichzeitig in halbe Supination.

[5]) Versetzt die supinierte Hand in halbe Pronationsstellung.

[6]) Streckt die Hand in gerader Richtung.

[7]) Streckt und abduziert.

[8]) Streckt und adduziert.

[9]) Beugt den äußeren Teil der Hand.

[10]) Strecker der 1. Phalangen. Der Extensor dig. comm. entfernt gleichzeitig die 1. Phalangen vom Mittelfinger, während der Extensor proprius ind. et digit. min. eine Adduktion der 1. Phalanx bewirkt.

[11]) Beuger der beiden letzten Phalangen.

[12]) Strecker der 1. und Beuger der beiden letzten Phalangen. Sie sind die Antagonisten des Extensor dig. comm. und der Extensores proprii in ihrer Wirkung auf die 1. Phalangen, des Flexor sublimis und profundus bezüglich der beiden letzten Phalangen.

[13]) Streckt beide Phalangen und zieht den 1. Mittelhandknochen (und damit den Daumen) schief nach hinten innen.

[14]) Streckt die 1. Phalanx und abduziert den 1. Mittelhandknochen.

[15]) Führt den 1. Mittelhandknochen schief nach außen und vorn.

VI. Bewegungen des Daumens.	*Opponens pollicis* [1]), *Abductor pollicis brevis* [2]), *Flexor pollicis brevis* [3]), *Adductor pollicis.* [4])

VII. Bewegungen des Oberschenkels.

1. Extension, Abduktion und Innenrotation	*Glutaeus maximus* [5]), „ *medius* [6]), „ *minimus.*
2. Außenrotation	*Piriformis* [7]), *Gemelli,* *Quadratus femoris,* *Obturatorius internus,* „ *externus.*
3. Flexion	*Iliacus* } *Ileopsoas* [8]), *Psoas* } *Tensor fasciae latae.* [9])
4. Adduktion	*Pectinaeus* [10]), *Adductor brevis,* „ *longus,* „ *magnus.* [11])

---

[1]) Beugt den 1. Mittelhandknochen kräftig gegen den Karpus und zieht ihn nach einwärts.

[2]) Wirkt wie der Opponens, streckt gleichzeitig die 2. Phalanx und rotiert die 1. Phalanx von außen nach innen um ihre Achse.

[3]) Streckt die 2. Phalanx wie der Abductor brevis und neigt den 1. Mittelhandknochen und die 1. Phalanx seitwärts gegen den kleinen Finger hin.

[4]) Zieht den 1. Mittelhandknochen nach außen und stellt ihn nach vorn von dem 2. Mittelhandknochen. Er kann dem Mittelhandknochen 4 Bewegungen von entgegengesetzter Richtung erteilen: *a)* Adduktion, wenn der Knochen vorher durch den Extensor poll. brevis nach außen gestellt war; *b)* Abduktion, wenn er durch die äußere Portion des Flexor poll. brevis im höchsten Grade der Adduktion oder Opposition stand; *c)* Extension, wenn der Knochen durch den Abductor poll. brevis gegen den Karpus gebeugt war; *d)* Flexion, wenn er durch den Extensor poll. longus in Streckung versetzt worden war.

[5]) Streckt den Oberschenkel kräftig gegen das Becken und rollt denselben nach außen. Beim Gehen tritt er erst dann in Aktion, wenn dasselbe Anstrengung erfordert (Stiegensteigen; Erheben aus sitzender Stellung).

[6]) Die vordere Hälfte des Muskels führt den Oberschenkel schief nach vorn und außen und rollt ihn von außen nach innen; die hintere Partie richtet ihn schief nach hinten und außen und rollt ihn von innen nach außen. Im Vereine mit dem Gl. minimus fixiert er das Becken auf dem Oberschenkel, wenn der Körper auf einer der unteren Extremitäten aufruht und durch sein Gewicht das Becken nach der entgegengesetzten Seite zu neigen sucht.

[7]) Erteilt dem Oberschenkel gleichzeitig eine schiefe Bewegung nach hinten und außen (= den hintersten Fasern des Glutaeus med. und minim.).

[8]) Rollt den Femur gleichzeitig nach außen.

[9]) Die Beugewirkung kommt erst nach der durch den Tensor f. l. bewirkten Spannung der Oberschenkelaponeurose zur Geltung, wodurch die Weichteile an der Außenseite des Oberschenkels nach vorn getrieben und zum Einsinken gebracht werden. Ist als Einwärtsroller des Oberschenkels gleichzeitig Antagonist des Ileopsoas. — Die Beugemuskeln des Femur sind beim Gehen zum Vorschreiten unbedingt notwendig.

[10]) Zugleich Flektor; kreuzt den Femur mit dem der anderen Seite.

[11]) Alle Adduktoren sind gleichzeitig Auswärtsroller, mit Ausnahme des unteren Abschnittes des A. magnus, der die Innenrollung soweit bewirkt, um die Fußspitze nach vorn zurückzuführen, wenn sie die anderen Bündel der als Adduktoren wirkenden Muskeln bei gestrecktem Unterschenkel nach außen rotiert haben.

VIII. Bewegungen des Unterschenkels.

1. Extension	*Vastus externus* [1]) " *internus* [2]) " *medius,* *Rectus femoris.* [3])	*Extensor cruris quadriceps.*
2. Flexion	*Sartorius* [4]), *Gracilis* [5]), *Semitendinosus* } [6]), *Biceps femoris* } *Semimembranosus.* [7])	

IX. Bewegungen des Fußes.

1. Extension (Plantarflexion)	*Gemelli* } *Soleus* }	*Triceps surae* [8]),
	Peroneus longus. [9])	
2. Flexion (Dorsalflexion)	*Tibialis anticus* [10]), *Extensor digit. commun. longus* [11]), *Peroneus tertius.* [12])	

---

[1]) Zieht die Patella nach außen oben und übt gleichzeitig eine seitliche, durch den Synergeten (V. internus) moderierte Wirkung aus.

[2]) Zieht die Patella nach innen oben; besitzt größere Streckkraft als der V. externus.

[3]) Hat gleichzeitig die Tendenz, den Oberschenkel gegen das Becken zu beugen (obere Anheftung an der Spina ant. inf.).

[4]) Beugt gleichzeitig den Oberschenkel gegen das Becken, dreht den Unterschenkel nach innen und spannt die innere vordere Fläche der Schenkelaponeurose (im entgegengesetzten Sinne wie der Tensor fasciae latae und mit geringerer Kraft).

[5]) Bewirkt gleichzeitig Adduktion des Oberschenkels und Drehung des Unterschenkels nach innen.

[6]) Bedingen neben der Beugung des Unterschenkels Streckung des Oberschenkels gegen das Becken und Drehung des Unterschenkels gegen den Oberschenkel, und zwar der Semitendinosus von außen nach innen, der Bizeps von innen nach außen. Sie sind bei der Streckung des Femur gegen das Becken oder des Beckens gegen den Femur beim Stehen und Gehen von größerem Nutzen als bei der Beugung des Unterschenkels gegen den Oberschenkel. Die Drehwirkung dieser Muskeln macht sich nur bei gebeugtem Unterschenkel auf diesen geltend, und zwar in geradem Verhältnisse zum Grade der Beugung. Bei gestrecktem Unterschenkel drehen sie den Oberschenkel (anatomische Einrichtung der Kniegelenkligamente).

[7]) Streckt gleichzeitig den Oberschenkel gegen das Becken und umgekehrt, unabhängig und ebenso kräftig während der Beugung des Unterschenkels wie während der Streckung desselben. — Semitendinosus, Semimembranosus und Biceps fem., die sich am Tuber ischii inserieren, sind gleichzeitig Strecker des Rumpfes und erweisen sich als solche beim Stehen und Gehen nützlicher als die Glutaei maximi.

[8]) Streckt den hinteren Abschnitt und die äußere Hälfte des vorderen Abschnittes des Fußes, bewirkt eine Schaukelbewegung des Fußes auf die Achse des Unterschenkels, infolge welcher die Fußspitze nach innen geführt wird, und eine Rotationsbewegung um seine Längsachse mit Senkung seines Außenrandes und Erhebung des Innenrandes. Der Soleus hat außerdem die Bestimmung, die Streckung des Fußes bei Beugung des Unterschenkels gegen den Oberschenkel zu bewirken.

[9]) Senkt den inneren Teil des vorderen Fußabschnittes und höhlt die Plantarwölbung aus; ferner erteilt er dem Fuße eine doppelte Drehbewegung, durch welche derselbe abduziert wird, während sein äußerer Rand sich hebt.

[10]) Bewirkt gleichzeitig folgende Bewegungen: Erhebung der Innenpartie des vorderen Fußabschnittes (Antagonist des Peron. long.), Dorsalflexion und Adduktion des Fußes.

[11]) Abduziert gleichzeitig den Fuß und extendiert die Zehen.

[12]) Oft fehlender Anhang zum Extensor commun. long.

3. Abduktion und Adduktion { *Peroneus brevis*[1]),
Tibialis posticus.[2])

X. Bewegungen der Zehen.

Extensor digit. commun. longus[3]),
Pedieus[4]),
Extensor hallucis longus[5]),
Flexor digit. commun. longus } [6]),
„ „ „ *brevis* }
„ *hallucis longus*[7]),
Interossei[8]),
Lumbricales }
Abductor dig. V. } [9]),
Flexor brevis dig. V. }
Abductor hallucis }
Flexor halluc. brevis } [10]).
Adductor hallucis }

Dem denkenden Arzte wird die Zusammenstellung eines heilgymnastischen Rezeptes nicht schwer fallen; er wird jede Bewegung 10- bis 20mal hintereinander ausführen und nach jedem Tempo tief atmen lassen, wird stets zwischen Arm-, Fuß- und Rumpfbewegungen abwechseln und behufs Erschwerung einzelner Übungen der oberen Extremitäten die Anwendung von nicht allzu schweren Hanteln, des Stabes, der Keule etc. anordnen.

Zu den aktiven Bewegungen sind auch Gehen, Laufen, Rudern, Schwimmen etc. zu zählen; sie bilden komplizierte Vereinigungen zahlreicher einfacher Bewegungen aller Körperteile und können gleichfalls erschwert und dadurch in ihrer Wirkung gesteigert werden. Hierher gehört das Gehen und Laufen auf schiefer Ebene (Bergsteigen), strom-

---

1) Abduziert und dreht den Fuß von innen nach außen (Valgusbewegung) und versetzt ihn in Mittelstellung zwischen Dorsal- und Plantarflexion.

2) Abduziert den Fuß, wobei der Außenrand desselben nach außen konvex und sein Innenrand nach innen konkav wird, versetzt den Fuß in Mittelstellung zwischen Plantar- und Dorsalflexion und widersetzt sich (wenn auch mit geringer Kraft) diesen Bewegungen. — Peroneus brevis und Tibialis anticus sind die einzigen Muskeln, welche Seitwärtsbewegungen des Fußes, unabhängig von dessen Beugung und Streckung, bewirken.

3) Streckt die 1. Phalangen, während im Maximum seiner Kontraktion die beiden letzten Phalangen gebeugt werden oder doch infolge der hierdurch bewirkten Dehnung der Zehenbeuger die Tendenz haben, gebeugt zu werden (S. a. IX. 2) = dem Ext. dig. comm. der Hand.

4) Bewegt die ersten und die beiden letzten Phalangen in entgegengesetzter Richtung.

5) Streckt kräftig die 1. Phalanx und nur schwach die 2., welche hierbei durch den tonischen Widerstand des Flexor halluc. long. gebeugt wird, sobald die 1. Phalanx durch maximale Kontraktion des Extensor h. l. gegen den 1. Metatarsus aufgerichtet wird.

6) Beugen die beiden letzten Phalangen kräftig.

7) Beugt die 2. Phalanx.

8) Adduzieren und abduzieren die Zehen, beugen die 1. Phalangen und strecken die letzten (Antagonisten des Extensor commun.).

9) Synergeten der Interossei.

10) Beugen die 1. Phalanx kräftig und bringen sie nach innen, beziehungsweise nach außen, wobei die innere Portion des Flexor brevis Adduktions-, die äußere Portion Abduktionswirkung zeigt.

aufwärts Schwimmen und Rudern. Diese erschwerten Bewegungen bilden bereits den Übergang zu den unten eingehend gewürdigten duplizierten oder Widerstandsbewegungen.

Hierher gehören schließlich auch jene aktiven Bewegungen, welche, den Zweck verfolgend, die verloren gegangene Koordination durch Nutzbarmachung des Restes von Gelenk-Muskelsensibilität und des Gesichtssinnes (kompensatorisch) zum Teil wieder zu gewinnen, die Koordinationsübungen, welche als „Übungsbehandlung" im speziellen Teile des Buches eingehende Beschreibung und Würdigung finden.

2. Passive Bewegungen.

Diese Bewegungen werden vom Arzte an dem vollständig passiven Körper des Kranken vorgenommen. Die passiven Bewegungen müssen den physiologischen Exkursionen der Gelenke entsprechen, die sie imitieren, da sie zumeist den Zweck verfolgen, die gestörte Funktion des Gelenkes wieder herzustellen, und dürfen, um womöglich Zerreißung der nur zu dehnenden Adhäsionen, Zerrungen, Distorsionen, selbst Frakturen, vor allem aber ein Wiederanfachen der kausalen Gelenkentzündung zu verhüten, nur zart und vorsichtig ausgeführt werden.

Der Kranke befindet sich in der für den vorliegenden Fall bequemsten Lage (s. Kap. III, pag. 10); der Arzt fixiert mit einer Hand das Glied oberhalb des zu bewegenden Gelenkes, ergreift mit der anderen Hand den peripheren Gliedteil und sucht mit demselben, gleich einem Hebel, die entsprechende Bewegung auszuführen. Zwei Momente sind hier technisch wichtig: einerseits die sichere Fixierung des zentralen Gelenkteiles, andrerseits die Benutzung möglichst langer Hebelarme am peripheren Teile des Gelenkes. So wird man z. B. bei passiven Bewegungen im Schultergelenke den Arm des Kranken im Ellbogengelenk gestreckt halten lassen, um die ganze obere Extremität als Hebelarm benutzen zu können.

Nicht minder wichtig ist die vollständige Entspannung der Muskulatur des Kranken. Widerstandsversuche seitens des Patienten erschweren naturgemäß die Vornahme der Bewegungen, verleiten den Arzt dazu, seine Kraft gleichfalls zu erhöhen, und können bei plötzlicher Überwindung des Widerstandes des Patienten zu den oben erwähnten recht unangenehmen Konsequenzen führen. Bei Widerstand des Kranken ist dem Arzte auch die Möglichkeit benommen, ein richtiges Urteil über die Funktion des kranken Gelenkes zu erhalten. Man muß daher bemüht sein, durch freundlichen Zuspruch, Ablenkung der Aufmerksamkeit des Kranken und langsames Vorgehen zu verhindern, daß den Bewegungen Widerstand entgegengesetzt werde. Erfahrene Mechanotherapeuten werden niemals in einer Sitzung viel erreichen wollen, da sie wissen, daß überhastetes Vorgehen den Effekt der Behandlung nur beeinträchtigt, während allmähliche Vergrößerung der Exkursionen denselben begünstigt. Selbstredend muß von demjenigen, der eine mechanische Behandlung unternimmt, die genaueste Kenntnis der physiologischen Gelenkexkursionen vorausgesetzt werden.

Fig. 45.

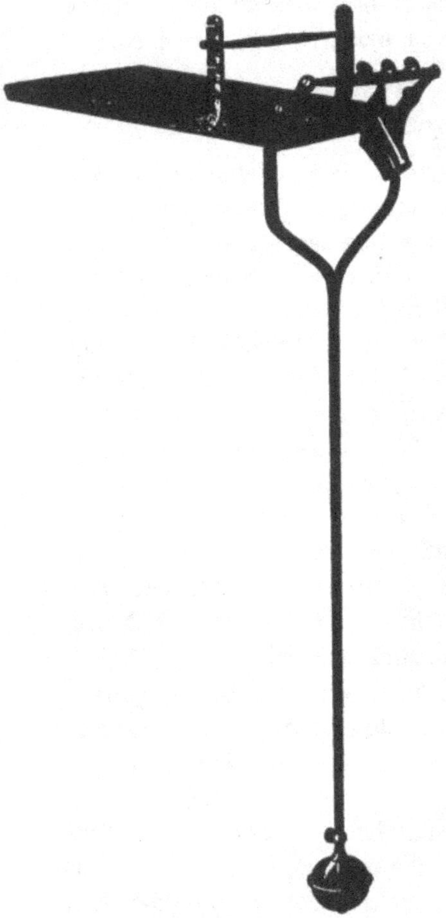

Krukenberg hat den erfolgreichen Versuch gemacht, die manuell ausgeführten passiven Bewegungen bei der Behandlung der Gelenksteife durch Apparate zu ergänzen, welche nach dem Prinzipe des Pendels konstruiert sind. *Herz* hat für diese von ihm „Förderungsapparate" genannte Gruppe seiner Apparate statt des Pendels eine Vorrichtung gewählt, welche der „Unruhe" in der Uhr analog gebaut ist, weil mittelst des Pendels nur relativ kleine Schwingungen erzielt werden können und zur Erreichung einer niedrigen Schwingungszahl sehr lange Pendel nötig sind. Diese „Selbstbewegungsapparate", welche aktive und passive Bewegungen dadurch in glücklicher Weise kombinieren, daß sie eine durch eine Schwungmasse geregelte, streng rhythmische Bewegung ohne wesentlichen äußeren Widerstand (Schaukelbewegung) vermitteln, veranlassen den Kranken nicht nur zu rein aktiven Bewegungen im erkrankten Gelenke, sondern leiten auch passive Bewegungen in demselben ein, welch letztere durch die zum Gelenk selbst gehörigen Muskeln ausgelöst werden.

Fig. 45 zeigt den Pendelapparat für Bewegungen in den Fingergelenken. Das in seinem oberen Teile gelenkig geteilte Pendel ruht bei *a* mittelst Scharnierverbindung in einem festen, aus einem Handbrett mit zwei seitlichen Strebepfeilern gebildeten Stativ, wodurch die Schwingung des Pendels in einer Ebene gesichert wird.

Solche Pendelapparate sind für das Hand-, Fuß-, Knie-, Hüft-, Schultergelenk, für Streckung im Ellbogengelenk, für Pro- und Supination der Hand,

Fig. 46.

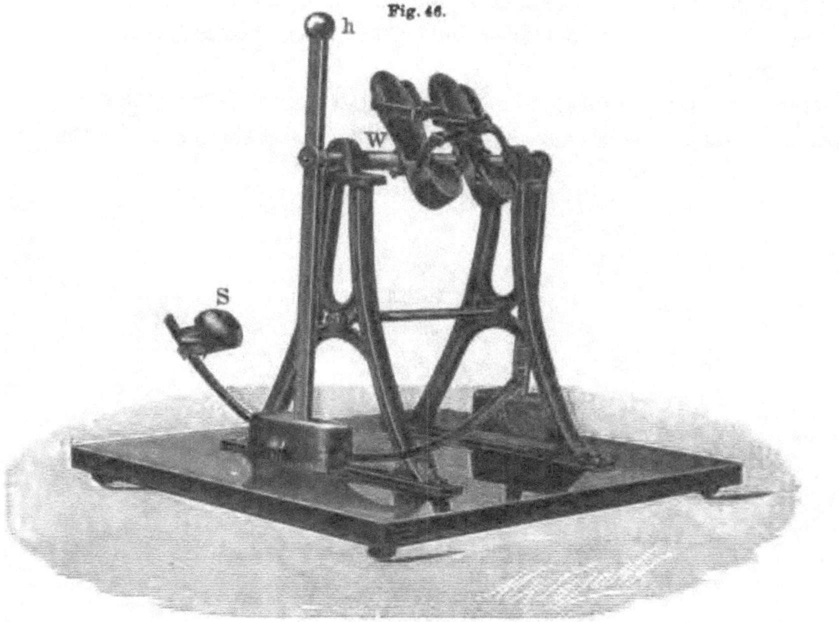

Fig. 47.

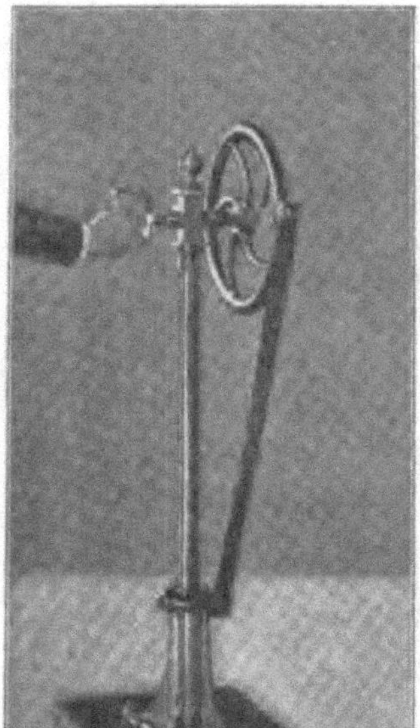

für Ab- und Adduktion des Fußes konstruiert worden. Hier sei noch der für Plantar- und Dorsalflexion des Fußes bestimmte Apparat (Fig. 46) hervorgehoben, bei welchem eine in zwei Kugellagern ruhende Welle *(W)* an ihren Enden je ein Pendel trägt. In die an der Welle befestigten Sandalen legt der auf hohem Stuhle vor dem Apparat sitzende Kranke seine Füße. Der Handgriff *(h)* der linksseitigen Pendelstange gestattet passive Verstärkung der Bewegungen durch den Arzt. Die Schellvorrichtung *(s)* zeigt den Anschlag des Pendels bis zu einer bestimmten Stelle an und dient als Sporn für den Kranken.

Als Typen *Herz*scher Förderungsapparate seien dessen mit Schwungrad und Feder versehene Apparate für Vorderarmdrehen (Fig. 47) und für Streckung und Beugung im Ellbogengelenk (Fig. 48) angeführt.

Die Förderungsapparate vervielfältigen geradezu die aktiven Bewegungsversuche des Kranken, indem die kleinsten Bewegungsversuche durch die Trägheit der Schwungmasse vergrößert werden und nunmehr als passive Bewegungen zu erneuter, energischerer Wirkung gelangen. Dazu kommt die Wirkung auf atrophische und gelähmte Muskeln. Für sehr beschäftigte Mechanotherapeuten sind die genannten Apparate als Ersatz für die manuellen passiven Bewegungen in hierzu geeigneten Fällen zu empfehlen.

Hönig hat neben einzelnen aktiven Apparaten mehrere Apparate für passive Gelenkbewegungen konstruiert, die Empfehlung gefunden

Fig. 48.

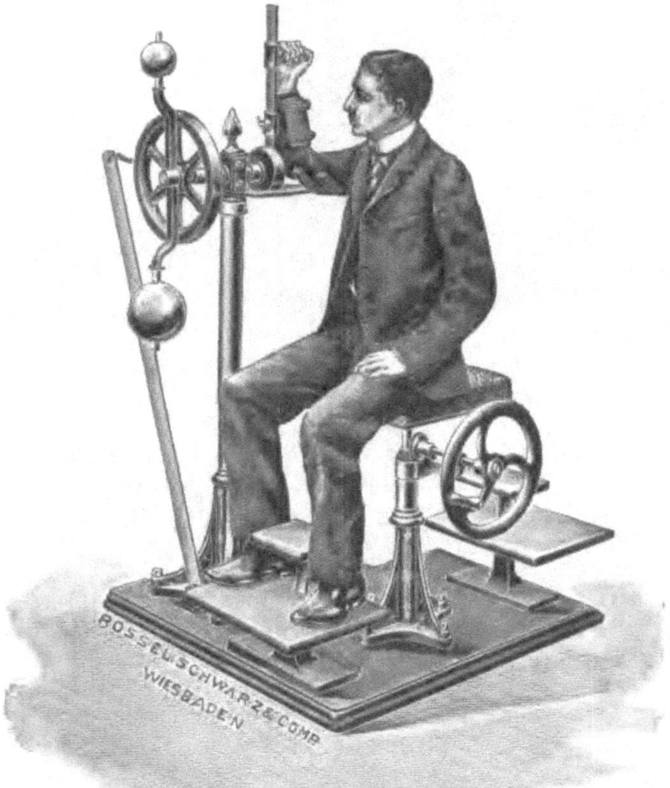

haben. Auch unter den *Zander*schen Apparaten (s. pag. 64 u. ff.) sind einzelne diesem Zwecke gewidmet.

3. Duplizierte Bewegungen.

Dupliziert nennen wir jene Bewegungen, welche von zwei Personen — Patient und Arzt — gemeinsam ausgeführt werden, indem der eine die Bewegung des anderen durch Leistung eines Widerstandes zu erschweren sucht. Wir nennen deshalb diese Bewegungen auch Widerstandsbewegungen, und sie sind es, mit welchen zu Beginn dieses Jahrhunderts der Schwede *P. H. Ling* sein gymnastisches System aufgebaut hat, das unter dem Namen „schwedische Heilgymnastik" allenthalben geübt wird.

Die Arbeit (A) eines Muskels ist gleich dem Produkte aus dem zu hebenden Gewichte (P) und der Hubhöhe (H)

$$A = PH.$$

Wenn ich meinen Vorderarm beuge, so heben die Beugemuskeln des Oberarmes ein Gewicht (P), das gleich ist der Schwere des Vorderarmes und der Hand, in eine Höhe (H), die der Länge des Vorderarmes gleichkommt. Wird meiner Absicht, meinen Vorderarm zu beugen, von einer zweiten Person ein Widerstand (W) entgegengesetzt, indem dieselbe meine Hand oder meinen Vorderarm belastet, so wird die Arbeitsleistung eine um die Größe des Widerstandes vermehrte sein:

$$A = PH + W.$$

Da für unseren Fall das Gewicht des Vorderarmes (P) sowohl wie die Hubhöhe (H) konstant bleiben, so kann ich dieselben in der Gleichung vernachlässigen. Dieselbe wird daher lauten

$$A = W,$$

das heißt, die bei den Widerstandsbewegungen zu leistende Mehrarbeit ist gleich dem der Arbeit entgegengesetzten Widerstande.

Der Widerstand kann von jedem der beiden an den duplizierten Bewegungen Beteiligten — dem Arzte oder Patienten — ausgeübt werden. Leistet der Kranke die Arbeit, während der Arzt derselben nachgiebigen Widerstand entgegensetzt, so nennen wir eine solche Bewegung von dem stets einzunehmenden Standpunkte des Patienten aus eine aktiv-duplizierte.

Weisen wir den Kranken an, einer von uns an seinen Gliedern auszuführenden passiven Bewegung nachgiebigen Widerstand zu leisten, so nennen wir eine solche Bewegung eine passiv-duplizierte.

Jene Bewegung des Kranken, bei welcher die peripheren Teile der Extremität sich vom Stamme entfernen (Extension, Abduktion, Supination), nennen wir eine exzentrische, die entgegengesetzte Bewegung, bei welcher die peripheren Teile der Extremität sich dem Stamme nähern (Flexion, Adduktion, Pronation), eine konzentrische Bewegung.[1])

---

[1]) Ich möchte diese Nomenklatur im Interesse der Klarheit und Verständlichkeit dringend empfehlen, obgleich ich mir bewußt bin, damit gegen die orthodox-schwedische Bezeichnung zu verstoßen, welche die Ausdrücke „konzentrisch" und „exzentrisch" im Sinne der Verkürzung und Verlängerung der Muskeln bei den betreffenden Bewegungen versteht. Nachdem durch die Betonung der aktiv- und passiv-duplizierten Bewegungen der Bewegungsgeber und -Nehmer unzweideutig charakterisiert sind, erscheint es mir näherliegend, mit dem zweiten Epitheton „konzentrisch" und „exzentrisch" die Ausgangs- und Endstellung des zu übenden Gliedes zu bezeichnen, als die Verkürzung respektive Verlängerung der Fasern des wirksamen Muskels.

Wir haben demnach vier Arten von Widerstandsbewegungen zu unterscheiden:

I. Aktiv-duplizierte konzentrische (Beugung respektive Adduktion, Innenrotation, unter Widerstand des Arztes).

II. Passiv-duplizierte konzentrische (Beugung respektive Adduktion, Innenrotation, unter Widerstand des Kranken).

III. Aktiv-duplizierte exzentrische (Streckung respektive Abduktion, Außenrotation, unter Widerstand des Arztes).

IV. Passiv-duplizierte exzentrische (Streckung respektive Abduktion, Außenrotation, unter Widerstand des Kranken).

Folgendes Beispiel möge diese Bewegungen illustrieren:

In Fig. 49 beugt Patient den gestreckten Arm unter Widerstand des Arztes: Bewegung I = Beugerübung.

Fig. 49.

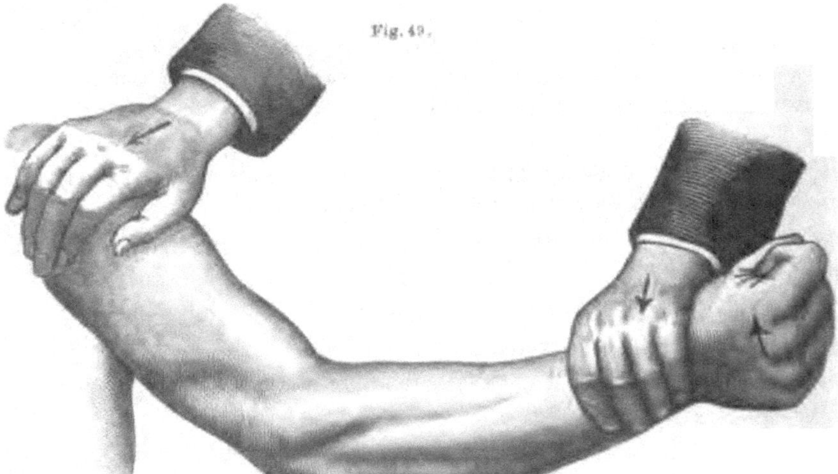

In Fig. 50 beugt der Arzt den gestreckten Arm des Patienten unter Widerstand des letzteren: Bewegung II = Streckerübung.

In Fig. 51 streckt Patient seinen gebeugten Arm unter Widerstand des Arztes: Bewegung III = Streckerübung.

In Fig. 52 (pag. 60) streckt der Arzt den gebeugten Arm des Patienten unter Widerstand des letzteren: Bewegung IV = Beugerübung.

Bei Bewegung I und IV innerviert der Kranke seine Beuge-, bei Bewegung II und III seine Streckmuskulatur, die ersteren sind daher Beuger-, die letzteren Streckerübungen. Die beiden aktiv- beziehungsweise passiv-duplizierten Bewegungen unterscheiden sich nur durch die Ausgangsstellungen voneinander, indem die einen (I und II) aus der Streck-, die anderen (III und IV) aus der Beugestellung ihren Anfang nehmen.

Wenn wir festhalten, daß das hier für Streckung und Beugung Gesagte auch für Abduktion und Adduktion, Pronation und Supination gilt, so gelangen wir zu dem für die Bedeutung der Widerstandsgymnastik grundlegenden Satze:

Fig. 50.

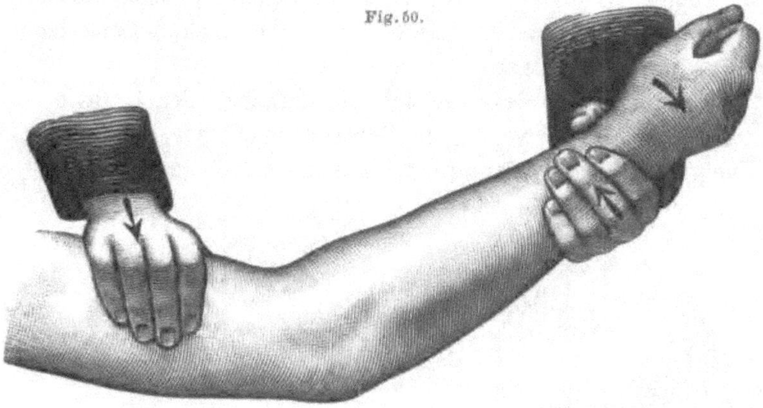

Fig. 51.

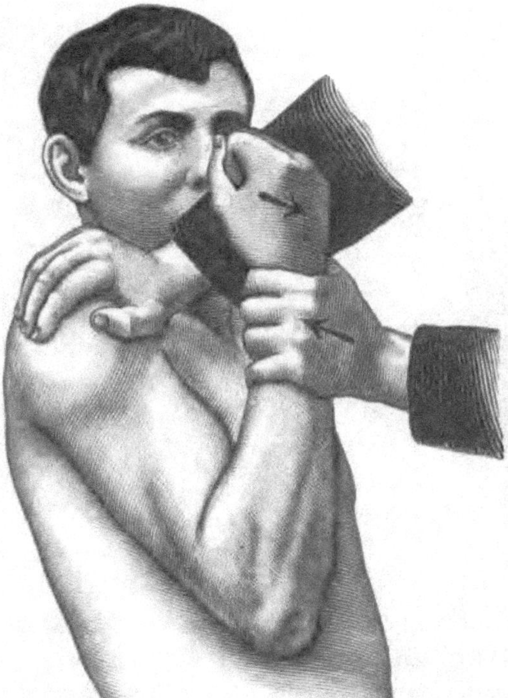

Durch Einschaltung von Widerständen in die Bewegung sind wir imstande, in jeder Stellung der Extremität jede Muskelgruppe zur Kontraktion anzuregen.

Die Arbeitsleistung des Bewegungsgebers ist hierbei — da die Bewegung durch den den Widerstand leistenden Teil nur erschwert, nicht verhindert werden soll — um etwas größer als die antagonistische Arbeitsleistung des Widerstand Leistenden. Die Widerstandsbewegungen isolieren die zur Muskelübung bestimmten Muskelgruppen, indem sie die Tätigkeit der Antagonisten durch den der Bewegung geleisteten Widerstand ausschalten, mit anderen Worten, wir lassen bei der Widerstandsgymnastik nur jene Muskeln und Muskelgruppen in Aktion treten, welche wir der Übung zuführen wollen.[1])

[1]) Die vorstehenden Betrachtungen über den Wert der Widerstandsbewegungen mußten, um das Verständnis der Technik derselben zu erleichtern, schon hier antizipierend

Damit ist der Unterschied zwischen der Widerstandsgymnastik und dem auf der Kombination aktiver, zumeist durch die Schwere des zu übenden Körperteiles bedingter Bewegungen bestehenden sogenannten „Deutschen Turnen“ charakterisiert. Die erstere verhält sich zu letzterem wie die Therapie zur Prophylaxe.

Aus dem Vorgebrachten ergeben sich die Aufgaben des Arztes bei der Vornahme duplizierter Bewegungen. Derselbe muß, wie bereits erwähnt, die Fähigkeit besitzen, seine eigene Muskelkraft der des Kranken

Fig. 52.

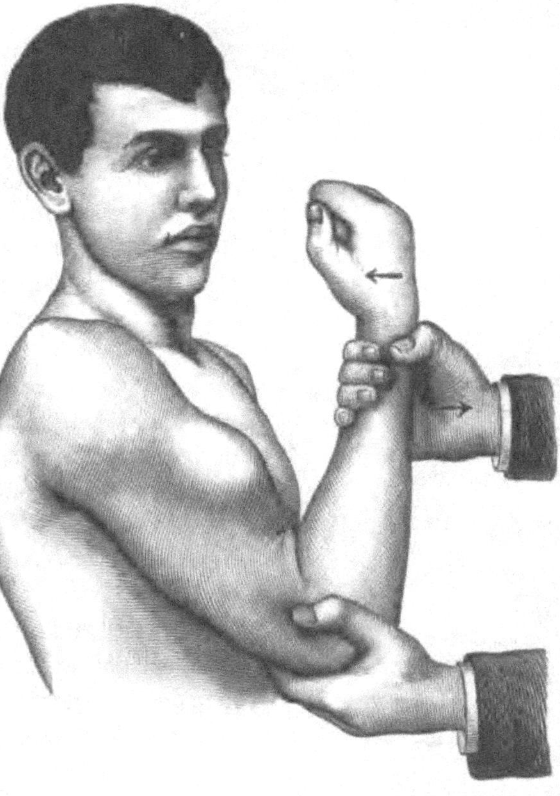

anzupassen, dieselbe geradezu zu dosieren. Außerdem ist es die Aufgabe des Arztes, den Widerstand, den er leistet, und die Bewegung, die er bei passiv-duplizierten Bewegungen vornimmt, derart einzurichten, daß sie den Gesetzen der Muskelarbeit entsprechen. Das *Schwann*sche Gesetz, welches im übrigen durchaus nicht für alle Gelenkbewegungen Geltung besitzt, lautet bekanntlich: „Der Muskel vermag bei beginnender Verkürzung das größte Gewicht zu heben; bei fortschreitender Verkürzung

---

eingeschaltet werden. Im übrigen sei auf Kapitel VI verwiesen, in welchem die physiologische Bedeutung dieser Bewegungen eingehende Erörterung findet.

kann er stetig nur kleinere Lasten heben, im Maximum der Verkürzung nur relativ geringe", mit anderen Worten, die Arbeitskraft des Mukels nimmt während seiner Verkürzung allmählich ab.

Es ist daher im allgemeinen Sache des Arztes, bei aktiv-duplizierten Bewegungen den Anfangswiderstand allmählich abnehmen zu lassen, bei passiv-duplizierten die Bewegung mit zunehmender Kraft auszuführen. Hierzu ist vor allem große Übung, in zweiter Linie Ausdauer notwendig.

In technischer Beziehung wäre noch zu betonen, daß der zu leistende Widerstand stets ein nachgiebiger sein muß, da es sich ja, wie oben bemerkt, nur um eine Erschwerung, nicht um eine Verhinderung der Bewegung handelt. Nie darf es zu einem Kampfe zwischen Arzt und Patient kommen; die Bewegungen des Kranken müssen glatt, ohne große Anstrengung erfolgen; die Kraft des Arztes muß, falls er Widerstand leistet (bei aktiv-duplizierten Bewegungen), der Muskelkraft des Patienten stets nachgeben, der Widerstand des Patienten (bei passiv-duplizierten Bewegungen) langsam, ohne überflüssige Kraftanwendung überwunden werden.

Jede 10—15mal vorzunehmende Bewegung ist in einem ganz bestimmten, vom Arzte vorzuschreibenden Tempo vorzunehmen, welches dem Respirationstempo entspricht. Die Inspiration erfolgt während der Ausführung der Widerstandsbewegung. Zwischen je zwei Bewegungen soll eine Pause von etwa 2 Minuten erfolgen, während welcher der Kranke umhergeht oder ruht.

* * *

Wie aus Vorstehendem erhellt, ist die Aufgabe, die der Mechanotherapeut gerade bei der Ausführung der duplizierten Bewegungen zu erfüllen hat, keine leichte; sie erfordert große Übung und viel Geduld. Außerdem setzt sie einen gewissen, das Mittelmaß überragenden Grad von Muskelkraft und Kraftausdauer sowie ein ausgebildetes Muskelgefühl voraus. Es ist klar, daß die Vereinigung all dieser teils angeborenen, teils erworbenen Eigenschaften in einem Individuum relativ selten ist, und es ist daher nur zu begreiflich, wenn man bestrebt ist, die Hand des Arztes in der Widerstandsgymnastik durch Apparate zu ersetzen, welche überdies geeignet sind, die Gymnastik zu verallgemeinern und nebenbei zu verwohlfeilen.

Wer genötigt ist, eine Massenordination zu bewältigen, kann Apparate kaum entbehren, wird dieselben aber nicht ausschließlich gebrauchen, sondern immer Fälle finden, in welchen die manuelle Behandlung nicht ersetzt werden kann. Von der Unzahl der Apparate sind jene als bestes Surrogat — und nicht mehr als dieses — der manuellen Heilgymnastik zu betrachten, die den physiologischen Gesetzen der

Muskelarbeit zu entsprechen vermögen. Dies tun jene von Dr. *Zander* (Stockholm) konstruierten „aktiven“ Apparate, die nach dem Prinzipe des zweiarmigen Hebels arbeiten, bei solchen Gelenkbewegungen, bei welchen, wie bei Scharniergelenken, die Muskelarbeit im allgemeinen tatsächlich nach dem Hebelgesetze erfolgt. Bei anderen Bewegungen treffen die Voraussetzungen, welche den *Zander*-

Fig. 54.

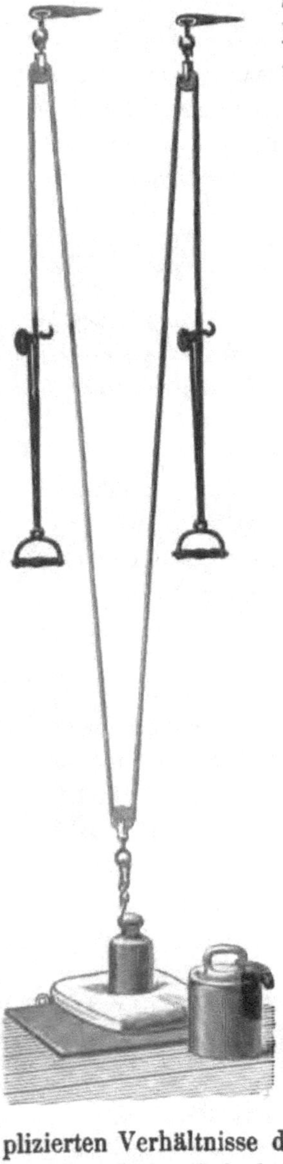

Fig. 53.

Fig. 55.

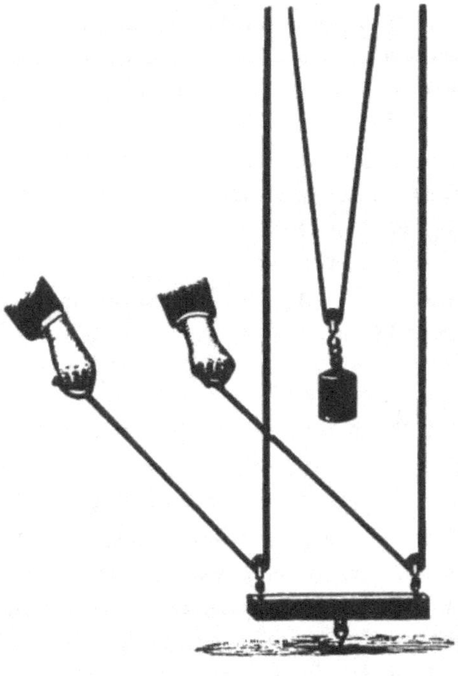

Apparaten zugrunde liegen, nicht zu. Durch das Vorhandensein von spiralig-gekrümmten Gelenkflächen, von Gleitrollen und Gleitkanälen für die Sehnen, vor allem aber durch die überaus komplizierten Verhältnisse der Muskelarbeit bei zahlreichen Bewegungen in den einzelnen Gelenkebenen erscheint der Versuch, allgemeine Prinzipien für die Konstruktion von Widerstandsapparaten aufzustellen, a priori verfehlt. Wie *Max Herz* (Wien) gezeigt hat, bedürfen Apparate, die physiologisch korrekte Widerstände vermitteln sollen, vielmehr einer Konstruktion auf empirischer Grundlage. Wir werden das Wesen und die Bedeutung der *Herz*-Apparate am Schlusse dieses Kapitels besprechen. Auch diese, der Vollkommenheit zunächst kommenden Apparate aber werden nur bei genauer Kenntnis ihrer Wirkung, präziser Indikationsstellung bezüglich Anwendung und Dosierung des Widerstandes und sorgfältiger Überwachung durch den Arzt Ersprießliches leisten.

Die bisher in Gebrauch gezogenen Apparate für Widerstandsgymnastik lassen sich in mehrere Gruppen trennen. In die erste Gruppe sind diejenigen Apparate einzureihen, welche die Elastizität von Gummi-

Fig. 56.

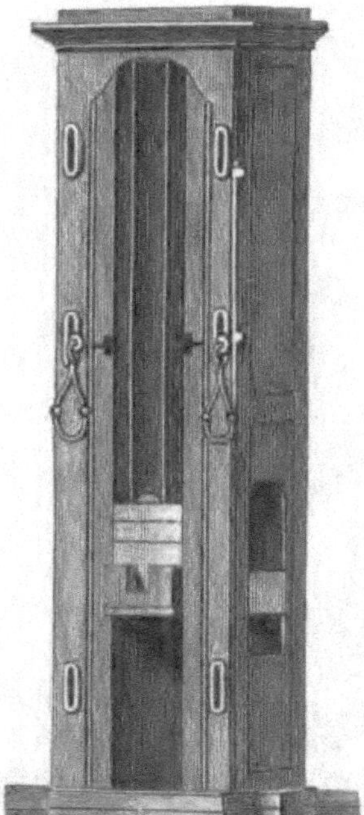

Fig. 57.

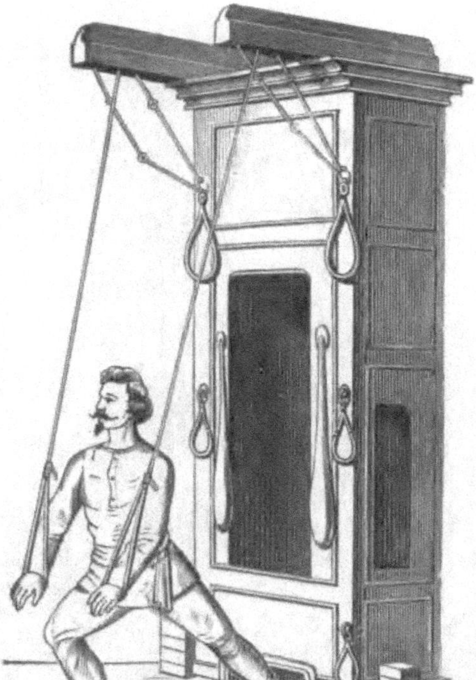

schläuchen u. dgl. benutzen, um Widerstände zu erzielen. Hierher gehört zunächst der „Restaurator" von *Goodyear* (Fig. 53), welcher aus einem Gummischlauche, der in verschiedenen Stärken und Längen im Handel vorkommt, und zwei Handhaben besteht. Der Patient leistet eine aktiv-duplizierte Bewegung, indem er den Schlauch zu dehnen, d. h. den elastischen Widerstand desselben zu überwinden sucht, und eine passiv-duplizierte Bewegung, indem er der Tendenz des gedehnten Schlauches, sich wieder zu kontrahieren, soviel Widerstand entgegensetzt, daß die Zusammenziehung allmählich, nicht ruckweise erfolgt. Vorteilhafter ist es, zwei getrennte Schläuche für je einen Arm zu benutzen, welche, mit einem Ende an der Wand oder eigenen Gestellen nebeneinander fixiert, mittelst einiger Hilfsapparate (Bauchgurt, Schultergurt, Steigbügel etc.) auch zur Gymnastik der Rücken-, Brust-, Bauchmuskeln, sowie der unteren Extremitäten benutzt werden können (Apparate von *Sachs*, „Exerziteur" von *J. Stein*, seither mannigfach nachgeahmt und im Handel unter verschiedenen Namen marktschreierisch angepriesen). Allen Gummizügen haftet indes der große Nachteil an, daß ihre Dehnbarkeit während der Dehnung schnell abnimmt, daß sie daher den Muskeln einen stets wachsenden Widerstand entgegensetzen, ein Umstand, der sie für physiologisch korrekte Widerstände (s. o.) untauglich macht.

Fig. 58.

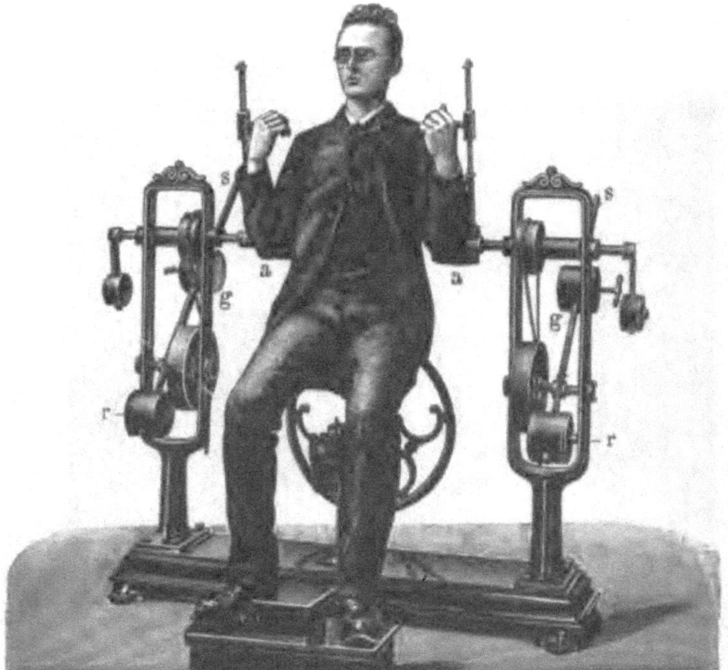

Die zweite Gruppe vereinigt jene Apparate, welche auf dem Prinzipe der Rolle beruhen und den Widerstand durch ad libitum zu vermehrende Gewichte besorgen. Der einfachste derselben ist wohl *Diehls* Widerstandsapparat, dessen Einrichtung aus den Fig. 54 und 55 erhellt. Ihm steht der elegant ausgestattete *Burlot*sche Schrank nahe, dessen Konstruktion und Anwendung Fig. 56 und 57 erraten lassen. Aber auch die nach dem Prinzipe der Rolle konstruierten Apparate (*Thilo* u. A.) sind nicht als korrekte Widerstandsgeber anzusehen, da auch hier Muskelverkürzung und Abnahme des Kraftmomentes nicht kongruieren.

Eine weitere Gruppe der heilgymnastischen Apparate bilden die von *G. Zander* in Stockholm konstruierten, nach den Gesetzen des zweiarmigen Hebels wirkenden Maschinen, die dem *Schwann*schen Gesetze Rechnung tragen und bei welchen — mathematisch ausgedrückt *(Schütz)* — die Widerstandsgröße proportional dem Kosinus des Neigungswinkels des Gewichtshebels steigt und fällt.[1]) Der eine Hebelarm bildet den Angriffspunkt des den Apparat Benutzenden, der andere Arm trägt ein Laufgewicht, dessen Verschiebung gegen das freie Ende dieses Armes den genau meßbaren Widerstand gradatim vergrößert. Der Widerstand, welcher dem an einem Hebelarm Arbeitenden entgegengesetzt wird, wächst mit der Verschiebung des Gewichtes gegen das freie Ende des anderen Hebelarmes, d. h. mit der Verlängerung desselben. Die Bezeichnung des das Laufgewicht tragenden Hebelarmes durch numerierte Teilstriche gestattet — da die Größe des Widerstandes bei bestimmter Stellung des Gewichtes bekannt ist — die Dosierung des Widerstandes. So wird z. B. bei Apparat „Vorderarmbeugen" (Fig. 58), welcher eine Stütze *a* für die Kondylen des Humerus besitzt, während die Hände die Hebelgriffe fassen, durch Vorschieben des Laufgewichtes *g* gegen das freie Ende *s* der Stange der der Beugung im Ellbogengelenk entgegengesetzte Widerstand, und zwar für jede Extremität getrennt, gradatim vergrößert werden. Andere Apparate sind für die Strecker des Vorderarmes, die Pro- und Supinatoren der oberen Extremität, für Beuger und Strecker der Hand, die Fingermuskulatur, für die Muskulatur der Schulter, des Nackens, der Brust, des Rückens, die Beuger und Strecker des Oberschenkels, Flexoren und Extensoren des Unterschenkels, die Adduktoren und Abduktoren der unteren Extremität, die Bauchmuskeln etc. bestimmt. Außerdem hat *Zander* einzelne Schwungapparate, ferner durch Motoren in Bewegung zu setzende Apparate für Balancier- und passive Bewegungen, für mechanische (massageimitierende) Einwirkungen (Erschütterung, Hackung, Knetung, Walkung und Streichung), sowie orthopädische Redressierungsapparate konstruiert, deren technische Ausführung rückhaltlos anerkannt zu werden verdient.

Wohl den vollkommensten Ersatz der manuellen Widerstandsgymnastik bieten die im Vorstehenden wiederholt erwähnten Apparate, die *Max Herz* (Wien) konstruiert hat. Dieselben beruhen auf dem Prinzipe des Exzenters. Zwischen Arbeitshebel und Last ist eine exzentrisch aufgesteckte unrunde Rolle eingeschaltet, deren Umfang in noch zu erörternder Weise berechnet wird und durch deren Verschwenkung die Änderungen des Widerstandes hervorgebracht werden *(Herz)*. Das Schema eines solchen Exzenterapparates stellt Fig. 59 dar. Der Exzenter E ist mit dem in der Richtung des Pfeiles beweglichen Arbeitshebel $A\,O$ fest verbunden und um die Achse O drehbar. Er hat in der Figur die Gestalt eines exzentrischen Halbkreises, in Wirklichkeit aber besitzt er verschiedenste Formen (siehe unten). Die Bewegungen des Exzenters werden

[1]) Wie *Fick* gezeigt hat, erfolgt eine besonders günstige Ausnutzung der Muskelkraft, wenn die Last, welche der Muskel zu heben hat, keine konstante ist, sondern während des Hubes derart abnimmt, daß sie stets der augenblicklichen Spannung des Muskels entspricht. Bei seinen Versuchen über Muskelarbeit brachte *Fick* daher die Last an einem Winkelhebel derart an, daß ihr Moment im Verlauf des Hubes abnahm, und erreichte erst dadurch, daß seine Versuche der wirklichen Arbeit des lebenden Muskels entsprachen. Wir haben oben bereits erwähnt, daß die Anwendung des Hebelgesetzes und damit des Prinzips der *Zander*-Apparate nur bei einzelnen Bewegungen zutrifft.

von einem Bande, einer Kette etc., die sich seinem Umfange fest anschmiegen, auf die Rolle R_1 derart übertragen, daß der bei A ausgeübte Druck als stärkerer Kettenzug dann zur Geltung kommt, wenn die Kette den Umfang des Exzenters an einem vom Drehungspunkte entfernteren Punkte tangiert, als schwächerer Zug dann, wenn das Umgekehrte der Fall ist. Die Last kann nun direkt an die Kette angehängt werden, oder die letztere kann auf einen einarmigen Hebel wirken, auf welchem, wie bei *Zanders* Prinzip, ein Laufgewicht verschiebbar

Fig. 59.

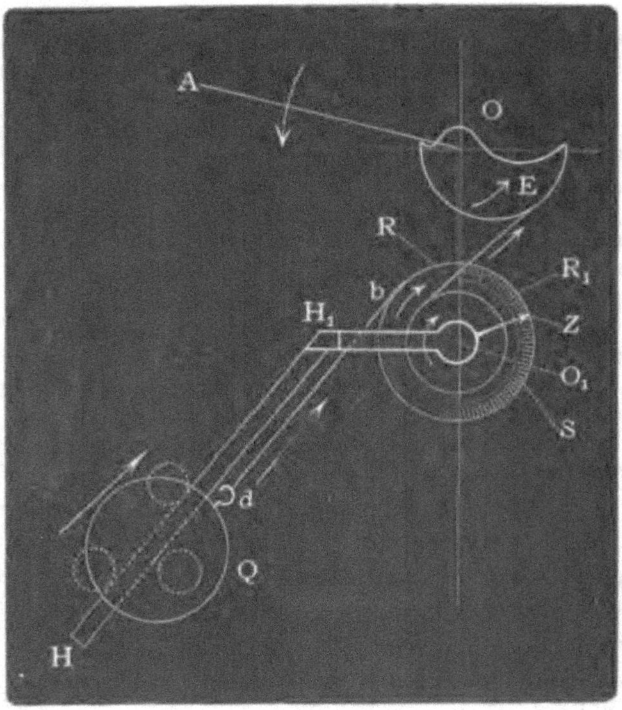

ist. Bei der Mehrzahl seiner Apparate hat *Herz* jedoch folgende Einrichtung getroffen:

Zunächst wirkt die Kette auf die Rolle R_1, die mit der größeren Rolle R fest verbunden ist. Beide Rollen drehen sich gemeinsam in der Richtung des Pfeiles. Von der Peripherie der Rolle R geht ein schmiegsames Stahlband $a\,b$ aus, an welches das auf Röllchen laufende Gewicht Q gehängt ist. Dasselbe läuft auf der eine schiefe Ebene darstellenden Winkelschiene $H\,H_1\,O_1$, welche, um die Last variieren zu können, durch einen Trieb verstellbar ist. Bei vertikaler Stellung der schiefen Ebene ist der Zug des Gewichtes am Stahlbande $a\,b$ am größten, bei horizontaler Stellung der Ebene am geringsten. Eine am Apparate angebrachte

Teilung *S*, auf welcher der Zeiger *Z* spielt, ermöglicht die genaueste Bestimmung des Neigungswinkels der schiefen Ebene und damit der Arbeit, die vom Arbeitshebel geleistet wird.

Die Ausführung dieser Arbeit stellt im Sinne des pag. 57 Gesagten stets eine aktiv-duplizierte Bewegung dar (Pat. arbeitet unter Widerstand des Apparates). Würde der Arbeitende am Schlusse der Bewegung den Arbeitshebel aus den Händen lassen, so würde der Apparat mit großer Gewalt in seine Gleichgewichtslage zurückschnellen.

Fig. 60.

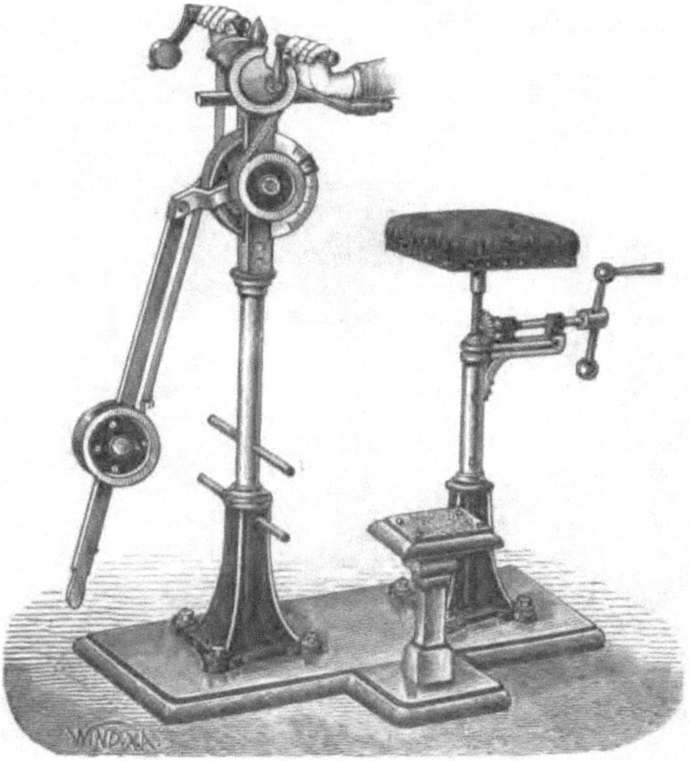

Dieser Tendenz des Apparates muß der Arbeitende einen nachgiebigen Widerstand entgegensetzen; er leistet somit mit denselben Muskeln eine Arbeit, die wir oben als passiv-duplizierte Bewegung kennen gelernt haben.

Fig. 60 stellt den *Herz*schen Apparat für Dorsal- und Palmarflexion beider Handgelenke dar. Derselbe besitzt selbstredend für jede dieser beiden Bewegungen einen separaten Exzenter. Die Umschaltung erfolgt auf einfachste Weise. Die Figur zeigt die Anwendung des Apparates für Palmarflexion.

In Fig. 61 ist der *Herz*sche Apparat für Pronation und Supination, in technisch ingeniöser Weise für rechts und links verwendbar, in Fig. 62 der Apparat für Beugung und Streckung in beiden Kniegelenken veranschaulicht.[1])

Die Form, welche der Exzenter bei den verschiedenen, der Muskelbewegung jedes Gelenkes in jeder einzelnen seiner Exkursionsebenen entsprechenden Apparaten besitzt, wird auf empirischem Wege gefunden und setzt zahlreiche, eingehende Versuche am gesunden, muskel-

Fig. 61.

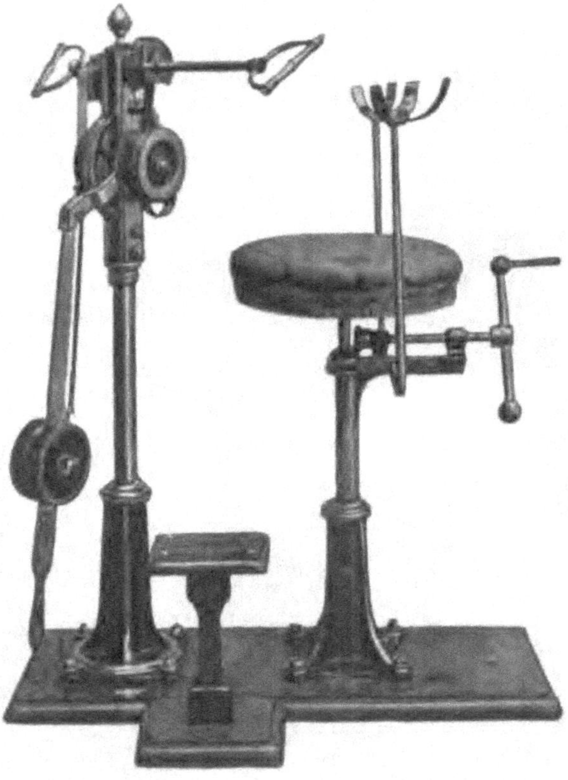

starken Menschen voraus, die Autor in Gemeinschaft mit *Herz* absolviert hat. Bei diesen Versuchen mußte die maximale Zugkraft jedes Gelenkes in allen seinen Bewegungsebenen sowie die maximale Leistung der Muskulatur während der einzelnen Etappen einer physiologischen Gelenkbewegung ziffermäßig festgestellt werden. Die Ergebnisse dieser

[1]) Um Irrtümern zu begegnen, sei hier ausdrücklich hervorgehoben, daß jeder dieser Apparate die Vereinigung zweier Apparate darstellt, welche durch Umschaltung die Benutzung bald des für die konzentrische, bald des für die exzentrische Bewegung bestimmten „Exzenters" ermöglichen. Diese Kombination zweier Exzenter in einem Apparate wurde aus platzökonomischen Gründen dort gewählt, wo sie technisch ausführbar war.

Versuche bezüglich der Schwankungen der Zugkraft der Muskulatur während jeder Gelenkbewegung boten überaus interessante Ergebnisse, auf welche an dieser Stelle des Näheren nicht eingegangen werden kann.[1])

Um die maximale Leistung jeder einzelnen Muskelgruppe zu berechnen, benutzten wir ein von *Herz* konstruiertes Gewichts-Hebel-Dynamometer, dessen Achse in Kugellagern ruht, um die Reibung auf ein Minimum zu reduzieren, und welches so eingerichtet ist, daß zwei

Fig. 62.

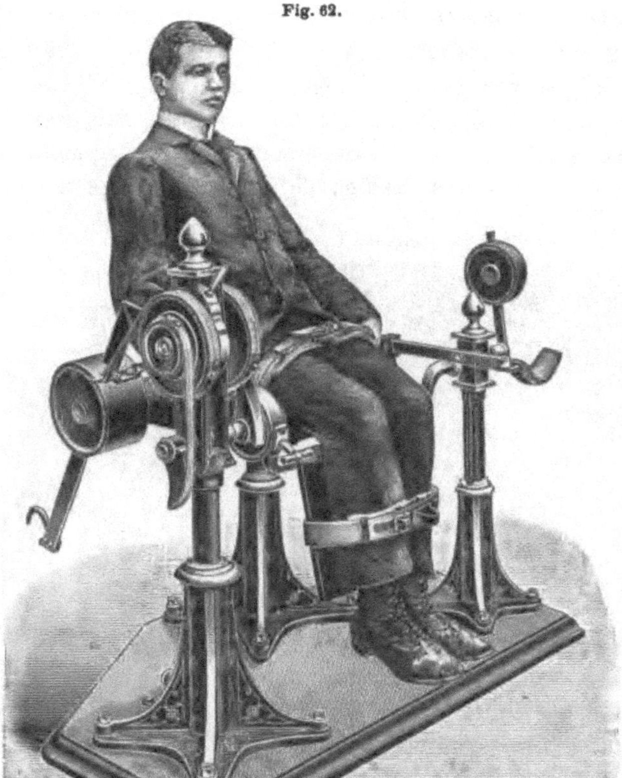

Zeiger, einer für den Arbeitshebel, der zweite für den Dynamometerhebel, über geteilten Kreissegmenten spielen, so daß der erste die Endstellung des bewegten Gliedes bei jeder einzelnen Etappe des Versuches in Graden, der andere den Sinus des Ausschlagwinkels in Zahlen angibt. Eine weitere Vorrichtung gestattet die Untersuchung der Zugkraft

[1]) Ich verweise diesbezüglich auf meine Arbeit „Über Muskelmechanik" („Wiener med. Presse", 1898, Nr. 27).

der Muskeln in den verschiedensten Winkelstellungen des bewegten Gelenkteiles. Durch Ablesung der Zeigerstellung wird auf diese Weise die Stellung des Gelenkes in jeder Phase seiner Bewegung, durch Multiplikation des Sinus des Ausschlagwinkels mit der die Entfernung des Arbeitshebels vom Drehpunkte des Gelenkes bedeutenden Zahl 100 (Millimeter), ferner durch Multiplikation dieses so gewonnenen Produktes mit der Pendellänge des Dynamometers der wirklich ausgeübte Zug in Grammen erhalten.

Behufs Konstruktion des Gelenk-Muskel-Diagramms, welches die Anhaltspunkte für die Herstellung der Exzenter bietet, trägt man die Winkelabstände, die den verschiedenen untersuchten Stellungen des Gelenkes entsprechen, auf die Peripherie eines Kreises auf, verbindet die so erhaltenen Punkte durch Radien mit dem Mittelpunkte des Kreises, trägt auf jeden dieser Radien die ihm zugehörige maximale

Fig. 63.

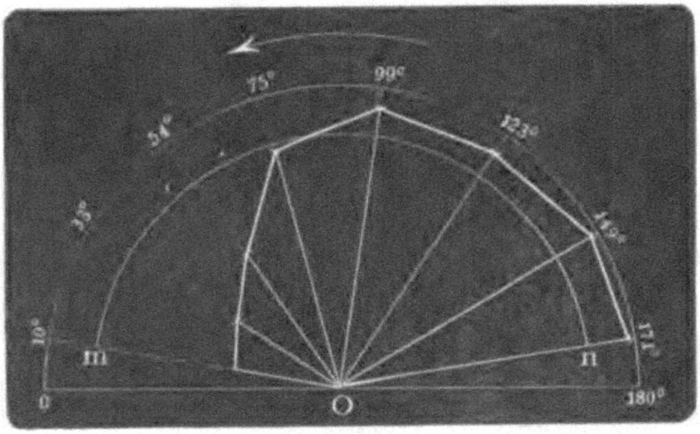

Zugkraft auf (wobei den Gewichtsmassen lineare Maße gleichgestellt werden), und erhält durch Verbindung dieser so gewonnenen Punkte eine um den Mittelpunkt des Kreises gebogene Kurve, welche die Schwankungen der Zugkräfte während der Bewegung versinnbildlicht (Fig. 63).

Um die gesamte maximale Arbeit kennen zu lernen, die ein Gelenk leistet, wenn es in jeder Phase seiner Bewegung maximal belastet ist — wir nennen dies die „spezifische Energie“ des Gelenkes —, tragen wir die Zugkräfte in ein rechtwinkeliges Ordinatensystem ein. Stellt man alle Radien in den früheren Kreissegmenten entsprechenden Entfernungen als Ordinaten senkrecht auf eine Abszisse und verbindet nach Eintragung der maximalen Zugkräfte auf jede einzelne Ordinate wieder die so gewonnenen Punkte miteinander, so erhält man eine gebrochene Kurve, welche die obere Begrenzung der Fläche bildet, deren Basis die Abszisse darstellt. Die Größe dieser Fläche ist das Maß für die spezifische Energie des untersuchten Gelenkes. Dieses Maß wird durch direkte Messung der Fläche mittelst des Polarplanimeters erhalten.

Uns interessiert aber noch eine andere Zahl, nämlich jene Zahl, welche die „mittlere Zugkraft“ bezeichnet, d. h. das Gewicht, mit welchem man das Gelenk in allen Phasen gleich belasten müßte, damit es die der „spezifischen Energie“ als Maß zugrunde liegende Maximalarbeit leiste.[1]) Wir erhalten diese Zahl, wenn wir die der spezifischen Energie proportionale Fläche in ein Rechteck verwandeln, dessen Basis der auf der Abszisse gelegenen, gradlinigen Seite dieser Fläche entspricht; seine Höhe wird durch Division des Flächeninhaltes durch die Basis berechnet.

Die auf solche Weise gewonnenen Zahlen besitzen als absolute Größen nur individuelles Interesse, da sie von den Zugkräften des Versuchsindividuums abhängig sind. Das Diagramm dagegen versinnbildlicht im allgemeinen die charakteristische funktionelle Eigenschaft jenes Gelenkes und jener Muskelgruppe, welchen es entspricht.

Von besonderer praktischer Bedeutung ist der Vergleich der an einem Normalindividuum gewonnenen spezifischen Energien und mittleren Zugkräfte. Setzen wir z. B. die spezifische Energie der Kniestrecker 100 Einheiten gleich und wissen wir, daß sich diese Energie zu derjenigen der Dorsalflektoren der Hand und zu jener der Pronatoren wie 100 : 11·7 : 31·1 verhält, dann wissen wir auch, daß die Arbeit, welche den betreffenden Muskeln bei je einer Kontraktion zugemutet werden kann, in demselben Verhältnisse stehen muß, wenn die genannten Muskelgruppen relativ gleich in Anspruch genommen werden sollen.[2])

---

[1]) Hierbei wird stets vorausgesetzt, daß die Last 100 *mm* vom Drehpunkt entfernt ist.

[2]) Leistet ein Patient z. B. durch Kniestreckung 5 *kgm* Arbeit, dann muß jede Dorsalflexion der Hand 0·58 und jede Pronation 1·55 *kgm* leisten. Die folgende Tabelle, eine Frucht unserer gemeinsamen Versuche, führt die mittlere Zugkraft und spezifische Energie zahlreicher Gelenke vor:

	Umfang des Gelenkes	Spezif. Energie in %	Mittlere Zugkraft in %
Dorsalflexion Handgelenk	157°	11	6
Volarflexion „	157°	16	10
Supination	187°	30	15
Pronation	187°	31	15
Dorsalflexion Sprunggelenk	43°	47	101
Plantarflexion „	43°	60	130
Abduktion Hüftgelenk	48°	62	119
Adduktion „	55°	65	112
Rumpf-Vorwärtsbeugen	90°	63	64
Rumpf-Rückwärtsbeugen	90°	120	122
Kniestrecken	91°	**100**	**100**
Kniebeugen	91°	115	82
Armheben Frontalebene	135°	149	67
Armsenken „	135°	204	138
Armheben Sagittalebene	198°	250	115
Armsenken „	198°	315	143

Die Möglichkeit absoluter und relativer Dosierung ist es, welche den *Herz*-Apparaten eine dominierende Stellung in der Widerstandstherapie sichert.

Auch *Herz* hat sein Apparatensystem nunmehr vollständig ausgebaut, indem er außer Widerstands- und Förderungsapparaten auch zahlreiche Apparate für passive und Balancierbewegungen, für Imitation von Massagemanipulationen (Streichen, Kneten, Klopfen, Erschüttern, Bauchknetung etc.) konstruierte. Hierzu kommt noch die Gruppe der „Selbsthemmungsapparate", von welcher wir unten und im speziellen Teile sprechen.

4. Selbsthemmungsbewegungen.

Die Selbsthemmungsbewegung stellt eine „bei gespannter Aufmerksamkeit ohne oder gegen einen sehr kleinen Widerstand mit gleichmäßiger, bedeutend geringerer als der habituellen Geschwindigkeit stattfindende Bewegung" *(M. Herz)* dar. Technisch zwischen aktiver und Widerstandsbewegung stehend, bedeutet sie physiologisch eine gleichzeitige Innervation der arbeitenden Muskeln und ihrer (die Hemmung der Bewegung besorgenden) Antagonisten.

Auch im gewöhnlichen Leben stellt fast jede Bewegung eine Selbsthemmung dar. Der erhobene Arm kann nicht langsam gesenkt werden, ohne daß die Antagonisten die Senkung zum Teil behindern; er würde, wie dies bei Lähmung der Hebemuskeln der Fall ist, nach passiver Erhebung plötzlich herabfallen. Bei den Selbsthemmungsbewegungen im engeren Sinne des Wortes handelt es sich darum, eine bestimmte, dem Pat. geläufige Bewegung absichtlich in sehr langsamem und gleichmäßigem Tempo auszuführen, um die Aufmerksamkeit des Übenden zu fixieren und hierdurch entweder den Willen des Pat. zu schulen oder — im Wege des Vasomotorensystems — auf das Herz und die kleinsten Gefäße einzuwirken.

Die Selbsthemmungsbewegungen können, gleich den Widerstandsbewegungen, vom Patienten unter minimalem Widerstande des Arztes oder maschinell mittelst der hierzu von *M. Herz* konstruierten Apparate ausgeführt werden. Letztere besorgen den Widerstand mittelst einer Bremsvorrichtung [1]) und besitzen Kontrollvorrichtungen in Form von Läutewerken, die, auf verschiedene Geschwindigkeiten eingestellt, ertönen, sobald der Pat. die vorgeschriebene Schnelligkeit der Bewegung überschreitet.

Schott läßt die Selbsthemmungsbewegungen als einfache aktive Bewegungen in der Weise vornehmen, daß der Kranke seine Extremität

---

[1]) Die Bremse, welcher man sich in der Heilgymnastik wegen der Inkonstanz ihrer Wirkung und aus dem Grunde nicht bedient, weil die Hemmung der Bewegung den Gesetzen der Muskelbewegung nicht entspricht, wurde hier von *Herz* gewählt, weil der Reibungswiderstand mit dem Quadrate der Geschwindigkeit wächst.

durch Anspannung sämtlicher Muskeln feststellt und dann eine langsame Bewegung ausführt, während welcher die der beabsichtigten Bewegung entgegenwirkende Muskelgruppe etwas von ihrem Tonus verlieren muß, um die andere wirken zu lassen. Diese Bewegungen finden bei Erkrankungen der Zirkulationsorgane sowie bei Nervenkrankheiten ihre Anwendung (s. spez. Teil).

KAPITEL V.

Physiologische Wirkung der Massage.

Weiten Gebieten der Therapie ist die Tatsache gemeinsam, daß die Art und Weise der klinisch festgestellten Wirkung des therapeutischen Agens physiologisch nicht oder nur unvollkommen — meist hypothetisch — erklärt werden kann. Die Empirie ist der Theorie weit vorangeeilt. Auch auf dem Gebiete der Mechanotherapie, die gleich der Hydrotherapie lange Zeit hindurch vom Volke geübt ward, bevor die wissenschaftliche Heilkunde sie adoptierte, ist die physiologische Wirkung der hier zur Anwendung kommenden Handgriffe und Bewegungen derzeit nur teilweise widerspruchslos klargestellt; so manche Frage ist trotz zahlreicher bemerkenswerter Arbeiten nicht gelöst, das Dunkel noch nicht überall erhellt. Zumal die Erforschung der mittelbaren Wirkung der Massage und Gymnastik auf den Organismus, des Einflusses dieser Potenzen auf Stoffwechsel und Assimilierung ist gegenwärtig kaum über die ersten Anfänge hinaus gediehen, obgleich die Zahl der einschlägigen Versuche nicht klein genannt werden kann. Weitaus befriedigender sind die Resultate der Untersuchungen über den lokalen Effekt der Massage, ihre direkte Wirkung auf die ihr unterzogenen Körperteile und Krankheitsprodukte.

Der Versuch einer erschöpfenden Darstellung der physiologischen Leistung der mechanischen Behandlung wird daher wesentlich erleichtert durch die getrennte Besprechung der lokalen oder mechanischen und der allgemeinen oder dynamischen Wirkung derselben; die lokale Wirkung der „Massage“ genannten Summe zahlreicher Handgriffe wird zu ihrem vollen Verständnisse die weitere Analyse fast jedes einzelnen dieser Handgriffe erheischen.

I. Örtliche (mechanische) Wirkung.

Von den Elementarhandgriffen der Massage, die wir in Kapitel III kennen gelernt haben, ist es die **Streichung** (Effleurage), deren Wirkung am leichtesten zu demonstrieren und zu deuten ist.

Zunächst ist die grobmechanische Wirkung der Streichung auf die Haut zu berücksichtigen. Dieselbe wird durch diesen Handgriff von den Anhäufungen desquamierter Epidermiszellen befreit, welche, mit dem Sekret der Talgdrüsen vermengt, die Haut bedecken. Hierdurch wird die Permeabilität des Hautorganes erhöht, die Tätigkeit der Schweißdrüsen angeregt, die Perspiratio insensibilis gesteigert. Gleichzeitig wird die Temperatur der Haut lokal erhöht. Diese Wirkung wird sich verschieden gestalten, je nachdem trocken oder mit Benutzung von Fetten effleuriert wird. Daß trockene Hautstreichung reizend auf das Hautorgan wirkt, beweisen die sicht- und fühlbaren Veränderungen in Farbe und Temperatur einer kräftig gestrichenen Hautstelle. Von dieser Reizwirkung der Effleurage wird gelegentlich Gebrauch gemacht, wenn Hautreize angezeigt sind. Allein auch die Verwendung von Fetten bei der Streichung schließt die mechanische Beeinflussung der Haut selbst nicht vollständig aus, wenn sie dieselbe auch wesentlich herabsetzt. Der Einfluß der Streichung, wie der Massage überhaupt, auf Haut- und Gefäßnerven wird bei der Besprechung der physiologischen Wirkung der Erschütterung (s. pag. 81) erörtert werden.

Von größerer Bedeutung ist die mechanische Wirkung der Streichung auf Venen und Lymphgefäße.

Lassen wir die obere Extremität eines nicht zu jungen Individuums etwa eine Minute hindurch am Stamme herabhängen, so füllen sich die sichtbaren Venen des Vorderarmes und Handrückens strotzend mit Blut an. Wenn wir nun mit der Flachhand einen zentripetalen Strich über den gefüllten Venen ausführen, so werden dieselben sofort unsichtbar; an Stelle der früher vorhandenen Venenwulstung entsteht für kurze Zeit sogar eine Furche *(v. Mosengeil)*. Streichen wir einen Venenstamm bis über den Ansatzpunkt eines Seitenastes hinaus in zentripetaler Richtung, so entleert sich nicht nur der Stamm der Vene, sondern auch der gar nicht berührte Seitenast derselben, wenn auch in minder vollkommener Weise. Das Blut wird aus dem Venenaste in den mechanisch entleerten Venenstamm eingesaugt (also auch hier eigentlich eine indirekte Massagewirkung). Denselben Effekt erzielt die Streichung eines Lymphgefäßstammes auf diesen und dessen Seitenäste. Die Flüssigkeit wird zentral vorwärts geschoben und rückt peripher nach *(Buchheim)*. *Friedel Pick* hat das aus den Venen ausströmende Blut des defibrinierten Versuchstieres direkt gemessen und gefunden, daß Massage der Extremitäten Beschleunigung des Blutstromes bei herabgesetztem Gefäßtonus bewirkt.

Mitchell hat nachgewiesen, daß kurz nach Beendigung tiefer (kräftiger) Streichung die Zahl der roten und weißen Blutkörperchen „außerordentlich stark" vermehrt ist. Er sucht dies dadurch zu erklären, daß die abwechselnde

Kompression und Expansion der Gefäße und das dadurch bewirkte Einpumpen des Blutes in dieselben viele in den Seitenbahnen verweilende Blutkörperchen in den Hauptstrom treibt und die Reservoirs und Erzeugungsstätten weißer und roter Blutkörperchen zur Ersatzleistung anregt.

Lassar rief auf chemischem und thermischem Wege Entzündung einer Hundepfote hervor und führte eine Kanüle in das zentrale Ende eines durchschnittenen größeren Lymphgefäßes ein. Die Lymphe entleerte sich tropfenweise, solange die Pfote ruhig gehalten wurde, strömte aber im Strahle hervor, als dieselbe massiert oder passiv bewegt wurde. Der Lymphstrom der gesunden Pfote war äußerst spärlich; nur durch energische Reibung und Bewegung der Extremität konnte überhaupt Lymphe erhalten werden.

Die in jüngster Zeit von *Colombo* durch exakte Tierversuche neuerdings experimentell bestätigte Fähigkeit der zentripetalen Streichung [1]), die Zirkulation in den der Hand zugänglichen Venen und Lymphgefäßen nicht nur, sondern in einem großen Teile ihres Wurzelgebietes zu begünstigen, bedingt ihre antiphlogistische Wirkung, die sich der die Entzündung häufig bedingenden, sie stets begleitenden Stase gegenüber äußert. Auf dieser depletorischen Wirkung der Gefäßstreichung beruht der günstige Einfluß der von *Reibmayr* als „Einleitungsmassage" bezeichneten Streichung oberhalb eines Entzündungsherdes, beziehungsweise zentralwärts von einem durch kapillare Blutung gesetzten Hämatom, auf deren Verteilung und Resorption, die naturgemäß stets vom zentralen Rande aus angestrebt werden wird (s. spez. Teil). Wesentlich unterstützt wird dieser Effekt der Streichung durch die Klappen der Venen und Lymphgefäße, welche den Rückfluß der Flüssigkeit gegen die Peripherie verhindern. Eine weitere Begünstigung des Blut- und Lympheabflusses bildet die Haltung des zu behandelnden Teiles dem Stamme gegenüber, ein Moment, das hier nur angedeutet wird, um nochmals auf die Wichtigkeit entsprechender Stellung des Patienten bei der mechanischen Behandlung, zumal der Extremitäten, hinzuweisen.

Das bei jeder subkutanen Injektion ad oculos zu demonstrierende Vermögen der zentripetalen Streichung, Flüssigkeitsansammlungen im Unterhautzellgewebe zum Verschwinden zu bringen — die volkstümliche Behandlung traumatischer Blutung in das subkutane Gewebe (Beulen) durch Streichen mittelst eines aufgedrückten Löffelstiels ist wohl die älteste Anwendungsform dieser Massagewirkung —, wurde von *Zawadski* einer Prüfung durch den Tierversuch unterzogen, welche ergab, daß durch Effleurage die Resorption von Flüssigkeiten aus dem Unterhautzellgewebe um 16—59% beschleunigt und die Wirkung subkutan ein-

[1]) Die Möglichkeit einer Verlangsamung des arteriellen Blutstromes durch zentripetale Streichung ist in Anbetracht des hohen Druckes, unter welchem die Blutsäule in den Schlagadern steht, und der Widerstandsfähigkeit der Arterienwände wohl ausgeschlossen.

geführter Mittel beträchtlich erhöht wird, sowie daß die Dauer der Resorption zur Dauer der Massage in geradem Verhältnisse steht.

Diese „reinigende“ Wirkung der Streichung findet des weiteren in der **Muskelmassage** ihre Verwendung.

Zabludowski hat gefunden, daß Muskeln des lebenden Frosches, welche durch Induktionsströme ermüdet worden waren, durch Effleurage rascher wieder leistungsfähig wurden als ohne Massage. Ermüdete Muskeln bedürfen nach den Untersuchungen von *Kronecker* und *Stirling* geringerer Reize, um in tetanische Kontraktion zu verfallen, als frische Muskulatur. Ist nun ein durch elektrische Reize tetanisierter Muskel durch bloße Ruhe wieder beweglich geworden, so ist zur abermaligen Hervorrufung des Tetanus ein nur sehr schwacher Strom notwendig. Wird der Muskel hierauf kräftig gestrichen, so erheischt eine Wiederholung des Tetanus einen Strom, der dem auf den frischen Muskel applizierten gleichkommt. — Diese Versuche wurden mit demselben Resultate am Menschen fortgesetzt. Eine Versuchsperson hob ein Gewicht von 1 *kg* durch maximale Beugung im Ellbogengelenk vom Tische zur Schulterhöhe. Als diese Arbeit nicht mehr geleistet werden konnte, wurde eine Ruhepause von 15 Minuten gegeben, doch genügte dieselbe nicht, die Muskeln wieder leistungsfähig zu machen. Wurden dieselben aber durch 5 Minuten massiert, so hob sich ihre Arbeitsfähigkeit vollständig.[1])

Zu denselben Resultaten gelangte *Maggiora* auf Grund seiner an *Mossos* „Ergograph“ angestellten Versuche. Er wies nach, daß die Massage, vornehmlich Streichung und Knetung (s. a. pag. 81), die Ermüdungskurve[2]) modifiziert, indem sie das Eintreten der Ermüdung verzögert; daß diese Wirkung innerhalb gewisser Grenzen der Dauer der Massage proportional ist; daß letztere einen erholenden Einfluß auf den durch irgend eine auf das ganze Muskelsystem einwirkende Ursache (lange Märsche, Schlafmangel, exzessive geistige Arbeit, Fieber etc.) geschwächten Muskel ausübt; daß die Wirkung der Massage aber bei Abschneidung der **Blutzufuhr** aufhört.

Die chemische Theorie der Muskelermüdung — Anhäufung von „Ermüdungsstoffen“, die sich im Muskel während der Arbeit bilden, in demselben — gestattet die die Zirkulation beschleunigende Wirkung der Muskelstreichung in demselben Sinne zu deuten wie die **Auswaschung** des ermüdeten, bzw. durch Einspritzen hochoxydierter Umsatzprodukte der Muskelsubstanz (Kreatin, saure Phosphate, Milchsäure) in seiner Leistungsfähigkeit herabgesetzten Muskels mittelst Injektion einer physiologischen Kochsalzlösung *(Ranke)*. Gestützt wird diese Hypothese durch die Erfahrung, daß das erste Postulat für das Eintreten der Massagewirkung am ermüdeten Muskel die Wegsamkeit der Gefäße, und zwar

---

[1]) An diesem Effekte der Massage ist, wie *Ruges* Versuche (s. pag. 81) zeigten, neben der Streichung die **Knetung** und deren Einwirkung auf die kontraktile Substanz in hervorragender Weise beteiligt.

[2]) Läßt man einen Muskel in gleichmäßigen Intervallen ein Gewicht heben und stellt die Hubhöhen graphisch dar, so sinken dieselben allmählich ab, bis sie = 0 werden. Die auf diese Weise erhaltene Kurve nennt *Kronecker* „Ermüdungskurve“. *Mosso* ließ die Beuger des Mittelfingers 2—4 *kg* in Intervallen von 2—3 Sekunden heben.

sowohl der zuführenden *(Maggiora)* als auch der abführenden (*Bum*[1]) sei.[2])

Wir haben bisher die depletorische und resorptionsbefördernde Wirkung zentripetaler Streichung der Gewebe kennen gelernt und wenden uns nun der Beantwortung der Frage nach Beeinflussung des Inhaltes seröser Höhlen, also der interstitiellen Resorption, durch die Effleurage zu. Es wird a priori anzunehmen sein, daß ein Agens, welches die Zirkulation und Resorption in günstigem Sinne zu beeinflussen vermag, dort, wo die anatomischen Verhältnisse die Aufsaugung von Ergüssen erleichtern — es sei an das Endothel der Sehnenscheiden und der mit feinen Saftkanalsystemen ausgestatteten Synovialis der Gelenke erinnert, welche nach *Hueter* durch Lymphkapillaren mit dem parasynovialen Gewebe kommuniziert, von wo aus größere Lymphgefäße im intermuskulären Bindegewebe verlaufen —, eine nicht minder verläßliche Wirkung entfalten wird. Die bei Tendovaginitis crepitans vorhandene fibrinöse Exsudation in die Sehnenscheiden der Vorderarmmuskulatur, welche sich durch deutlich hör- und fühlbares Knarren bei Bewegungen der Hand dokumentiert, kann nicht selten in einer Massagesitzung, welche in zentripetalen Streichungen über der kranken Sehne bis weit über dieselbe hinaus besteht, deutlich vermindert werden. Das knarrende Geräusch ist in geringerem Grade wahrzunehmen, die Schmerzen sind vermindert[3]), ein Beweis für die prompte Wirkung der Streichung.

Über die Wirkung der Effleurage auf den Inhalt der Gelenke, sowie auf künstlich erzeugte peritoneale Ergüsse liegen seit langem Tierversuche vor.

---

[1]) Ich habe bei meinen, an anderer Stelle (s. pag. 86) zitierten Tierversuchen über den Einfluß der Massage auf die Harnsekretion gefunden, daß die sonst diuretisch wirkende Streichung der Hinterbeine großer Hunde sofort unwirksam wird, wenn die Venenstämme der Beine ligiert werden Auch hier dürfte es sich — wie Kontrollversuche an tetanisierten Muskeln zeigen — um Fortschaffung von „Ermüdungsstoffen" aus den Muskeln und Einbringung dieser harnerregend wirkenden Stoffe im Wege der Venen in den Kreislauf handeln.

[2]) Ob durch die kürzlich erschienene Arbeit über die Ursachen der Muskelermüdung von *Brandis*, der die Resultate *Zabludowskis* und *Maggioras* durch seine an *Ficks* „Myographion" angestellten Versuche nicht bestätigt fand, da die Anwendung der Massage am ermüdeten Muskel keine deutliche Vermehrung der Leistung gegenüber der nach einer einfachen Ruhepause ergab („die Muskelknetung aber brachte das schmerzhafte Muskelermüdungsgefühl sofort zum Verschwinden"), die chemische Theorie der Muskelermüdung zugunsten der psychischen Theorie eine bleibende Schwächung erlitten hat, werden weitere Untersuchungen zu lehren berufen sein. Immerhin muß bei Beurteilung der am Myographion erhaltenen Resultate berücksichtigt werden, daß dasselbe dem *Mosso*schen Ergograph an Empfindlichkeit nachsteht.

[3]) Damit soll durchaus nicht behauptet werden, daß die genannte Erkrankung stets oder zumeist in einer Massagesitzung zur Heilung gebracht werden kann. Die prompte Abnahme des Geräusches nach der Massage ist an dieser Stelle lediglich als durch das Gefühl kontrollierbare Effleuragewirkung hervorgehoben worden.

v. Mosengeil spritzte in mehrere Gelenke von Kaninchen eine Aufschwemmung feinst zerriebener schwarzer Tusche ein und massierte einzelne derselben, andere nicht. An den massierten Gelenken schwand die nach der Injektion aufgetretene Schwellung rasch, an den nicht massierten blieb sie längere Zeit bestehen. Die Versuchstiere wurden getötet und die injizierten Gelenke eröffnet. In den nicht massierten Gelenken wurde Tusche mit Synovia vermischt in beträchtlicher Menge vorgefunden; in den längere Zeit hindurch massierten Gelenken fand sich keine Tusche mehr vor, wohl aber zeigten sich im Bindegewebe der zentralwärts von diesen Gelenken gelegenen Gliedmaßen zahlreiche Depots schwarzer Tusche, und zwar sowohl in der schwarz verfärbten Muskulatur, als auch im intermuskulären Bindegewebe. Die Lymphgefäße der massierten Extremität waren in schwarze Stränge verwandelt und die zentral vom massierten Gelenke gelegenen Lymphdrüsen gleichfalls von Tuschpartikeln erfüllt. Die nicht massierte Extremität zeigte keinerlei Veränderungen. — Auch *Colombo* gelangte auf Grund zahlreicher, mit *A. Kellgren* unternommener Tierversuche, bei welchen gefärbte Flüssigkeit subkutan, intramuskulär, intraartikulär und peritoneal injiziert wurde, zu denselben Resultaten, von welchen die schöne Färbung der der Injektionsstelle benachbarten Mediastinalganglien nach Abdominalmassage peritoneal injizierter Tiere hervorzuheben ist.

Vom theoretischen Standpunkte aus bemerkenswert sind die Versuche, welche *Reibmayr* und *Höffinger* über den Einfluß der Massage auf peritoneale Ergüsse angestellt haben.

Kaninchen wurde eine genau abgemessene Menge auf 35° C erwärmten Wassers in die Bauchhöhle eingespritzt; von den Versuchstieren wurden einige 10 Minuten lang während der ersten Stunde nach der Einspritzung massiert, darauf die Bauchhöhle der rasch getöteten Tiere eröffnet; bei einer zweiten Gruppe wurde der Unterleib während der ersten und zweiten Stunde massiert und dann untersucht; eine dritte Gruppe injizierter Tiere wurde nicht massiert und 1, respektive 2 Stunden nach der Einspritzung untersucht. Es wurde gefunden, daß die Resorption der eingespritzten Flüssigkeit bei den massierten Tieren eine erheblichere war als bei den nicht massierten, daß aber das Plus der Resorption auf die erste Stunde nach der Injektion fiel, während in der zweiten Stunde, wo bei den massierten Tieren weniger Wasser in der Bauchhöhle vorhanden und der Druck in der Peritonealhöhle bereits tief gesunken war, weniger Flüssigkeit resorbiert wurde als bei den nicht massierten Tieren. [1])

Die Untersuchungen, welche *Colombo* über die Wege anstellte, die künstlich erzeugte Peritonealexsudate bei der Resorption nehmen, haben ergeben, daß dieselben nicht nur von den abdominalen Lymphgefäßen, sondern auch von jenen Lymphgefäßen des Thorax aufgenommen werden, welche Endverzweigungen an der abdominalen Seite des Zwerchfells besitzen.

Die physiologische Bedeutung der Streichung beruht daher neben dem grob-mechanischen Effekt auf das Hautorgan

---

[1]) Hierher gehört wohl auch das Resultat der Versuche *Grandis*, der gefunden hat, daß Abdominalmassage unter raschem Anstieg der Diurese Aszites schneller zur Resorption bringt, eine Erscheinung, die *Grandi* durch Splanchnikusreizung als Effekt der Massage zu erklären versucht.

auf ihrer die Zirkulation anregenden, depletorischen Wirkung.

* * *

Die **Reibung** (Friktion), welche wir als (relativ) kräftige kreisförmige Streichung bezeichnet haben, die fast stets gleichzeitig mit der letzteren oder doch unmittelbar vor der Streichung zur Anwendung gelangt, ist berufen, die Wirkung derselben zu unterstützen, indem sie die grob-mechanische Arbeit der morphologischen Beeinflussung von Produkten traumatischer oder entzündlicher Natur leistet, deren Resorption durch diese Wirkung der Reibung überhaupt erst ermöglicht wird. Wenn *Mezger* bei Teleangiektasien der Haut die Gefäße der Neubildung durch Friktionen zerdrückt, so ist dieser Vorgang ein durch das Auge kontrollierbarer Effekt der Reibung, den wir sehr häufig benutzen, um organisierte Blutaustritte sowohl wie Infiltrate in den der Hand zugänglichen Geweben durch Überführung derselben in die regressive Metamorphose resorptionsfähig zu machen. Unterstützt wird diese Absicht durch die Verteilung der in dieser Weise durch die Reibung beeinflußten Krankheitsprodukte auf größere Flächen und damit in das Wurzelgebiet zahlreicher Lymphbahnen *(Kleen)*.

Castex, welcher in *Richets* Laboratorium Untersuchungen über die Restitution der Gewebe nach Traumen anstellte, erzeugte an Hunden künstliche Verletzungen (Kontusionen, Distorsionen, Luxationen), und zwar stets symmetrisch an den Gelenken beider Seiten. Die eine Seite wurde methodisch massiert, die andere dem natürlichen Verlaufe überlassen. Als unmittelbare Folge der Massage trat Abnahme der Schwellung und des Schmerzes ein; weiterhin Ausbleiben der Muskelatrophie. Von 8 Versuchen waren 6 beweiskräftig, 2 blieben resultatlos, weil die Tiere die Verletzungen ohne irgendwelche Folgen ertragen hatten, keiner widerlegend. Die histologische Untersuchung ergab Auseinanderzerrung der Muskelbündel in Fibrillen (Hervortreten der Längsstreifung), Hyperplasie des anliegenden Bindegewebes und Volumsverminderung der Muskelbündel bei intaktem Sarkolemm, während die Muskeln der massierten Seite normal waren, Hyperplasie der Adventitia der Gefäße und Peri- und Endoneuritis der Nervenzweige auf der nicht massierten, normale Gefäße und Nerven auf der massierten Seite.

Eine weitere Wirkungsart der Reibung beruht auf ihrer Fähigkeit, pathologische Verklebungen von Organen allmählich und schonend zu lösen. Fixierte Hautnarben können unter Umständen beweglich gemacht werden, wenn die Reibungen mit der Narbe selbst auf dem mit ihr verklebten Unterhautzellgewebe vorgenommen werden. Dasselbe gilt für Adhäsionen der Sehnen an ihren Scheiden, aneinander und am Knochen, wie sie im Gefolge von Entzündungsprozessen und nach längerer Immobilisierung entstehen, sowie für Verklebungen zwischen Netz und Bruchsack, endlich einzelner Organe des weiblichen Beckens untereinander, bei deren Lösung die Friktionen eine wichtige Rolle spielen.

Schließlich ist der Einfluß der Reibung (und Streichung) auf die Hauttemperatur des behandelten Teiles zu erwähnen.

Berne hat hierüber Untersuchungen an 21 Kranken angestellt, deren lokale Hautwärme vor und nach der 10 Minuten währenden Massage gemessen wurde. Bei allen Kranken wurde Temperatursteigerung von 1½ bis 5° C festgestellt. (*Mosengeil* konnte Erhöhung der Hautwärme des massierten Teiles um bloß 2—3° C beobachten.) In einem Falle von Hemiparaplegia luetica stieg die Temperatur des gelähmten Beines nach der Massage um 1°, auf der gesunden Seite um 2·4°. Ein Neurastheniker zeigte ungleichmäßiges Verhalten verschiedener Hautpartien. Während die Haut des Oberkörpers Temperatursteigerung von 2·8° nach der Massage zeigte, betrug die Erhöhung an der rechten Unterextremität 1·2°, links bloß 0·8°. Bei einem wegen Atrophie der Peronei nach Fraktur des Unterschenkels durch 10 Minuten massierten Kranken stieg die Temperatur des massierten Teiles um 5° C. Das Maximum der Temperaturerhöhung war nach einer Massagedauer von 5—6 Minuten erreicht.

Die Reibung hat demnach den Zweck, einerseits Krankheitsprodukte resorptionsfähig zu machen, andrerseits Verklebungen zwischen einzelnen Körperteilen zu lösen. Streichung und Reibung erhöhen die lokale Hautwärme.

* * *

In der **Knetung** (Pétrissage), welche einen fast ausschließlich die Muskulatur, und zwar ihre kontraktile Substanz, beeinflussenden Handgriff darstellt, besitzen wir ein gutes Mittel, um den Muskeltonus anzuregen, den Muskel durch den auf die Muskelfasern ausgeübten Kontraktionsreiz zu kräftigen. Wir üben daher durch methodische Knetung der Muskulatur eine Art passiver Gymnastik, welcher sich auch der (durch Störung seiner Nervenleitung) gelähmte Muskel nicht zu entziehen vermag (spezifische Muskelerregbarkeit). Den Beweis für die muskelkräftigende Wirkung der Knetung im Vereine mit anderen die Kontraktion der Muskelfaser anregenden Handgriffen (s. u.) bietet die klinische Beobachtung und Messung. Da behufs energischer Knetung die zu behandelnde Muskelgruppe von ihrer Unterlage möglichst abgehoben wird und die Knetung zumeist in zentripetaler Richtung erfolgt, so ist als Nebenwirkung dieses Handgriffes die Unterstützung der Mobilisierung adhärenter Sehnen, die Dehnung verkürzter Aponeurosen und Faszien und die Anregung der Zirkulation im gekneteten Muskel anzunehmen. Für letztere Wirkung spricht auch das prompte Verschwinden des Ermüdungsgefühles nach der Muskelknetung.

Ruge hat als Resultat seiner schönen Versuche am durchbluteten Froschgastroknemius gefunden, daß die Massage, wie es scheint, durch direkte Einwirkung auf die kontraktile Substanz — also vor allem Knetung und Klopfung — den Muskel leistungsfähiger, „flinker“ und ausdauernder macht[1]), u. zw. sowohl den ermüdeten (nach *Schäffer* durch Runzelung und in der Runzelung fehlender Querstreifung histologisch differenzierten), als auch den frischen Muskel, daß — konform den Resultaten der Versuche *Zabludowskis* und *Maggioras* (s. pag. 76) — die Massage dem ermüdeten Muskel erheblich mehr leistet als Ruhe, und daß zur Erzielung von Tetanus nach Massage eines ermüdeten oder frischen Muskels eine größere Reizfrequenz nötig ist als vorher.

Denselben Einfluß scheint die Knetung auch auf die glatte Muskelfaser auszuüben. Nach *Schultz* lösen Druck und Stoß auch bei Ausschaltung der Nerven eine Kontraktion der glatten Fasern aus, deren „kompensatorische“ Kräftigung als Hypertrophie der Blasen- und Pylorusmuskulatur bei Erhöhung der Widerstände der Arbeitshypertrophie quergestreifter Muskulatur entspricht, Tatsachen, die geeignet sind, den günstigen Einfluß mechanischer Eingriffe auf den atonischen Darm zu erklären.

Die Knetung ist ein die Muskeltätigkeit anregender, die Muskelatrophie bekämpfender und die Zirkulation im Muskel befördernder Handgriff.

* * *

Die **Erschütterung und Klopfung** (Vibration und Tapotement) ergänzen einander in ihren Wirkungen und besitzen zahlreiche Berührungspunkte, da die Klopfung füglich als kurz wirkende Erschütterung betrachtet werden kann. Wir werden daher die physiologische Wirkung dieser beiden Handgriffe — soweit sie uns überhaupt bekannt ist — gemeinsam besprechen.

Die Wirkung der Erschütterung, zumal der Klopfung, auf den Muskel ähnelt dem Effekt der Muskelknetung. Auch hier erfolgt unter dem Einflusse der Erschütterung eine Kontraktion der Muskelfibrillen. Wird ein Muskel quer zu seiner Faserrichtung mit einem kantigen Gegenstande — etwa dem Ulnarrande der Hand — rasch und kräftig geschlagen, so kommt es zu Zuckungen des Muskels, zuweilen zu einer deutlichen Kontraktion der getroffenen Muskelpartie (*Rollets* idiomuskulärer Wulst). Selbst der Herzmuskel scheint durch Erschütterung beeinflußbar zu sein. So wies *Heitler* nach, daß energische, durch einige

[1]) Dies hat die Empirie schon die Kulturvölker des Altertums gelehrt. Seit den olympischen Spielen bis zu den sportlichen Wettkämpfen der Gegenwart wird von dieser Wirkung der Muskelmassage Gebrauch gemacht.

(2) Minuten fortgesetzte Beklopfung der Herzgegend den Tonus des der vorderen Thoraxwand sowohl während der Systole als auch während der Diastole anliegenden Herzmuskels *(L. Braun)* erhöhen, indem sie die Herzdämpfung verkleinern und den Puls verlangsamen, aber kräftigen, eine Tatsache, die schon den älteren schwedischen Gymnasten so wohlbekannt war, daß sie die Herzhackungen geradezu als die „Digitalis der Gymnastik“ bezeichneten *(Hasebroek)*. So hat *Astley-Lewin* in Stockholm auf Grund einer großen Statistik gezeigt, daß der abnorm frequente Puls (bei Herzfehlern) durch Erschütterung und Beklopfung der Herzgegend fast ausnahmslos (von 120 auf 90, selbst 75) verlangsamt und gleichzeitig voller und kräftiger wird. Daß auch die glatten Muskelfasern auf Erschütterungen reagieren, beweisen, wie *Zander* hervorhebt, die subjektiven Empfindungen des Patienten bei Erschütterung des Kreuzbeins; die Erschütterung erzeugt so kräftige Kontraktion der Muskeln des gefüllten Mastdarms oder der Blase, daß die Sphinkteren sich kräftig zusammenziehen müssen, um Ausstoßung des Inhaltes zu verhindern *(Hasebroek)*.

Schwieriger ist der Einfluß der Erschütterung auf die Nerven zu erklären. Mechanische Reize wirken nach *Landois* auf den Nerven, wenn sie mit einer gewissen Schnelligkeit eine Formveränderung der Nerventeilchen hervorrufen (Schlag, Druck, Quetschung etc.). Auf solche Reize reagieren sensible Nerven durch eine Schmerzempfindung, motorische Nerven durch eine Zuckung des von ihnen innervierten Muskels. Wir haben es daher auch bei der Erschütterung und Klopfung mit einer Reizwirkung zu tun, und zwar ist es der Druck, Stoß und Schlag der massierenden Hand, die bald auf die periphere Endausbreitung der Nerven, bald auf den ihr zugänglichen Nervenstamm einwirkt.

Drückt man einen Empfindungsnerv an seine Unterlage (Knochen) an, so wird ein unangenehmes Gefühl hervorgerufen, das sich bei Verstärkung des Druckes zum Schmerz steigert; das Schmerzgefühl wird aber erträglicher und kann vollständig verschwinden, wenn der Druck bedeutend gesteigert wird. Ebenso werden durch Druck auf einen Bewegungsnerv Kontraktionen in dem von ihm versorgten Muskel ausgelöst, die bei erheblicher Verstärkung des Druckes verschwinden.

Die Wirkung des mechanischen Reizes auf den Nerven erfolgt nach dem *Pflüger-Arndt*schen Nervenerregungsgesetze: „Schwache Reize fachen die Tätigkeit des Nerven an, mittelstarke fördern dieselbe, starke hemmen sie, stärkste heben sie auf.“ Selbstredend erfährt dieses Gesetz den kranken Nerven gegenüber eine wesentliche Modifikation. „Der Reiz, welcher eben stark genug ist, den gesunden Nerven zu vermehrter Tätigkeit anzuregen“ — bemerkt *Wolzendorff* — „hat bei dem in seiner

Erregbarkeit gesteigerten Nerven (*Arndts* einfaches Ermüdungsstadium) vielleicht schon den Wert eines starken oder gar stärksten Reizes und kann demgemäß die Erregbarkeit des Nerven hemmen oder, wenigstens zeitweilig, aufheben. Ist aber die Tätigkeit des Nerven herabgesetzt (*Arndts* Erschöpfungsstadium), dann können selbst starke Reize ohne Einfluß auf ihn sein."

Zederbaum hat nachgewiesen, daß die Nervendehnung, bei welcher das durch dieselbe verkleinerte Lumen der *Schwann*schen Scheide die Markscheide und den Achsenzylinder komprimiert, dem direkten Nervendruck gleichkommt. Die bisherigen Untersuchungen über den Einfluß der Dehnung auf die Reflexerregbarkeit des Nerven haben gezeigt, daß einmalige Dehnung Zunahme, wiederholte Dehnung Abnahme der Reflexerregbarkeit bedingt *(Tutschek)*, daß bei geringer Dehnung keine Veränderung zu beobachten ist, bei stärkerer Dehnung Abnahme bis Aufhebung der Erregbarkeit, die sich später wieder vollständig erholt *(Valentin* und *Schleich)*.

Die Anwendung dieser Erfahrungen auf die Nervenerschütterung wird daher im allgemeinen minder kräftige Manipulationen für die Erregung leistungsunfähiger (Anästhesien, resp. Lähmungen erzeugender) Nerven, relativ intensivere Formen der Erschütterung für die Beruhigung im Zustande der Erregung befindlicher (Neuralgien, bzw. Krämpfe hervorrufender) Nerven, also sowohl sensitiver als motorischer, erheischen, wobei jedoch, wie oben bemerkt, der Grad der Erregbarkeit des zu behandelnden Nerven berücksichtigt werden muß.

Von großer Bedeutung für die Gesamtwirkung lokaler Massage ist der Einfluß der Erschütterungen auf die Gefäßnerven.[1]) *Istomow* und *Tarchanow*[2]) haben in Übereinstimmung mit den Versuchen von *Grützner* und *Heidenhain* gezeigt, daß beim Menschen sehr schwache Reize die Vasokonstriktoren, stärkere Reize (nach rasch vorübergehender Konstriktorenreizung) die Vasodilatatoren erregen, letztere daher, da sie in den sensiblen Nerven sich finden, bei starker Reizung[3]) dieser miterregt werden. Dort, wo sowohl Vasodilatatoren als Vasokonstriktoren vorhanden sind, wie in den Extremitätsnervenstämmen, erregen in längeren Zwischenräumen erfolgende Reize die ersteren, mehr tetanisierende Reize die letzteren *(Goltz)*. Wir sind imstande, durch die mechanische Einwirkung auf die „depressorischen" Nerven (im Wege der sensiblen und gemischten Nerven) eine Erweiterung der Blutbahnen in dem er-

[1]) Wohl eine indirekte, dynamische Wirkung der Erschütterungen, die wir schon an dieser Stelle besprechen, um ein vollständiges Bild der physiologischen Wirkung dieses Handgriffes zu entwerfen.

[2]) Zitiert nach *Landois*.

[3]) Allzu starke Reize würden nach kurzer Hyperämie Lähmungserscheinungen und Verlangsamung des Blutstromes bewirken.

schütterten Körperteile[1]) hervorzurufen, mit anderen Worten, den ruhenden Teil in dieselben Zirkulationsverhältnisse zu versetzen, in welchen sich derselbe während der Arbeit befindet.

Diese künstliche Hyperämie trägt einerseits zur Resorption pathologischer Gewebselemente bei *(Kleen)*, andrerseits bedingt die Erzeugung künstlicher Hyperämie an einem bestimmten Körperteile naturgemäß Abnahme der Blutfüllung anderer Teile, so daß die lokal zuleitende Wirkung der Erschütterung sich letzteren Teilen gegenüber ableitend äußert.

Über den bisher nur vermuteten Einfluß der Erschütterungen auf die Sekretionsnerven geben uns Versuche Aufschluß, die *Colombo* publiziert hat.

Derselbe prüfte im Institute des Prof. *Marey* in Paris zunächst die durch Massage bewirkten Sekretionsveränderungen der Magenschleimhaut von Hunden, indem er den einer Magenfistel entströmenden Magensaft vor und nach der Mahlzeit auffing und genau untersuchte. Er fand, daß eine Magenerschütterung von 5 Minuten Dauer einen nur sehr geringen Einfluß auf die sekretorische Tätigkeit des Magens ausübt, während eine etwa 15 Minuten andauernde Magenmassage die Schleimhaut zu bedeutender sekretorischer Funktion anregt. Über diese Zeit hinaus wird die Salzsäure- und Pepsinproduktion nicht mehr gesteigert, sondern es kommt zu reichlicher Schleim- und Serumbildung, welche den Magensaft verdünnt. Die Gallensekretion erfuhr durch Streichung der Lebergegend und Knetung des unteren Leberrandes in der Dauer von 10 Minuten keine nennenswerte Beeinflussung; hingegen erzielte *Colombo* durch ebenso lange währende Erschütterung der Leber eine bedeutende Sekretionsvermehrung; auch erwies sich die Galle cholestearin- und gallensalzhaltiger als de norma. Die Sekretion der Speicheldrüsen wurde schon durch eine Erschütterungsmassage von 5 Minuten Dauer angeregt und erreichte das Maximum nach 10 Minuten. Dabei zeigte der Speichel dieselbe Beschaffenheit wie nach Reizung der Chorda tympani; er war klar, hell, wässerig und stark alkalisch. Die Sekretion der erschütterten Niere erfuhr schon nach 10 Minuten eine beträchtliche Steigerung; der Harn war heller und von geringerem spezifischen Gewichte als der von der anderen Niere sezernierte. Auch der nur kurze Zeit massierte Testikel sezernierte nahezu doppelt soviel Sekret wie der nicht massierte, doch blieb die Zahl der Spermatozoen fast die gleiche; nur Wasser, Chlornatrium und phosphorsaures Spermatin bedingten die Zunahme des Sekretes. Eine gleiche sekretionssteigernde Wirkung der Massage, zumal der Erschütterungen, konnte *Colombo* an den Tränen- und Schweißdrüsen wahrnehmen. Auf Grund dieser Resultate gelangt *Colombo* zu dem Schlusse, daß die Massage ein die sekretorische Tätigkeit der Drüsenzellen mächtig anregendes Agens darstellt. Die durch sie veranlaßte Vermehrung des Blutzuflusses zu den Zellen bedinge auch eine reichliche Serumfiltration.

---

[1]) Daß es sich hierbei um „vasomotorische" Reizung handelt, beweist die Beobachtung, nach welcher bei Erschütterung z. B. einer Planta pedis eines an kalten Füßen leidenden Individuums die Haut beider Füße sich erwärmt *(Kleen)*.

Die Beeinflussung der bisher so wenig erforschten trophischen Nerven durch mechanische Handgriffe ist uns vollständig unbekannt.

Erschütterungen und Klopfungen üben einen (dosierbaren) Reiz auf willkürliche und unwillkürliche Muskeln und auf Nerven aus, welcher bei ersteren Kontraktionen, bei letzteren — je nach seiner Intensität — Steigerung oder Herabsetzung ihres Erregungszustandes bewirkt. Die Reizwirkung scheint sich nicht nur auf die periphere Endausbreitung und den Stamm sensibler, motorischer und gemischter Nerven zu beschränken, sondern auch die Sekretionsnerven zu beeinflussen und Erregung der Gefäßnerven zu bedingen.

* * *

Die mechanische und dynamische physiologische Wirkung der einzelnen Handgriffe — eine Wirkung, die wir, wenn wir vom grobmechanischen Effekte der Massage (Mobilisierung adhärenter Gewebsteile) absehen, mit den Worten Resorption und Reizung zu charakterisieren vermögen — macht sich, je nachdem bei der lokalen Behandlung der verschiedenen Körperteile der eine oder andere Handgriff prävaliert, in verschiedener, der Indikation Rechnung tragender Weise geltend. Bei der Halsmassage ist es die Streichung, welche den depletorischen Einfluß der Methode bedingt, bei der Bauchmassage, deren physiologische Wirkung im speziellen Teile des Buches einer eingehenden Würdigung unterzogen wird, vornehmlich die Knetung, deren Einfluß auf die quergestreifte und glatte Muskelfaser, zum Teil auch die Erschütterung, deren Effekt auf Gefäß- und Sekretionsnerven zur Erzielung der beabsichtigten Wirkung auf Bauchdecken und Darm herangezogen wird. Die Erschütterung in Form kräftig-elastischer Klopfung spielt auch bei der Herzmassage die wichtigste Rolle. Bei der mechanischen Behandlung der Extremitäten werden, falls es sich um Begünstigung der Resorption von Entzündungsprodukten oder Blutaustritten handelt, die Reibung und Streichung, wo Kräftigung der Muskulatur angezeigt ist, die Knetung und Klopfung, wo eine Einwirkung auf die nervösen Elemente beabsichtigt ist, die zahlreichen Formen der Erschütterung in den Vordergrund treten, mit Rücksicht auf die mannigfaltigen Wechselbeziehungen aber, die zwischen den einzelnen Handgriffen bestehen, auch den übrigen Handgriffen Raum gönnen.

Die Vereinigung aller genannten Handgriffe in ihrer durch die einzelnen Körperregionen gebotenen Modifikation zur allgemeinen Körpermassage gestattet, die mittelbare Wirkung der Massage auf den Organismus zu untersuchen.

II. Allgemeine (dynamische) Wirkung.

Wie eingangs dieses Kapitels hervorgehoben, ist die Untersuchung der Beeinflussung des Gesamtorganismus durch die Massage bisher kaum über die ersten Anfänge hinaus gediehen. *Zabludowski, Gopadse, Keller, Kijanowski* und *Bum,* welche den Einfluß der allgemeinen Körpermassage auf den Stoffwechsel des gesunden Menschen prüften, gelangten zu widersprechenden Resultaten; immerhin zeigte die überwiegende Mehrzahl der Versuchspersonen Vermehrung der Stickstoffausscheidung während der Massageperiode. *Bendix* hat sehr exakte Versuche über diesen Gegenstand an drei im Stickstoffgleichgewichte gehaltenen Individuen (einem Manne, einem Weibe und einem Kinde) unternommen, welche übereinstimmend Vermehrung der Stickstoffausscheidung während der Massageperiode ergaben. Die Wirkung ist, wie *Bendix* hervorhebt, eine Folge der beschleunigten Zirkulation, welche die Zellen zu energischerer Tätigkeit anregt und die Steigerung des Eiweißzerfalles und des Stoffumsatzes begünstigt. Dabei machte sich die sehr bemerkenswerte Tatsache geltend, daß der Organismus eines Erwachsenen geraume Zeit (mindestens 4 Tage), der kindliche Organismus noch länger (8 Tage) braucht, um den Effekt der ersten Massage einzubüßen, d. h. die Werte wiederzuerlangen, die er im Ruhezustande hatte. Diese Nachwirkung scheint sich im übrigen bei weiteren Massageperioden abzuschwächen. Die Versuche (am Kinde) zeigten ferner, daß die durch den Kot ausgeschiedene Fettmenge durch Massage sehr erheblich herabgesetzt wird, ein Beweis für die durch die Massage verbesserte Resorption im Intestinaltraktus. Auch die Stickstoffausscheidung durch die Fäzes war während der Massage gesteigert, eine Erscheinung, die zum großen Teile auf die Begünstigung der Ausscheidung der Verdauungssäfte durch die Bauchmassage zurückzuführen ist.

Weiters konnte *Bendix* gleich früheren Beobachtern *(Bum, Polubinski, Hirschberg)* eine Steigerung der Diurese um 12—60% während der Massageperiode jedes einzelnen Versuches feststellen. Diese Beobachtungen stehen in vollem Einklange mit von mir vor Jahren ausgeführten zahlreichen Tierversuchen über den Einfluß der Massage auf die Harnsekretion, welche ausnahmslos eine die Diurese begünstigende Wirkung der Massage ergaben und zeigten, daß die Ursache für die harnerregende Wirkung der Massage in Stoffen zu suchen ist, die während der Massage aus der Muskulatur in den Kreislauf gebracht werden.

Die Versuche wurden in Prof. *v. Baschs* Laboratorium an kurarisierten und künstlich geatmeten größeren Hunden angestellt; der Harn wurde direkt aus den Ureteren aufgefangen und die Sekretionsgeschwindigkeit (= der Menge des in der Zeiteinheit ausfließenden Harnes) graphisch dargestellt. 0·021 Ccm. Harn konnten noch mit Sicherheit gemessen werden. Die Fundamentalversuche ergaben regelmäßige Steigerung der Harnsekretion während der Massage um das $1^{1}/_{2}$—8fache der Sekretion in der Massagepause, und zwar unabhängig von der Sekretionstüchtigkeit des Tieres. Behufs Eruierung der Ursachen dieser Wirkung der Massage der Hinterbeine der Versuchstiere mußte wohl zunächst daran gedacht werden, daß die Steigerung der Harnsekretion möglicherweise dadurch bewirkt werde, daß das in den Hinterextremitäten, resp. in der Muskulatur derselben enthaltene Blut oder die darin enthaltene Lymphe, oder etwa andere, nicht näher zu bezeichnende Stoffe, die in den Muskeln enthalten sind, zunächst durch die Massage ausgepreßt werden. Diese ausgepreßten Stoffe können mit dem Blute und der Lymphe der unteren Extremitäten in den großen Kreislauf geraten und zur Vermehrung der Harnsekretion Anlaß geben. Um nun zu prüfen, ob diese Annahme zutrifft, wurden zunächst die Hinterextremitäten dadurch blutleer gemacht, daß ich die Aorta oberhalb des Abganges der beiden Iliacae communes ligierte und nun untersuchte, wie während der Abschnürung der arteriellen Gefäße, also bei gehindertem Blutzutritt zu den unteren Extremitäten, die Massage wirke. Die Versuche dieser Reihe ergaben, daß die harntreibende Wirkung der Massage durch die Abschneidung der Blutzufuhr zu den massierten Teilen nicht beeinträchtigt wird. — In der folgenden Versuchsreihe wurde nebst der Aorta descendens auch die Vena cava inferior zeitweise ligiert und beobachtet, daß bei vollständigem Abschlusse des Gefäßsystems nach beiden Seiten hin die Harnsekretion, wie nicht anders zu erwarten, wohl nicht unterdrückt wird, die Massage jedoch vollständig wirkungslos bleibt. Da die Ligatur der Arterien erst dann die harntreibende Wirkung der Massage aufhebt, wenn zugleich auch die das Blut abführenden Venen verschlossen werden, so folgt zunächst daraus, daß dem Blutreste, der nach Ligatur der Arterien in den hinteren Extremitäten zurückbleibt, ein Anteil an der Vermehrung der Harnsekretion während der Massage zufällt, es folgt ferner hieraus, daß das Offenbleiben der Venen eine unerläßliche Bedingung für den Effekt der Massage darstellt.

Weiters wurden Versuche angestellt, in denen bloß die Ligatur der Vena cava ascendens vorgenommen wurde. Diese Versuche lehrten, daß die Massage, welche bei offener Vene die Harnsekretion verdoppelte und verdreifachte, bei demselben Versuchstiere in dem Augenblicke wirkungslos blieb, in welchem die Hohlvene unterbunden wurde. — Um den Anteil der ausgepreßten Lymphe an der Steigerung der Diurese zu untersuchen, wurde in weiteren Versuchen die Vena cava an der Ligaturstelle sorgfältig aus ihrer Scheide gelöst, ihre Wand isoliert und dann erst die Fadenschlinge mit dem Ligaturstäbchen um die Vene gelegt, in einem weiteren Versuche bloß der Ductus thoracicus unterbunden. Im ersten Falle unterschied sich das Versuchsresultat in nichts von den Ergebnissen jener Versuche, in welchen die Lymphgefäße von der Ligatur mit konstringiert worden waren, im letzteren Falle war die Massagewirkung trotz der Ausschaltung des Lymphstromes in keiner Weise alteriert. Es bleibt daher nur die Annahme übrig, daß das aus den Venen in den Kreislauf gelangende Blut harntreibend wirkt. — Um zu eruieren, ob es die Quantität oder die Qualität des venösen Blutes ist, welcher die Wirkung der Massage auf die Harnsekretion zugrunde liegt, wurde geprüft, wie sich der Effekt der Massage gestaltet, wenn abwechselnd ruhende, tetanisierte und ermüdete Muskeln massiert werden, und gefunden, daß Massage ermüdeter Muskeln sich wirksamer erweist als die Massage ausgeruhter Muskulatur. Der früher aufgestellte Satz kann dahin erweitert werden, daß die Qualität des durch zentripetale Massage auf dem Wege der Venen in den Kreislauf beförderten Blutes es ist, welche die harntreibende Wirkung der Massage bedingt. — Schließlich wurde, um die Nervenerregung und deren Einfluß auf die Nieren auszuscheiden, die Splanchnikusdurchschneidung vorgenommen, welche nach *Gärtner* wie die mechanische Isolierung der Niere von ihren Nerven durch Ausschälung aus ihrer Kapsel wirkt. Die in dieser Weise angestellten Versuche ergaben Steigerung der Harnsekretion während der Massage um das $2^1/_2$—5fache.

Le Marinel hat diese Versuche wiederholt und dieselben Resultate erhalten. Blutdrucksteigerung durch die Massage (es konnten aus versuchstechnischen Gründen bloß die Hinterbeine der Versuchstiere massiert werden) wurde nur in der Minderzahl der Versuche und in sehr geringer Höhe beobachtet.[1])

Direkte Untersuchungen über den Einfluß mechanischer Reize auf das Vasomotorenzentrum und damit auf den Blutdruck liegen gleichfalls vor.

Brunton und *Tunnicliffe* sahen bei Hunden und Katzen den Blutdruck unmittelbar nach Beginn der Muskelknetung ansteigen, dann wieder abnehmen und nach Aufhören der Massage erheblich absinken.

Kleen, der bei seinen an Kaninchen ausgeführten Versuchen die Haut von der Muskelreizung trennte, indem er die Haut eines Beines des Versuchstieres ablöste, jedoch im Zusammenhang mit der übrigen Haut beließ und nun bald Hautreize, bald Muskelreize (an den von der Haut entblößten Muskeln) anwandte, konnte feststellen, daß die reine mechanische Muskelreizung von beliebiger Stärke stets und unmittelbar eine schnell (in 10—30 Sekunden) vorübergehende Herabsetzung des Druckes bewirkt, welche nach Ablauf dieser Zeit auf ihr früheres Niveau zurückkehrt. Damit ging Pulsverlangsamung einher. Die reine Hautreizung von beliebiger Stärke hatte immer und unmittelbar eine ziemlich lange anhaltende Drucksteigerung zur Folge, welche später auf das Niveau vor der Reizung zurückging. Die Pulsfrequenz wurde durch Hautreizung ungleichmäßig beeinflußt; es trat bald eine Beschleunigung, bald eine auf deutlichem Vagusreflex beruhende Verlangsamung des Pulses mit hoher Welle ein.

Aus diesen Versuchen, namentlich aus *Kleens* gründlichen Untersuchungen, geht hervor, daß jene Handgriffe der Massage, welche, wie oberflächliche Streichung, Reibung und leichte Erschütterung, zunächst Hautreize setzen, drucksteigernd, die auf die Muskulatur wirkenden Handgriffe wie Muskelknetung, kräftigere Erschütterung und Klopfung, druckherabsetzend wirken dürften, eine Annahme, welcher die klinische Erfahrung bezüglich der Beeinflussung von Zirkulationsstörungen durch Massagehandgriffe durchaus nicht widerspricht (s. Kap. IX).

---

[1]) Ich hebe dies ausdrücklich hervor, weil Anhänger der *Ludwig*schen Sekretionstheorie in einer eventuellen Steigerung des Blutdruckes die Ursache der Steigerung der Diurese erblicken könnten.

Bei dem Interesse, welches die moderne Therapie, zumal der Neurosen (s. spezieller Teil), den Erschütterungen des ganzen Körpers entgegenbringt, verdienen Untersuchungen Beachtung, die *Bechterew* und *Tschigajew* über den Einfluß der durch Stimmgabelschwingungen hervorgerufenen Körpererschütterungen auf den Organismus mittelst eines vom Prinzen Alexander von Oldenburg konstruierten Apparates angestellt haben.

Der Apparat repräsentiert einen nach oben offenen Kasten in Form eines Tisches, an dessen unterer Fläche zwei große, mit Elektromagneten versehene und durch Akkumulatoren in Tätigkeit zu setzende Stimmgabeln befestigt sind. In Tätigkeit gesetzt, teilen die Stimmgabeln ihre Schwingungen der Oberfläche des Tisches mit, welche „wellenförmige, gleichmäßige, unsichtbare, dem auf dem Tische Sitzenden oder Liegenden jedoch äußerst deutlich fühlbare, den ganzen Körper in gleichmäßige Erschütterung setzende Vibrationen" ausführt. Die an mehreren gesunden Individuen durch 15—20 Minuten ausgeführten Vibrationen ergaben in der Mehrzahl der Fälle Erweiterung der Pupillen, ungleichmäßige Einwirkung auf Pulsfrequenz und Respiration, ausnahmslos Blutdrucksteigerung, Sinken der Temperatur in der Achselhöhle, im Ohr und auf der Haut, Erhöhung derselben in recto, Herabsetzung der Wärmeausstrahlung, sowie der Tast- und Schmerzempfindlichkeit der Haut, gegen Schluß der Sitzung bei vielen Individuen Somnolenz.

Während *Bechterew* und *Tschigajew* auch nicht den Versuch machen, die Wirkung der Körpererschütterungen zu erklären, gelangt *Hasebroek*, der Untersuchungen über den Einfluß der Erschütterungen auf das Zirkulationssystem, auf Arterienspannung und Blutdruck, sowie auf die Respiration mittelst der *Zander*schen Erschütterungsapparate angestellt hat, zu Ergebnissen, die eine eingehendere Würdigung seiner Untersuchungen rechtfertigen.

Die Untersuchung der Pulskurve wurde mittelst des *Linderoth*schen Federsphygmographen sorgfältigst vorgenommen. Während Unterleibshackung ohne Wirkung blieb, erzielten Rückenerschütterung und -Klopfung, sowie Erschütterungen im Reitsitz in der Dauer von 2—3 Minuten ausnahmslos Abnahme der Pulsfrequenz, vasomotorische Erhöhung der Arterienspannung, Erhöhung des Tonus der Herzmuskulatur (?) und Steigerung des Blutdruckes. Zur Deutung dieser Resultate zieht *Hasebroek* seine Ergebnisse der Prüfung der CO_2-Ausscheidung bei Erschütterung der Rücken- und Lendenwirbel, der Rückenhackung, Unterleibsklopfung und Erschütterung im Reitsitz herbei. Diese Versuche ergaben eine ziemlich bedeutende Verminderung der CO_2 in der Ausatmungsluft während der 3 Minuten dauernden Rückenhackung. Rücken- und Reiterschütterung zeigten Einfluß in gleichem Sinne erst 5 Minuten nach ihrer Applikation; Unterleibshackung hatte keinen Einfluß auf die CO_2-Abgabe. Wie Kontrollversuche lehrten, beruhte die Verminderung der CO_2 in der Ausatmungsluft nicht etwa auf einer Vertiefung der Atemzüge. Diese Resultate scheinen nun in direktem Widerspruche zu der bekannten *Fleischl*schen Theorie der Wirkung der Erschütterung auf das Blut zu stehen („durch die dem arteriellen Blute vom linken Ventrikel erteilte

Erschütterung wird der Sauerstoff erst aus dem Oxyhämoglobin freigemacht, d. h. geeignet, Oxydationen zu verrichten"), die bei mechanischen Einwirkungen auf den Thorax (z. B. Rückenerschütterung) erfolgen dürfte. Behufs Klärung dieses scheinbaren Widerspruches stellte *Hasebroek* eine Reihe von Untersuchungen zur Beantwortung der Frage an, ob die Erschütterungen eine veränderte Ausscheidung in den Lungen bedingen; denn eine Verringerung der CO_2-Produktion war bei der Kürze der Versuche, welche die Arbeit des Körpers nicht verändert, a priori nicht anzunehmen. Diese Untersuchungsreihe zeigte nun, daß alle jene mechanischen Eingriffe, welche die CO_2-Abgabe vermindern, die vitale Lungenkapazität erhöhen; vergrößert sich die Kapazität der Lunge, so muß der CO_2-Gehalt der Exspirationsluft etwas sinken, doch können die großen Differenzen der Fundamentalversuche dadurch nicht erklärt werden. Wohl aber lassen sich dieselben sowohl wie die Befunde am Zirkulationsorgane sehr gut durch die infolge der Thorax-(respektive Lungen-)Erschütterung auftretende Kohlensäureretention erklären, welche die Erscheinungen der Pulsverlangsamung, der vasomotorischen Erregung der kleinen Arterien und mit dieser der Blutdrucksteigerung bewirkt. Diese Erklärung gewinnt breiteren Boden durch den Hinweis auf die Tatsache, daß nur jene mechanischen Einwirkungen, welche Erschütterung der Lunge hervorrufen, den von *Hasebroek* festgestellten Einfluß auf CO_2-Retention und damit auf die Zirkulationsorgane nehmen. Kurz resümiert, betrachtet *Hasebroek* weder die direkte Vagusreizung, noch die reflektorische, von den sensitiven Hautnerven aus erfolgende Wirkung auf die Vasomotoren, sondern die durch Erschütterung der Lunge bewirkte Kohlensäureretention im Organismus als die Ursache des pulsverlangsamenden, blutdrucksteigernden Einflusses der Thoraxerschütterung. „Es scheint mir — sagt *Hasebroek* — daher die Ansicht nicht unberechtigt und weiterer Prüfung wert zu sein, daß, indem wir mittelst der Erschütterungen es zu einer Kohlensäureretention bringen können, wir eine therapeutische Wirkung auf die Zirkulationsorgane ausüben durch ein Mittel, welches, wie die Digitalis, zentral wirkt und welches physiologisch ganz besonders Berechtigung dazu haben muß. Dadurch, daß nur eine vorübergehende Einwirkung der Kohlensäure stattfindet — die Retention gleicht sich bald wieder aus — ist die Einwirkung vollkommen unschädlich."

Aus neuerer Zeit datieren umfassende Versuche, die *Romanc* über den Einfluß der Bauchmassage auf das Herz und den Blutdruck angestellt hat.

Während sehr kräftige, kurz (3 Minuten) währende Manipulation (bei Meerschweinchen) die Effekte des *Goltz*schen Klopfversuches — Anämie des Herzens — erzeugte, bewirkte leichte Bauchmassage bei Meerschweinchen Aufblähung der Ventrikel, Verlangsamung ihrer Kontraktionen, selbst Herzstillstand. Der Kapillarkreislauf in den Interdigitalhäuten der Hinterpfoten wird verlangsamt, sistiert zuweilen unter Gefäßerweiterung während der Massage und wird enorm beschleunigt während der Massagepausen und nach der Massagesitzung. Während der Massage des Unterleibes der Kaninchen war Blutdrucksteigerung zu beobachten. Bei Hunden zeigte sich bei kräftiger Massage tetanusartige Herzkontraktion, gefolgt von bedeutender Verlangsamung der Herztätigkeit und gleichzeitiger Blutdrucksteigerung.

Plethysmographische Messungen am Menschen während der Bauchmassage (zirkulare Friktionen, leichte Kompression und Erschütterung) ergaben als minimales Resultat eine Vasokonstriktion der Fingerkapillaren, nach der Massage als Maximalresultat Vasodilatation dieser Gefäße und erhebliche Zunahme der kapillaren Gefäßspannung.

Bemerkenswert ist die Beobachtung *Ekgrens*, der eine erhebliche Zunahme der Leukozyten überhaupt und speziell des Prozentgehaltes an multinukleären Leukozyten und eine dementsprechende Abnahme der uninukleären Elemente nach allgemeiner Massage, zumal aber nach Abdominalmassage konstatieren konnte. Die Vermehrung trat schon nach 10 Minuten ein, wurde nur ausnahmsweise nach 20—25 Minuten stärker, um später allmählich zu verschwinden.

Der Einfluß der Massage auf die Blutverteilung macht sich, wie oben erwähnt, in besonders prägnanter Weise bei der Halsmassage geltend, deren Effekt in Entlastung des Schädels von venösem Blute zu erblicken ist und der sich z. B. im schlafmachenden Einflusse der Massage der Halsregion *(Naumann)* äußert.

Den Einfluß der allgemeinen Massage auf die Körpertemperatur hat *Eccles* eingehend geprüft.

Vier Stunden nach der Hauptmahlzeit wurde die Versuchsperson durch 30—45 Minuten allgemeiner Körpermassage unterzogen. Zur Registrierung der Körpertemperatur wurde ein Thermometer in die Achselhöhle, ein zweites auf die Hautoberfläche, ein drittes in das Rektum appliziert. Die durch 18 Monate fortgesetzten Untersuchungen ergaben bei Massage des Rumpfes und der Extremitäten Steigerung der Temperatur der Körperoberfläche, Sinken der Rektaltemperatur. Bauchmassage bewirkte umgekehrt Erhöhung der Mastdarmtemperatur und Sinken der Hautwärme auf der Körperoberfläche und in der Achselhöhle, wirkte daher ganz im Sinne der oben angeführten Vibrationen des ganzen Körpers *(Bechterew-Tschigajew)*. Die Massage der Extremitäten bewirkte Verminderung der Pulsfrequenz und Steigerung der Arterienspannung, Bauchmassage gleichfalls Herabsetzung der Pulsfrequenz, ferner zunächst Steigerung, dann Verminderung des Blutdruckes.

* * *

Resümieren wir die bisher bekannten Ergebnisse verläßlicher Untersuchungen über die dynamische Wirkung der Massage, so lassen sich dieselben in zwei Sätzen wiedergeben:

1. Allgemeine Körpermassage begünstigt den Stoffwechsel; sie befördert die Stickstoffausscheidung sowie die Resorption im Intestinaltraktus und steigert die Diurese.

2. Erschütterungen des Körpers (sowie nicht allzu kräftige Bauchmassage) wirken blutdrucksteigernd[1]); Thoraxerschütterung beeinflußt die Zirkulation in günstigem Sinne.

---

[1]) Der blutdrucksteigernde Effekt der Abdominalmassage wird in der experimentellen Physiologie *(Romberg, Pässler, Müller, Bruhns)* als Reagens für die Herzkraft des Versuchstieres verwendet.

KAPITEL VI.

Physiologische Wirkung der Gymnastik.

Die Untersuchungen über die lokale und allgemeine physiologische Wirkung der Gymnastik sind nicht gerade zahlreich; die geringe Neigung, dieses weite Gebiet auf experimentellem Wege zu erforschen, ist einerseits auf die Schwierigkeit genauer Dosierung des hier in Betracht kommenden therapeutischen Agens zurückzuführen — ein Übelstand, der durch die Apparate von *Herz* und von *Zander* zum Teil beseitigt ist —, andrerseits erschien wohl ein eingehendes Studium des Effektes heilgymnastischer Behandlung auf Muskel und Gelenk im Hinblick auf die sicht- und meßbare lokale Wirkung dieser Heilmethode überflüssig. Wer die Ergebnisse bisheriger Arbeit über den Einfluß der Bewegungen auf den Organismus verfolgt, wird dieser Anschauung nicht beipflichten.

I. Lokalwirkung der Gymnastik.

Die Objekte lokal-gymnastischer Behandlung sind die Muskeln und Gelenke, zumal der Extremitäten. Jener Chirurg, der es als einzige Aufgabe der Frakturbehandlung betrachtet, den frakturierten Knochen zu fixieren, ohne die Schädigung zu berücksichtigen, welcher die Muskeln und Gelenke des immobilisierten Gliedes ausgesetzt sind, hat reiche Gelegenheit, den deletären Einfluß der Ruhe auf Muskel und Gelenk zu studieren. Wir wissen, daß der ruhiggestellte Muskel auch dann in seiner Ernährung leidet, atrophiert, wenn der die Extremität umhüllende Verband die Blutzufuhr nicht behindert, daß es somit der Bewegungsmangel ist, der das Schwinden der Muskelelemente bedingt; wir können — und *Reyher* hat dies experimentell nachgewiesen — beobachten, daß gesunde, zu längerer Untätigkeit verurteilte Gelenke infolge Muskelverkürzung, Retraktion der Kapseln und Bänder und Ernährungsstörungen der Knorpel gebrauchsunfähig werden; wir sehen schließlich, daß mit der Beseitigung der Immobilisierung in vielen Fällen eine spontane Restitution der Muskel- und Gelenkfunktion durchaus nicht erfolgt, daß vielmehr, falls eine solche überhaupt noch möglich ist, die Schäden, welche die Ruhe verursacht hat, nur durch länger dauernde methodische Bewegung beseitigt werden können.

Für den Muskel ist Ruhe Tod, Bewegung Leben. Die Muskelfaser bedarf der Übung, nicht nur um zu erstarken, sondern auch um nicht abzunehmen. In welcher Weise der günstige Einfluß der Bewegung auf den Muskel wirkt, können wir aus der Tatsache vermuten, daß der arbeitende Muskel blutreicher ist als der ruhende (*Chauveau* und *Kauffmann* maßen bei physiologischer Muskeltätigkeit das 3—5fache, bei maximaler Muskelarbeit das 7—10fache der Blutmenge des ruhenden Muskels; aus der durchschnittenen Vene des arbeitenden Muskels fließt das Blut rascher als im Ruhezustande des Muskels), daß somit die Ernährung des Muskels durch seine Kontraktion befördert wird. Daß diese Wirkung der Arbeit auf den Muskel eine unmittelbare, nicht etwa durch den (unten zu besprechenden) günstigen Einfluß von Muskelarbeit auf den Gesamtorganismus bedingte ist, beweist die tägliche Erfahrung, die uns zeigt, daß Muskelgruppen, die sehr häufig größere Arbeit leisten müssen, geradezu hypertrophieren (Beugemuskulatur des Oberarmes bei Ruderern, Wadenmuskulatur der Tänzerinnen etc.). *John Reid* hat gefunden, daß Muskeln, welche ihrer Nerven beraubt wurden, leistungsfähig erhalten werden können, wenn sie in hinreichend kurzen Intervallen durch den elektrischen Strom zur Kontraktion gebracht werden.

Die Muskelphysiologie lehrt uns, daß der lebende, mit dem Organismus im Zusammenhang stehende Muskel nur dann übungsfähig ist, wenn ihm, mag er noch so ermüdet sein, eine gewisse „Reservekraft" innewohnt; ein zweites Moment, das für die Wirksamkeit, ja für die Möglichkeit der Anwendung der Gymnastik entscheidend ist, besteht in dem Vorhandensein eines Impulses für die Kontraktion des Muskels. Die Leitungsbahnen zwischen Gehirn und Muskelnerv müssen intakt sein. Gelähmte Muskeln können wohl mechanisch und elektrisch, niemals aber auf dem Wege der Gymnastik zur Kontraktion gebracht werden, denn die Gymnastik stellt lediglich eine methodische Nachahmung der physiologischen Bewegung dar.

Die Physiologie hat es versucht, der Frage der histologischen und chemischen Veränderungen nahezutreten, welche die Muskeln durch Übung erfahren. In ersterer Beziehung ist die Beobachtung verwertbar, daß die Muskeln des Arbeitsviehes dickere Muskelbündel und gröberes Sarkolemm besitzen als die des Mastviehes (nutritive Reizung *Virchows*), und daß andrerseits in den durch Nichtgebrauch schwindenden Muskeln, wie bei der progressiven Atrophie, die histologischen Zeichen der Atrophie (Kernvermehrung, meßbare Querschnittabnahme, fettige Metamorphose) auftreten. Die chemischen Veränderungen im arbeitenden Muskel bestehen im Mehrverbrauch an Sauerstoff und Mehrbildung von CO_2 („das Blut fließt dunkler aus tetanischen als aus ruhenden Muskeln", *Du Bois-Reymond)*, in Zunahme des Wassergehaltes und der durch Alkohol extrahierbaren Stoffe bei Abnahme der durch Wasser ausziehbaren Substanzen (Mehrverbrauch des Glykogens bei der Muskelkontraktion? *Helmholtz)* und Steigerung des Kreatingehaltes *(Liebig)* bei Gleichbleiben des Eiweißgehaltes. *Du Bois-Reymond* endlich verdanken wir die Beobachtung, daß die schwach alkalische Reaktion des ruhenden Muskels während der Arbeit in saure Reaktion übergeht.

Bei der spärlichen Ausbeute der bisherigen Untersuchungen über den Einfluß der Kontraktion auf Struktur und Chemismus der Muskelfaser ist lediglich die Tatsache der unter dem Einflusse eines gesteigerten, zumal auf erhöhter Oxydation stickstofffreier Substanzen beruhenden Stoffwechsels vor sich gehenden, also nutritiven Hypertrophie der Muskelfaser durch Übung verwertbar. Dieselbe ist für jedes Individuum begrenzt, und scheint — nach *Du Bois-Reymond* — diese Grenze erreicht zu sein, wenn die subjektiven Muskelgefühle (als „Turnschmerzen" nach größeren Muskelanstrengungen — auch nach passiver Muskelübung in Form der Muskelknetung — bekannt) bei Wiederaufnahme von Muskelübungen selbst nach längerer Arbeitspause nicht mehr auftreten.

Analoga für den Einfluß der Übung auf die quergestreifte Muskelfaser finden sich, wie *Du Bois-Reymond* in seiner klassischen Rede „Über die Übung" nachweist, an den glatten Muskelfasern der Organe (Hypertrophie der Blasen- und Pylorusmuskulatur bei Zunahme der Widerstände) wie der Haut („Kalte Waschungen und Bäder sind Turnen der glatten Hautmuskeln"); die Schwielenbildung an den dem Druck, der Reibung, der Berührung heißer Gegenstände etc. ausgesetzten Hautstellen ist als Übung des Horngewebes, das Auftreten des Reit- und Exerzierknochens als Übung des Bindegewebes zu deuten. Hierher gehört auch die Steigerung der Leistungsfähigkeit der Drüsen durch Übung, zumal durch entsprechenden Wechsel von Ruhe und Tätigkeit (Versiegen der Milchproduktion der Brustdrüse nicht stillender Frauen).

Als Muskelübung sind daher die aktiven Bewegungen aufzufassen, welche berufen sind, einerseits die Integrität der Muskulatur zu erhalten, also prophylaktisch der Abnahme der Muskulatur vorzubeugen, andrerseits die Gesamtmuskulatur oder einzelne Muskelgruppen zu kräftigen. Damit hat die Muskelgymnastik die Brücke zwischen diätetischer und therapeutischer Wirkung überschritten. Jenseits derselben, also auf rein therapeutischem Boden, zumal dort, wo es gilt, einzelne, durch längeren Übungsmangel atrophierte Muskeln oder Muskelgruppen zu kräftigen und denselben die frühere Leistungsfähigkeit wiederzugeben, werden die aktiven Bewegungen[1]) durch Einschaltung von Widerständen in ihrer Wirkung erheblich verstärkt. Die Widerstandsbewegungen (s. pag. 59) ermöglichen es ferner, eklektisch, bezüglich der zu übenden Muskelgruppen gleichsam individualisierend, vorzugehen und in jeder Stellung

[1]) Die aktiven Bewegungen, welche die sogenannte „Zimmergymnastik" konstituieren, sind daher nicht als Therapie aufzufassen, weil sie nicht oder doch nur sehr unvollkommen dosierbar sind. Tatsächlich werden sie in praxi entweder zu schwach, zu wenig oft oder in zu langsamem Tempo vorgenommen und sind dann wirkungslos, oder sie werden in jeder Hinsicht übertrieben. Die üblen Folgen des „Zuviel" kann man gegenwärtig bei den enthusiastischen Anhängern der Gymnastik nach *Müller* und seinen zahlreichen Konkurrenten täglich beobachten.

des betreffenden Körperteiles nur jene Muskeln zur Kontraktion zu bringen, welche der heilgymnastischen Behandlung unterzogen werden sollen.[1])

Das zweite, hier in Betracht kommende Moment ist die Möglichkeit, durch korrekt ausgeführte Widerstandsbewegungen die Antagonisten des zu übenden Muskels außer Funktion zu setzen.[2]) Wir verdanken *O. Thilo* folgende leicht verständliche Darstellung der hier obwaltenden physikalischen Verhältnisse:

Jede Bewegung unserer Gliedmaßen erfolgt durch Zusammenwirken zweier, einander entgegengesetzter Muskelgruppen. So erfolgt z. B. Dorsal- und Plantarflexion des Fußes durch Zusammenwirkung der Dorsal- und Plantarflektoren, welche die Gelenkenden der bewegten Knochen gegen einander ziehen und einen Druck erzeugen, der gleich ist der Zugkraft der Dorsalflektoren + der Zugkraft der Plantarflektoren. Schalten wir nun durch Anwendung einer äußeren Kraft eine dieser Muskelgruppen aus, so wird hierdurch auch ein Teil jenes Druckes ausgeschaltet, den der Zug dieser Muskelgruppe bewirkt hat.

Fig. 64.

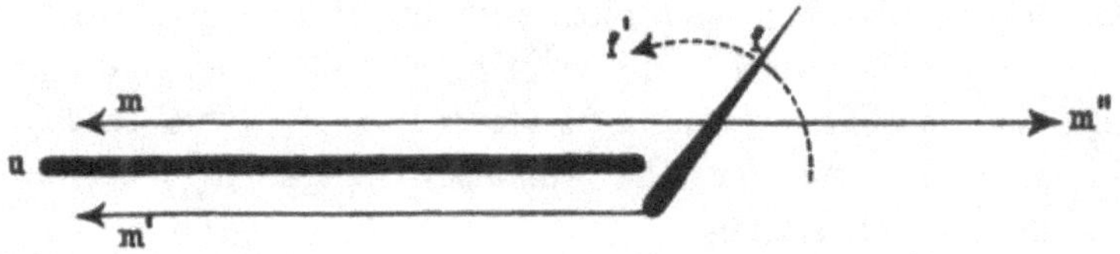

In der schematischen Fig. 64 bezeichnet u den Unterschenkel, f den Fuß, m die Dorsalflektoren, m' die Plantarflektoren des Fußes, m'' die in der Pfeilrichtung wirkende äußere Kraft. Bei Bewegungen durch die Züge der Muskeln m und m' erleiden die Gelenkkörper einen Druck (D), der sich bei freien (aktiven) Bewegungen durch die Gleichung

$$D = m + m'$$

ausdrücken läßt. — Wird m' durch die äußere Kraft m'' ausgeschaltet, d. h. leisten wir dem Zuge m einen der Muskelwirkung m' adäquaten Widerstand, so wird

$$D = m - m'' = 0,$$

in Worten ausgedrückt: Bei Widerstandsbewegungen ist der Druck der Gelenkkörper gegeneinander = 0.

---

[1]) Hierbei darf die Tatsache nicht übersehen werden, daß wie bei jeder Muskelaktion neben den die Bewegung ausführenden Muskeln auch andere, die sogenannte Fixierungsaktion besorgende Muskeln innervieren, welche sich über einen großen Teil des Körpers erstrecken. Beruht doch die Bedeutung der Ausgangsstellung (s. pag. 46) einer gymnastischen Bewegung wesentlich auf dieser „sekundären Kontraktion". *M. Herz* verweist auf den isometrischen Charakter dieser Kontraktion, welche ohne Muskelverkürzung einhergeht. Das im Texte bezüglich der individualisierenden Behandlung der einzelnen Muskelgruppen und der Ausschaltung der Antagonisten durch duplizierte Bewegungen Gesagte ist somit in dem erwähnten Sinne zu verstehen.

[2]) Siehe die vorstehende Fußnote.

Dieser Satz erhält bei Bewegungsstörungen eine um so größere Bedeutung, da die Druckempfindlichkeit der Gelenkkörper zweifelsohne einen wichtigen Faktor für die Erschwerung der Bewegung darstellt. (Schmerzstillende Wirkung der Extensionsverbände.)

Auch die für die Bewegung aufzubietende Kraft (Summe der Gehirn-, Nerven- und Muskelarbeit) erfährt bei der Widerstandsbewegung eine sehr erhebliche Modifikation. Bei der aktiven Bewegung hat diese Kraftquelle zwei Muskelzüge zu versorgen, $K = m + m'$. Wird einer dieser Muskelzüge durch die äußere Kraft m'' ausgeschaltet, so ist nur noch die Versorgung des anderen Muskelzuges nötig, $K = m$. Da ferner die exzentrische Bewegung des Fußes (von f' nach f) nicht mehr durch den Muskelzug m', sondern durch die äußere Kraft m'' bewirkt wird, so ist für diese Bewegung $K = 0$. Es ist daher bei aktiven Bewegungen für die Dorsalflexion $K = m + m'$, für die Plantarflexion $K = m' + m$; bei Anwendung der äußeren Kraft m'' für die Dorsalflexion $K = m$, für die Plantarflexion $K = 0$, für beide Bewegungen zusammen $= m$. Durch Ausschaltung von Muskelzügen durch äußere Kraft wird der Kraftverbrauch um soviel verringert, als der ausgeschaltete Muskelzug beansprucht. Hieraus geht hervor, daß korrekt[1]) ausgeführte Widerstandsbewegungen weniger ermüdend wirken müssen als aktive Bewegungen.

Die Domäne der aktiven Bewegungen ohne oder mit nur geringen (Eigenschwere der Körperteile) oder nicht individualisierenden Widerständen (Belastung der Extremitäten durch „Hanteln“ etc.), wie sie das deutsche Turnen und die Zimmergymnastik darstellen, ist daher in der Diätetik und Prophylaxe, jene der Widerstandsbewegungen in der Therapie in sensu strictiori zu suchen.

Die gleichen Verhältnisse, wie wir sie zwischen rein aktiven und Widerstandsbewegungen in ihrem Einflusse auf die Muskulatur gefunden haben, bestehen zwischen aktiven und passiven Bewegungen gegenüber den Gelenken. Auch die physiologischen Exkursionen der von der Gelenkskapsel umhüllten, durch Bänder verschiedener Länge und Festigkeit miteinander mehr weniger innig in Kontakt gehaltenen, durch Knorpelüberzug geglätteten Knochenenden können durch aktive Bewegungen, also durch Übung, vergrößert, ja geradezu exorbitant gestaltet werden (Kautschukmänner, Schlangenmenschen). Ist jedoch ein gesundes Gelenk durch längere Ruhigstellung in jenen anatomischen Zustand versetzt worden, den *Reyher* experimentell erzeugen und studieren konnte, oder hat ein erkranktes Gelenk infolge des Zusammenwirkens des pathologischen Prozesses mit der Inaktivität seine Bewegungsfähigkeit verloren, dann ist der Muskelzug, welcher auf die das Gelenk konstituierenden Knochen einwirkt, nicht mehr imstande, Bewegungen in demselben zu erzeugen. Es bedarf einer größeren ein-

[1]) „Korrekt“ ist jener Widerstand, welcher dem bereits pag. 60 hervorgehobenen *Schwann*schen Gesetze der Abnahme der Arbeitskraft des Muskels während seiner Verkürzung entspricht, d. h. mit der Verkürzung des Muskels stetig abnimmt. Vgl. auch pag. 68 und 69.

wirkenden Kraft, die Verlötungen, die sich zwischen den Gelenkenden gebildet haben, zu lösen, die geschrumpfte Kapsel zu dehnen; diese Kraft leisten die Hände des Arztes, welche die physiologischen Exkursionen des steifen Gelenkes, sei es plötzlich (Brisement forcé), sei es allmählich und schonend (Gymnastik), imitieren. Damit ist die Aufgabe und Leistungsfähigkeit der ohne Mitwirkung des Kranken, gleichwie bei der Massage, vom Arzte ausgeführten passiven Bewegungen gekennzeichnet.

II. Allgemeinwirkung der Gymnastik.

Unsere Kenntnis von der dynamischen Wirkung der Muskelbewegung auf den Gesamtorganismus ist eine fast ausschließlich empirische. Jedermann ist der günstige Einfluß von Körperbewegung auf sein Befinden bekannt, und seit *Jean Jaques Rousseau* ist die Gymnastik, die bei den Kulturvölkern des Altertums in Blüte stand, um im Mittelalter allmählich in Vergessenheit zu geraten, ein wichtiger Gegenstand der Erziehung unserer Jugend geworden, dessen Ausschreitungen — der Sport — allerdings die Vorteile methodischer, dem Individuum anzupassender Leibesübung zu paralysieren drohen.

Von allen Geweben unseres Körpers nimmt die Muskulatur den größten Raum ein; sie beträgt in einem gut entwickelten erwachsenen Organismus annähernd die Hälfte des gesamten Körpergewichtes. Zahlreiche, üppig verzweigte Gefäße versorgen die Muskelmasse mit Blut. So stellt die Muskulatur ein großes Blutreservoir dar, dessen Blutgehalt durch die Muskelkontraktion erheblich vermehrt werden kann. Wie bereits (pag. 92) hervorgehoben, haben *Chauveau* und *Kauffmann,* ferner *Ludwig* und *Sadler* dargetan, daß der arbeitende Muskel bedeutend blutreicher ist als der im Zustande der Ruhe befindliche (Arbeitshyperämie des Muskels). *Ranke* hat gefunden, daß der gesamte Bewegungsapparat des ruhenden, erwachsenen Kaninchens im Mittel 36·6% der Gesamtblutmenge des Tieres enthält. Bei Muskeltätigkeit stieg der Blutgehalt in den Bewegungsorganen auf 66%. Das Zuströmen von Blut aus den inneren Organen in die Gefäße des arbeitenden Muskels, das „Verbluten in die Muskulatur“, ferner die sehr bemerkenswerte Tatsache, daß die Muskelarbeit nicht nur mit einer Vermehrung, sondern auch mit einer erheblichen Erleichterung des Blutstromes durch die Muskeln *(Zuntz)* einhergeht, ist eine wichtige, für die Beeinflussung des Organismus durch die Gymnastik grundlegende physiologische Wirkung der Muskelbewegung, welche demnach auf die inneren Organe ableitend, entlastend wirkt. Daß es hierbei nicht zu Blutstauung in der Muskulatur kommt, dafür sorgt der arbeitende Muskel, dessen Kontraktion, zumal der stete Wechsel von Dehnung und Verkürzung, wie eine

Kombination von Saug- und Druckpumpe auf die Muskel- und Lymphgefäße wirkt und das venöse Blut sowie die Lymphe (s. *Lassars* Versuche, pag. 75) unter erhöhtem Drucke dem Herzen zutreibt. In gleichem Sinne wirkt die Muskelbewegung auf die wechselnde Spannung und Entspannung der Faszien, durch welche die an die letzteren befestigten großen Venenstämme erweitert werden und Blut ansaugen, das infolge der Venenklappen nicht wieder zurückströmen kann (*Braunes* „Fasziensaugapparate"). So werden durch Bewegungen des Kopfes die Jugularen, durch Bewegungen der Klavikula die mit derselben verbundenen Venen (*Herzog* [1]), durch Bewegungen des Oberschenkels die V. femoralis beeinflußt. Auswärtsrollung und Bewegung des Schenkels nach rückwärts entleert die Femoralvene und erzeugt negativen Druck in derselben; bei Einwärtsrollung und Beugung des Schenkels wird die Vene strotzend gefüllt (*Braune* [2]).

Obgleich weit entfernt, die Bedeutung zu überschätzen, welche die schwedischen Gymnasten — zumal die Schule *Lings* — dem Einfluß der aktiven, passiven und duplizierten Bewegungen auf die Blutverteilung im Organismus zusprechen, will ich an dieser Stelle nicht unerwähnt lassen, daß die verschiedenen Bewegungsarten, zumal der Extremitäten, in der Tat geeignet sind, den Zufluß des arteriellen und den Abfluß des venösen Blutes in und aus den Gliedmaßen zu beeinflussen und auf diese Weise — vom Standpunkte der inneren Organe aus — blutableitend, respektive zuleitend zu wirken. Maßgebend für die Wirkung einer Bewegung in diesem Sinne ist einerseits die Art derselben (ob aktiv oder passiv), andrerseits die Ausgangsstellung (s. pag. 46). Einer in Arbeit begriffenen Muskelgruppe strömt arterielles Blut zu; aktive, noch intensiver duplizierte Bewegung saugt daher das Blut aus der Umgebung an; sie wirkt blutableitend auf letztere. Andere Bewegungen vermögen bei Berücksichtigung der Gesetze der Schwere einen Teil des Blutes der Extremitäten den inneren Organen zuzuführen, für diese letzteren daher blutzuführend zu wirken. So wirkt schon einfaches Erheben der oberen Extremitäten blutableitend auf die Hände und blutzuführend auf die Brustorgane [3]), Erheben der Beine in liegender Stellung blutableitend auf die Füße, blutzuführend auf die Unterleibsorgane. Nicht unwesentlich verstärkt wird diese Wirkung, wenn die letztgenannten Bewegungen passiv, also ohne die geringste Muskelarbeit, vorgenommen werden. Andrerseits ist die Kombination kräftiger aktiver oder aktiv-duplizierter Bewegungen mit jener Stellung der Extremität, in welcher die Zufuhr arteriellen Blutes zur Peripherie sich am leichtesten vollzieht (für die untere Extremität z. B. gestreckte, leicht auswärts rotierte Stellung des Beines im Stehen), geeignet, blutableitend auf die Unterleibsorgane zu wirken.

---

[1]) *W. Herzog*, Beiträge zum Mechanismus der Blutbewegung an der oberen Thoraxapertur des Menschen. Deutsche Zeitschr. f. Chir., XVI, pag. 1.

[2]) *Braune*, Bericht d. sächsischen Gesellsch. d. Wissensch. 1870, XXII, pag. 261.

[3]) Das Behagen, welches uns das Recken der Arme verursacht, kommt nach *Mosso* daher, daß sich hierbei eine gewisse Menge Blutes, die gleichsam stagnierend in den Gefäßen lag, in Bewegung setzt. Diese verstärkt den Blutdruck und gestaltet die Herzkontraktionen kräftiger, wodurch die Bedrückung, die auf uns lag, weicht.

Die uns nur zum geringen Teile bekannten chemischen Vorgänge bei der Kontraktion der Muskelfaser (s. o.) lassen es schon als kaum zweifelhaft erkennen, daß die Muskelarbeit mit Mehrverbrauch an Sauerstoff einhergeht, wofür auch die Vermehrung der Zahl und Tiefe der Atemzüge während körperlicher Anstrengung (Anpassung der Respirationsenergie an den Sauerstoffbedarf) zu sprechen scheint. Mit dem Mehrverbrauche an Sauerstoff geht Mehrbildung von Kohlensäure einher; es handelt sich daher wohl um eine Verbrennung von Kohlenstoff oder Kohlenstoffverbindungen *(Fick, Seegen)*, ein Prozeß, bei welchem Wärme entwickelt wird. Die nachweisbare Wärmesteigerung im arbeitenden Muskel — *Helmholtz* und *Heidenhain* konnten die Wärmeerzeugung im tetanisierten Muskel auf thermoelektrischem Wege messen — beruht daher nicht allein auf dem gesteigerten Zufluß arteriellen Blutes, sondern auch auf chemischen Prozessen, die sich bei Kontraktion der Muskelfaser abspielen.

Die aus jeder Muskeltätigkeit resultierende Steigerung des Sauerstoffverbrauches und der Kohlensäurebildung *(Speck)* geht Hand in Hand mit Vermehrung der Wärmeproduktion und Wärmeabgabe, welchen, insoweit die Strahlung an die umgebende Luft als Abfuhrweg nicht genügt, vermehrte Wasserverdunstung durch die Tätigkeit der Schweißdrüsen folgt (*Zuntz*[1]). Diese Wärmeproduktion stellt einen unökonomischen Vorgang der Muskelarbeit dar, durch welchen nach *Zuntz* maximal 65%, also fast $^2/_3$ des direkten Effektes der Arbeit verloren gehen. Auch *Helmholtz* und *Joule* haben gefunden, daß beim Menschen eben $^1/_5$, beim Pferde $^1/_4$ der geleisteten Arbeit zur Geltung gelangt, daß aber beiläufig die 3fache Menge des Gesamtstoffwechsels der Erzeugung des Nutzeffektes dienen. Hieraus erhellt die Konzentrierung fast des gesamten animalischen Lebens des Organismus auf die Vorgänge innerhalb seiner Muskelsubstanz *(M. Herz)*.

Die nachfolgende Tabelle, das Resultat eingehender Arbeitsversuche von *Zuntz,* gibt ein anschauliches Bild des Kraft- und Nährstoffbedarfes eines Erwachsenen (von 70 *kg* Gewicht mit Kleidung) für einige Muskelleistungen und ihren Einfluß auf die Schweißsekretion.

Die Wechselwirkung zwischen vermehrter Sauerstoffabgabe durch den arbeitenden Muskel und hierdurch reflektorisch (durch Vermehrung des CO_2-Gehaltes des Blutes und dadurch bewirkte Reizung der Atmungszentren) bedingter Vermehrung der Atemfrequenz (*v. Baschs* Hyperpnoe), also zwischen Muskelarbeit und Respiration, macht den Einfluß der Gymnastik auf den Kreislauf verständlich. Die Untersuchungen *Sommer-*

[1]) Wie oben hervorgehoben, wird auch die Tätigkeit der Hautmuskulatur, die Innervation der Hautgefäße und damit die Schweißsekretion durch Übung vervollkommnet. Damit wird die Muskeltätigkeit zu einem mächtigen Prophylaktikum gegen Erkältungskrankheiten *(Zuntz)*.

1 Muskelleistung pro Stunde	2 Energieverbrauch für die Arbeitseinheit	3 Steigerung des Stoffwechsels durch eine Stunde Tätigkeit	4 Fettverbrauch	5 Wassermenge, deren Verdampfung der Arbeitsproduktion an Wärme entspricht
	Kal.	Kal.	*g*	*g*
1. 3·6 *km* Schrittgang horizontal	40·3 pro Kilometer	144	16	249
2. 6 *km* Schrittgang horizontal	47·2 „ „	283	30	488
3. 8·4 *km* Schrittgang horizontal	78·6 „ „	660	70	1138
4. 6 *km* Schrittgang horizontal mit 25 *kg* Gepäck	64·1 „ „	385	41	664
5. Ersteigung von 300 *m* Höhe (der Verbrauch für die gleichzeitige Horizontalbewegung nicht mitgerechnet, bequemer Weg)	49·0 pro 100 *m*	147	16	169
6. Steiler Weg oder Treppe (32—68% Steigung) . .	58·0 „ 100 *m*	174	18	200
7. 3 *km* Weg bei 10% Steigung	89·0 „ Kilometer	267	28	376
8. 1800 Dreh. à 16·67 *mkg* = 30.000 *mkg* Arbeit am Ergostaten	0·216 pr. Umdrehung	388	41	506
9. 9 *km* Radfahren horizontal	20·3 pro Kilometer	183	19	231
10. 15 *km* Radfahren horizontal	20·8 „ „	313	33	396
11. 22 *km* Radfahren horizontal	25·9 „ „	571	60	722
12. 9 *km* Radfahren bei 3% Steigung	35·1 „ „	316	33	384
13. 15 *km* Radfahren bei Gegenwind 10 *m* pro Sekunde	40·1 „ „	601	64	727

brodts[1]) haben dargetan, daß die Steigerung des intrabronchialen Druckes, welche mit jeder Körperbewegung einhergeht *(Hering, Riegel)*, ohne Rücksicht auf etwaige venöse Stauung, Sinken des Blutdruckes und Beschleunigung der Herztätigkeit, mithin Entspannung der Gefäße, Erweiterung der arteriellen Blutbahn, Vermehrung der Stromgeschwindigkeit des Blutkreislaufes durch Verminderung der Widerstände und durch Vermehrung der Triebkraft bewirkt. Zur Erklärung dieser ausnahmslos festgestellten Wirkung intrabronchialer Drucksteigerung auf Blutdruck und Herztätigkeit zieht *Sommerbrodt* die *Hering*sche Hypothese heran, nach welcher dieser Effekt durch Reizung sensibler Lungennerven auf reflektorischem Wege zustande kommt. Die Folge dieser Beeinflussung des Kreislaufes durch die Drucksteigerung in den Bronchien, eine Wirkung, welcher nach Aufhören der Muskelbewegung und der intrabronchialen

[1]) *Sommerbrodt*, Über eine bisher nicht gekannte wichtige Einrichtung des menschlichen Organismus. Tübingen 1882.

Druckerhöhung für kurze Zeit Steigerung des Blutdruckes (starke Spannung der Gefäßwand), Verlangsamung der Herztätigkeit und Änderung im Rhythmus der Herzkontraktionen folgt, ist erhöhte und beschleunigte Versorgung der tätigen Muskeln mit Blut beziehungsweise mit Sauerstoff und Beförderung der Ausscheidung der Verbrauchsstoffe durch Steigerung der Nierentätigkeit. Gleichzeitig aber dient sie nach *Sommerbrodt* einerseits als „wirksamste Regulationsvorrichtung für die Körperwärme bei Muskeltätigkeit", andrerseits als „Schutzvorrichtung gegen die Wirkungen, welche durch Rückstoß und Rückdrängung des venösen Blutes entstehen".

Die *Sommerbrodt*schen Untersuchungen, welche bei Muskelarbeit Sinken des Blutdruckes konstatierten, stehen in direktem Widerspruch zu den Ergebnissen der Versuche von *Zadek, Friedmann, Dolega, Zuntz, Hagemann* und den Experimenten *Traubes* und *Oertels,* die bei erhöhter Muskelanstrengung (*Oertel* bei Bergsteigen) ausnahmslos Blutdrucksteigerung beobachten konnten, Befunde, welche von *Gustav Zander* schon aus theoretischen Gründen angezweifelt und auf ungenügende Untersuchungsmethoden zurückgeführt wurden. Studien, welche *Hasebroek* in jüngster Zeit über den Einfluß erhöhter Muskelarbeit auf das Herz angestellt hat, scheinen für den Einfluß der Gymnastik auf den Kreislauf im Sinne *Sommerbrodts* und *Zanders* zu sprechen. Genaue sphygmographische und sphygmo-manometrische Messungen haben ergeben, daß eine korrekt ausgeführte Widerstandsbewegung Entspannung (wahrscheinlich auch Erweiterung) der peripheren Arterien bewirkt; zunächst erfolgte in der Mehrzahl der Fälle Blutdrucksteigerung bis zu einem Maximum, worauf der Blutdruck tiefer als vor Ausführung der Bewegung fiel, um endlich allmählich annähernd zur Norm zurückzukehren. Diese initiale Blutdrucksteigerung, welche *Sommerbrodt* entgangen zu sein scheint, wird von *Hasebroek* als Ausdruck gesteigerter Herzarbeit gedeutet; das Herz erhält durch die Widerstandsbewegung einen vorübergehenden Impuls, sich energischer zu kontrahieren, doch folgt auf die kurze Zeit der Mehrarbeit für das Herz eine Arbeitserleichterung, da infolge der Arterienentspannung die Widerstände herabgesetzt sind. Die initiale Blutdrucksteigerung kann daher nach *Hasebroek* niemals auf eine Erhöhung der peripheren Widerstände, sondern muß stets auf vermehrte Herzarbeit bei herabgesetzten Widerständen zurückgeführt werden.[1]) Die von *Hasebroek* an sich selbst erhaltenen Pulskurven (s. Fig. 65 bis 70) ergaben ausnahmslos Geschwindigkeits-

---

[1]) In seinen „Beiträgen zur Physiologie maximaler Muskelarbeit" (Berlin) hat *G. Kolb* an den dem „Training" unterworfenen Rudersportsmen ausnahmslos Sinken des Blutdrucks bei Steigerung der Herzarbeit und beschleunigtem Abfluß aus dem arteriellen Stromgebiete durch die Kapillaren beobachtet.

erhöhung des Blutstromes und reichlichere Durchflutung in den peripheren Bezirken des großen Kreislaufs, deren zeitliches Verhalten zu der energischeren Herzkontraktion nicht mit Sicherheit festgestellt werden konnte. Auch das Kapillarsystem, vor welchem wegen der Entspannung und wahrscheinlichen Erweiterung des Gefäßgebietes ein sehr reichliches Blutquantum sich befindet, wird nach *Hasebroek* infolge der gesteigerten Propulsivkraft des Herzens unter beträchtlich erhöhtem Druck und gesteigerter Geschwindigkeit durchflutet; diese Steigerung des kapillaren Blutstromes überdauert die Zeit der Blutdrucksteigerung und findet auch noch während der Blutdrucksenkung statt.[1]) Infolge dieser gesteigerten Durchflutung in der Peripherie des Stammes werden die vom Splanchnikus versorgten Gebiete entlastet, wodurch Stauungen in den Unterleibsorganen behoben werden.[2])

Die Resultate der *Hasebroek*schen Untersuchungen geben uns wichtige Fingerzeige für die physiologisch geeignetste Möglichkeit, durch Gymnastik auf den Herzmuskel einzuwirken, wenn wir bei ihrer Deutung auch nicht vergessen dürfen, daß die Spannung in den Arterien allein nicht den vollständigen Ausdruck für die Arbeitsleistung des Herzens darstellt; wir erfahren durch dieselbe nur, unter welcher Spannung das Herz seinen Inhalt entleert *(Kauders)*.[3]) Es kann nicht geleugnet werden, daß die methodisch ausgeführten aktiven, bzw. die als Verstärkung der Aktivbewegungen aufzufassenden Widerstandsbewegungen alle Bedingungen zu erfüllen scheinen, welche die Muskelphysiologie von einem zur Muskelkräftigung dienenden Agens fordert: das Vorhandensein eines entsprechenden Impulses zur Muskelarbeit, regelmäßige Abwechslung zwischen Arbeit und Ruhe des Muskels, endlich möglichste Vermeidung gleichzeitiger Ermüdung bei jedesmaliger, möglichst großer Arbeitsleistung. Den dem Willensimpuls bei Skelettmuskeln analogen Impuls zu

---

[1]) Dem Hinweise auf die Tatsache, daß bei Sinken des Druckes im Arteriensysteme auch Druck und Geschwindigkeit im Kapillarsysteme sinken, begegnet *Hasebroek* mit der gewiß berechtigten, auf *Tigerstedt's* Befunde gestützten Bemerkung, daß bei plötzlichem Sinken des Seitendruckes in den vor den Kapillaren liegenden Arterien das Einströmen einer reichlicheren Blutmenge in die Kapillaren und damit Druck- und Geschwindigkeitserhöhung in denselben möglich ist.

[2]) Diese als passive Anpassung an die — durch vermehrten Zufluß zur Peripherie bedingte — Verminderung des Blutgehaltes aufzufassende Verengerung der Unterleibsgefäße kann wohl kaum als Ursache der initialen Blutdrucksteigerung angesehen werden, da der Blutdruck trotz der Entspannung dieser Gefäße bald wieder erheblich sinkt.

[3]) „Nur die gleichzeitige Messung des Arteriendruckes und des Druckes im linken Vorhofe könnte uns ganz bestimmte Anhaltspunkte für die Vorstellung gewähren, ob im jeweiligen Falle die durchschnittliche Menge des in die Aorta beförderten Blutes dem ganzen durchschnittlichen Inhalte entspricht, den das Herz während seiner diastolischen Füllung erhält, oder nur einem Teile desselben.“ (*F. Kauders*, Über die Arbeit des linken Herzens bei verschiedener Spannung seines Inhalts. Arch. f. klin. Med., XXI.) Beim Menschen, wo solche Messungen undurchführbar sind, könnte die vergleichende Untersuchung des Blutdruckes und des Nutzeffektes der Atmungsarbeit *(Zerner)* hierüber Winke erteilen.

erhöhter Arbeit des Herzmuskels stellt die Widerstandsbewegung dar, welche — zweifelsohne weit entsprechender als z. B. fortgesetztes Bergsteigen — auch der zweiten Forderung, zwischen Arbeit und Ruhe

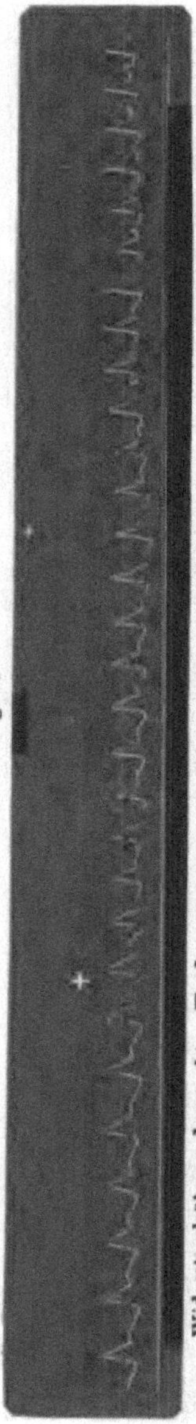

Fig. 65.

Widerstandsübung des rechten Vorderarmes: ca. 10maliges Heben und Senken einer 15 Kilogramm schweren Hantel. — Aufgenommen während der Übung an der linken Radialis. Bei † Beginn der Widerstandsübung.

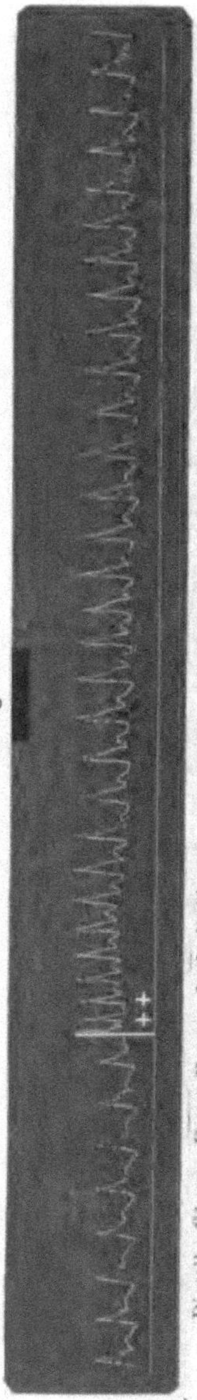

Fig. 66.

Dieselbe Übung. Erster Kurvenabschnitt bis †† vor, zweiter Abschnitt unmittelbar nach der bis zu leichter Ermüdung fortgesetzten Übung.

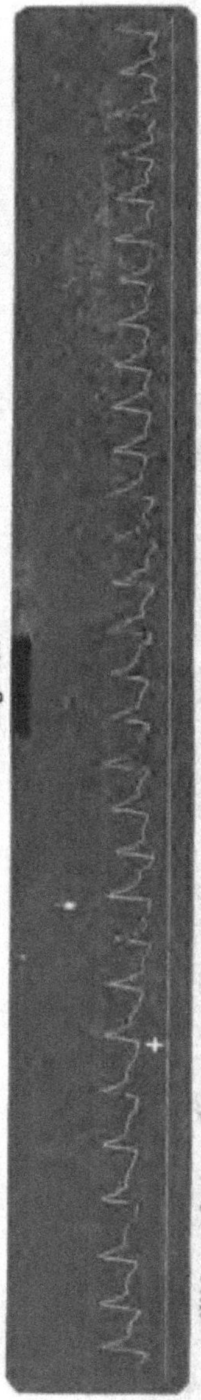

Fig. 67.

Widerstandsübung des rechten Oberschenkels (10maliges Heben und Senken einer 15 Kilogramm schweren Hantel, die am Riemen über dem Knie hängt, durch Hüftbeugen). — Aufgenommen während der Übung. Bei † Beginn derselben.

abzuwechseln, genügeleistet. Die dritte Bedingung, Leistung möglichst großer Arbeit bei möglichst geringer Ermüdung, wird von jenem Muskel am vollständigsten erfüllt, der sich beim Heben seiner Last möglichst verkürzen kann und diese Last erst im Verlaufe seiner Zusammenziehung zu heben genötigt ist. Für das Herz bedeutet diese Forderung die Fähigkeit, sich möglichst zu kontrahieren und den größten Teil seiner Arbeit nicht im Beginn, sondern im Verlaufe der Systole

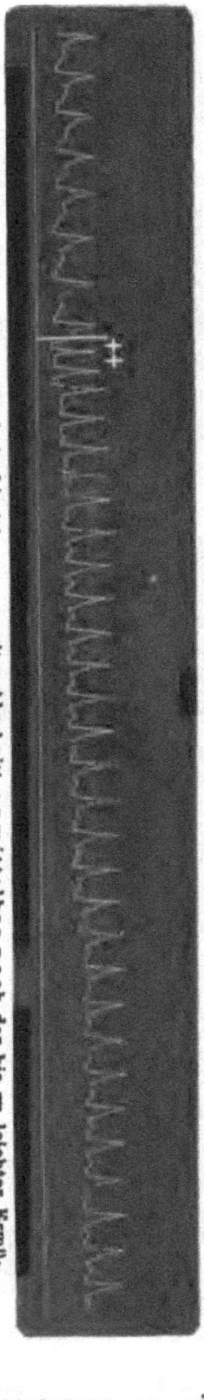

Fig. 68. Dieselbe Übung. Erster Kurvenabschnitt bis †† vor, zweiter Abschnitt unmittelbar nach der bis zu leichter Ermüdung ausgeführten Übung.

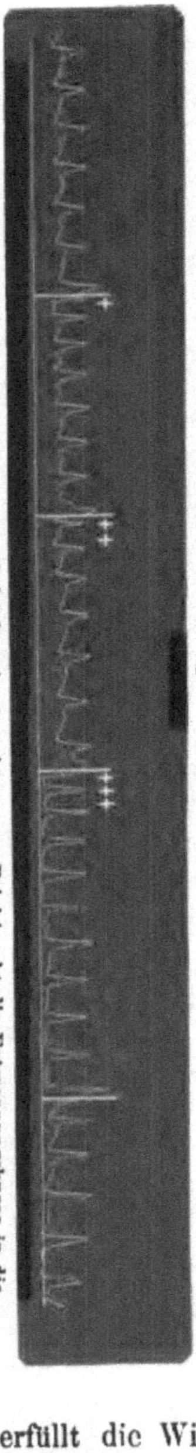

Fig. 69. Dieselbe Übung. Bei † Beginn derselben unter nicht forcierter Atmung. Bei †† geht die Entspannungskurve in die Normalkurve zurück. Ausführung derselben Übung unter tiefsten Inspirationen, welche bei ††† die Entspannungskurve in viel höherem Grade zeigen.

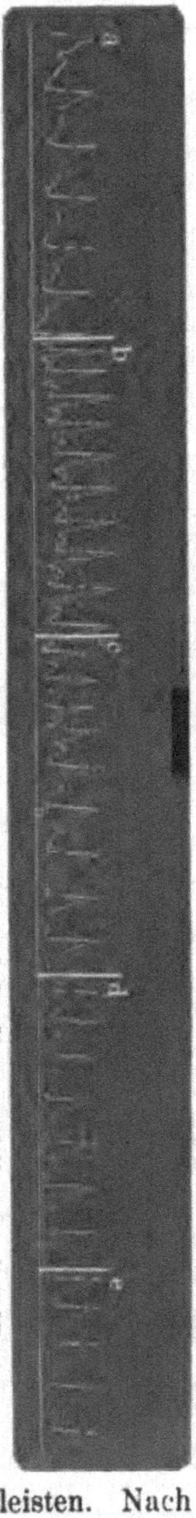

Fig. 70. Dieselbe Übung unter tiefsten Inspirationen. *a)* vor der Übung, *b)* unmittelbar nach der Übung, *c)* 5 Minuten, *d)* 10 Minuten, *e)* 15 Minuten nach der Übung.

zu leisten. Nach *Hasebroek* erfüllt die Widerstandsbewegung an sich diese Forderung nur zum Teil. Denn die Leistung der durch die Widerstandsbewegung gesteigerten Arbeit ist dem Herzen in der Systole nur dann möglich, wenn diese Arbeit nicht im Bekämpfen eines hohen Aortadruckes besteht, sondern wenn infolge Herabsetzung der peripheren Widerstände die Gesamtarbeit des Herzens zur Fortbewegung der Blutmasse im großen Kreislaufe verwendet werden kann. Diese Bedingung ist nur dann gegeben, wenn sowohl der Abfluß in die Peripherie, als auch der Durchfluß durch die Peripherie möglichst ungehindert erfolgen kann. Die Entspannung (und Erweiterung) der peripheren Arterien als Ausdruck der Widerstandsbewegung ermöglicht wohl den erleichterten Abfluß des Blutes; der periphere Durchfluß hingegen ist von dem Füllungsgrade des jenseits der Kapillaren liegenden „Abflußreservoirs", der Venen, abhängig, welcher durch die reflektorische Entspannung nicht beeinflußt werden kann, durch die Muskelkontraktion an sich, wie durch die Fasziensaugapparate (s. pag. 98) auf rein mechanischem Wege nur lokal unterstützt wird. Nun besitzen wir aber ein stets zur Verfügung stehendes, bei der Muskelarbeit automatisch (dem größeren Sauerstoffbedürfnisse entsprechend) einsetzendes Mittel, um den venösen Zufluß zum Herzen anzuregen, nämlich methodisches Tiefatmen. Die tiefe Inspiration befördert ja, wie wir wissen, die Aufsaugung des venösen Blutes durch das rechte Herz infolge Druckverminderung in der Thoraxhöhle. Unterstützt wird der Abfluß des venösen Blutes, wie uns bekannt, des ferneren durch passive Bewegungen und Massagemanipulationen. Das nächstliegende Adjuvans für die vollständige Ausnützung der Wirkung aktiver und Widerstandsbewegungen auf die Zirkulationsorgane ist jedoch die Verbindung dieser Bewegungen mit tiefen Inspirationen vor, während und nach jeder Bewegung. Die Blutdrucksteigerung während der Arbeit ist daher nicht durch Erhöhung der peripheren Widerstände, wie Einzelne glauben, bedingt; sie erfolgt vielmehr trotz Herabsetzung dieser Widerstände durch die kompensatorische Verengerung der Arterien der Baucheingeweide, welche das Absinken des Blutdruckes verhindert, ja überkompensiert, und der Venen des Pfortadergebietes, wozu die erhöhte Respiration kommt *(Zuntz)*.

Von ganz besonderem Interesse für die Frage der Beeinflussung des Blutdruckes durch Muskelarbeit sind Untersuchungen, die *Grebner* und *Grünbaum* in jüngster Zeit an gesunden Menschen in exakter Weise mittelst *Herz*scher Apparate und *Gärtners* Tonometer angestellt haben. Sie fanden, daß jede Muskelarbeit mit Blutdrucksteigerung während der Arbeit einhergeht, daß der Grad der Blutdrucksteigerung vom Arbeitstempo, von der Arbeitsgröße im Verhältnis zur Leistungsfähigkeit der arbeitenden Muskelgruppe und von der Einübung, dem „Training", abhängt, und daß der Blutdruck nach der Arbeit sinkt.

Kellermann beobachtete bei passiven Bewegungen Sinken des Blutdruckes bei unveränderter Pulsfrequenz, bei „Selbsthemmungsbewegungen" Sinken des Blutdruckes (*Herz, Grünbaum* und *Grebner* Steigerung), bei Steigen der Pulsfrequenz, bei Widerstandsbewegungen synchronisches Schwanken des Blutdruckes und Vermehrung der Pulsfrequenz.

Zum Unterschiede von den Widerstandsbewegungen zeigten die sogenannten „Förderungsbewegungen" (s. o.) wohl leichte Blutdrucksteigerung während ihrer Ausführung, hierauf aber eine 10—15 Minuten währende Konstanz des Blutdruckes auch dann, wenn vor der Übung der Blutdruck Schwankungen zeigte.

Den Einfluß der heilgymnastischen Bewegungen auf die Pulsfrequenz haben *Grünbaum* und *Amson* in exakter Weise untersucht. Sie haben gefunden, daß die Pulskurve (Fig. 71) in dem Momente, in welchem die Arbeit am Widerstandsapparate beginnt, plötzlich ansteigt, ihr Maximum aber nicht sofort erreicht wie die Blutdruckkurve, sondern sich kontinuierlich während der ganzen Arbeitszeit erhebt, um am Ende derselben mehr weniger rasch abzusinken. Die absolute Höhe der meisten Pulszahl hing in erster Linie von der in der Zeiteinheit geleisteten äußeren Arbeit ab.[1]) Selbsthemmungsbewegungen bedingten leichten Anstieg der Pulsfrequenz, Förderungsbewegungen beeinflußten die Pulsfrequenz in derselben Weise wie den Blutdruck (s. o.).

Resümieren wir das uns bisher über den Einfluß der Muskelbewegung auf den Kreislauf Bekannte, so können wir den Satz aussprechen: Methodische Muskelbewegungen vermögen auf reflektorischem Wege die Widerstände im großen Kreislaufe herabzusetzen, die Herzarbeit (im Sinne *Kauders-Baschs*) zu begünstigen und im Vereine mit regelmäßigem Tiefatmen den Abfluß des venösen Blutes zu befördern, scheinen mithin alle Bedingungen zu erfüllen, unter welchen die Zirkulation des Blutes ungehindert vor sich zu gehen vermag. Die Kräftigung des Herzmuskels selbst erfolgt hierbei — eine gewisse „Reservekraft" des Herzens vorausgesetzt — unter den für diesen Zweck günstigsten Umständen.

Aus dem Vorstehenden erhellt bereits die innige Wechselwirkung zwischen Muskelübung und Atmung. Während einerseits die durch Muskelbewegung bedingte Vermehrung der Sauerstoffabgabe zu reflektorischem Tiefatmen anregt, ist andrerseits die tiefe Inspiration berufen, den Rückfluß des venösen Blutes zum rechten Herzen zu beschleunigen und damit entlastend auf den großen Kreislauf einzuwirken. Neben

---

[1]) Der Blutdruck war von der absoluten Arbeitsgröße unabhängig, wohl aber hing er von der relativen Belastung der betreffenden Muskelgruppe ab.

dieser unterstützenden Wirkung besitzt aber die Atmung in ihren zahlreichen Modifikationen einen direkten Einfluß auf die Brust- und (durch Beeinflussung der Druckverhältnisse in den großen Körperhöhlen auch auf die) Bauchorgane, so daß selbst bei Ignorierung der krassen Übertreibungen einzelner Autoren in der Tat von einer „Atmungsgymnastik" im engeren Sinne gesprochen werden kann.

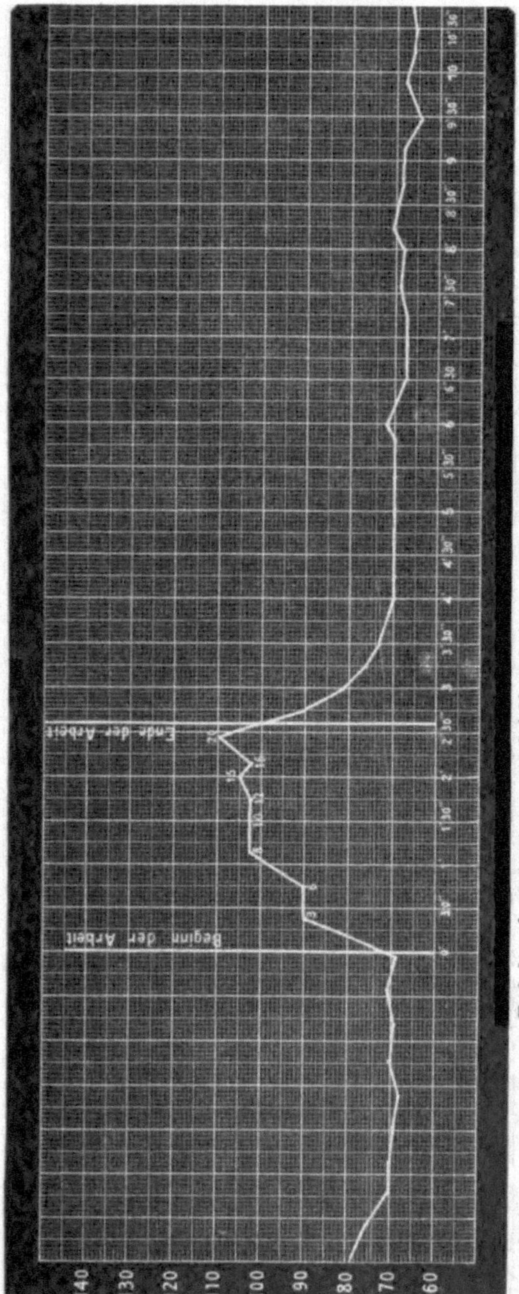

Fig. 71.

Verhalten der Pulsfrequenz bei Muskelarbeit. (Nach *Grünbaum* und *Amson*.)

Daß durch methodisches Tiefatmen die den Thorax bewegenden Muskeln gekräftigt, die Exkursionen desselben vergrößert werden und — bei jugendlichen Individuen — hierdurch auch ein günstiger Einfluß auf die Ernährung des knöchernen Gerüstes des Brustkorbes ausgeübt wird, beweisen periodisch vorgenommene Messungen der Brustweite, zumal des Verhältnisses des Umfanges des in voller Ex- und Inspirationsstellung befindlichen Thorax. Auch die vitale Kapazität der Lungen, sowie der Ein- und Ausatmungsdruck wird, wie spiro- und pneumatometrische Messungen ergeben, durch Atmungsgymnastik gesteigert. Ein weiterer, ganz besonders berücksichtigungswerter Vorteil derselben besteht darin, daß bei Tiefatmen auch jene Teile der Lungen zur Tätigkeit angeregt werden, die bei flacher Respiration nur ungenügend mit Luft gefüllt werden, vor allem die Lungenspitzen, und daß die ausgiebigeren Lokomotionen, welchen die Lungen unterworfen sind, die Lösung von pleuritischen Adhäsionen begünstigen. Hierzu kommt der die Zirkulationsverhältnisse im kleinen Kreislaufe fördernde und damit die Blutversorgung und Ernährung der Lungen unterstützende Einfluß des Tiefatmens.

Entschieden geleugnet werden aber muß der direkte mechanische Einfluß tiefer „sakkadierter" Exspirationen [1]) auf den Herzmuskel, da der während der Inspirationsstellung des Thorax für das Herz negative intrathorakale Druck während der Exspiration wohl für einen Moment schwach positiv werden kann, ein positiver Druck seitens der im übrigen auch bei forzierter Ausatmung nie vollständig entleerten Lungen aber auf das Herz bei offener Glottis nicht ausgeübt wird *(Kleen)*. Doch auch bei positivem intrathorakalen Druck während forzierter Exspiration und Glottisschluß werden, wie *Kleen* sehr richtig bemerkt, die Wandungen der Brusthöhle einen nennenswerten Druck der Lungenränder auf den Herzmuskel ausschließen.

Die durch Tiefatmen vergrößerten Bewegungen des Zwerchfelles haben eine Vermehrung der inspiratorischen Drucksteigerung in der Abdominalhöhle zur Folge, welche die Zirkulation im Pfortadergebiete beschleunigt und damit ableitend auf die Organe der Bauchhöhle und des Beckens wirkt. Außerdem scheinen die Zwerchfellbewegungen einen die Fortbewegung des Magen- und Darminhaltes begünstigenden Einfluß zu besitzen. Daß die Druckschwankungen in der Bauchhöhle auch die Leber und besonders die dünnwandigen Gallenwege beeinflussen *(Hughes)*, ist durchaus unerwiesen.[2])

Die Beschleunigung der Zirkulation im Pfortadergebiete, die, wie hervorgehoben, bei Tiefatmen durch die Drucksteigerung in der Abdominalhöhle, bei aktiven und Widerstandsbewegungen durch Ableitung auf die Peripherie des Körpers (s. pag. 98) zustande kommt, ist geeignet, die Unterleibsorgane zu entlasten und Stauungen in denselben zu verhüten. Außerdem unterstützt sowohl die Bauchpresse als auch die Bewegung der Bauchmuskulatur durch entsprechende Gymnastik (s. spez. Teil)

---

[1]) *Oertel* läßt bei seinen „Terrainkuren" den bergsteigenden Kranken taktmäßig ein- und ausatmen und nach vollzogener gewöhnlicher Exspiration durch einen zweiten forcierten Exspirationsakt eine weitere Luftmenge aus den Lungen austreiben. Die Vereinigung dieser „sakkadierten" Exspiration mit passiver Thoraxkompression nennt *Oertel* recht unbezeichnend „Herzmassage".

[2]) Eine Verstärkung der durch Tiefatmen bewirkten Drucksteigerung in der Abdominal- respektive in der Thoraxhöhle kann durch länger dauernde In- respektive Exspirationsstellung des Thorax unter Glottisschluß erzielt werden.

die Funktion der Verdauungsorgane, indem sie die peristaltischen Bewegungen in ähnlichem Sinne fördern wie die Massage des Unterleibes.

Die Frage, ob methodische Muskelarbeit die Nahrungsaufnahme begünstigt, läßt sich nicht ohneweiters beantworten. Wie *Zuntz* hervorhebt, wirkt einerseits die durch Muskelarbeit bedingte Abnahme der Blutzufuhr zu den Gefäßen des Verdauungstraktus abschwächend auf die Absonderung der Verdauungssäfte und die Resorption, während andrerseits die erhöhte Inanspruchnahme der Bauchmuskulatur, wie oben erwähnt, die Fortbewegung des Darminhaltes begünstigt. Die unmittelbare Wirkung maximaler oder doch sehr erhöhter Muskelarbeit ist, wie Versuche an Tieren *(Grandeau-Leclerc)* und Menschen *(Zuntz)* gezeigt haben, mäßige Herabsetzung der Verdauungstätigkeit, die erst nach erfolgtem Training einer Steigerung der Nahrungsaufnahme über die Norm Platz macht. Es ist somit für den Mechanotherapeuten die Möglichkeit geboten, durch Dosierung der Muskelarbeit auf die Fettresorption und den Fettansatz nach vorliegender Indikation einzuwirken, nachdem die Erhöhung der Fettverbrennung infolge Steigerung der Oxydationsvorgänge bei der Muskelarbeit außer Frage steht.

Hervorzuheben wäre ferner die durch Erhöhung der Herzarbeit während der Muskelbewegung vermehrte Nierentätigkeit, die Verhinderung venöser Stauung und hierdurch bedingte Erleichterung der Nierenfunktion *(Zuntz)*, sowie die durch Muskelarbeit um das 2—4fache *(Pettenkofer-Voit)* gesteigerte Wasserabgabe des Organismus.

Eine hervorragende Bedeutung besitzt die Beeinflussung des Nervensystems durch methodische Gymnastik. Wer zum ersten Male eine zusammengesetzte Bewegung auszuführen hat, welche die abwechselnde Kontraktion und Entspannung mehrerer Muskelgruppen bedingt, wird, so kräftig auch seine Muskeln sein mögen, die Bewegung ungeschickt, unter unzweckmäßiger Mitbewegung von Muskelgruppen vornehmen, welche der Ausführung der Bewegung nicht förderlich, ja zuweilen hinderlich sind. Instruktiv in diesem Sinne ist die Beobachtung der ersten Schritte des Kindes, der ersten Versuche des Schülers am Klavier. Je öfter die Bewegung versucht wird, um so leichter wird sie ausgeführt. Das Kind „lernt" gehen, der Schüler spielen. Wir lernen eine Bewegung durch ihre häufige Wiederholung präziser auszuführen. Es entfallen die Mitbewegungen (isotonische sekundäre Kontraktionen *Herz*'), gleichzeitig aber macht sich eine größere Unabhängigkeit der Bewegung von den Atmungs- und Zirkulationszentren geltend; die bei Ungeübten während der Ausführung einer ihnen neuen Bewegung auftretende Dyspnoe und Tachykardie schwindet bei zunehmender Übung. Mit Recht nennt *Du Bois-Reymond*[1]) die Leibesübungen, welche, wie Turnen,

[1]) l. s. c.

Tanzen, Schwimmen, Fechten etc., stets zusammengesetzte Bewegungen darstellen, Übungen des Zentralnervensystems. Den Muskeln werden die Bewegungsimpulse im Wege ihrer Nerven vom Zentralnervensysteme, dem Gehirn und Rückenmark, überbracht, in welchen der Mechanismus zusammengesetzter Bewegungen seinen Sitz hat. „Das Zentralnervensystem — sagt *Du Bois Reymond* — besitzt die unschätzbare Eigenschaft, daß Bewegungsreihen, welche häufig in ihm nach bestimmtem Gesetz abliefen, leicht in derselben Ordnung, ebenso an- und abschwellend und ineinander verschlungen, wiederkehren, sobald ein darauf gerichteter, als einheitlich empfundener Willensimpuls es verlangt. Alle oben aufgezählten körperlichen Übungen sind also nicht bloß Muskelgymnastik, sondern auch, und sogar vorzugsweise, Nervengymnastik, wenn wir der Kürze halber unter Nerven das ganze Nervensystem verstehen. Die sogenannte bahnende Übungstherapie wirkt im Sinne der Neuronlehre, „indem die Reiz- und Neuronschwelle der in ihrer normalen Funktionstätigkeit geschädigten Neuronen durch Übung herabgedrückt und eventuell Widerstände verringert oder behoben werden, so daß der durch längere Untätigkeit verlernte Vorgang der bewußten Muskelinnervation neuerdings erworben wird" *(Goldscheider)*.

Daß es möglich ist, durch systematische Übung die Ataxie erfolgreich zu bekämpfen, sowie durch häufige methodische Bewegung einzelner Muskeln und Muskelgruppen im Wege des Muskelnervs die motorischen Ganglien des Zentralnervensystems zu üben, so daß die planlosen Bewegungen dem Willen desselben wieder unterworfen werden, wird bei der mechanischen Behandlung der tabischen Ataxie und der Chorea (s. Kap. XI) gezeigt werden.

Den innigen Zusammenhang zwischen Muskel- und Nervenarbeit, den gegenseitigen Einfluß von Muskelbewegung und Gehirnarbeit hat *Mosso* an seinem „Ergograph" nachgewiesen, indem er zeigte, daß die Kraft der Bewegungsmuskulatur bei angestrengter geistiger Arbeit sinkt. Andrerseits ist es uns sehr wohl bekannt, daß ungewöhnlich gesteigerte Muskelbewegung (anstrengende Bergtouren) Ermüdung nicht nur des Bewegungsapparates, sondern auch des Gehirns erzeugt *(Bum)*. Die Berücksichtigung dieser physiologischen Tatsachen bei dem Turnunterricht unserer geistig überlasteten Schulkinder *(K. Kunn)* muß daher als Pflicht der Schule erklärt werden.

Hierher gehören ferner Untersuchungen, die *F. Grebner* in jüngster Zeit über die Beeinflussung der Reaktionsfähigkeit der Hirnzentren durch gymnastische Prozeduren angestellt hat. Er bediente sich zu diesem Zwecke des *Exner*schen Neuramöbometers, mit welchem die sogenannte „Reaktionszeit", d. i. die Zeit gemessen wird, welcher das Gehirn zur Umsetzung eines sensitiven Reizes in einen motorischen Willensimpuls bedarf. Die Versuche *Grebners* (mehr als 1000 Messungen in 120 Versuchen) ergaben Abkürzung der Reaktionszeit durch Widerstandsbewegungen gesunder Individuen (erethische Neurastheniker scheinen sich refraktär zu verhalten), durch Förderungsbewegungen (ausnahmslos[1]), Verlängerung der Reaktionszeit nach Vornahme von Selbsthemmungsbewegungen.

Die Beruhigung des Zentralnervensystems durch richtig angewandte kinesitherapeutische Maßnahmen übt auch auf die sexuelle Sphäre einen günstigen Einfluß aus, der bei psychischen Störungen der Sexualität prophylaktische und therapeutische Verwertung findet.

Wir besitzen in der Gymnastik und ihrer Einwirkung auf den Bewegungsapparat, auf Kreislauf, Respiration, Verdauung und Ausscheidung, ferner auf Innervation sowie auf den Gesamtstoffwechsel ein mächtiges, alle Funktionen des Organismus tangierendes Agens, dessen Anwendungsweise als Prophylaktikum und Therapeutikum auf Grund physiologischer Tatsachen und klinischer Empirie teils selbstständig, teils im Vereine mit der die Wirkung methodischer Muskelbewegung unterstützenden und in ihrer Wirkung durch die erstere ergänzten Massage im speziellen Teile dieses Buches eingehende Besprechung finden wird.

KAPITEL VII.

Allgemeine Anzeigen und Gegenanzeigen der Mechanotherapie.

Wie aus den vorstehenden physiologischen Erörterungen hervorgeht, besteht der hervorragendste Effekt der mechanischen Behandlungsmethode in ihrer depletorischen Wirkung auf Venen und Lymphgefäße, in der durch Beschleunigung des venösen Blut- und des Lymphstromes begünstigten Antiphlogose und Resorption, ein Effekt, welcher bei zahlreichen entzündlichen und traumatischen Erkrankungen zumal des Bewegungsapparates, ferner dort benützt wird, wo ein begünstigender Einfluß auf den Gesamtstoffwechsel ausgeübt werden soll.

Die nicht geringere Bedeutung der Wirkung der Methode auf die Muskulatur, und zwar sowohl in Ansehung der durch Massage und Muskelübung zustande kommenden Kräftigung einzelner Muskeln und Muskelgruppen, selbst der glatten Muskelfaser, als auch mit Rücksicht auf die Möglichkeit der Herabsetzung der peripheren Kreislaufswiderstände durch mechanische Beeinflussung der Muskelmassen des Körpers eröffnet der Mechanotherapie ein weites Arbeitsfeld, und zwar lokal als Prophylaktikum bei allen Erkrankungen, welche an sich oder infolge der gebotenen therapeutischen Maßnahmen Ernährungsstörungen der Muskeln befürchten lassen, als der kausalen Indikation am voll-

[1]) Die beruhigende Beeinflussung des Zentralnervensystems durch Förderungsbewegungen beruht nach *Grebner* auf der die Hirnrinde entlastenden Beschäftigung der subkortikalen Zentren. Daher die Beliebtheit des Schaukelstuhles, des Fahrrades, das halb unbewußte Schaukeln des Stuhles („Bedürfnis nach Förderungsbewegung“).

kommensten entsprechendes Therapeutikum diesen Ernährungsstörungen der quergestreiften und glatten Muskelfasern gegenüber, endlich mittelbar in ihrer Einwirkung auf die Kreislaufsorgane und die Regulierung der Blutverteilung im Organismus.

Der Einfluß mechanischer Reize auf das periphere Nervensystem wird erfahrungsgemäß bei pathologischen Zuständen der der Hand zugänglichen sensitiven und motorischen Nerven und ihrer peripheren Endausbreitungen mit Erfolg verwertet, wie die Einwirkung dieser Reize auf die Gefäß- und Sekretionsnerven in der Therapie Anwendung findet. Ebenso stellt die Mechanotherapie, zumal methodische Gymnastik, ein nicht zu unterschätzendes Hilfsmittel zur Bekämpfung von durch Störung der Innervation bedingten Bewegungshemmungen und Koordinationsstörungen dar, wie ihr in der Therapie der funktionellen Neurosen eine dankbare Aufgabe erwächst.

Eine ansehnliche Gruppe von Erkrankungen, die sich auf Schrumpfung und Verkürzung von Bindegewebe, sowie auf Bildung von Adhäsionen zwischen Organen und Organteilen zurückführen lassen, benützt die langsame, schonende mechanische Dehnung und Lösung der Narben und Verbindungsstränge durch Massage und Gymnastik.

Diesen allgemeinen Anzeigen mechanischer Behandlung stehen die

Kontraindikationen

gegenüber, welche sich aus der Betrachtung der physiologischen Wirkung und den Bedingungen ergeben, die von der Technik der Methode bezüglich der Art und Lokalisation der Erkrankung gestellt werden.

Die Gegenanzeigen der Mechanotherapie lassen sich in absolute und relative scheiden. Die experimentell und empirisch festgestellte Begünstigung der Resorption durch Massage schließt ihre Anwendung bei allen Krankheitsprozessen aus, deren Produkte, in den Kreislauf gebracht, den Organismus schädigen würden, beziehungsweise — nach dem gegenwärtigen Stande unseres Wissens — schädigen könnten. Wir werden daher als absolute Kontraindikationen der Massage alle suppurativen Prozesse, septischen Lokalerkrankungen[1]), Intoxikationsherde (Milzbrand, Rotz, Schlangen- und

[1]) Der von *Kappeler* erbrachte Nachweis, daß Staphylokokken dem Versuche, sie durch Massage in die Lymphwege zu treiben, erfolgreich widerstehen, da es zu Verstopfung der Lymphbahnen und damit zu Verhinderung des Fortschreitens der Infektion kommt, erklären uns wohl, warum es zuweilen trotz der Massage nicht zu sekundären Infektionen gekommen ist, berechtigen jedoch keineswegs zur Erweiterung der Massageindikationen. — Von diesem Standpunkte kann uns auch das Experiment nicht abbringen, das in jüngster Zeit *Batsch* an sich selbst vorgenommen hat, indem er 72 Stunden nach akquirierter Infektion eines Fingers durch Stichimpfung während der Operation einer Mastdarmfistel die geröteten Lymphstränge des Vorder- und Oberarmes sowie die ganze Oberextremität drei Wochen hindurch energisch durch je 30 Minuten massieren ließ (die Infektionsstelle wurde inzidiert und kauterisiert), von der Voraussetzung geleitet, daß durch die Massage die mit Bakterien gefüllten Lymphbahnen von denselben befreit

Insektenbiß), Venenthrombosen (vor zweifellos vollständiger Organisierung des Thrombus [1]), Aneurysmen, Phlebitiden, wie akute Entzündungen der der Hand zugänglichen Organe und maligne, zu Metastasenbildung neigende Neoplasmen derselben, ferner jene Depots von Virus betrachten, welche Infektionskrankheiten, wie Tuberkulose, Lues, akuten Gelenksrheumatismus und Gonorrhöe, in den für die manuelle Behandlung erreichbaren Körperteilen absetzen. [2])

Zu den absoluten Gegenanzeigen mechanischer Behandlung sind weiters ulzerative Prozesse in jenen Organen zu zählen, deren funktionelle Störungen nicht selten den Gegenstand solcher Behandlung bilden, zumal also Magen- und Darmgeschwüre.

Massage wie Gymnastik sind endlich absolut auszuschließen bei Knochenleiden (Osteomyelitis und Ostitis), hochgradigen anatomischen Läsionen des Herzens und der Gefäße, schweren Lungenkrankheiten, sowie bei allen fieberhaften, strenge Ruhe des Patienten fordernden Krankheitsprozessen.

Die relativen Gegenanzeigen mechanischer Behandlung resultieren einerseits aus den physikalischen Grenzen, welche der Methode gezogen sind, andrerseits aus dem Wesen der Erkrankung. In die erste Gruppe gehören Erkrankungen, welche der Hand des Arztes nur schwer oder gar nicht zugänglich sind, Komplikationen mit Verletzungen und Erkrankungen der allgemeinen Decke, welche — abgesehen von der Gefahr septischer Infektion durch Massage bei verletzter Haut — die mechanischen Manipulationen erheblich erschweren oder ganz unmöglich machen können, Unwegsamkeit jener Straßen und Wege, welche die zur Resorption zu bringenden Stoffe zu passieren haben, um in den Kreislauf zu gelangen, also Gefäßverschluß infolge Tumorendruck, Erkrankungen und senile Veränderungen der Gefäße, Fremdkörper im

---

würden, damit die Extremität von der zerstörenden Kraft derselben entlastet und die Bakterien behufs Abtötung durch die Alexinreaktion der Leukozyten in die Blutbahn eingeführt werden. Das Experiment ist, wie *Batsch* berichtet, gelungen; mit Ausnahme von Temperaturerhöhung nach dem ersten Massagetage waren Symptome von Allgemeininfektion nicht zu konstatieren. Immerhin haben wir es hier mit einem Experimente zu tun, dessen Gefahren uns berechtigen, seine Anwendung in der Therapie zu perhorreszieren.

[1]) Da es in vielen Fällen nicht möglich ist, mit voller Sicherheit zu bestimmen, ob die Organisierung des Thrombus vollendet ist — *Kleen* erlebte eine Embolie bei Massage einer über 5 Wochen alten Venenthrombose —, andrerseits an die Möglichkeit einer Erweichung des Thrombus in seinem zentralen Teile gedacht werden muß (*Natvig*), empfiehlt es sich, bei der mechanischen Behandlung der Venenthrombosen mit äußerster Vorsicht zu verfahren und dieselbe nicht vor Ablauf von 12—16 Wochen zu beginnen.

[2]) Obgleich ich nicht daran zweifle, daß die rigorose Ausschließung aller auf tuberkulöser, luetischer und gonorrhoischer Basis auftretenden, ihrem Wesen nach mechanischer Behandlung zugänglichen lokalen Erkrankungen von dieser Behandlungsmethode bei Einzelnen lebhaftem Widerspruche begegnen wird — wurde doch erst kürzlich die Massage fungöser Arthritiden wärmstens befürwortet —, möchte ich auf diesem Standpunkte denn doch so lange beharren, als die Unmöglichkeit der ungünstigen Beeinflussung des Gesamtorganismus durch die die Resorption peripherer Depots befördernde Massage nicht widerspruchslos nachgewiesen wird.

Massagegebiete, ferner jene Erkrankungen, welche durch die relativ zarten und vorsichtigen Encheiresen des Mechanotherapeuten nicht beeinflußt werden können, z. B. wahre Ankylosen. Zur zweiten Gruppe sind jene Verletzungen und Erkrankungen zu zählen, deren Charakter der mobilisierenden Behandlung widerstrebt, z. B. diaphysale Knochenbrüche mit erheblicher Deformität und Beweglichkeit der Bruchenden, sowie Schräg- und Torsionsbrüche.

Die Massage des Unterleibes und der Beckenorgane findet ihre Gegenanzeige bei Verdacht auf Gravidität bzw. bei Vorhandensein der Schwangerschaft, bei größeren Ovarienzysten, bei Hydronephrose und Konkrementbildung in der Niere, Harn- und Gallenblase, bei Echinokokkus der Bauchorgane, Bauchmassage speziell bei eingeklemmten Brüchen und mit Rücksicht auf ihre blutdruckerhöhende Wirkung bei allen Zuständen, welche die Gefahr einer Blutung durch Gefäßzerreißung befürchten lassen *(Kleen)*, sowie bei Zirkulationsstörungen (Verhütung der Steigerung der Widerstände im großen Kreislaufe).

Ganz besondere Vorsicht erheischt die Massage im Senium (s. o.) und bei schweren Allgemeinleiden, welche, wie Leukämie, Skorbut, Hämophilie, mit Gefäßveränderungen einhergehen oder, wie Diabetes, eine erhöhte Vulnerabilität der Gewebe, zumal der Haut, bedingen, die Unterleibsmassage (sowie die Gymnastik) speziell bei Vorhandensein von Hernien, die Gymnastik bei allgemeiner Körperschwäche hohen Grades infolge mangelhafter Entwicklung oder schwerer Krankheit, bei Neigung zu Organblutungen (Lungen-, Magen-, Darmblutung) und bei Epilepsie *(Rossbach)*.

ANHANG.

Verwertung der Massage und Heilgymnastik in der Diagnostik.

Eine Heilmethode, welche, wie die Massage, den sie ausübenden Arzt veranlaßt, sich genaue Rechenschaft über die morphologische Beschaffenheit der von der massierenden Hand betasteten, gestrichenen, gedrückten und verschobenen Gewebe zu geben und sozusagen eine fortgesetzte palpatorische Untersuchung darstellt, ist sicherlich wie kaum ein anderes Agens geeignet, das Tastvermögen des Arztes wie die Fähigkeit seiner Hand zu erhöhen, feinere, dem Ungeübten nicht zum Bewußtsein gelangende Veränderungen der Gewebe mit steigernder Sicherheit zu erkennen und diagnostische Schlüsse zu ziehen, die für die Beurteilung des vorliegenden Krankheitsfalles nicht selten von Wichtigkeit sind.

Zumal die Muskelpalpation gibt uns relativ häufig Gelegenheit zu diagnostischen Funden, die eine therapeutische Verwertung zulassen;

ich erinnere an die derb-teigige Konsistenz eines rheumatisch affizierten Muskels, eine Erscheinung, welche z. B. bei Beurteilung von Verdacht auf Lumbagosimulation (ein bei Mitgliedern von Krankenkassen und Spitalsfrequentanten sehr beliebtes Leiden) selten im Stiche läßt, an die Möglichkeit, kleine Muskelinfiltrate, die Residuen zirkumskripter Myitiden, die teils zu reflektorischen Neuralgien (s. spez. Teil), teils zu falschen Diagnosen innerer Erkrankungen (schmerzhafte Muskelinfiltrate der Bauchdecken wurden, wie *Kleen* beobachten konnte, als Perityphlitiden diagnostiziert) Veranlassung geben, mit Sicherheit nachzuweisen[1]) und dieselben von Infiltraten im subkutanen Bindegewebe zu differenzieren.

Die depletorische Wirkung der Streichung und Reibung Blutaustritten gegenüber fördert die Diagnose von Knochenbrüchen, zumal von Gelenkfrakturen, bei welchen angesichts des Extravasates ein sicherer Nachweis der Knochentrennung nicht möglich ist.

Die sogenannte „Schleimhautmassage“ (s. Kap. VIII) unterstützt nach *C. Laker* in hohem Grade die Differentialdiagnose zwischen der pathologischen Überfüllung der Blut- und Lymphräume und wahren Hypertrophien der Schleimhaut der oberen Luftwege und findet weitere Verwertung bei Kehlkopferkrankungen, da durch die Vibrationsbehandlung der Stimmbänder die Muskelkraft derselben beurteilt werden kann.

Die eingehende und häufige Palpation der Beckenorgane bei der Abdominal- und gynäkologischen Massage gibt nicht selten über Veränderungen der Lage, Größe und der physikalischen Eigenschaften dieser Organe sicherere und vollständigere Aufschlüsse als ein- oder selbst mehrmalige Examina sehr geübter und verläßlicher Untersucher.

Schließlich läßt sich die Massage auch zur Diagnose ex juvantibus benutzen, indem das Ausbleiben ihrer sonst sicheren und raschen Heilwirkung gewissen Erkrankung, wie Muskelrheumatismen, gegenüber auf das Vorhandensein anderer Störungen (z. B. Neuritis, die durch Massage nur sehr langsame Besserung zu erfahren pflegt) hinweist *(D. Graham)*.

Die Möglichkeit, die Heilgymnastik diagnostisch zu verwerten, war erst in dem Augenblicke gegeben, in welchem wir die bei den duplizierten Bewegungen angewendeten Widerstände exakt messen, dieselben genau — ohne Rücksicht auf das Muskelgefühl des Gymnasten — dosieren lernten. Die von *Herz* und *Zander* konstruierten Apparate, zumal die erstgenannten (s. pag. 72), gestatten es, den genau meßbaren Widerstand so einzurichten, daß er gradatim, in Übereinstimmung mit jenen Gesetzen, nach welchen die Muskelarbeit erfolgt, zu- und abnimmt.

[1]) Einzelne Autoren, wie *Moebius*, belächeln die Sucht der „Masseure“, Muskelknoten zu entdecken und dieselben für die Pathogenese einzelner Neuralgien etc. heranzuziehen. Ihnen sei geraten, die Wahrheit nicht am Schreibtisch, sondern am Körper des Kranken zu suchen, nachdem sie genügende Übung in der palpatorischen Untersuchung sich angeeignet haben.

Zur Ermittlung der absoluten Kraft eines Muskels bedienen wir uns der „Belastungsmethode“, indem wir durch steigende Belastung jenes Gewicht eruieren, welches der Muskel — falls seine Dehnung über die Ruhefläche durch feste Unterstützung verhindert wird — eben nicht mehr von dieser Unterlage abzuheben vermag. Bei dieser Methode bleibt der Reiz konstant, während die Belastung wechselt, das Maß der Arbeit entspricht daher der Arbeitsleistung bei maximaler Erregung.[1])

Die früher genannten Apparate verhindern durch entsprechende Vorrichtungen die Dehnung der Muskeln über ihre Ruhefläche hinaus und ermöglichen eine vom Untersuchten nicht kontrollierbare allmähliche Steigerung der Belastung, ein Umstand, welcher, wie wir sehen werden, für die Entlarvung von Simulanten von großer Bedeutung ist.

Nehmen wir den Fall, es handle sich darum, die absolute Muskelkraft der Beugemuskulatur des Oberarmes (Biceps brachii, Brachialis internus, Supinator longus, Pronator teres) zu prüfen, so werden wir uns des *Herz*schen Apparates WO_6 „Unterarmbeugen“ bedienen, welcher eine Stütze für die Kondylen des Humerus bietet, während die Hände die Hebelgriffe fassen. Durch Veränderung der Stellung der schiefen Ebene, über welche der Gewichtswagen läuft, kann der der Beugung im Ellenbogengelenke entgegengesetzte Widerstand — und zwar für jede Extremität getrennt — gradatim vergrößert werden. Der sitzende Kranke ergreift die Handgriffe und vollzieht die Beugung in beiden Ellbogengelenken bei einer ganz bestimmten Stellung beider schiefen Ebenen, die wir mit 1 bezeichnen wollen. Die Bewegung erfolgt mühelos. Nunmehr stellen wir die schiefe Ebene bis zu einem Punkte, welcher einer Arbeitsleistung von 8 K. M. entspricht; die Beugung wird ohne besondere Anstrengung vorgenommen. Bei 12 K. M. angelangt, vermag die Bewegung von der linken Extremität unschwer ausgeführt zu werden, die rechte Oberextremität aber wird nur mit Mühe, ruckweise und zitternd die Bewegung vollführen, eine Mehrbelastung würde für die Beuger des rechten Vorderarmes unmöglich sein, das Maximum der Arbeitsleistung dieser Muskelgruppe ist erreicht. Indem wir uns, nachdem links die Versuche fortgesetzt worden waren, die für beide Seiten auf der Gradscheibe gefundenen Zahlen notieren, haben wir die absolute Muskelkraft der untersuchten Muskelgruppen gefunden, welche im gegebenen Falle für die Flexoren des rechten Armes relativ vermindert war.

In dieser Weise sind wir in der Lage, die Arbeitsfähigkeit zahlreicher Muskelgruppen genau zu messen und daraus einen Rückschluß auf den Zustand dieser Muskelgruppen zu ziehen, eine Möglichkeit, welche für die Diagnose der Erkrankungen der Muskulatur nicht nur, sondern auch zahlreicher Nervenkrankheiten verwertbar ist. Durch

[1]) Eine andere Methode beruht auf Änderung des Reizes bei konstanter Belastung; die Arbeitsleistung steht dann in direktem Verhältnisse zur Stärke des Reizes *(Fick)*. Letzterem Prinzipe huldigen die von *Mathieu* und *Charrière* nach Art der Federwagen konstruierten „Dynamometer“, welche — abgesehen von der durchaus nicht konstanten Federspannung — schon aus dem Grunde zu exakten Messungen der Muskelarbeit ungeeignet sind, weil bei ihrer Anwendung einerseits die Überdehnung der untersuchten Muskeln nicht ausgeschlossen, andrerseits aber die vom Willen des Untersuchten allein abhängige maximale Anspannung der Muskelkraft vorausgesetzt ist.

Kombination mehrerer Apparate sind wir aber auch imstande, die Leistungsfähigkeit einzelner Muskeln mit Sicherheit beurteilen zu können, ein Umstand, dessen diagnostischer Wert gewiß nicht gering anzuschlagen ist. Die Individualisierung einzelner Muskeln ist bei solchen Extremitätsmuskeln möglich, welche doppelte Bewegungseffekte besitzen.

So ist z. B. der Biceps brachii zugleich Flexor und Supinator des Vorderarmes. Der stark pronierte Vorderarm wird nicht durch den Bizeps, sondern durch den Brachialis internus gebeugt (der gestreckte Vorderarm nicht vom Bizeps, sondern vom Supinator brevis supiniert). Ist die Versuchsperson imstande, die am oben beschriebenen Apparate auszuführende Bewegung bei bestimmter Belastung zu machen, muß aber der Widerstand abgeschwächt werden, wenn die Beugung im Ellbogengelenk bei proniertem Vorderarme gelingen soll, so können wir auf Herabsetzung der Arbeitsleistung des Brachialis internus, im entgegengesetzten Falle des Bizeps, schließen. — Der Psoas beugt den Oberschenkel im Hüftgelenke und beugt bei Fixierung des Schenkels die Wirbelsäule nach vorn. Ersterer Bewegung dient *Zander* B 1, letzterer C 1. Ein Synergist des Psoas für die Beugung des Oberschenkels ist der Iliacus internus, für die Vorbeugung der Wirbelsäule der Rectus femoris. Ist der Untersuchte imstande, die Bewegung an Apparat B 1 mit bestimmtem Widerstande auszuführen, während bei Bewegung an Apparat C 1 der Widerstand vermindert werden muß, um die Bewegung zu ermöglichen, so verweist diese Beobachtung auf verminderte Arbeitsleistung des Rektus, im umgekehrten Falle des Iliacus internus.

Die doppelte Arbeitsleistung eines Muskels hängt nicht nur von seiner Fixation, sondern auch von der veränderlichen Richtung ab, in welcher seine Fasern sich kontrahieren. Die Arbeitsleistung der Muskelfaser ist aber unabhängig von der Richtung, in welcher ihre Wirkung zustande kommt *(J. Rosenthal).*

Der Beweis für diesen Satz wird wie folgt erbracht: Die Muskelfaser A B (Fig. 72) verkürze sich um das Stück B b, die Bewegung des Punktes B könne aber infolge der Befestigung des Muskels an den Knochen und deren Gelenkverbindung nur in der Richtung B C erfolgen. Die Muskelfaser wird daher während ihrer Verkürzung eine Drehung um ihren festen Ursprung erleiden und in die Lage A b′ kommen. B b′ ist daher die wirkliche Hubhöhe (H). Da B b b′ als rechtwinkeliges Dreieck angesehen werden kann, so ist

Fig. 72.

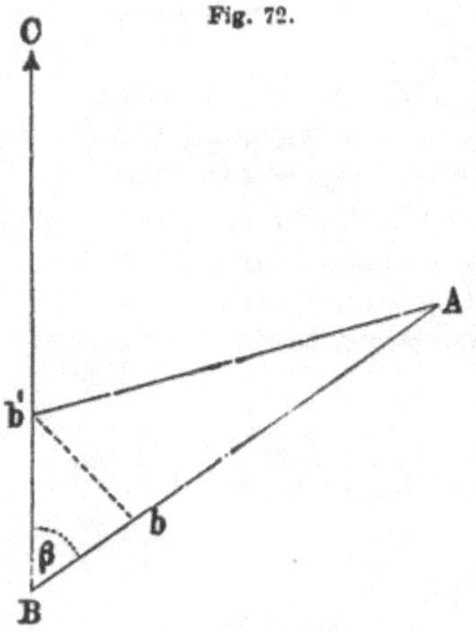

$$B\,b' = \frac{B\,b}{\sin\beta}.$$

Wenn die Kraft, mit welcher die Muskelfaser sich zusammenzieht, K ist, so kommt nur ein Teil derselben, nämlich die in der Richtung B C liegende Komponente K′, zur Geltung. Nach dem Gesetze des Kräfte-Parallelogramms ist

$$K' = K \sin\beta.$$

Die Arbeit (A), welche die Muskelfaser leisten kann, wenn die Bewegung in der Richtung A B erfolgen könnte, ist daher nach dem *Schwann*schen Gesetze

$$A = B\,b'\,K'.$$

Setzen wir in die Gleichung die für B b′ und K′ gefundenen Werte:

$$A = B\,b'\,K' = \frac{B\,b}{\sin\beta}\,K \sin\beta = B\,b\,K.$$

In beiden Fällen wird daher derselbe Wert erhalten.

Die Benützung der doppelten Arbeitsleistung eines Muskels zu differential-diagnostischen Zwecken, resp. individualisierenden Zwecken ist demnach gerechtfertigt.

Die „Mechanodiagnostik" ist, zumal bei der Feststellung der Bewegungsstörungen nach Unfallsverletzungen, von großem Werte und berufen, angesichts der fast nunmehr internationalen Bestimmungen der Unfallversicherungsgesetze die Interessen der wirklich Arbeitsunfähigen wie jene der Kassen zu schützen *(Hönig)*. Behauptet z. B. ein Verletzter, gewisse Bewegungen nicht ausführen zu können, so läßt man ihn an verschiedenen Apparaten, und zwar sowohl an jenen für aktive, als auch an solchen für passive Bewegungen Übungen verschiedener Art — bei den erstgenannten Apparaten anfänglich mit sehr geringen Widerständen — unternehmen, und zwar sowohl solche Übungen, welche er seiner eigenen Angabe nach nur unsicher ausführen kann, als auch Bewegungen, die er infolge der Verletzung, des Unfalles, angeblich gar nicht zu vollführen vermag. Die vollständige Unkenntnis der infolge tatsächlich vorhandener Sensibilitäts- und Motilitätsstörungen bei bestimmten Bewegungen zutage tretenden Funktionsstörungen bewirkt, daß Simulanten die ihnen verordneten Übungen zaghaft und mißtrauisch beginnen und nicht selten Bewegungen korrekt und anstandslos ausführen, welche sie bei wirklich vorhandenen Funktionsstörungen der betreffenden Körperteile unmöglich ausführen könnten, und an Apparaten vollständig versagen, welche die Arbeitsleistung von Muskelgruppen erheischen, die durch die angebliche Verletzung in ihren Funktionen unmöglich beeinflußt werden konnten.

Ein weiterer diagnostisch verwertbarer Vorteil der *Herz*schen und *Zander*schen Apparate, und zwar der Gruppe für passive Bewegungen, besteht in der Möglichkeit, die Exkursionsfähigkeit von Gelenken, deren Funktion durch Erkrankung, Verletzung oder infolge längerer Immobilisierung gelitten hat, auch gegen den Willen des Kranken schonend zu präzisieren, die Fortschritte der mechanischen Behandlung genau zu kontrollieren und die Wiedererlangung physiologischer Exkursionsfähigkeit festzustellen, während die *Herz*schen Förderungsapparate und die *Krukenberg*schen Pendelapparate (s. pag. 54) dem Arzte die Möglichkeit bieten, Übertreibungen ängstlicher und wehleidiger Kranker als solche zu erkennen.

Der sogenannten „traumatischen Neurose" gegenüber ist die maschinelle Heilgymnastik insofern diagnostische Dienste zu leisten imstande, daß sie einerseits bezüglich der Muskelfunktion genaue, ziffermäßig belegte Aufschlüsse zu geben, andrerseits jeder Übertreibung und Simulation in dieser Richtung entgegenzutreten vermag. Sie unterstützt daher die strenge Überwachung der Unfallverletzten, für welche nach *Seeligmüllers* Vorschlag in Deutschland [1]) eigene Heimstätten zum Zwecke genauer Beobachtung Unfallverletzter bestehen.

---

[1]) Das österreichische Gesetz vom 28. Dezember 1887, betreffend die Unfallversicherung der Arbeiter, dessen Revision noch immer „im Zuge" ist, perhorresziert den Behandlungs- und Beobachtungszwang der Versicherten.

SPEZIELLER TEIL.

Anwendung der Mechanotherapie bei den einzelnen Krankheitsgruppen.

KAPITEL VIII.

Erkrankungen der Respirationsorgane.

A. Nasen-, Rachen- und Kehlkopfkrankheiten.

Von Doz. Dr. **C. Laker** (Graz).

Der Gedanke, auch auf die erkrankte Schleimhaut der Respirationsorgane durch Massage einzuwirken, ist nach den bisherigen Erfolgen der Massage auf anderen Gebieten ein naheliegender; trotzdem ist die Verwirklichung dieser Idee eine Schöpfung der allerneuesten Zeit, wie sich ähnliches in der Geschichte der Wissenschaften ja schon oft ereignet hat. Wenn wir dem Grunde nachgehen, so müssen wir die Eigentümlichkeit der hier in Betracht kommenden anatomischen Verhältnisse, die geringe Ausbildung und Würdigung fachmännischer Kenntnisse in der Laryngo-, Rhino- und Otologie in früheren Zeiten und die technischen Schwierigkeiten der hier in Betracht kommenden Methoden als Ursache hierfür annehmen.

Besonders ist es die versteckte Lage der Schleimhäute im Innern von Höhlengebilden, welche eine direkte Übertragung der Massagemethoden, wie sie bei anderen Organen zur Ausübung kommen, auf die erkrankte Schleimhaut der Luftwege unmöglich machte, während andrerseits die Massage der Oberfläche des Körpers keine hinreichende Wirkung bis zu der tief darunter gelegenen und häufig sogar von Knochenpartien überdeckten Schleimhaut entfalten kann.

In anderer Hinsicht machte wieder die Ohnmacht der bisherigen Therapie das Bedürfnis nach Heilmethoden fühlbar, denen die Mängel der bisherigen Behandlungsmethoden nicht anhaften, einer Therapie, die vielfach ihre Berechtigung nur in dem Sinne besitzt, wie sie heute noch vielen Rezepten in der inneren Medizin zukommt, über deren Heilwert der unbefangene Beobachter sich keinen Täuschungen hinzugeben pflegt.

Das große Verdienst, den eigentlichen Anstoß zur Einführung von Massagemethoden bei Erkrankungen der Respirationsorgane, besonders der oberen Luftwege, gegeben zu haben, gebührt *Arvid Kellgren* in

London, wenn auch einzelne Versuche, durch Massage auf die Erkrankungen der oberen Luftwege einzuwirken, in früherer Zeit schon gemacht wurden. Ich erinnere nur an *Gerst,* welcher die äußere Halsmassage bei Tonsillitis und akuten Katarrhen des Rachens empfohlen hatte, deren Technik im allgemeinen Teile dieses Buches (pag. 25 u. ff.) eingehende Schilderung erfahren hat, sowie an *B. Weiss,* der die Effleurage des Halses bei Laryngitis crouposa mit Erfolg ausgeführt hat.

Auch einzelne Versuche, durch Erschütterungen eine Heilwirkung auf tiefer gelegene Gewebe zu erzielen, sind bereits in früherer Zeit aufgetaucht, ohne jedoch auf unserem Gebiete befruchtend gewirkt zu haben.

Kellgren war der erste, welcher seine Erschütterungsmethode genau beschrieb und den günstigen Einfluß derselben auf die Erkrankungen der Respirationsorgane schilderte. Derselbe empfahl die Massage auch bei akuten Erkrankungen der oberen Luftwege.

Fig. 73—78 erläutern die im technischen Teile des Buches eingehend geschilderte Ausführung der Erschütterungsmassage bei Halserkrankungen nach *Kellgren*, welche auch von *M. Braun* befolgt wurde, während dieselbe sich von meiner Methode des Erschütterns unterscheidet, wie unten gezeigt wird. Fig. 73—76 beziehen sich auf die Erschütterungen des Pharynx, Fig. 77 und 78 auf jene des Kehlkopfes und der Luftröhre. Dabei werden die Fingerspitzen auf die eine, der Daumen auf die andere Schildknorpelplatte aufgesetzt. Die Erschütterungen geschehen in seitlicher Richtung.

Kellgren wendet ferners Erschütterungen im Verlaufe von Nervenstämmen an. Er vibriert den N. supratrochlearis und nasalis bei Nasenkatarrh und dem ihn begleitenden Kopfschmerz, sowie den N. laryngeus superior und inferior bei Kehlkopfkrankheiten.

Anläßlich von Vorträgen, welche *Kellgren* 1888—1889 in Pola hielt, hatte er Gelegenheit, seine Erschütterungen dem k. k. Marinearzt Dr. *Michael Braun* an seinen Patienten wiederholt zu demonstrieren und regte ihn dadurch an, das beschriebene Verfahren nicht nur äußerlich, wie es *Kellgren* ausschließlich anwendete, sondern direkt auf die erkrankte Schleimhaut mit kupfernen Sonden zu übertragen, welche an ihrem viszeralen Ende mit einem Wattebäuschchen armiert waren. *Braun* wendete dieses Verfahren bei verschiedenen akuten und chronischen Erkrankungen der Nase, des Rachens und des Nasenrachenraumes an und veröffentlichte die dadurch erzielten schönen Heilerfolge durch einen am internationalen medizinischen Kongresse in Berlin 1890 gehaltenen Vortrag.

Angeregt durch *M. Brauns* Vortrag, versuchte ich ebenfalls, die *Kellgren*schen Erschütterungen direkt auf die erkrankte Schleimhaut zu übertragen und eine dahin abzielende Methode an der Hand reichlicher Erfahrungen und praktisch-theoretischer Studien auszubilden und immer mehr zu vervollkommnen. Ich habe dieselbe als Methode der inneren Schleimhautmassage bezeichnet und die Ausführung derselben so-

Fig. 73.

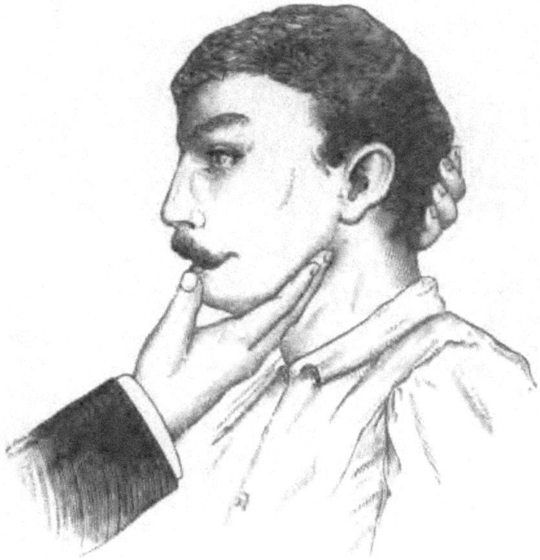

Fig. 74.

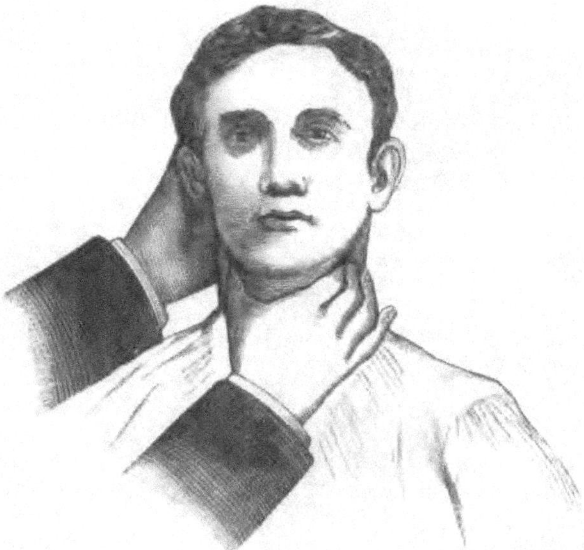

wie das Wissenswerteste darüber in einem Werke veröffentlicht, dem in rascher Folge eine Reihe von Publikationen folgte, so daß die Lehre von der Anwendung der Massage bei den Erkrankungen der oberen Luftwege bereits über eine eigene Literatur verfügt, welche am Schlusse

Fig. 75.

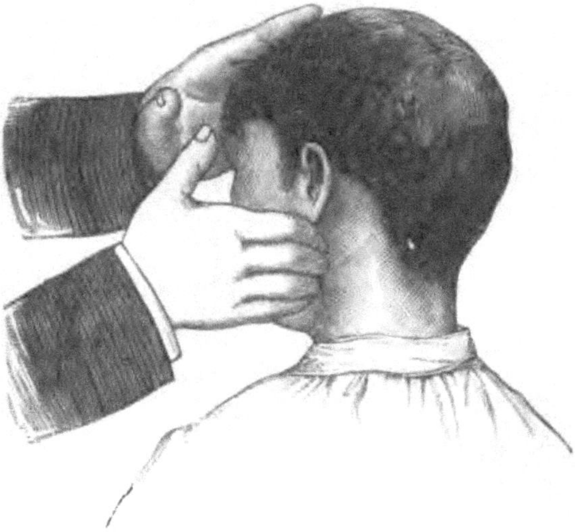

Fig. 76.

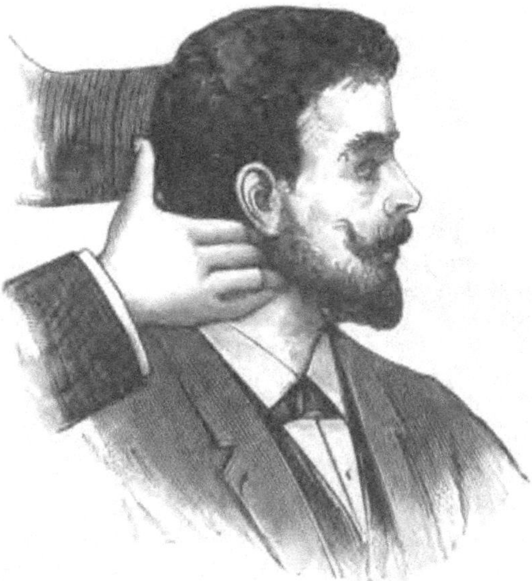

dieses Buches chronologisch geordnet angeführt ist. Von auswärtigen Autoren waren es besonders *Massucci* und *Felici* in Italien, *Garnault* in Paris, *Sedziak* in Rußland und *Freudenthal* in Amerika, welche auf Grund eigener Erfahrung mit Überzeugung für die bekannt ge-

Fig. 77.

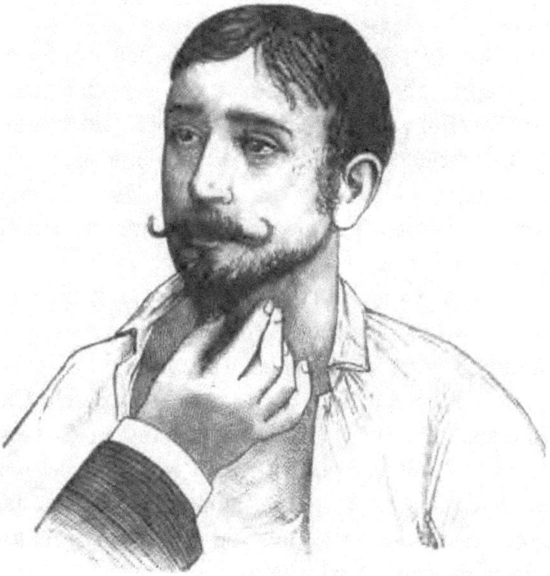

Fig. 78.

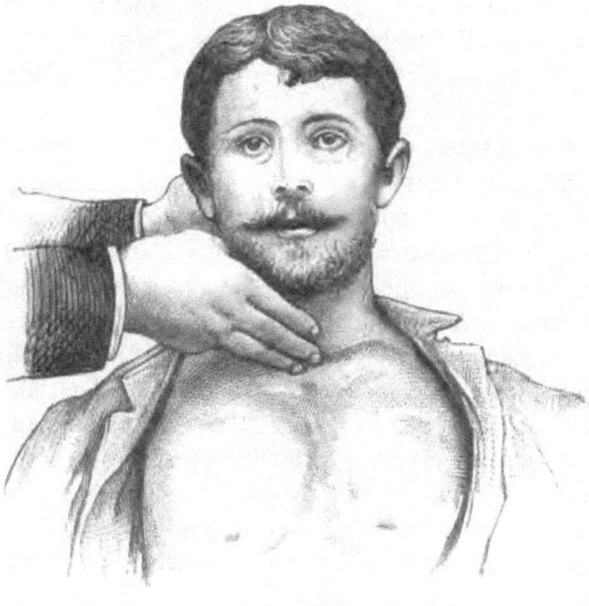

wordenen Erfolge der Erschütterungsmassage eintraten und dieselben erweiterten.

Was einzelne gegen die innere Schleimhautmassage erhobene Stimmen anbelangt, so dürften dieselben wohl zum größten Teile auf ungenügende Erfahrung und Beherrschung der Methode zurückzuführen sein. Einzelne unmotivierte Angriffe, welche die innere Schleimhautmassage auf das Niveau der gewöhnlichen Pinselungen herabzudrücken sich bemühten, verdienen schon wegen des Mangels an logischer Beweisführung hier weiter keine Berücksichtigung. Dieselben wurden seinerzeit gebührend zurückgewiesen.

Aber auch die ursprünglich von einem ganz berechtigten Skeptizismus aus erhobenen Zweifel solcher Kritiker, welche noch nicht über genügende eigene Erfahrungen verfügen, ob die schönen Heilerfolge der inneren Schleimhautmassage nicht auch durch eine der früheren Heilmethoden hätten erreicht werden können, haben heute im Hinblick auf die bereits vorliegende Literatur ihre Berechtigung verloren. Sie sind widerlegt durch jene Erkrankungsfälle, welche ein vergleichendes Urteil ermöglichen und nur eine Deutung zulassen.

Wir kennen nämlich jetzt eine große Anzahl genau beobachteter Fälle von chronischen Schleimhauterkrankungen der oberen Luftwege, bei welchen es gelungen ist, durch innere Schleimhautmassage eine ausgiebige Besserung oder Heilung hervorzurufen, während bei denselben Patienten sich die verschiedenen, früher bekannten Methoden, mit Konsequenz und von kundiger Hand ausgeübt, als nutzlos gegen die qualvollen, jahrelangen Beschwerden erwiesen hatten.

Die Erlernung der nötigen technischen Fertigkeiten ist eine ziemlich schwierige; sie erfordert viel Übung und eine leichte Hand. Außerdem setzt die richtige Verwertung dieser Massagemethode klinische Erfahrungen und eine genaue Kenntnis der Spiegel- und Sondenuntersuchung voraus.

Die Methode der inneren Schleimhautmassage, wie dieselbe bei **Nasenleiden** zur Ausübung kommt, besteht im allgemeinen darin, daß eine vorn mit Watte armierte Sonde in das Naseninnere eingeführt wird, und nun werden bei kontrahierter Armmuskulatur regelmäßige Vibrationen des Vorderarmes ausgelöst und vom Sondenknopfe auf die Schleimhaut übertragen. Der Massage vorangehen muß eine genaue Spiegel- und Sondenuntersuchung des Naseninnern zur Orientierung über die Raumverhältnisse. Immer trachte man, sich vorher über die jeweilig vorliegende Diagnose eine möglichst klare Auffassung zu verschaffen und erhebe in erster Linie eine Reihe anamnestischer Daten, die beiläufige Dauer der Krankheit und die hauptsächlichsten Veränderungen des subjektiven Befindens während dieser Zeit. Dann frage man nach der Menge und Beschaffenheit des Sekretes und nach der Anzahl der täglich gebrauchten Taschentücher. Die letzteren versäume man nie sich anzusehen, auf Steifheit, Farbe und Geruch derselben zu achten und diese Untersuchung im Laufe der Behandlung zu wiederholen. Des weiteren frage man nach dem Grade der Durchgängigkeit der Nase und überzeuge sich selbst davon, indem man abwechselnd ein Nasenloch zuhält und durch das andere zuerst ruhig, dann forciert inspirieren und exspirieren läßt. Dann erst frage man nach den subjektiven Beschwerden und den etwa vorhandenen pathologischen Reflexerscheinungen sowie nach dem Geruchsvermögen usw. Im Laufe der Behandlung kontrolliere man wiederholt die Schwankungen des subjektiven Befindens durch anamnestische Fragen. Bei der Spiegel- und Sondenuntersuchung beachte man, ob die Schleimhaut überall oder nur an einzelnen Punkten stärker gerötet erscheint, ob die Farbe einem helleren Scharlach- oder einem bläulichen Farbenton entspricht, ob die Oberfläche glatt oder höckerig ist, ob sich Sekretanhäufungen zeigen, wie sich die Form der Muscheln und Gänge verhält usw. Genaue Erinnerungsbilder der durch die Spiegel- und Sondenuntersuchung gewonnenen Resultate dem Gedächtnisse einzuprägen, ist nicht nur für die unmittelbar darauf folgende Massage, sondern für die ganze Dauer der Behandlung von Bedeutung. Aus topographischen Gründen achte man besonders auf angeborene oder erworbene Anomalie des Naseninnern, auf Spaltbildung, Obliterationen, Verengerungen und Verwachsungen, Deviationen des Septums, Perforationen und Defekte, ob die Nasenhöhle an und für sich enge oder weit veranlagt, auf den Verlauf der medianen Fläche der unteren Muschel usw. Übung an Leichen und Durchsicht von anatomischen Präparaten erleichtern ungemein die oft schwierige Deutung der nur durch additionelle Bilder gewonnenen Gesichtseindrücke. Die genaue Einprägung der Topographie des jeweiligen Naseninnern ist für die darauf folgende innere Massage eine conditio sine qua non. Es ist nämlich nötig, daß der Operateur, während er die Vibrationsmassage ausübt, nur durch das Tastgefühl der Fingerspitzen und das Erinnerungsbild der vorhergegangenen Untersuchung geleitet, sich die Topographie des Naseninnern vergegenwärtigt, ohne gleichzeitig durch den Sehsinn geleitet zu werden. Unter beständigen vibrierenden Bewegungen wird nun die jeweilig erkrankte Stelle, gewöhnlich der größere Teil der Schleimhaut, gewissermaßen abgetastet.

In anderer Weise führt *Braun* die Erschütterungen aus, indem er, auf einem Sessel vor dem Patienten sitzend, durch das Nasenspekulum hindurch das gleichzeitig mit dem Reflektor beleuchtete Naseninnere massiert. Ich habe mich auf das deutlichste überzeugt, daß ein viel kleinerer Bezirk der Schleimhaut durch den Sondenknopf erreicht wird, wenn man darauf reflektiert, das Operationsfeld gleichzeitig durch das Nasenspekulum zu überblicken, während eines der wichtigsten Momente für die Heilwirkung der Massage in der Abtastung einer möglichst großen Schleimhautfläche gelegen ist.

Die Erlernung meiner Art zu massieren ist schwieriger, erfordert größere Übung, sie leistet aber bei völliger Beherrschung der Methode das meiste. Ich habe anfänglich zu viel Gewicht auf die Anzahl und Regelmäßigkeit der Vibrationen hinsichtlich des Zustandekommens der Heilwirkung gelegt, während ich jetzt annehmen muß, daß eine Reihe anderer Momente, insbesondere die schonende Abtastung einer möglichst großen Fläche, für die Heilwirkung von viel größerer ursächlicher Bedeutung ist. Die exakte Erlernung regelmäßigen Vibrierens ist aber trotzdem notwendig, weil es nur dann möglich ist, in zarter Weise auch empfindliche Schleimhautpartien zu massieren. Für die oberen Partien der Nase z. B. ist die größte Feinheit der Vibrationen notwendig, während die Massage im unteren Gange oder an der Rachenwand, wenn keine akute Infektion vorliegt, wohl nur bei grober Ungeschicklichkeit schmerzhaft empfunden wird. Manchmal muß eine sehr leichte Sonde gewählt und dieselbe darf nicht einmal festgehalten werden, so daß sie während des Vibrierens zwischen den Fingern gleitet. Nur so ist man imstande, bei Neuralgien, Kopfschmerz usw. eine augenblicklich eintretende Linderung zu erzeugen, während in demselben Falle einige ungeschickte Vibrationsstöße hinreichen können, um stundenlangen

Fig. 79.

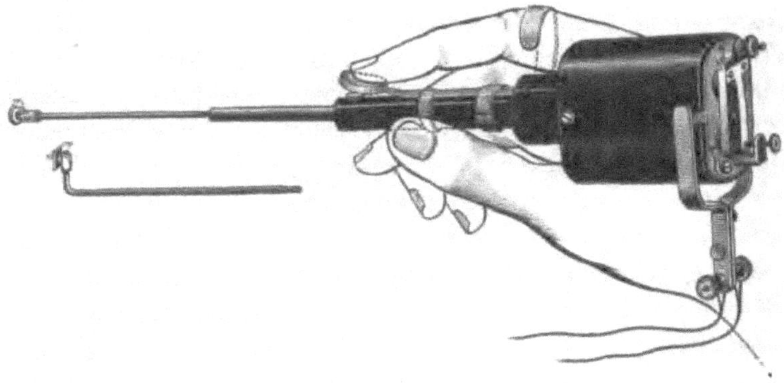

heftigen Kopfschmerz oder Steigerung eines neuralgischen Schmerzes hervorzurufen.

Aus diesem Grunde kann ich auch die Leistungsfähigkeit vibrierender Apparate nicht auf dieselbe Stufe stellen wie die der Hand. Jedes derartige Instrument, wenn es noch so gut konstruiert ist, beeinträchtigt das feine Tastgefühl der Finger. Den Einwurf, daß das Vibrieren mit der Hand zu sehr ermüde, kann ich wenigstens für meine Person nicht gelten lassen. Durch allmähliche Gewöhnung verliert sich jedes Müdigkeitsgefühl, zu dessen völligem Verschwinden einige Minuten des Ausruhens der rechten Hand hinreichen.

Der Gedanke, die Erschütterungsbewegungen der Hand durch maschinelle Leistung zu ersetzen, ist naheliegend, und ist bereits eine Reihe von solchen Apparaten konstruiert worden, bei welchen die Erschütterungsbewegung entweder auf elektrischem oder auf mechanischem Wege erzeugt wird. Fig. 79 zeigt einen solchen Apparat, welchen *W. Freudenthal* in New-York konstruierte. Ähnliche Apparate wurden von *L. Ewer, H. Lahmann, M. Schmidt, P. Garnault, Seligmann, Löhnberg* u. a. konstruiert (vgl. pag. 21).

Wenn man bedenkt, daß geübte Masseure bei der Verwertung der Massage an anderen Körperstellen sich fast immer ihrer Hände bedienen und einen völligen Ersatz durch Maschinenleistung für nicht immer genügend halten, so sind die oben ausgesprochenen Zweifel wohl gerechtfertigt, so wünschenswert es auch wäre, wenn durch Hinwegfallen einer der Schwierigkeiten dieser Behandlungsmethode eine weitere Verbreitung dieser Kunst rasch ermöglicht würde.

Bei der Ausführung der Erschütterungen lege ich großes Gewicht darauf, daß dieselben jedesmal in derselben Stellung des Masseurs und des Patienten vorgenommen werden. Jede Verrückung der Kopfhaltung des Patienten ist schon eine Behinderung für die exakte Ausführung und beeinträchtigt einen Teil der durch Übung erlangten Fertigkeit.

Ich übe die innere Schleimhautmassage stets neben dem rechten Knie des Patienten stehend aus, um mit dem Oberkörper leichter den notwendigen Armbewegungen und etwaigen unbeabsichtigten Kopfbewegungen des Patienten folgen zu können. Immer bediene man sich derselben (rechten) Hand. Der Patient sitzt dabei gerade in einem Lehnsessel mit etwas zurückgebeugtem Kopf, denselben auf einen verstellbaren Kopfhalter stützend, um leichter die ihm angedeutete Kopfhaltung während der Massage beibehalten zu können. Die linke Hand des Patienten umfaßt die seitliche Sessellehne, die rechte ebenfalls, oder dieselbe hält ein Taschentuch.

Bei solchen Vorbereitungen lassen sich die Patienten und besonders die Kinder weniger leicht verleiten, bei dem Verspüren von Unlustgefühlen mit den Händen nach der Sonde zu greifen. Der Masseur hält den Oberkörper etwas vorgebeugt, je nach der Kopfhöhe des Patienten. Mit den vier letzten Fingern der linken Hand kann man noch den Scheitel des Patienten fixieren und mit dem Daumen die Nasenspitze etwas heben, um eine übermäßige Reibung der Sonde an den Nasenflügeln zu vermeiden, welche zur Entstehung von örtlichen Dermatitiden Veranlassung geben kann. Nun erst wird die Massiersonde in das Naseninnere eingeführt.

Zur Ausführung der Nasenmassage genügt in einer Sitzung in der Regel eine Sonde. Während der Sitzung empfiehlt es sich, öfters zwischen beiden Nasenseiten zu wechseln.

Der große Wert der Vibrationsmethode besteht vor allem darin, daß eine heilende Wirkung bis in die tiefsten Schichten der Schleimhaut in der ganzen Ausdehnung derselben ausgeübt wird, und es ist deshalb nötig, so viele Punkte derselben als möglich zu vibrieren. Man achte darauf ganz besonders und taste mit dem Sondenknopfe das Naseninnere in einer gewissen Ordnung ab, welche allerdings durch die individuellen Verschiedenheiten in den Raumverhältnissen des Naseninnern abgeändert werden muß. Beispielsweise beginne man an der Medianfläche des vorderen unteren Muschelendes und lasse den Sondenknopf beständig vibrierend allmählich über das ganze vordere untere Muschelende hinübergleiten, von da auf den Nasenboden und den dem unteren Gange entsprechenden Anteil des Septums, schließlich auf die Choanenränder. In derselben Weise werden alle zugänglichen Punkte im Bereiche des mittleren Nasenganges vibriert. (Fig. 80 — nach *Garnault* — zeigt die Handstellung und die Lage der Sonde bei der Massage der mittleren Muschel an einem sagittalen Schädeldurchschnitt.) Mit Vorliebe verwende ich jetzt Sonden aus Pakfong. Die Massiersonde hat eine Länge von 22 *cm* und eine Dicke, welche den Nrn. 6—7 der *Charrière*schen Skala entspricht. Das für die Nase bestimmte Sondenende verjüngt sich allmählich je nach der gewünschten Dicke, und

Fig. 80.

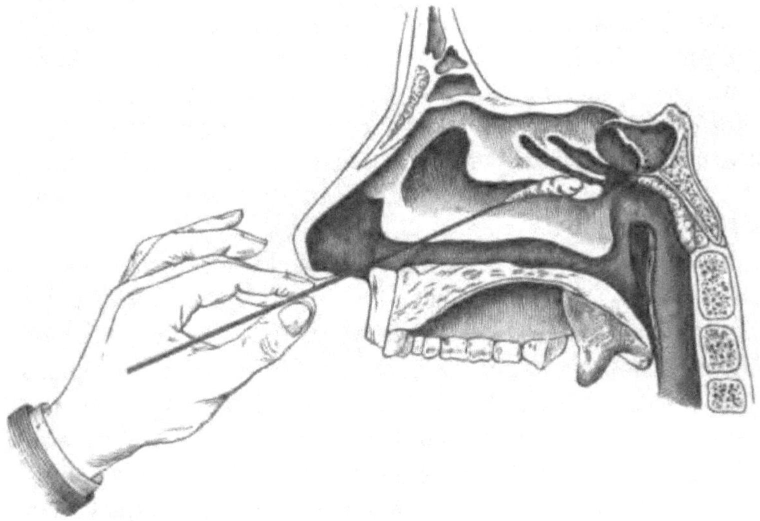

soll dessen vorderes Ende sondenknopfförmig zugefeilt sein. Die Sonde wird an ihrem knopfförmigen Ende exakt mit einem Wattebäuschchen armiert (Fig. 81). Selbstverständlich muß jede Sonde vor dem Gebrauche sterilisiert werden, was ich durch Ausglühen anstrebe. Das mit Watte armierte Ende wird kurz vor dem Gebrauche in eine Kokainlösung (10%), manchmal in eine Jod-Jodkalilösung getaucht oder mit reinem Vaselin oder Menthol-Vaselin überstrichen, oder auch nur mit Wasser befeuchtet.

Die vergleichende Kontrolle mit den verschiedenen Mitteln lehrt am besten, daß nicht dieses oder jenes, sondern die Massagewirkung den wichtigsten Anteil an dem Heilerfolge hat.

Die große Bedeutung der Methode der inneren Schleimhautmassage ist darin gelegen, daß es bei Anwendung derselben gelingt, eine möglichst große Anzahl von Schleimhautstellen direkt mit einer von Stelle zu Stelle beliebig veränderbaren, auch die tieferen Gewebsschichten erreichenden mechanischen Erregung zu treffen. Wenn man ferner bedenkt, daß dabei den Anforderungen der Reinlichkeit und Antisepsis Rechnung getragen wird und daß die Behandlung selbst eine äußerst schonende ist, so ist es wohl erklärlich, daß dieselbe eine so vorzügliche, vielfach mit Sicherheit vorauszusagende Heilwirkung gerade bei jenen diffusen Schleimhauterkrankungen der oberen Luftwege entfaltet, welche bisher zu den hartnäckigsten Leiden gezählt werden mußten.

Fig. 81.

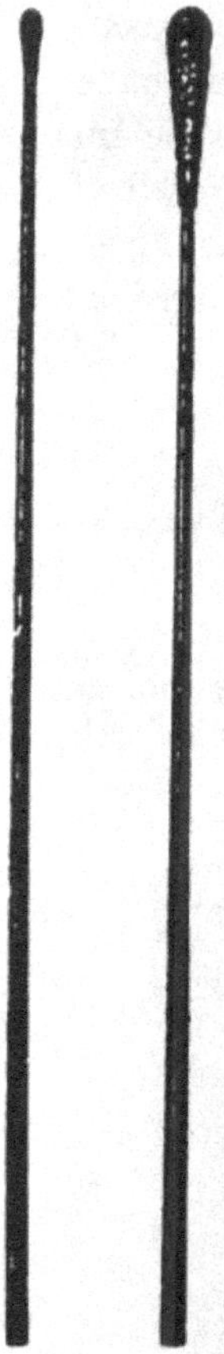

Die Sonde selbst wird ohne Griff schreibfederartig mit der rechten Hand gehalten. Das Erinnerungsbild der Topographie des jeweiligen Naseninnern übernimmt die Leitung der Massagesonde. Es erklärt die Hindernisse, auf welche die Sonde stößt, und lehrt dieselben zart umgehen; es gibt den Ausschlag über die Richtung, welche der Sondenknopf einzuschlagen hat, über die Schleimhautpartien, an welchen derselbe etwas länger verweilen muß usw.

Die Erschütterungsbewegungen rufe ich bei kontrahierter Muskulatur der rechten oberen Extremität hervor. Bei Beginn der Bewegungen wird ein Tetanus erzeugt, der sich auf alle Muskeln der Extremität erstreckt.

Die Bewegung der Vibration wird bei proniertem Vorderarme hauptsächlich im Ellbogengelenke, und zwar um dessen Hauptachse dadurch ausgelöst, daß während des Zustandes der Kontraktion ein abwechselndes Spiel der Antagonisten beginnt, indem bald die einen, bald die anderen ein wenig prävalieren. In verschiedener Weise kommt die Wirkung der Vibration zur Geltung, je nachdem man eine zur Sondenrichtung vertikale oder eine mit der Sonde parallele Fläche vibriert, und in letzterem Falle wieder verschieden, je nachdem dieselbe horizontal oder sagittal gestellt ist. Während bei der Effleurage an anderen Körperstellen jede einzelne Streichbewegung ausgiebig ist und während des Massierens durch einen Willensakt modifiziert werden kann, handelt es sich bei der Vibrationsmassage um ganz kleine, regelmäßige, aber in großer Anzahl aufeinander folgende Streich- und Stoßbewegungen, deren einzelne einer willkürlichen Beeinflussung nicht mehr unterworfen werden können. Eine anschauliche Darstellung der Bewegungsform, wie sie durch die Vibrationsmassage zum Ausdrucke gelangt, wird durch graphische Darstellung ermöglicht. Auf die dabei verwendete Methode und die Analyse einer Reihe von Vibrationskurven kann hier nicht näher eingegangen werden. Die graphische Darstellung der Vibrationsbewegung hat gezeigt, daß eine große Regelmäßigkeit in der Aufeinanderfolge der einzelnen Vibrationen und in der Intensität der Vibrationsstöße durch Übung erlernt werden kann. Die Erlernung einer solchen Regelmäßigkeit empfiehlt sich sehr im Interesse der Heilwirkung, abgesehen davon, daß eine unregelmäßig ausgeführte Vibrationsbewegung vom Patienten sehr schmerzhaft empfunden wird und denselben von der Fortsetzung der Behandlung abschreckt. Besonders schmerzhaft sind die bei unregelmäßiger Vibrationsmassage nach kleinen Zeitpausen auftretenden Stöße größerer Intensität, wie sie im Anfange der Erlernung dieser Fertigkeit lange vorkommen. Dieselben führen auch zu unnötigen Verletzungen der Schleimhaut und Blutungen. Die Vibrationen können mit solcher Regelmäßigkeit ausgeführt werden, daß in Reihen aufeinander folgender Vibrationen die Zeitdifferenz der einzelnen Vibrationen kaum $^1/_{100}$ Sekunde beträgt. Die Geschwindigkeit der aufeinander folgenden Vibrationen ist eine sehr große und kann nur im vorhinein innerhalb gewisser Grenzen durch einen Willensakt bestimmt werden.

Als Beispiele mögen folgende Kurven reproduziert werden:

In der graphischen Darstellung (Fig. 82) sowie in der folgenden finden sich zwei Kurven übereinandergeschrieben. Die untere Kurve wurde durch

Fig. 82.

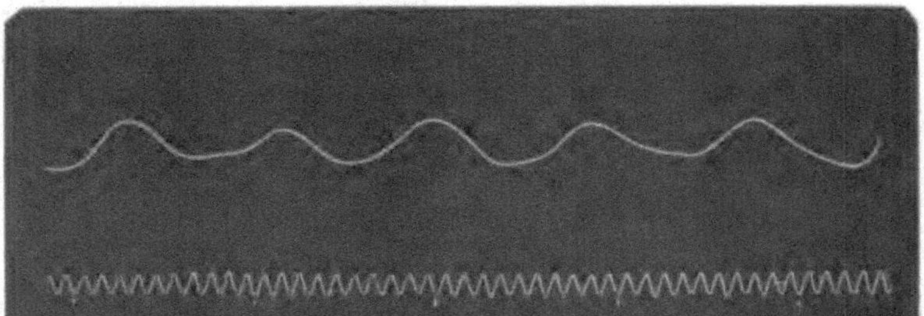

eine elektromagnetisch angeregte Stimmgabel geschrieben; sie dient als Zeitmesser. Jede Zacke entspricht genau $^1/_{100}$ Sekunde. Die obere Kurve ist die graphische Darstellung der Vibrationsbewegung, wie sie bei der Nasenmassage zur Verwendung kommt. Ein Blick auf die Zeichnung gibt Zeugnis von der großen Regelmäßigkeit der Vibrationsbewegung. Die genaue zeitliche Auswertung der Kurve, die an der Hand der vorliegenden Zeichnung von jedermann kontrolliert werden kann, ergibt, daß in einer Sekunde 11·49, in einer Minute 690 Vibrationen erfolgten. Die durchschnittliche Dauer einer Vibration beträgt 0·087 Sekunden, die mittlere Zeitdifferenz der einzelnen Vibrationen 0·0036 Sekunden, die größte Zeitdifferenz nur 0·007 Sekunden.

In der mit rascherer Vibrationsbewegung geschriebenen Kurve (Fig. 83) beträgt die Dauer einer Vibration nur 0·03 Sekunden; es erfolgten in einer Sekunde 30, in einer Minute 1800 Vibrationsstöße mit ebenso großer Regelmäßigkeit. Die beiden folgenden Kurven wurden bei schnellerem Gange des Uhrwerkes verzeichnet. Von den nunmehr näher aneinander gerückten Zacken

Fig. 83.

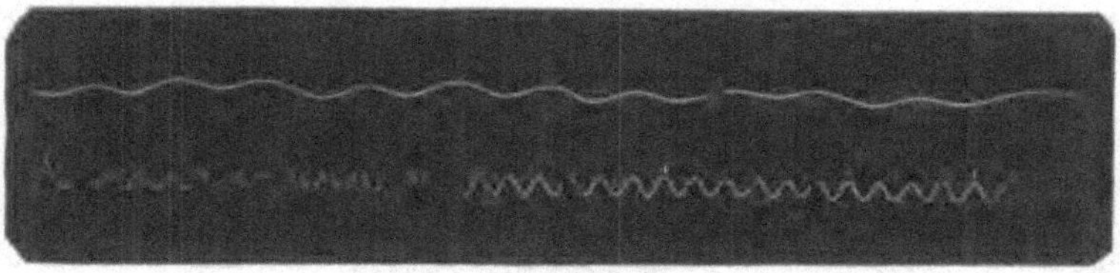

der Stimmgabelschrift entspricht abermals jede $^1/_{100}$ Sekundenwerte. Es erfolgten (Fig. 84) in der Sekunde 11·23, in der Minute 673·8 Vibrationen;

Fig. 84.

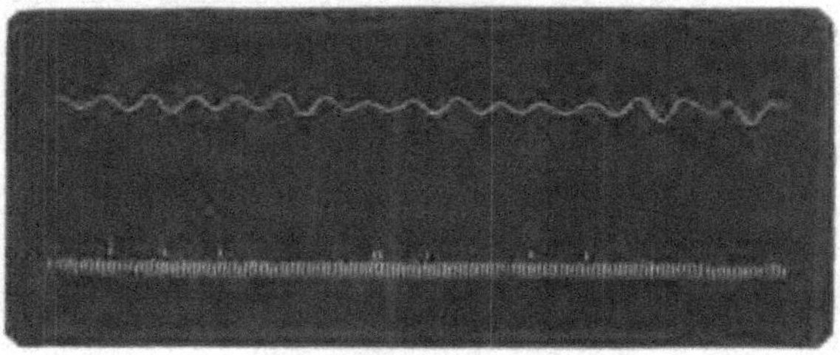

die durchschnittliche Dauer der einzelnen Vibrationen betrug abermals 0·089 Sekunden. Zum Vergleiche möge hier auch eine Kurve (nach *Storch*)

Fig. 85.

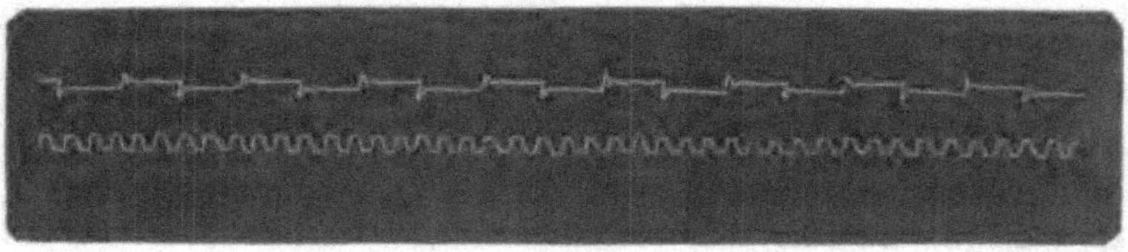

wiedergegeben werden, welche mit einem künstlichen Vibrator gewonnen wurde (Fig. 85). Der Vergleich lehrt, daß die Regelmäßigkeit der Erschütterungen, welche mit der Hand erzeugt werden, nur wenig hinter jenen zurückbleibt, die mittelst künstlicher Vibratoren erzeugt werden.

Physiologische Wirkung der inneren Schleimhautmassage. Eine befriedigende Erklärung der Wirkung der inneren Schleimhautmassage ist heute noch nicht möglich. Spätere physiologische und vergleichende histologische Untersuchungen dürften auch darüber in nicht zu ferner Zeit einiges Licht verbreiten. Dieselben sind jedoch von ganz untergeordneter Bedeutung gegenüber dem großen praktischen Werte der jetzt schon sicherstehenden Tatsachen über die Heilerfolge. Jedenfalls dürften dabei viele jener Momente in Betracht kommen, welche zur Erklärung der Wirkung der allgemeinen Massage herangezogen werden, und verweise ich auf den allgemeinen Teil dieses Handbuches. Bei der Erklärung der Wirkung der Erschütterungen dürften allerdings noch einige neue Gesichtspunkte in Betracht kommen. Die Methode der Massage, welche ihre Wirkung durch eine große Anzahl einzelner kleiner Stöße entfaltet, ist nicht ganz identisch mit den anderen Massagehandgriffen. Eine der Hauptwirkungen der Massage, der depletorische Einfluß auf das Lymph- und Blutgefäßsystem der massierten Gewebe, dürfte allen Methoden der Massage gemeinschaftlich sein. Von Wichtigkeit für die Erklärung ist jedenfalls der eigenartige Bau des Organes selbst, da die Schleimhaut der oberen Luftwege ganz andere komplizierte, anatomische und physiologische Eigenschaften besitzt als die bei der äußeren Massage in der Regel in Betracht kommenden Organe. Auch die in diesen Schleimhäuten vorhandenen komplizierten Nervenverbindungen, die wir nur zum Teil kennen, zum Teil aber aus den normalen und pathologischen Vorgängen erschließen müssen, dürften von hervorragender Bedeutung sein für die Erklärung der Wiederkehr normaler Schleimhautverhältnisse.

Es scheint, als ob durch die Vibrationen die einzelnen Gewebselemente zu einer Regeneration in einer dem gesunden Organismus zukommenden Weise angeregt würden und daß die Endwirkung einer solchen Massagekur gewissermaßen einer Summierung der Einzelwirkungen der Sitzungen entspricht.

Schließlich scheint es zu einer völligen Umwandlung krankhafter Zellgebilde in gesunde auch in den tiefen Schichten der Schleimhaut während des Gewebsersatzes zu kommen.

Wenn auch die feineren Vorgänge noch unbekannt sind, so finde ich diese noch hypothetische Annahme doch vielfach gestützt. Lange Zeit nach stattgehabter Behandlung wird der geübte Blick noch charakteristische Umwandlungszeichen wahrnehmen können, welche sich durch veränderte Farbe, Volumen und Konsistenz zu erkennen geben. Spätere histologische Untersuchungen dürften in diese ätiologischen Fragen einiges Licht bringen.

Durch meine Annahme erklärt sich auch die scheinbar paradoxe Behauptung, daß dieselbe Methode sowohl bei hypertrophischen wie auch bei atrophischen Zuständen der Schleimhaut heilend wirkt. In beiden Fällen kommt es zur Umwandlung in normales Gewebe und dadurch zur Heilung.

Die unzweifelhafte und häufig sofort nach der Vibration der Nasenschleimhaut stattfindende Einwirkung auf die Gehirntätigkeit des

Menschen, die Steigerung seiner geistigen Fähigkeiten, die Erleichterung des Denkvermögens und Stärkung des Gedächtnisses, das Auftreten einer besseren Gemütsstimmung, das Schwinden von Kopfschmerz, Schwindel, Stirndruck usw., Erscheinungen, die ich auf Grund zahlreicher Erfahrungen als unbestreitbare Beobachtungstatsachen hinstellen muß, dürften wohl ihre Erklärung finden in dem unmittelbaren Zusammenhange, in welchem die Lymphgefäße der Nase mit der Zerebrospinalflüssigkeit und dem intrakraniellen Druck stehen. Dieser innige, schon längst behauptete Zusammenhang findet durch die Folgewirkungen der inneren Schleimhautmassage eine neue Bestätigung.

Indikation, Heilerfolge und Verlauf. Die innere Schleimhautmassage findet überall Anwendung, wo die Schleimhaut und die darunter liegenden Gewebe im Gefolge chronisch-entzündlicher Vorgänge, deren Natur uns noch nicht näher bekannt ist, einen dauernden Krankheitszustand angenommen haben. Die neugewonnenen Lehrsätze, welche sich auf die Erfahrung von hunderten einschlägiger, genau beobachteter Fälle stützen, werde ich mich bemühen, im folgenden präzise erläutert wiederzugeben.

Eine Statistik der erzielten Heilungen und Besserungen zu geben, unterlasse ich wegen der Unmöglichkeit, dieselbe genau zu machen, weil das Verhältnis von Besserung und Heilung in den ersten Monaten wegen mangelhafter Erfahrung und Übung einesteils ein ungünstigeres war als in der letzten Zeit; außerdem ist es schwierig zu bestimmen, wann eine chronische Schleimhautaffektion der oberen Luftwege als völlig geheilt zu betrachten ist. Die im Verlaufe chronischer Schleimhautaffektionen auftretenden akuten und subakuten Exazerbationen gleichen oftmals völlig den akuten Schleimhautaffektionen solcher Leute, welche nicht als mit einem chronischen Schleimhautleiden behaftet bezeichnet werden können, und aus dem objektiven Befunde läßt sich schon gar nicht der Charakter der völligen Heilung erkennen. Wohl aber ist man sowohl nach den anamnestischen Daten, als auch nach dem subjektiven Befunde nicht im Zweifel über den Unterschied, welcher zwischen dem Zustande eines „chronischen schweren Schleimhautleidens“ und dem Zustande „ausgiebiger Besserung“ desselben herrscht. Ich bediene mich daher mit Vorliebe dieses Ausdruckes und spreche in der Regel von Heilung nur dann, wenn der Patient selbst sich dieses Ausdruckes bedient hat. Ausgiebige Besserung habe ich fast in jedem der bisher behandelten Fälle erzielt; eine Verschlechterung des Zustandes oder eine andere Schädigung der Gesundheit durch die Vibrationsbehandlung ist mir niemals vorgekommen. Eine ausgiebige Besserung, die von den Patienten als Heilung ihrer Leiden bezeichnet wurde, habe ich nicht etwa nur in den leichteren Fällen erzielt, sondern ebenso an Patienten, welche jahrelang krank waren. Die Resultate der Vibrationsmassage sind so eklatante, daß ich mich auf das reiche, mir jetzt zur Verfügung stehende Beobachtungsmaterial zu berufen gar nicht nötig hätte. Die meisten der behandelten Fälle haben überzeugende Beweiskraft gerade deshalb, weil es sich um chronische Leiden handelt, an welchen die Heilkraft anderer Methoden bereits vergebens versucht worden war, bei denen daher ein vergleichendes Urteil möglich ist. Auch konnte ich vielfach exakte Selbstbeobachtungen intelligenter Patienten als wertvolle Unterstützung meiner eigenen Beobachtungen benutzen.

Die innere Schleimhautmassage findet bei den meisten chronischen Nasenleiden Verwendung. Je länger eine chronische Schleimhauterkrankung dauert, desto längere Zeit nimmt die Behandlung in Anspruch. Im allgemeinen sind die hypertrophischen Formen leichter und früher heilbar als die atrophischen, unabhängig von der Erkrankungsdauer. Gerade bei jenen Nasenleiden, welche den Atmungsraum verkleinern und dadurch allein oder durch Vermittlung von Reflexneurosen eine Reihe der unangenehmsten Erscheinungen auslösen, feiert die innere Schleimhautmassage ihre schönsten Triumphe, indem es zum Schwinden sämtlicher Erscheinungen kommt, auch wenn die Beschwerden in mehr oder minderem Grade durch viele Jahre bestanden haben, ja, auch wenn der Patient sich nicht erinnern kann, jemals ohne Schnupfen gewesen zu sein.

Wenn bereits nach den ersten Sitzungen ein beträchtliches Abschwellen der Muschelweichteile eintritt, so kann dies als ein günstiges Prognostikon sowohl bezüglich der Dauer der Behandlung als des Erfolges aufgefaßt werden.

Bei den meisten Fällen dauert es beiläufig 5 Tage, bis eine deutliche Besserung eintritt. Es gibt der Patient häufig dann bereits an, sich besser zu fühlen als jemals seit dem Bestande seines Leidens. Die bald und beständig abnehmende Zahl der täglich gebrauchten Taschentücher ist bei chronischen Fällen ein so eklatantes Zeichen der Besserung, daß die Patienten selbst durch die Mitteilung dieser Wahrnehmung meiner Frage zuvorkommen. Diese Abnahme der Schwellzustände und der Hypertrophien macht sich dem Patienten in angenehmster und unzweideutigster Weise geltend durch die freie Durchgängigkeit der Nase für den Respirationsstrom. Patienten, welche alle Folgen der behinderten Nasenatmung seit lange gewohnt waren und nun allmählich immer mehr von den natürlichen Funktionen ihrer Nase Vorteil ziehen, beobachten selbst ganz gut, wie entweder gleich nach der Behandlung oder nach Ablauf einer kurzen Reaktionszeit der Zustand freier Nasenatmung im Anfange nur eine halbe Stunde, dann mehrere Stunden dauert, worauf gewöhnlich die Schwellung wieder zunimmt, bis schließlich umgekehrt der Zustand der Schwellung nur mehr einige Stunden dauert und der erste Tag sich einstellt, wo von einer Sitzung zur anderen die Nase frei durchgängig bleibt. Am längsten hält sich in der Regel jener Zustand, bei welchem die augenblickliche Besserung bis zum Abend anhält und beim Liegen sich erst eine Verminderung des Atemraumes fühlbar macht. Wahrscheinlich ist das mechanische Moment der behinderten Blutabfuhr in der horizontalen Lage das Plus, welches die Rezidive bewirkt, bis schließlich auch dieses Moment dauernd überwunden wird. Einen wichtigen und günstigen Wendepunkt im Verlaufe bedeutet die Zeit, in welcher die früher das Septum berührende Schleimhaut der Muscheln von demselben dauernd distant wird.

Meist ist eine Nasenhälfte die „schlechtere" und bleibt es dann auch während der Behandlung; manchmal kehrt sich das Verhältnis während der Behandlungsdauer um.

Wertvolle Anhaltspunkte für die Abnahme der Schwellzustände gewährt die Beobachtung der Form der unteren Muschel. Das vordere und hintere Ende derselben gleicht häufig einer prallgefüllten länglichen Blase. Bei fortschreitender Heilung machen sich allmählich, und zwar zuerst in den hinteren Partien, die Konturen des knöchernen, unter der Muschelschleimhaut gelegenen Gerüstes bemerkbar, bis schließlich auch das vordere Ende nicht mehr halbkugelig erscheint und das individuell verschieden geformte knöcherne vordere Ende der Muschel durch den Schleimhautüberzug hindurch sich erkennen läßt.

Als ein wichtiges Symptom der beginnenden Heilung habe ich das Auftreten einer eigentümlichen Schallempfindung während des Massierens, besonders in den hinteren Nasenteilen, beobachtet. Dasselbe ist geräuschartig, wird zuerst vom Patienten selbst wahrgenommen und kann bald darauf in der Regel auch objektiv gehört werden. Es dürfte von Schwingungen einzelner Falten der immer derber werdenden Schleimhaut herrühren.

Während der Dauer der Massagekur schreitet die Besserung nicht immer kontinuierlich weiter, sondern häufig sprungweise, und es geben intelligente Patienten mit großer Bestimmtheit an, daß der Zustand mehrere Tage gleich bleibt, dann eine auffallende Besserung von einer Sitzung zur anderen sich einstellt, dieser Zustand wieder durch mehrere Tage ziemlich gleich bleibt, bis wieder eine deutlich fortschreitende Besserung sich bemerkbar macht. Kleine und vorübergehende Verschlechterungen des Gesamtzustandes, besonders stärkere Undurchgängigkeit der Nase und stärkere Sekretion, kommen während der Behandlungsdauer vor; sie werden aber immer seltener und hören manchmal ganz auf in dem Maße, als die Schleimhaut wieder den

Charakter eines gesunden Organes annimmt. Die ursprünglich stärker erkrankte Nasenseite neigt auch leichter zu Rezidiven als die andere. Die dauernde Besserung des Nasenleidens gibt sich am besten dadurch zu erkennen, daß die sogenannten „Verkühlungen“ immer seltener werden. Geradezu von zauberhafter Wirkung ist das Verschwinden der pathologischen Reflexerscheinungen: Kopfschmerz, Migräne, starker Kopfdruck, Tränen der Augen, Husten, Neuralgien, Asthma, üble Laune, Gedächtnisschwäche usf. Das Wort „zauberhaft“ ist ein von den Patienten selbst häufig gebrauchter Ausdruck, so überzeugend kommt die Heilwirkung zur Wahrnehmung.

Die Indikationen zur Anwendung der Galvanokaustik erfahren durch die innere Schleimhautmassage eine beträchtliche Einschränkung. Breite Kauterisierungen nehme ich jetzt viel seltener vor. Andrerseits konnte ich oft beobachten, daß Patienten, welche mehrfach von Anderen und von mir mit dem Flachbrenner behandelt worden waren, erst durch die nachfolgende Massage von ihren ursprünglichen und mitunter auch von den durch die Galvanokaustik erzeugten Beschwerden geheilt wurden. Auffallend ist die Heilwirkung bei Vorhandensein von membranösen Verwachsungen zwischen Septum und Muschel. Sobald unter dem Einflusse der Massage das Septum dauernd distant wird, werden in der neugebildeten Membran solche Ernährungsstörungen herbeigeführt, daß dieselbe von selbst atrophisch zugrunde geht. In zweifelhaften Fällen zeigt es sich erst durch die vorangehende Massage, ob überhaupt und wieviel voraussichtlich noch durch Galvanokaustik abzutragen ist. Die belästigenden Reflexerscheinungen sind dann meist ganz geschwunden, und haben Patienten, welche vor einem operativen Eingriffe zurückschreckten, auch jetzt schon einen dauernden Heilerfolg. Nach vollendeter Massagekur noch zurückbleibende Hypertrophien pflege ich womöglich mit der Glühschlinge abzutragen, wenn es sich zeigt, daß eine noch ausgiebigere Durchgängigkeit der Nase für Luft wünschenswert ist und von den vorzunehmenden Eingriffen erwartet werden kann. Von besonderer Wichtigkeit ist die Vibrationsmassage auch bei der Behandlung multipler Polypenbildung, und ich habe wiederholt durch die nachfolgende Schleimhautmassage erst einen befriedigenden Enderfolg erzielt. Durch die Massage wird der erkrankte Mutterboden der Neubildung in gesundes Gewebe umgewandelt, wodurch die Methode der operativen Entfernung der Neubildung in wünschenswerter Weise ergänzt und ein besserer Schutz vor Rezidiven geschaffen wird. Das sogenannte Ätzen der Stiele der Nasenpolypen, eine Methode, welche keinen Anspruch auf Exaktheit machen darf, entfällt dadurch von selbst.

Bei stärkeren Affektionen der Nebenhöhlen als ursächliches Moment für Nasenleiden müssen natürlich erstere zuerst behoben werden, da die

Schleimhautmassage in solchen Fällen nur Erleichterungen, insbesonders bessere Durchgängigkeit der Nase für die Atmung, nie aber eine Heilung hervorrufen kann. Bei leichter Mitbeteiligung von Nebenhöhlen mit schleimiger oder wenig eiteriger Sekretion, welche zweifellos eine häufige Komplikation chronischer Rhinitiden bildet, vielleicht sogar nur durch die Rhinitis unterhalten wird, habe ich wiederholt ein völliges Schwinden der Krankheitserscheinungen durch die Massage allein beobachtet.

Die trockenen Formen des chronischen Katarrhs werden durch die Vibrationsmassage ebenfalls einer ausgiebigen Besserung entgegengeführt.

Die atrophischen Formen des chronischen Katarrhs bedürfen einer längeren Behandlungsdauer als die hypertrophischen Formen. Von nicht zu unterschätzender Bedeutung ist die Vibrationsbehandlung besonders bei Ozaena. Die Verminderung des Geruches tritt zuerst nur für einige Stunden nach der Behandlung auf. Solche Patienten, welche durch Jahre ihrer Umgebung wegen des unangenehmen Geruches zur Last fielen und durch kein Mittel eine Abhilfe ihrer Beschwerden erfuhren, sind überglücklich, wenn sie wenigstens einige Stunden des Tages von dem lästigen Geruche frei sind und sich wieder unter Menschen bewegen können. Diese günstige Wendung tritt manchmal auch bei veralteten Fällen schon nach den ersten Sitzungen ein. Das klinische Bild der mannigfachen Formen der atrophischen Rhinitiden und ihr Verlauf unter dem Einflusse der Massage bildet ein wichtiges Kapitel der künftigen speziellen Pathologie und Therapie der Nasenkrankheiten.

So verläßlich wie bei den Schwellkatarrhen mit hypertrophischen Formen ist die Wirkung der inneren Schleimhautmassage bei Ozaena allerdings nicht. Wenn Herderkrankungen in den Knochenhöhlen zugrunde liegen, so müssen dieselben in erster Linie behoben werden.

Bei geringen Graden der atrophischen Rhinitis bemerken die Patienten oft schon nach wenigen Sitzungen, daß ein lange nicht gekannter Niesreiz und eine feuchte Absonderung sich einstellt, welche sich allmählich zur gewöhnlichen Menge des Nasensekretes steigert. Bei vorhandener Borkenbildung nehmen die Borken beständig an Größe und Zahl ab; zuerst wird die der Schleimhaut anliegende Fläche feucht. Sie lösen sich nunmehr leicht und ohne Blutung ab und wandeln sich schließlich zu einem dicken, weißen, schleimigen Sekrete um, welches durch Schneuzen entfernt wird, bevor eine Eintrocknung desselben stattfindet. Die begleitenden Reflexneurosen der atrophischen Formen schwinden unter dem Einflusse der Massage meist viel früher, bevor die Schleimhaut gesundet. Hartnäckig erweist sich oft die gerade bei den atrophischen Formen so häufige Anosmie. Bei den atrophischen Formen ist meist der retronasale Raum soweit miterkrankt, daß er ebenfalls gleichzeitig mittelst Vibrationsmassage behandelt werden muß. Bei vorgeschrittenen Fällen sind dieselben krankhaften Schleimhautveränderungen bekanntlich auch in der Pars oralis, auch im Kehlkopfe vorfindbar, und muß die örtliche Vibrationsbehandlung bei einer gewissen Intensität der Erkrankung auch auf diese Gebiete ausgedehnt werden.

Nicht unerwähnt lassen will ich unter meinen neueren Beobachtungen die Heilung hochgradiger und veralteter Fälle von Heufieber. Ich habe solche in Beobachtung, welche noch sechs Jahre nach der Behandlung von jeder nennenswerten Rezidive verschont blieben. Eine neuerliche Bestätigung hierfür, sowie Ausführlicheres darüber finde ich in dem ausgezeichneten Buche meines hochgeehrten Kollegen *Garnault* in Paris.

In unzweideutiger Weise wird durch die innere Schleimhautmassage die Rezidivität und das Ausbreitungsbestreben akuter Schleimhautaffektionen, und zwar im günstigsten Sinne, beeinflußt, und diese Umwandlung ist insbesonders bei kindlichen Organismen von lebenswichtiger Bedeutung.

Eine häufige Folgeerkrankung des Stockschnupfens sind hartnäckige Bronchialkatarrhe, welche bei frischen Schnupfen zu exazerbieren pflegen, während bei anderen Patienten der absteigende Prozeß sich mehr im Schleimhautbezirke des Rachens oder des Kehlkopfes etabliert. Nach beendigter Massagekur schwinden solche schwere Begleiterscheinungen oft vollständig, und es kommt Jahre hindurch nicht zu Rezidiven, von welchen der Patient früher keinen Monat verschont blieb. Welch günstiger Einfluß nunmehr auf das Wachstum und die Gesamtentwicklung jugendlicher Individuen schon in den ersten Monaten nach der Behandlung bemerkbar ist, wird jeder wahrgenommen haben, der über eigene Erfahrungen verfügt.

Auch chronische Schleimhauterkrankungen, welche auf syphilitischer Basis sich entwickeln, eignen sich in vorzüglicher Weise für die Massagebehandlung. Dabei darf die Allgemeinbehandlung nicht vernachlässigt werden.

In vorsichtiger Weise ausgeübt, erzielt die Vibrationsmassage auch bei akuten Zuständen schöne Heilerfolge. Die Ausübung derselben und besonders die Abschätzung der nötigen Intensität ist eine viel schwierigere, da beim Überschreiten der gebotenen Grenzen die Behandlung sehr schmerzhaft wird und leicht eine entzündliche Reizwirkung entfaltet Bei akuten Schwellzuständen der Nase, Schnupfen und anderen plötzlich auftretenden Zuständen, welche in nahem Zusammenhange mit der Nase stehen, wie Neuralgien, Migräne, insbesonders Asthma usf., wirkt die rasch und schonend ausgeführte Vibration des Naseninnern oft geradezu kupierend. Von Bedeutung ist die Heilwirkung der Vibrationsmassage auch für die Alteration der geistigen Funktionen, welche häufig in viel zu wenig gewürdigter Weise durch Nasenleiden auf einem tieferen Niveau erhalten werden.

Als unzweifelhafte Beobachtungstatsache muß ich ferners die günstige Beeinflussung des Gesamtbefindens durch die nasale innere Schleimhautmassage bei schweren fieberhaften, infektiösen Erkrankungen hervorheben. Dies habe ich besonders häufig bei Kindern beobachtet, an denen ich wegen einer begleitenden Ohrenkomplikation unter anderem auch die Nasenmassage vornahm; die Kinder, welche tagelang apathisch im Bette lagen, tragen ein ganz verändertes, der Laienumgebung auffallendes Äußere zur Schau. Sie werden munter, verlangen oft sofort nach der Massage nach Speise, spielen, sprechen usw. Auch eine Erniedrigung der Körpertemperatur schien mir manchmal mit dem Eingriffe zusammenzuhängen.

Die Gefühle, welche während der Vibrationsmassage auftreten, werden von den Patienten in verschiedener Weise geschildert. Meist sind es Unlustgefühle. Die Intensität derselben, die sich bei gehöriger Beherrschung der Methode nur in den seltensten Fällen und meistens nur in den ersten Sitzungen zum wirklichen Schmerze steigert, ist von einer Reihe von Umständen abhängig, und ist es dringend geboten, das subjektive Befinden des Patienten in der schonendsten Weise zu berücksichtigen. Unstreitig entscheidend ist die angeborene Empfindlichkeit der Patienten im allgemeinen. Je akuter der Prozeß, desto unangenehmer empfindet die Schleimhaut die Vibrationen. Am wenigsten empfindlich ist der untere Nasengang und die untere Muschel. Genügt es, nur diese Teile zu massieren, so kann die Operation ganz ohne Unlustgefühle zu Ende geführt werden. Ungleich empfindlicher ist die mittlere Muschel und besonders die höher gelegenen Teile derselben. Der Grad einer etwaigen Schmerzempfindung während der Vibrationsmassage wird am meisten bestimmt durch die mehr oder minder geschickte Handhabung der Technik, da es in der Hand des Masseurs liegt, beim Abtasten der verschiedenen Teile des Naseninnern den Druck der Sonde entsprechend der größeren oder geringeren Empfindlichkeit der massierten Schleimhautpartien beständig zu ändern. Eine allzu oberflächliche Massage zieht die Behandlung unzweifelhaft in die Länge, eine zu energische ist zweckwidrig, abgesehen davon, daß sie den Patienten durch Hervorrufen von Schmerz und unnötigen Blutungen von der Fortsetzung der Behandlung abschreckt. Übung und Erfahrung lehrt das richtige Mittelmaß treffen. Selbst Kinder unter sechs Jahren pflegen die Sitzungen ohne Zwang und ohne viel Zureden zu ertragen, wenn die Behandlung schonend ausgeführt wird.

Manche Patienten geben an, während der Vibrationsmassage ein Schmerzgefühl im Hinterhaupte, am Scheitel, in den Ohren oder in den seitlichen Schneidezähnen zu verspüren; gewöhnlich dauern die durch die Vibrationsbewegung erzeugten Unlustgefühle nur so lange an, als man vibriert. In der Regel tritt sofort oder kurze Zeit nach der Vibration ein vor der Behandlung nicht vorhanden gewesenes Lustgefühl auf, und wiederholt verschwinden dabei pathologische Reflexe wie mit einem Schlage.

Die während der Vibrationsbehandlung auftretenden Blutungen sind ein häufiges Vorkommnis und deshalb ein beachtenswertes Moment, weil sie den Anfänger in seinem Vorgehen beirren können. Trotz dieses täglichen Vorkommens habe ich nicht einen einzigen Fall beobachtet, bei welchem die Blutung einen weiteren Nachteil zur Folge gehabt hätte, wenn auch die Patienten durch täglich wiederkehrende Blutungen erschreckt werden. Mit großer Bestimmtheit kann man dieselben im vorhinein versichern, daß die Blutungen noch im Laufe der Behandlung trotz täglich fortgesetzter Vibrationen in kurzer Zeit, gewöhnlich nach sechs bis zehn Tagen, von selbst aufhören werden. Das konstante Aufhören der Blutungen in verhältnismäßig kurzer Zeit und während der Fortsetzung der ja die Blutung anregenden Vibrationen ist abermals ein eklatanter Beweis für die durch die Vibrationsmassage erzeugte Umstimmung der Schleimhaut im Sinne der Genesung.

Das anfangs starke Bluten während der Massage auch bei Patienten, welche vorher durch lange Zeit, ja durch Jahre mit den alten Methoden, insbesondere mit Lapispinselungen behandelt wurden, und das ebenso gesetzmäßige Aufhören der Blutungen in diesen Fällen während der Massagekur spricht sehr deutlich für die Unzulänglichkeit der alten Methoden in einer großen Reihe von einschlägigen Erkrankungen.

Die Vornahme der Vibrationsmassage ruft eine momentane Reaktion hervor, in deren Vordergrunde die schon erwähnten Unlustgefühle stehen. Sie ist ihrer Dauer und Intensität nach individuell sehr verschieden und geht in der Regel mit einer vorübergehenden Vermehrung des Sekretes, manchmal mit dem Gefühle des Wundseins in der Nase, mit Niesreiz usw. einher. Außerdem kann man noch von einer dauernden Reaktion der Massagekur sprechen. Dieselbe äußert sich dadurch, daß erst nach Aufhören jeder Behandlung ein gleichmäßiger Ruhezustand auftritt und unverändert anhält, so daß sich erst einige Wochen oder Monate nach völligem Aufhören jeder Behandlung der erzielte Heilerfolg richtig abschätzen läßt.

Die Dauer der Vibrationsbehandlung, sowohl was die Dauer der einzelnen Sitzungen betrifft, als auch die Anzahl der nötigen Sitzungen, ist einer der schwierigsten Punkte der ganzen Behandlungsmethode. Es lassen sich darüber nur wenig allgemeine Grundsätze mit Worten wiedergeben, so wünschenswert es auch wäre, gerade die einschlägigen Erfahrungen Anderen als Maßstab für ihr eigenes künftiges Handeln überantworten zu können. Die Dauer einer Sitzung beträgt einige Sekunden bis mehrere Minuten. Je empfindlicher die Schleimhaut ist, desto kürzer muß die Behandlungszeit bemessen werden. Bei mehr akuten Zuständen ist die Vibrationssitzung eine kürzere als bei chronischen Leiden. Bei einem und demselben Falle ist die Dauer der Sitzungen im Anfange der Behandlung eine kürzere als gegen Ende derselben. Was die Anzahl der nötigen Sitzungen anbelangt, so ist dieselbe gleichfalls von vielen Umständen, besonders von der Natur des Leidens, abhängig. Es läßt sich erst nach vieler Erfahrung und auch dann nur beiläufig die Dauer der Behandlung abschätzen. Niemals soll die Behandlung früher unterbrochen werden, solange der Patient selbst noch an sich eine fortschreitende Besserung seiner subjektiven Beschwerden wahrnimmt. Um eine Zahl zu nennen, dürfte der Zeitraum von drei bis sechs Wochen in mittelschweren chronischen Fällen als mittlere Behandlungsdauer genannt werden. Je länger die Behandlung gedauert hat, desto gesicherter ist der Patient vor Rezidiven. Manchmal zeigt es sich, daß gegen die Erwartung die Behandlung viel länger, auf mehrere Monate verlängert werden muß. So erschreckend derartige Aussichten für die Patienten sind, welche den Arzt häufig nur um ein Mittel gegen ihr Leiden konsultieren, so leicht fügen sie sich in das Unvermeidliche, sobald sie sehen, daß sie nicht nur „behandelt" werden, sondern nach ihrer eigenen Beobachtung eine deutlich fortschreitende Besserung ihrer quälenden Zustände bemerken, an deren Heilung sie schon zu zweifeln begannen.

Mit Rücksicht auf die relativ kurze Beobachtungszeit ist bezüglich der Heilungsdauer die Frage gerechtfertigt: „Wie lange wird dieser Zustand ausgiebiger Besserung andauern?" Eine befriedigende Antwort darauf muß erst die Zukunft bringen. Da meine eigene Erfahrung sich erst auf die Dauer von zirka 15 Jahren erstreckt, hat meine Überzeugung von einer viel länger anhaltenden Heilung allerdings nur den Wert eines Wahrscheinlichkeitsschlusses. Eine Rezidive des Zustandes kann niemals ausgeschlossen werden, und kann jeder Patient, der an einem chronischen Schleimhautleiden erkrankt war und von diesem geheilt wurde, denselben Zustand abermals bekommen aus demselben Grunde, aus welchem er ihn zum ersten Male bekommen hat.

Ich kenne jetzt eine beträchtliche Anzahl von Fällen schwerster Erkrankungsformen, welche ein bis zehn Jahre nach beendigter Massagekur auf das bestimmteste versichern, daß sie trotz einzelner Mahnungen an ihre früheren Beschwerden während der ganzen Zeit nicht ein paar Tage lang sich in jenem qualvollen Zustande befanden, der früher trotz vielfacher Behandlung fast stets vorhanden war. Trotzdem läßt sich von keinem geheilten Falle im vorhinein sagen, ob derselbe von Mahnungen und Rezidiven schwerster Art verschont bleiben wird. Dieselben treten ohne Regel manchmal nach Wochen, manchmal nach Jahren auf. Manchmal kommt es zur Wiederkehr des gesamten Symptomenbildes wie bei der ursprünglichen Erkrankung, so daß die Patienten, welche sich schon sicher wähnten, auf das tiefste deprimiert erscheinen.

Immer gilt es dabei als Regel, daß solche Rezidiven von geringerer Bedeutung sind und daß dieselben viel rascher (oft genügen einige Sitzungen) einer neuerlichen Massagekur weichen. Interessant ist die oft zu machende Beobachtung, daß bei akuten Affektionen einstens massierte Schleimhautbezirke gewissermaßen übersprungen werden, daß z. B. nach bestandener Massagekur des Rachens und des

Larynx sich infolge heftiger Erkältung ein intensiver Schnupfen und Bronchialkatarrh einstellt, während früher die Halsaffektion immer die erste Folge war.

Die nahezu ausnahmslose Verminderung der Disposition zu häufigen Rezidiven nach bestandener Massagekur ist nicht ohne theoretisches Interesse für die Ätiologie des Schnupfens und der Halsentzündungen.

Für ihr Zustandekommen wurde als ein Moment auch die individuelle Disposition angenommen. Während man dieselbe vielfach in einer krankhaften Veränderung des Gesamtorganismus oder der Haut zu suchen gewohnt war, beweisen die Heilerfolge der inneren Schleimhautmassage, daß die Annahme einer lokalen Schleimhautveränderung zur Erklärung dieser Disposition in vielen Fällen hinreicht. Gerade wegen der Möglichkeit, dieses ätiologische Moment therapeutisch aus dem Wege räumen zu können, gewinnt dasselbe eine viel höhere Bedeutung als die noch vielfach dunklen Beziehungen solcher Erkrankungen zu äußeren veranlassenden Ursachen.

Retronasaler Raum und Rachen. In der Mehrzahl der Fälle von chronischen Schleimhauterkrankungen der Nase erkrankt auch der retronasale Raum mit, und es ist schon dadurch verständlich, warum bei zweckmäßigem Vorgehen in den meisten Fällen nicht nur die Schleimhaut der Nase selbst, sondern auch die des retronasalen Raumes der örtlichen Vibration unterzogen werden muß. Häufig breitet sich der Krankheitsprozeß per continuitatem fortschreitend auch auf die Pars oralis, deren seitliche Gebilde, die Gaumenbögen und Tonsillen, ja auch auf die Schleimhaut des Larynx und der Bronchien aus, und eine der häufigsten Krankheiten des Menschen überhaupt ist der sogenannte „chronische Nasen-, Rachen- und Kehlkopfkatarrh". Mit dieser Benennung ist kein einheitliches Krankheitsbild gezeichnet. Fast kein Fall gleicht dem anderen weder hinsichtlich des Grades der Erkrankung, noch der örtlichen Ausbreitung. Durch wohlbekannte objektive und subjektive Symptome ist es möglich, den jeweiligen Zustand vom diagnostischen Standpunkte aus zu charakterisieren. Dagegen erwies sich die bisherige Therapie als ziemlich ohnmächtig. Trotz Reinigung des retronasalen Raumes durch Pinselungen und Inhalationen, trotz Anwendung der verschiedenen Pulver und flüssigen adstringierenden und desinfizierenden Lösungen, Galvanokaustik usw. haben schwere Erkrankungsfälle dieser Art den beständigen, Jahre hindurch angewandten therapeutischen Maßregeln oftmals hartnäckigen Widerstand entgegengesetzt.

Gerade bei solchen Fällen mit fortwährenden subakuten Exazerbationen hat die innere Vibrationsmethode die günstigsten Erfolge aufzuweisen. Nun erst ist es möglich, die veranlassenden Momente zu beseitigen. Am augenfälligsten macht sich der Wert dieser Behandlungsmethode bei den chronischen Erkrankungen der Luftwege geltend, wie sie bei Kindern und jugendlichen Individuen so häufig vorkommen, welche dadurch in allen ihren körperlichen Funktionen auf das tiefste geschädigt werden. Bei diesen gibt sich die Heilung ihrer Leiden nicht selten in kurzer Zeit durch rasches Wachstum, gesunde Gesichtsfarbe und Neubelebung sämtlicher Funktionen zu erkennen. Ob in dem einen Falle die Nase, in einem anderen gleichzeitig der retronasale Raum oder auch die Schleimhaut des Larynx der örtlichen Massage unterzogen werden müssen, hängt von der möglichst genauen Diagnose und von der besonderen Erfahrung über die Anwendung dieser neuen Methode ab. Immer beachte man bei diesen kombinierten Schleimhautkrankheiten jene Symptome, auf welche der Patient selbst das größte Gewicht legt und welche die lästigsten Beschwerden bilden.

Die Pars nasalis des Rachens kann zum großen Teile bereits von der Nase aus massiert werden und bei günstigen räumlichen Verhältnissen der Nase selbst größere Bezirke der seitlichen Partien des Nasenrachenraumes, niemals jedoch das Rachendach. Behufs gründlicher Behandlung des retronasalen Raumes in vollster Ausdehnung ist es unbedingt nötig, vom Munde aus mit einer entsprechend gekrümmten Sonde einzugehen und, dem Tastgefühle der Finger folgend, wieder die einzelnen Schleimhautpartien vibrierend abzutasten. Die energische Kontraktion der Muskulatur des weichen Gaumens wirkt allerdings manchmal dem Tastgefühl entgegen. Der Grad und Sitz der Erkrankung der einzelnen Stellen des retronasalen Raumes soll womöglich vorher durch die Rhinoscopia posterior festgestellt werden. Die Art und Weise der notwendigen Krümmung der hier zu verwendenden Massiersonden wird bestimmt durch die räumlich so verschiedenen Verhältnisse im kindlichen und erwachsenen Organismus. Für die meisten Fälle verwendbar halte ich jetzt Massiersonden aus Packfongdraht vorrätig, welche bereits dauernd eine fast rechtwinklige Krümmung zeigen. Das für den retronasalen Raum bestimmte Ende hat eine Länge von 1—4 *cm*, ist vierkantig gefeilt und endigt knopfförmig, damit das Wattebäuschchen leichter aufgewickelt werden kann und fester hält. Die für den retronasalen Raum verwendeten Sonden dürfen nicht mit den Fingern gefaßt, sondern müssen in einen dickeren Griff fest eingeschraubt werden (Fig. 86).

Auch bei der Erschütterung des retronasalen Raumes kommt es häufig zu Blutungen, welche keine weitere Bedeutung haben, und gilt das früher Angeführte meist auch für diese Blutungen. Dieselben werden am leichtesten angeregt bei der Massage der obersten Partien des retronasalen Raumes.

An der Pars oralis des Rachens wird entweder mit den geraden Nasensonden oder mit den zuletzt beschriebenen gekrümmten Sonden, die Krümmung nach abwärts gerichtet, massiert. Hier läßt sich auch manchmal das Tapotement und die Effleurage in Anwendung bringen. Bei der Erschütterung der Rachenschleimhaut ist es oft nötig, den Zungenrücken mit der Zungenspatel niederzudrücken. Meist kontrahiert sich reflektorisch das Gaumensegel, und der Zungenrücken senkt sich bei der ersten Berührung soweit, daß die hintere Rachenwand in genügender Ausdehnung zugänglich wird.

Fig. 86.

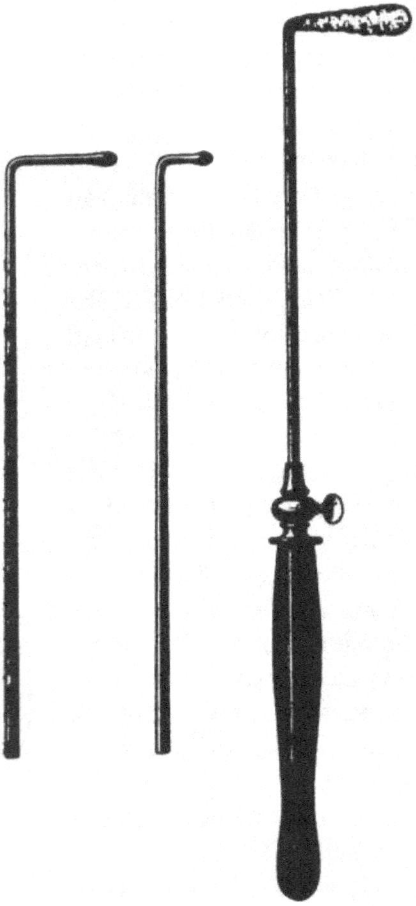

Die größten Schwierigkeiten stellen sich der Erschütterung der Pars oralis und des Isthmus faucium entgegen durch die übergroße Reflexempfindlichkeit vieler Patienten. Oft entsteht bei der leisesten Berührung schon eine Würgbewegung. In solchen Fällen muß die Operation besonders rasch ausgeführt werden, und muß man der Würgbewegung gewissermaßen zuvorkommen. Manchmal ist es notwendig zu kokainisieren. Der zeitraubende Vorgang und die für den Patienten aus einer solchen lokalen Kokainanästhesie sich ergebenden unangenehmen, 10 bis 20 Minuten dauernden Sensationen legen es nahe, sich dieses Mittels nur in den äußersten Fällen zu bedienen, und nimmt die Notwendigkeit dafür in dem Maße ab, als die manuelle Fertigkeit des Operateurs zunimmt. Auch vermindert sich die Reflexempfindlichkeit sogar bei den extremsten Fällen während der Behandlungsdauer nach Maßgabe der fortschreitenden Heilung beständig. So rasch und zuversichtlich wie bei der Nasenschleimhaut findet die Abstumpfung der Empfindlichkeit allerdings nicht statt.

Während der Ausführung der Massage, welche gleichfalls neben dem rechten Knie des Patienten stehend vorgenommen wird, empfiehlt es sich, die Rachengebilde mit dem Reflektor zu beleuchten. Die schwersten chronischen entzündlichen Veränderungen bessern sich oft in überraschend kurzer Zeit unter dem Einflusse der Vibrationen, und läßt sich dies durch die Rhinoscopia posterior, durch die Umwandlung des hinter dem Gaumensegel hervorkommenden Sekretes, durch die Veränderung der Stimme und durch verschiedene Momente im subjektiven Befinden des Patienten schrittweise verfolgen. Muß in derselben Sitzung auch eine innere Massage des Larynx vorgenommen werden, so hat dieselbe immer vor der des Rachens zu erfolgen. Soll in derselben Sitzung gleichzeitig auch die Nase behandelt werden, so empfiehlt es sich, die einzelnen Schleimhautregionen in folgender Ordnung zu massieren: 1. Nase, 2. Larynx, 3. retronasaler Raum, 4. Rachen.

Bei Vorhandensein von adenoiden Wucherungen im Nasenrachenraume erfahren dieselben häufig eine beträchtliche Verkleinerung, und es gelingt wiederholt, bei mäßiger Entwicklung derselben die operative Entfernung zu umgehen.

In wertvoller Weise kommt die Erschütterungsmassage zur Geltung bei der Behandlung des chronischen Rachenkatarrhs, dieser ebenso häufigen als vielgestaltigen Krankheit.

Viele solcher Patienten unterziehen sich gar keiner Behandlung, und mit Recht, da die Beschwerden ihres Leidens geringer sind als die Unannehmlichkeiten einer voraussichtlich wirksamen, lange dauernden Behandlung. Die schwereren Fälle des chronischen Rachenkatarrhs, welche noch immer zu den häufigen Erkrankungen gehören, werden dagegen von einer Reihe von Beschwerden geplagt und wiederholt genötigt, ärztliche Hilfe in Anspruch zu nehmen. Die zahllosen, dagegen empfohlenen Gurgelwässer, Einblasungen, Inhalationen usw. legen erst recht Zeugnis ab für die Ohnmacht der bisherigen Therapie solcher Erkrankungen, deren Behandlung die Geduld des Arztes und des Patienten auf eine schwere Probe stellt und die oft viele Jahre hindurch mit beständigen Intensitätsschwankungen fortdauern. Gerade bei diesen Erkrankungen ist die Erschütterungsmassage am ehesten geeignet, eine gründliche Umstimmung der Schleimhaut und damit eine ausgiebige Besserung aller Beschwerden hervorzurufen.

Bei den chronisch-hypertrophischen Formen wird die Schleimhaut unter dem Einflusse der Behandlung blasser und ihre Dicke nimmt ab. Bei der typischen Form der Pharyngitis granulosa verkleinern sich in auffallender Weise die Granula und die Seitenwülste. Bei mächtiger Entwicklung derselben ist eine oberflächliche Kauterisierung vor Beginn der Kur empfehlenswert. Ausgiebiges Kauterisieren, welches an die Stelle der Granula Schleimhautnarben setzt, ist zu vermeiden.

Bei den atrophischen Formen, deren typisches Beispiel eine vorgeschrittene Pharyngitis sicca ist, gibt sich die Besserung in verhältnismäßig kurzer Zeit dadurch zu erkennen, daß die Schleimhaut ihren lackartigen Glanz verliert und die Oberfläche feucht erhalten wird.

Bei den akuten entzündlichen Erkrankungen des Rachens, der Pharyngitis acuta, Tonsillitis usw., gegen welche *Gerst* und *Kellgren* bereits die äußere Massage mit großem Vorteile zur Anwendung brachten, wirkt die innere Schleimhautmassage manchmal geradezu kupierend, mindestens erleichternd und die Erkrankungsdauer abkürzend.

Von besonders günstiger Wirkung ist die innere Schleimhautmassage bei einer Erkrankung des jugendlichen Alters, welche sich in einer beständigen Neigung zu Entzündung des Racheneinganges äußert und welche in ihren letzten Ursachen noch unbekannt ist. Solche Patienten, besonders Kinder, werden oft wöchentlich von dieser Erkrankung befallen; seltener kommt es zu fibrinösen Exsudationen mit stärkeren Fieberbewegungen. Meist findet sich nur eine Rötung der Gaumenbögen und Tonsillen mit mäßigen Schlingbeschwerden und allgemeinem Unwohlsein. Eine die Gebilde des Racheneinganges in möglichster Ausdehnung erreichende Massage verhindert in vorzüglicher Weise die beständigen Rezidiven, sowie dieselbe bei den häufigen Exazerbationen dieses Erkrankungsvorganges oft von einer geradezu kupierenden Wirkung ist.

Rückwirkung auf gleichzeitig bestehende Ohren- und Augenerkrankungen. Aus dem bisher Gesagten ergibt sich auch bereits die Bedeutung der Vibrationsbehandlung für die Erkrankungen des Gehörganges. Jeder Ohrenarzt, der sich die Fortschritte der Wissenschaft zu eigen gemacht hat, muß zur Überzeugung gelangen, daß bei weitem der größte Teil der Ohrenkrankheiten, deren verhängnisvolle Folgen für die Funktionen des Gehörs, für Gesundheit und Leben oft erst nach längerer Zeit sich einzustellen pflegen, in einem ursächlichen Zusammenhange mit akuten und chronischen Erkrankungen der Nase und des retronasalen Raumes steht, und daß eine zielbewußte Behandlung der Ohrenleiden nur dann möglich ist, wenn die zugrunde liegenden Erkrankungen richtig behandelt werden können. Zahlreiche Fälle von chronischen Erkrankungen des Mittelohres mit Schwellung der Schleimhaut, welche unter beständigen subakuten Exazerbationen allmählich die edleren Gebilde des Gehörganges schädigen, setzen nur zu oft der angewendeten Behandlung hartnäckigen Widerstand entgegen. Durch die Anwendung der verschiedenen Formen der Luftdusche sind wir allerdings imstande, zeitweilig den unmittelbaren Folgen des Tubarverschlusses zu begegnen und manchmal damit schöne therapeutische Erfolge zu erringen. Wie oft erweist sich jedoch diese Behandlung als unzureichend! Sie wird in wirksamster Weise durch die innere Schleimhautmassage ergänzt. Wiederholt konnte ich mich überzeugen, daß unter dem Einflusse dieser Behandlung sich allmählich eine Wiederkehr der natürlichen Funktionen der Tuba einstellte und die Gehörschärfe beträchtlich zunahm, ohne daß noch eine eigentliche Ohrbehandlung eingeleitet worden wäre. Ein momentaner Erfolg nach jeder Sitzung, welcher sich durch das sofortige Aufhören der subjektiven Geräusche äußert, ist ein häufiges Vorkommen.

Wenn es zu Exsudationen im Mittelohre und gleichzeitigem Tubenverschlusse kommt, so sind die verschiedenen instrumentellen Eingriffe, welche uns die Ohrenheilkunde lehrt, Luftdusche, Katheterismus, Parazentese des Trommelfelles usw., wohl geeignet, eine momentane Gefahr zu beseitigen. Die Vibrationsmassage ist sogar ein sehr geeignetes Mittel, den Rückgang des akuten Grundleidens zu beschleunigen und die Tuben nicht nur zu eröffnen, sondern auch offen zu erhalten. Dies gilt ebenso für die einfache katarrhalische Mittelohrentzündung, wie für die schweren spezifischen Otitiden der akuten Exantheme. Die Massage erscheint mir bei jedem derartigen Leiden jetzt als der wichtigste Punkt der Behandlung, ob nun die Eröffnung des Trommelfelles noch außerdem gemacht werden muß oder nicht. Daß die letztere einzig und allein infolge Vibrationsmassage in vielen Fällen umgangen werden kann, in welchen sie sonst hätte gemacht werden müssen, ist mir auf Grund reichlicher Einzelerfahrungen zur sicheren Überzeugung geworden.

Eine zuwartende Haltung ist in solchen Fällen selbstverständlich nur unter beständiger Kontrolle des Trommelfellbefundes und der Hörschärfe gestattet, welche uns die Einsicht ermöglicht, ob die Massage wohl auch wirklich von einer dauernden Eröffnung des Tubenkanales gefolgt ist.

Hinsichtlich der Einzelnheiten der Behandlung muß auf Kapitel XV dieses Handbuches verwiesen werden.

Die längst bekannte Erfahrung der Augenärzte, daß eine große Anzahl von Augenleiden, vor allem die Erkrankung des Tränennasenkanales, Tränensackes und der Konjunktiva, durch Nasenleiden verursacht sind, ergibt von selbst die Bedeutung der inneren Schleimhautmassage für die Augenheilkunde. Viele solcher augenkranker Patienten geben genau an, daß sie ihre krankhaften Zustände in ihrer Intensität beständig wechselnd beobachten mit der Verbesserung und Verschlechterung der Nasenzustände. Solche Augenleiden können in der Regel nur nach Heilung der zugrunde liegenden Nasenleiden gründlich beseitigt werden.

Der Ductus nasolacrymalis spielt bezüglich der Übertragung von entzündlichen Vorgängen eine ähnliche Rolle für Erkrankungen des Auges wie die Eustachische Röhre für die Paukenhöhle. Die beiden Schleimhautregionen stehen in vielfacher Verbindung durch Nervenreflexe. Dieselbe gibt sich durch starke Tränenabsonderung, Hyperämie der Konjunktiva in unmittelbarem Anschluß daran jedesmal auf das deutlichste zu erkennen. Bei Patienten, welche an sekundären chronischen

Konjunktivalerkrankungen leiden, erzeugt die Vibration der Nasenschleimhaut oft einen förmlichen Tränenstrom und intensive Rötung der Konjunktiva auf der betreffenden Seite. Diese Intensität der Reaktion nimmt an Dauer allmählich in dem Maße ab, als sich das Nasenleiden und mit ihm das Augenleiden allmählich unter der Massagebehandlung bessert.

Am günstigsten muß sich die Vibrationsbehandlung auf das bestehende Augenleiden äußern, wenn die Ursache desselben in einer durch Schwellung hervorgerufenen Verlegung der Mündung des Ductus nasolacrymalis zu suchen ist.

Ohne jede örtliche Medikation bessern sich langbestehende Augenleiden während der Vibrationsbehandlung der Nase in so auffallender Weise, daß mir dies von Patienten, welche nur wegen ihrer Nasenzustände Klage führten, wiederholt als nebenbei gemachte Wahrnehmung mitgeteilt wurde.

Die Erfolge, welche die innere Schleimhautmassage bei der Erkrankung der obersten Luftwege erzielt, ermutigten mich, auch an die direkte Massagebehandlung des **Kehlkopfes** zu gehen und die Technik einer dahin abzielenden Methode zu erproben und einzuüben.

Auf Grund zahlreicher Erfahrungen muß ich die Bedeutung der Erschütterungsbehandlung für die chronischen sowie für manche akuten Erkrankungen des Kehlkopfes besonders hervorheben.

Gerade bei jenen Erkrankungsformen des Kehlkopfes, deren Behandlung zu den undankbarsten Kapiteln der Laryngologie zählt, kommt ihre Wirksamkeit am meisten zur Geltung. Sie findet überall da Anwendung, wo chronisch entzündliche Vorgänge zu einer Funktionsstörung der Schleimhaut und der tiefer gelegenen Gebilde geführt haben. Hierher gehören vor allem die zahllosen Formen des sogenannten „chronischen Kehlkopfkatarrhs", welche bekannterweise ungemein häufig vorkommen und bezüglich ihrer Lokalisierung und ihres Intensitätsgrades die verschiedensten klinischen Bilder liefern. Auch bei den peripheren Muskelerkrankungen chronischer Art leistet die Vibrationsmassage vorzügliche Dienste. Die Heilwirkung kommt dadurch zustande, daß die Schleimhaut und die darunter liegenden Gebilde, wenn sie einer längeren Massagebehandlung unterworfen werden, eine Umstimmung im Sinne der Gesundung des Gewebes erfahren. Im vorhinein klar und zielbewußt, überrascht diese Behandlung durch in kurzer Zeit auftretende ausgiebige Besserung, welche in vielen Fällen dem Patienten im voraus versprochen werden kann. Bei den verschiedenen Veränderungen des Glanzes, der Farbe und des Volumens der wahren Stimmbänder, wie sie sich infolge chronischer Entzündung der Schleimhaut zum dauernden Zustand herausbilden, läßt sich die fortschreitende Besserung direkt mit dem Auge verfolgen. Die Patienten selbst überzeugen sich davon durch Abnahme ihrer subjektiven Beschwerden, des Kratzens im Halse, des Hustenreizes, des vermehrten Auswurfes und der Veränderung der Stimme.

Fig. 87.

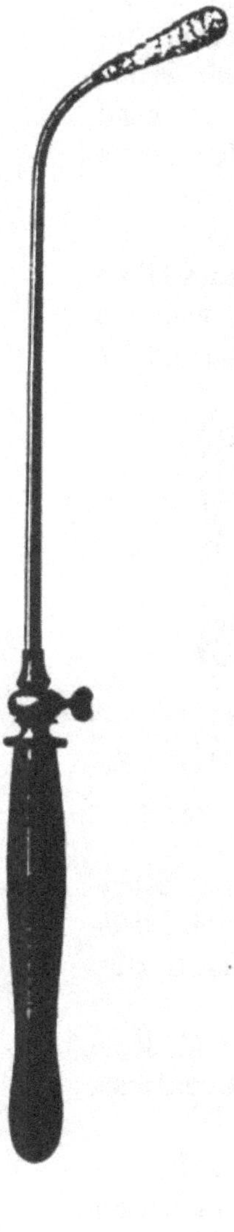

Auch lange bestehende Insuffizienzen der Stimmbändermuskulatur verschwinden spurlos, wenn die Ursache keine zentrale ist. So paradox es auch klingt und so sehr es auch mit den Erfahrungen der Massage an anderen Körperteilen im Widerspruche steht, so empfiehlt sich die Massage sogar bei Anwesenheit von Geschwürsbildungen, sei es nun, daß dieselben an den Stimmbändern selbst oder im subglottealen Raume wahrgenommen werden. Für die wiederholt beobachteten Heilungen solcher Geschwüre unter dem Einflusse der Vibrationsmassage nehme ich folgende Erklärung an: Bei der großen Toleranz des Larynxinnern gegen Insulte, von der man sich am besten bei der methodischen Dilatation von Larynxstrikturen überzeugt, muß man annehmen, daß die spontane Heilung von Geschwüren durch chronische Gewebserkrankung des Mutterbodens derselben verhindert wird. Durch Massage werden in dem Mutterboden des Geschwüres normale Zirkulationsverhältnisse hervorgerufen und dasselbe heilt spontan unbeschadet des Insultes, welchen die Vibrationsstöße für die Geschwüre selbst bedeuten.

Selbst tuberkulöse Ulcera können zu oberflächlicher Heilung gelangen. Die Gesundung des Gewebes liefert den Körperzellen eben die besten Waffen, sich der feindlichen Bakterien zu erwehren.

Die Technik der endolaryngealen Massage ist schwieriger als die im Nasenrachenraume. Sie setzt genaue Kenntnis der Laryngoskopie und Übung im Einführen von Instrumenten in den Larynx voraus. Sie soll daher erst gelernt werden, wenn man einige Übung in der Vibrierung der Nasenschleimhaut erlangt hat.

Einer der früher beschriebenen Massiersonden (Sondenknopfdicke *Charrière* 5—6) wird die Krümmung der zum Eingehen in den Larynx bestimmten Instrumente gegeben und dieselbe fest in einen Griff eingeschraubt. Das für den Larynx bestimmte Sondenende ist in der Länge von ungefähr 4 *cm* mit einem Wattebäuschchen armiert (Fig. 87), welches in 10%ige Kokainlösung getaucht wird. Unter Leitung des Kehlkopfspiegels wird nun bei weit geöffneter Glottis während einer tiefen Inspiration, ohne vorher einen Punkt der Schleimhaut berührt zu haben, der Sondenknopf bis etwas unter das Niveau der wahren Stimmbänder eingeführt. Bei normaler Muskulatur kontrahiert sich nun bei der ersten Berührung der Sphinkter laryngis, und die Stimmbänder umklammern energisch die Sonde; in diesem Augenblicke beginne man von einem Punkte aus und stets vibrierend die beiderseitigen Stimmbänder, das eine Mal mehr nach rechts, das andere Mal mehr nach links die Sonde andrückend, dann den vorderen Winkel und die interarytänoidale Gegend abzutasten. Bald lernt man, sich dabei nach dem bloßen Tastgefühle zu orientieren. Auch die Energie der Muskulatur läßt sich aus dem Widerstande der die Sonde umklammernden Muskeln bemessen.

Durch die Vibrationsbehandlung ist ein neues diagnostisches Mittel zur Bestimmung der Muskelkraft der Stimmbänder gegeben, und läßt sich dieselbe erschließen aus der Kraft, mit der die Glottis die eingeführte

Fig. 88.

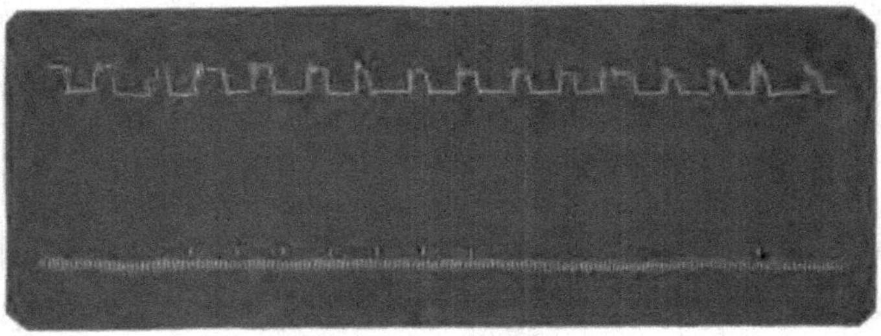

Massagesonde während der Vibrierung umklammert (vgl. pag. 115). Bei lähmungsartigen Zuständen läßt sich die fortschreitende Besserung ebenfalls auf diesem Wege deutlich verfolgen.

In Fig. 88 ist die Erschütterungsbewegung bei der inneren Kehlkopfmassage am Lebenden zur graphischen Darstellung gebracht. Jede Zacke der unteren Kurve entspricht $^1/_{100}$ Sekunde. Die Kurve zeigt die auch hier mögliche Regelmäßigkeit der Bewegungsform.

Für die Massage des Sinus pyriformis, der Valekula und deren nächster Umgebung erhalten die Massagesonden dieselbe Krümmung wie bei der Massage der Stimmbänder.

Beim Eingehen in die Glottis hat man auf das Genaueste alle jene Vorteile zu beachten, welche Übung und Erfahrung verwenden lehren, um die Schwierigkeiten zu umgehen, die sich dem Einführen von Instrumenten in das Larynxinnere in jedem einzelnen Falle entgegenstellen. Ein forciertes Durchbrechen der Glottis mit der Sonde soll nie versucht werden, außer bei lähmungsartigen Zuständen der Muskulatur. Vibriert man bei geschlossener Glottis nur die oberhalb derselben befindlichen Schleimhautpartien, so vermeide man einen allzu starken Druck, besonders in der Richtung gegen die hintere Wand. Es entstehen dadurch unnötigerweise, manchmal durch mehrere Stunden, oft sogar über einen Tag dauernde Schlingbeschwerden, die allerdings keine weitere Bedeutung haben. Sind die Erkrankungsherde an den

Fig. 89.

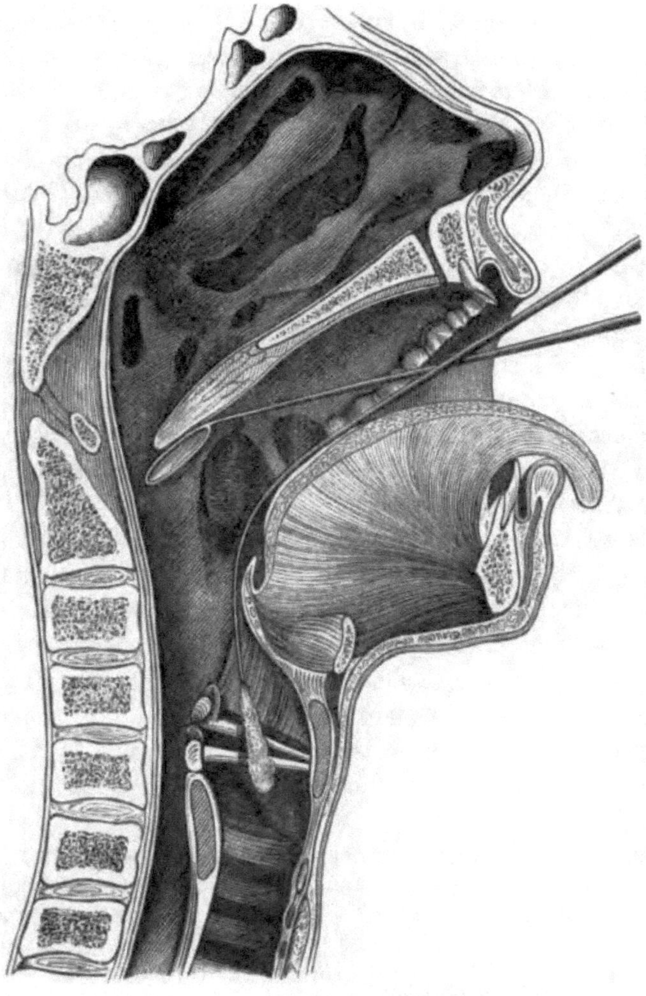

Lage der Massagesonde und des Kehlkopfspiegels bei der Stimmbandmassage.

wahren Stimmbändern zu suchen — und solche kommen am häufigsten bei den Störungen der Stimmbildung in Betracht —, so begebe man sich nie des Vorteiles, bei geöffneter Glottis zwischen dieselben einzudringen und dann erst zu vibrieren (Fig. 89). Durch die Massage bei geschlossener Glottis habe ich einige Male Ekchymosen auf der oberen

Fläche der wahren Stimmbänder auftreten gesehen, welche offenbar durch zu starken Druck entstanden waren und eine unnötige, wenn auch unbedeutende Komplikation darstellen.

Sind Partien des subglottealen Raumes erkrankt, so muß die Sonde tiefer eingeführt und gegen die betreffende Fläche während des Vibrierens angedrückt werden.

Die endolaryngeale Massage ist für den Patienten begreiflicherweise mit unangenehmen Gefühlen verbunden, was ja jedesmal infolge der bloßen Einführung eines fremden Körpers in den Larynx der Fall ist; mit eigentlichen Schmerzen braucht dieselbe nicht einherzugehen. Die Dauer der endolaryngealen Massage ist eine kürzere als an anderen Schleimhautpartien, weil die Stimmbänder meistens die Sonde während der ganzen Dauer der Vibration fest umklammern, und während dieser Zeit eine völlige Atempause eintritt. Die auf den Eingriff folgende Reaktion ist verschieden. Sie dauert von einigen Minuten bis zu Stunden und hängt auch von der Energie der Vibration ab. Zu starkes Andrücken der Massagesonde gegen die hintere Wand des Kehlkopfes erzeugt leicht Schlingbeschwerden, die bis zu zwei Tagen anhalten können. Bei wiederholter Behandlung nimmt auch die Dauer der Reaktion ab, und manchmal kann ein wegen stimmlicher Indisposition nachmittags mit endolaryngealer Massage vorsichtig behandelter Sänger noch am selben Abend in der Oper seine Partie singen.

Wenn Schlingbeschwerden das belästigendste Moment der Reaktion bilden, so vermeide man es, die Behandlung vor der Hauptmahlzeit vorzunehmen. Die erste Sitzung ist in der Regel die unangenehmste, und nimmt die Reaktion sowohl an Intensität als Zeitdauer beständig ab. Eine Ausnahme davon beobachtet man nur in Fällen, welche mit Lähmung der Stimmuskeln verbunden sind, die während der Behandlung zur Heilung gelangen. Mit fortschreitender Besserung wird die Massage immer unangenehmer empfunden, obwohl die Reaktion beständig abnimmt.

Die Anwendung der inneren Stimmbandmassage fordert unwillkürlich zu Vergleichen mit den bisher üblichen intralaryngealen Pinselungen heraus. Ich lege keinen Wert darauf, ob man die Pinselungen als eine Art Massage oder die Massage als eine Art Pinselung bezeichnet. Derlei theoretische Auffassungen haben nur die Bedeutung eines bloßen Wortstreites. Jeder Laryngologe, der die innere Kehlkopfmassage, wie ich sie angegeben habe, beherrschen gelernt hat, wird durch die eigenen Erfahrungen auf die Unterschiede beider Methoden von selbst aufmerksam werden, welche für die Bevorzugung der Massage sprechen. Viele Beobachtungen scheinen mit dafür zu sprechen, daß auch bei den bisher üblichen Pinselungen die dabei stattfindende mechanische Erregung einen Hauptfaktor bei den erzielten Heilerfolgen spielt, der allerdings in unvollkommener Weise, aber im Sinne der Massagewirkung sich geltend macht. Warnen möchte ich an dieser

Stelle besonders vor der übertriebenen Anwendung der üblichen schematischen Pinselungen mit Lapislösungen bei den chronischen Kehlkopfkatarrhen, welche nur in seltenen Fällen zur Heilwirkung beitragen, während sie meistens außer der Erzeugung sehr unangenehmer subjektiver Empfindungen unwirksam sind oder vielfach, besonders bei stärkeren Konzentrationen, geradezu verschlechternd einwirken. Zahlreiche subjektive Beobachtungen intelligenter Patienten im Vereine mit den objektiven Beobachtungen haben mir diese Auffassung im Gegensatze zu den vielfach verbreiteten Anschauungen über den therapeutischen Wert der Lapislösungen bei den chronischen Kehlkopfkatarrhen zur Überzeugung gemacht.

B. Erkrankungen der Lunge und Pleura.

Von den Erkrankungen der Bronchien und der Lunge ist es zunächst die chronische katarrhalische Bronchitis, ferner das Lungenemphysem sowie das Asthma bronchiale, bei welchen die mechanische Behandlung nach schwedischem Muster von einzelnen Ärzten versucht wurde.

So hat *Gerhardt* von rhythmischen Kompressionen des Thorax und Abdomens bei Emphysematikern befriedigende Resultate gesehen; *Hünerfauth* verwendet bei Emphysem und chronischer Bronchitis Erschütterungen (Klatschungen) und Kompression des Thorax, *Dumont* dem Venenverlaufe parallele Streichungen und leichte Reibungen zumal der Interkostalräume und der unteren Apertur sowie Erschütterungen des Brustkorbes, ein Verfahren, welches bei hohem Fieber, Hämoptoe, Endokarditis und Atherom, ferner bei Komplikation mit M. Brightii kontraindiziert ist; *Goebel* sah durch Erschütterungen des Thorax mittelst Beklopfung namentlich der hinteren unteren Thoraxpartien günstige Beeinflussung des Asthma infolge essentiellen Emphysems eintreten, ein Erfolg, den er auf die durch die Erschütterung hervorgerufene Begünstigung der Zirkulation und damit der Ernährung der elastischen Fasern der Alveolen zurückführt, welche der sekundären Atrophie des Lungengewebes vorbeugt (vgl. *Hasebroeks* Versuche über den Einfluß der Thoraxerschütterung auf die vitale Lungenkapazität pag. 89). Exspirationsübungen dürften die mechanische Behandlung wirksam unterstützen.

Von wesentlicherer Bedeutung ist die mechanische Behandlung des phthisischen Thorax zumal bei hereditärer Belastung, wo diese Therapie mit zur Prophylaxe der Lungenphthise zu zählen ist. Der Mechanotherapie erwächst diesen Fällen gegenüber die Aufgabe, einerseits durch Kräftigung der Rücken- und Schultermuskulatur die Ermüdungshaltung der jugendlichen Individuen zu korrigieren, andrerseits durch methodische Lungengymnastik die mangelhafte respiratorische Bewegung und Ventilation der Lunge, zumal der Lungenspitzen, zu verbessern und durch Beförderung der Zirkulation die Ernährung derselben zu begünstigen. Von einer mechanischen Behandlung der Phthise selbst kann wohl keine Rede sein; wir können nur die Widerstandsfähigkeit des Organismus gegen den Tuberkelbazillus zu erhöhen und den häufigsten, anatomisch präformierten Locus minoris resistentiae, die Lungenspitzen, in oben angedeuteter Weise in günsti-

Fig. 90.

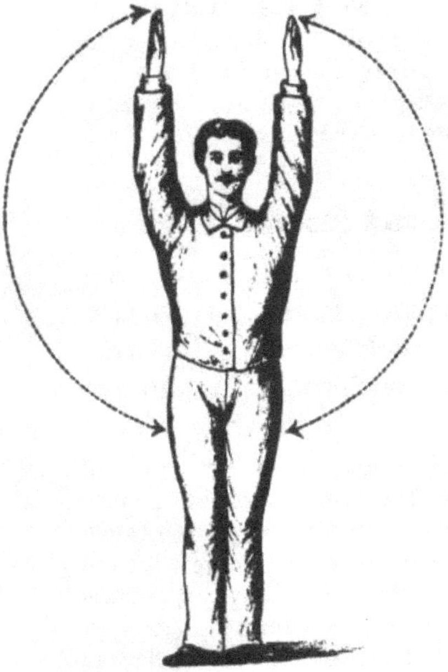

Fig. 91.

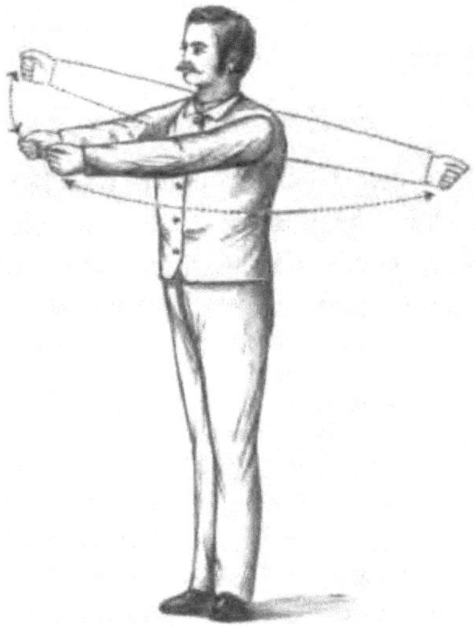

Fig. 92.

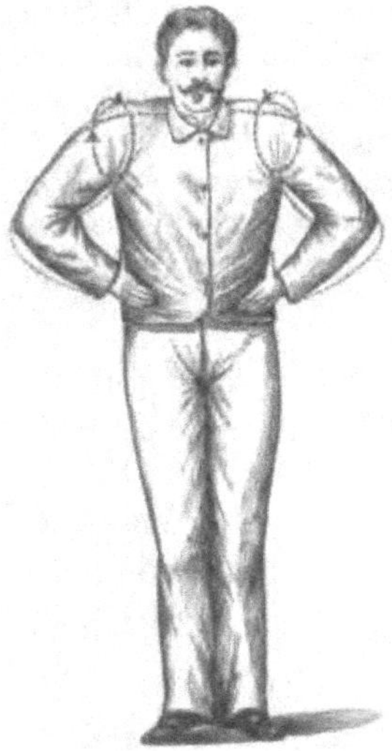

Fig. 93.

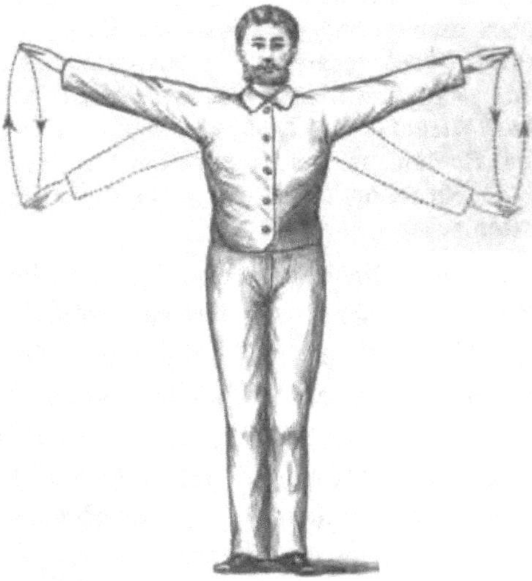

gere Ernährungs- und Funktionsverhältnisse zu bringen versuchen; die ersten Symptome der manifesten Phthise, vor allem Fieber und Lungenblutungen, verbieten jedwede mechanische Behandlung.

Die Technik ist bezüglich der Massage recht einfach. Sie beschränkt sich auf Streichungen und Knetungen der Brust-, Schulter-

Fig. 94.

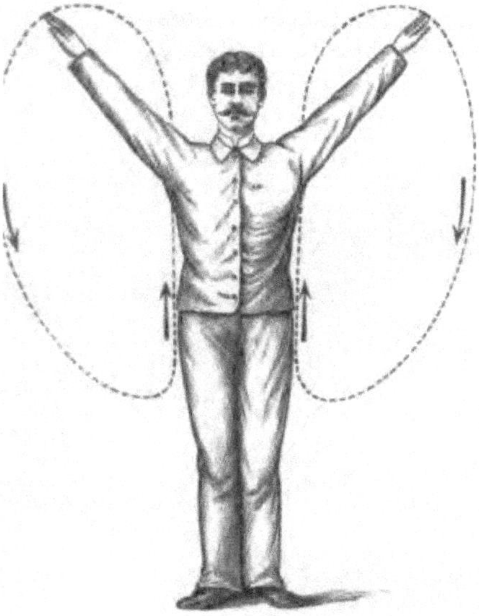

Fig. 95.

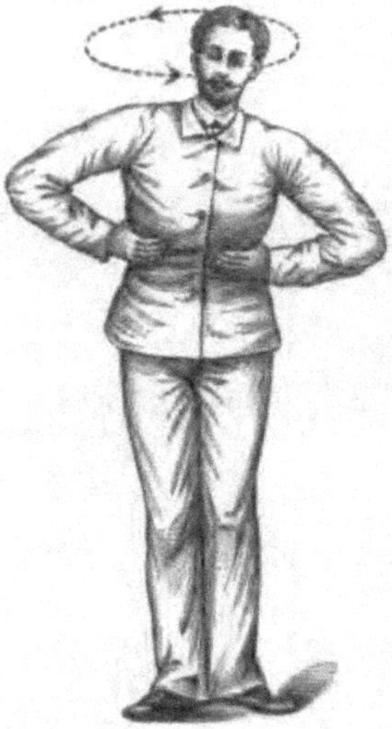

Fig. 96.

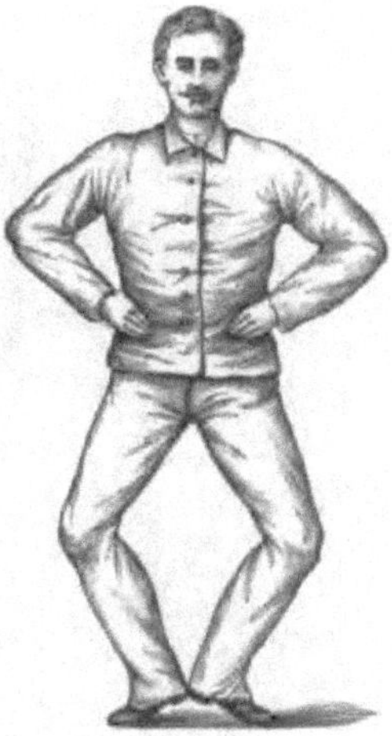

Fig. 97.

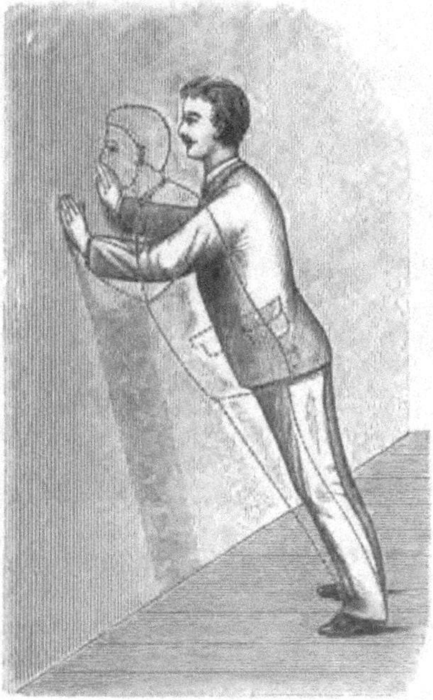

Fig. 98.

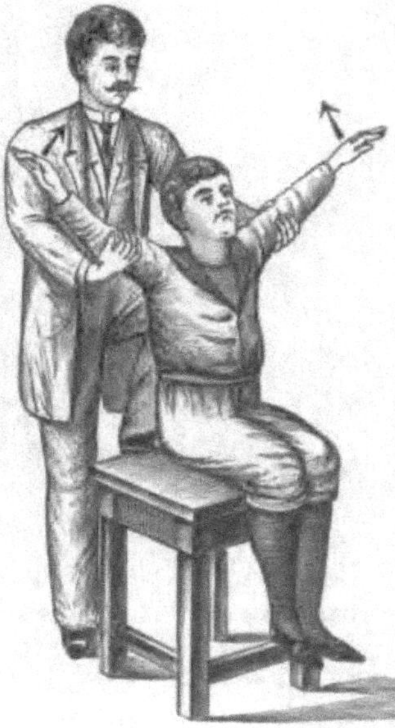

und Rückenmuskeln, welchen vorteilhaft leichte Erschütterungen des Thorax beigefügt werden. Der Schwerpunkt der Behandlung liegt in der Gymnastik. Was zunächst die Atmungsgymnastik anbelangt, deren

Effekte von ihren Enthusiasten weit überschätzt werden, so empfiehlt es sich, den Kranken anzueifern, mehrmals im Tage, und zwar freisitzend oder stehend, womöglich im Freien 5—10 tiefe In- und Exspirationen vorzunehmen, welchen 10—20 gewöhnliche Atemzüge folgen, und diese Serie jedesmal 5—10mal zu wiederholen. Das Zurückhalten der Luft in den Lungen behufs „Erweiterung“ derselben, das empfohlen wurde, ist unbedingt zu verbieten.

Fig. 99.

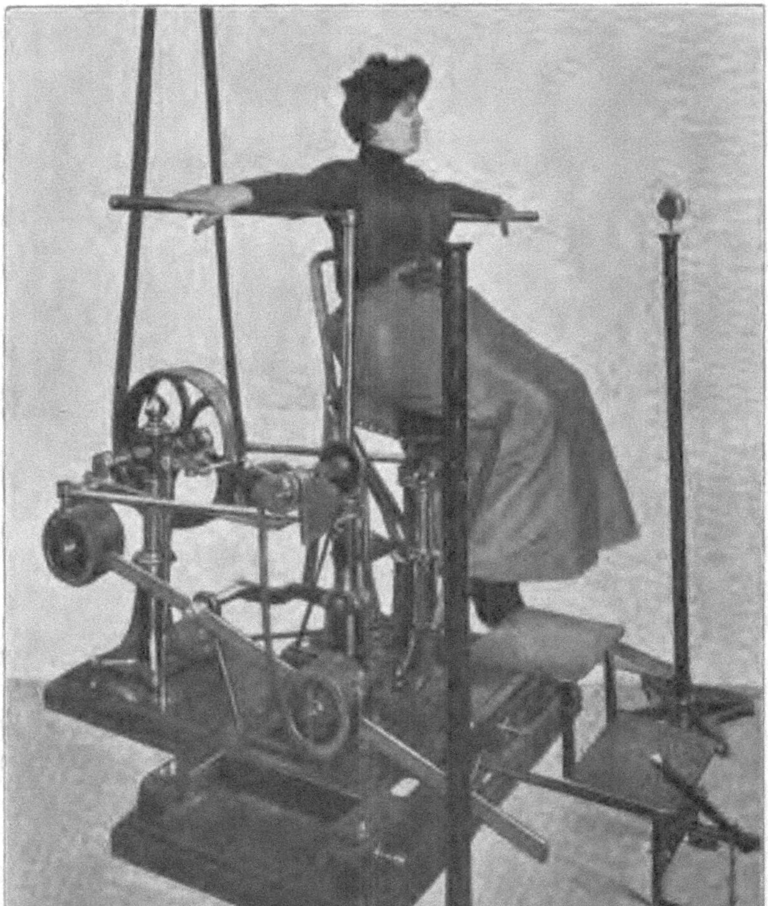

Von **aktiven** Bewegungen eignen sich hier in erster Linie Bewegungen der oberen Extremitäten und Rumpfbewegungen, wobei gleichfalls auf Tiefatmen Bedacht zu nehmen ist. Die Inspiration hat bei Entfernung der Arme vom Körper, die Exspiration bei Annäherung der Arme zu erfolgen. Als Beispiele gelten die Fig. 90—96 (nach *Hughes*). Empfehlenswert ist ferner die in Fig. 97 (nach *Fromm*) skizzierte Bewegung, bei welcher der mit vorgestreckten Armen gegen die Wand des Zimmers gestützte Patient derselben den Oberkörper langsam zu nähern sucht, indem er die Ellbogen bis zum spitzen Winkel bringt und sich gleichzeitig auf den Zehen erhebt; ist er der Wand ganz nahe gekommen, bringt er, tief inspirierend, durch Streckung der Arme den Oberkörper in die Ausgangsstellung. Diese Übung, die durch schrägere Körperstellung erschwert wird, läßt sich in ihrer Wirkung auf die Brust- und Schultermuskulatur erheblich erhöhen durch Mitwirkung seitens des Arztes, der dem Versuche des Patienten, in die Ausgangsstellung zurückzukehren, dadurch Widerstand leistet, daß er eine oder beide Hände gegen den Rücken des Patienten drückt.

Fig. 100.

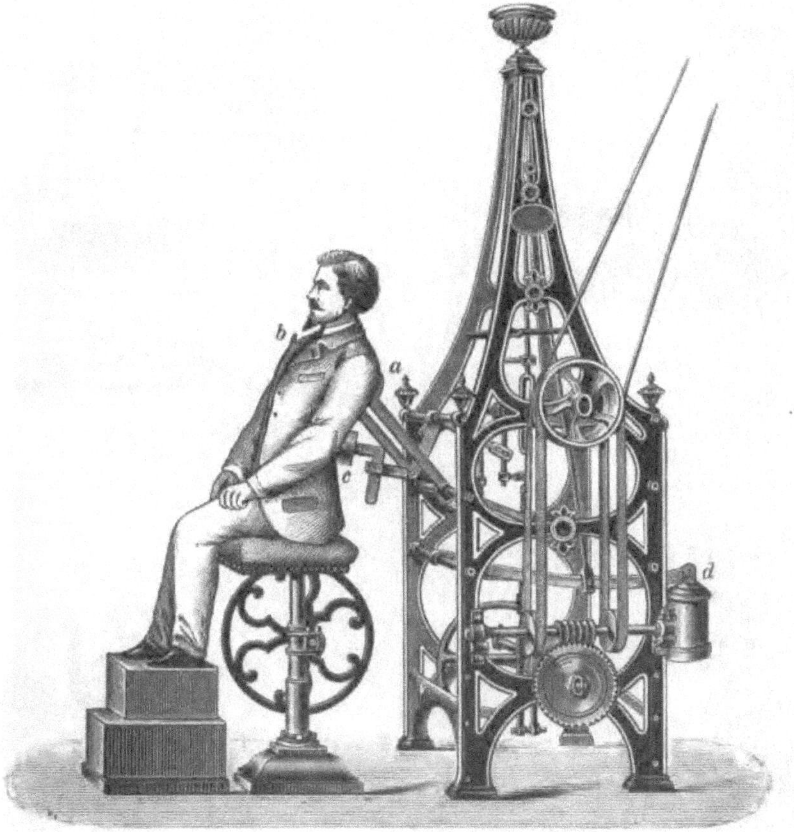

Passiv empfiehlt sich jene Bewegung, bei welcher der Arzt die Arme des vor ihm auf einem Stuhl ohne Lehne sitzenden Patienten im Bogen nach auf- und rückwärts bewegt, während der Patient tief inspiriert (Fig. 98 nach *G. Müller*), beziehungsweise die unter ärztlicher Aufsicht und strenger Berücksichtigung regelmäßiger tiefer In- und Exspiration zu erfolgende Benutzung des Apparates O_{11} von *Herz* (Fig. 99) oder des *Zander*schen Apparates (Fig. 100).

Von Widerstandsbewegungen seien hier empfohlen[1]):

[1]) Ich beschränke mich darauf, am Schlusse jedes Kapitels einige wenige, manuell auszuführende duplizierte Bewegungen zu schildern, welche der vorliegenden Indikation entsprechen und von jedem Arzte ausgeführt werden können. Wer eingehendere Information über die Anwendung der Widerstandsgymnastik wünscht, sei auf das Studium

Hochspreiz-kniebogenstehende Wechseldrehung (Fig. 101).

A (Arzt) steht hinter P (Patient), dessen eine Schulter vorn, die andere rückwärts mit der Hand umfassend, und leistet der Drehung des Stammes Widerstand. Ein gegen die Lendengegend des P gestütztes Knie des A gibt ersterem eine sichere Stellung.

Fig. 101.

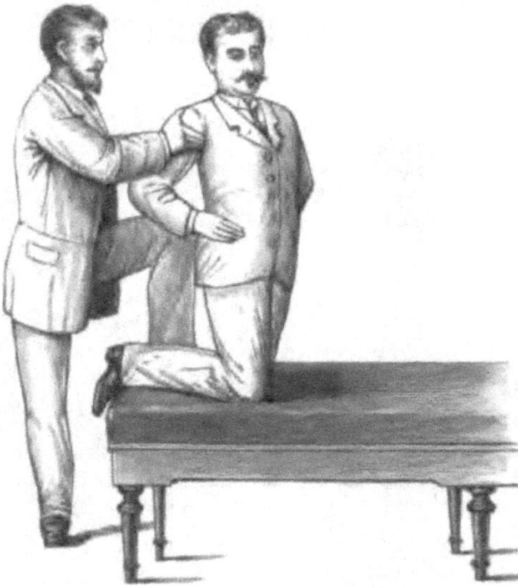

Fig. 102.

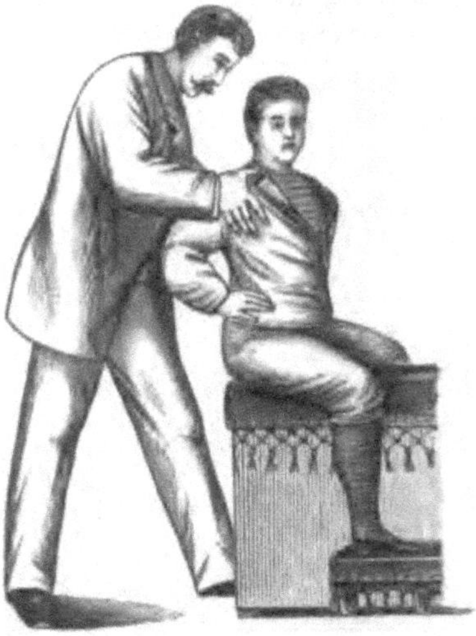

Fig. 103.

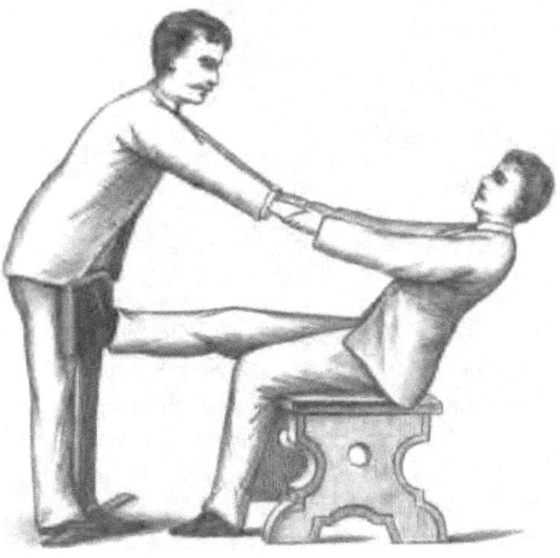

Fig. 104.

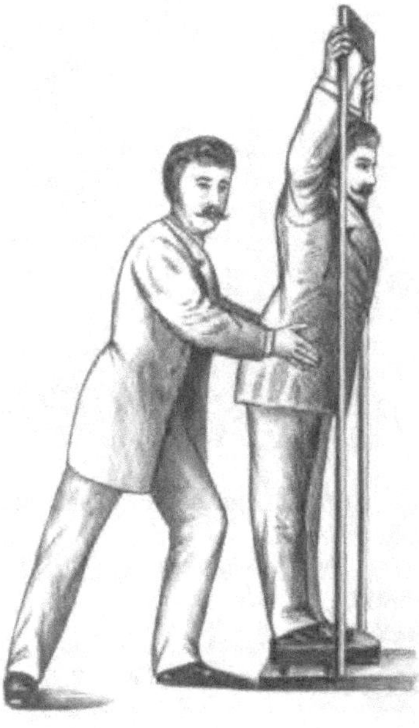

der Spezialwerke (*Herz*, *Hartelius*, *Hughes* u. A.) verwiesen. Im übrigen wird derjenige, der das Wesen und die Anzeigen der Heilgymnastik erfaßt hat, unschwer imstande sein, weitere Bewegungen selbständig zu konstruieren.

Dieselbe Übung im Reitsitz (Fig. 102).

Krumm-stützstehende Rückenerhebung (Fig. 103).

Der vor P stehende oder sitzende A erfaßt dessen Hände direkt oder einen von P gehaltenen Stab und leistet gegen dessen Erhebung in senkrechte Stellung Widerstand. A stützt einen Fuß gegen die zwischen ihm und P stehende Barrière.

Streck-haltstehende Hüftwechseldrehung (Fig. 104).

P steht zwischen zwei festen Stäben, die er in Streckstellung mit beiden Händen faßt. Der hinter ihm stehende A legt eine Hand auf die Vorder-, die andere auf die Hinterseite des Beckens und leistet während des Vor- und Rückwärtsdrehens der Hüften Widerstand.

Die Versuche einer mechanischen Behandlung der Pleuritis, sowohl der Pl. sicca als der exsudativen Pleuritis, sind mit Reserve aufzunehmen. An eine Begünstigung der Resorption des Exsudates durch Massage und Gymnastik ist nicht gut zu denken; plausibler erscheint die Beeinflussung von Adhäsionen zwischen den beiden Pleurablättern als Residuen abgelaufener Pleuritis, deren mechanische Behandlung versucht zu werden verdient. Dieselbe erfolgt zunächst durch Atmungsgymnastik.

Der Patient liegt auf der durch ein hartes Kissen unterstützten gesunden Seite; der Arm der kranken Seite wird ad maximum nach oben und hinten gelagert. In dieser, die Atmung der kranken Thoraxhälfte begünstigenden Lage läßt man den Patienten durch etwa 10 Minuten bei geschlossenem Munde 15—20 Inspirationen in der Minute machen. Gleichzeitig kann leichte Streichung der Interkostalmuskeln und Erschütterung des Thorax mit den Flachhänden ausgeführt werden. Durch mäßigen Druck mittelst der aufgelegten Hand kann man die Atmung mehr weniger lokalisieren; so wird Kompression des Seitenteiles des Thorax die Zwerchfellatmung steigern *(Kemper)*, Druck auf die unteren Thoraxpartien die oberen Lungenpartien zu größerer inspiratorischer Entfaltung bringen. Auf diese Weise ist eine vorsichtige Dehnung[1]) von Adhäsionen zwischen Pleura pulmonalis und costalis denkbar.

KAPITEL IX.

Erkrankungen der Zirkulationsorgane.

Die erste Anregung zu mechanischer Behandlung von Störungen im Gebiete der Zirkulationsorgane ist von Schweden ausgegangen. Seit *Ling* haben die schwedischen Ärzte und Gymnasten die schon von *Aretaeus* empfohlene Mechanotherapie bei Herzkranken angewendet und Erfolge erzielt, die bis vor kurzem außerhalb der skandinavischen Halbinsel teils ignoriert, teils bezweifelt worden sind. Die Verbreitung der mechanischen Behandlungs-

[1]) Der von einem Autor propagierten Methode, Adhäsionen dadurch zum Reißen zu bringen, daß man die den Thorax kräftig komprimierende Hand während einer tiefen Inspiration des Patienten entfernt und dadurch eine plötzliche Ausdehnung des Brustkorbes herbeiführt, muß sehr energisch entgegengetreten werden.

methoden im übrigen Europa hat jedoch endlich dazu geführt, das Interesse der Ärzte auch für die Mechanotherapie der Herzkrankheiten zu erregen, und muß es neben den Arbeiten der Brüder *Schott* als das Verdienst *Oertels* bezeichnet werden, durch Einführung seiner diätetisch-mechanischen Behandlungsmethode Herzkranker, einer Methode, deren kritische Würdigung sich an mehreren Stellen dieses Buches findet, dieses Interesse wach erhalten und gefestigt zu haben. Bisher haben indes die Kliniker mit wenigen Ausnahmen ihre Reserve der mechanischen Behandlung von Zirkulationsstörungen gegenüber behauptet, und in der überwiegenden Mehrzahl der neuesten Lehr- und Handbücher der internen Medizin hat diese Behandlungsmethode nicht oder kaum Erwähnung gefunden.

Die Kreislaufstörungen, die im Gefolge von Herzkrankheiten auftreten, können zumeist auf mechanische Momente zurückgeführt werden; der Versuch einer Verminderung dieser Störungen durch Verbesserung des Kreislaufs auf mechanischem Wege ist somit vollkommen gerechtfertigt *(Strümpell)*. Die mechanischen Ursachen der Kreislaufstörungen lassen sich fast ausnahmslos auf Druckunterschiede in beiden Arterien- und Venengebieten und auf die hierdurch bedingte Verlangsamung des Blutstromes sowohl wie auf die abnorme Blutverteilung zurückführen. Mit dem Sinken des arteriellen Blutdruckes im großen Kreislaufe infolge verminderter Propulsivkraft des linken Herzens geht oft Druckerhöhung im Venengebiete einher, das mit Blut überfüllt ist, weil mit der schwächeren Arbeit des linken Herzens auch der rechte Ventrikel leicht insuffizient wird und hierdurch der Abfluß des venösen Blutes in das rechte Herz erschwert wird. Die Stauungserscheinungen im kleinen Kreislaufe hängen direkt mit der schlechteren Arbeit des linken Ventrikels zusammen.

Von jeder allgemeinen Therapie der Kreislaufstörungen müssen wir daher verlangen, daß sie imstande sei: 1. die Blutstauung im Venengebiete und im kleinen Kreislaufe zu beheben oder doch zu verringern; 2. die peripheren Widerstände im großen Kreislaufe herabzusetzen, um die Arbeit des linken Herzens zu vermindern; 3. auf den Herzmuskel selbst kräftigend einzuwirken.

Ist die mechanische Behandlung geeignet, diesen Indikationen zu entsprechen?

Die Beantwortung dieser Frage ist im Allgemeinen Teile dieses Buches in den Kapiteln über die physiologische Wirkung der Massage und Gymnastik bereits erfolgt. Wir haben gehört, daß die Handgriffe der Massage sowohl — vor allem die zentripetale Streichung und die Muskelknetung — den venösen Blut- und Lymphstrom beschleunigen und der Stasenbildung entgegenwirken, daß die passiven Bewegungen der Extremitäten durch Ausnutzung des „Fasziensaugapparates“ den depletorischen Effekt der Massage unterstützen[1]) und daß durch aktive Bewegungen eine Ableitung des Blutes aus den inneren Organen in die annähernd die Hälfte des Gesamtorganismus darstellenden Muskelmassen („Verbluten in die Muskulatur") bedingt wird.[2])

Wir wissen ferner, daß methodisches Tiefatmen durch Erzeugung eines negativen Druckes in der Brusthöhle während der Inspiration die Aufsaugung des venösen Blutes in das rechte Herz (und die Entleerung des Inhaltes des Ductus thoracicus *[Murray]*) erleichtert. Die Vereinigung zentripetaler Massagemanipulationen, sowie passiver und aktiver Bewegungen der Extremitäten mit methodischem Tiefatmen ist daher widerspruchslos geeignet, der erstgenannten Indikation: Bekämpfung der Stauungen im Venengebiete und Lungenkreislaufe, zu entsprechen.

Auch der zweiten Forderung: Herabsetzung der peripheren Widerstände im großen Kreislaufe, scheint nach den Untersuchungen *Sommerbrodts* und *Hasebroeks* die mechanische Behandlung nahezukommen. Die Beobachtung des erstgenannten Autors, daß die während jeder Körperbewegung erfolgende Steigerung des intrabronchialen Druckes nach kurzdauernder Blutdruckerhöhung *(Hasebroek)* Entspannung der Gefäße, Erweiterung der arteriellen Blutbahn, Beschleunigung des arteriellen Blutstromes und sekundär Erhöhung der Nierentätigkeit auf reflektorischem Wege bewirkt, wurde von *Hasebroek* auf Grund exakter sphygmomanometrischer und -graphischer Messungen während und nach Ausführung genau dosierter Widerstandsbewegungen bestätigt. Gleichzeitig aber hat *Hasebroek* die in der Mehrzahl der Fälle während der Widerstandsbewegung beobachtete initiale Blutdrucksteigerung (die *Sommerbrodt* entgangen war) vielleicht nicht ganz ohne Berechtigung als Ausdruck vermehrter Herzarbeit bei herabgesetzten Widerständen gedeutet, da die von ihm erhaltenen Pulskurven (siehe Fig. 65—68, pag. 103 u. 104) ausnahmslos Beschleunigung des Blutstromes zeigten. Auch *Zuntz* hebt in seinen grundlegenden Arbeiten wiederholt hervor, daß Muskelarbeit stets mit einer erheblichen Erleichterung und Vermehrung des Blutstromes durch die Muskeln[3]) verbunden ist.

Weit entfernt davon, die Erfahrungen über den Einfluß der Gymnastik auf willkürliche Muskeln ohneweiters auf den Herzmuskel übertragen zu wollen, dessen Bewegungen durch von unserem Willen un-

---

[1]) *Murray* betont den durch Rumpfrollung hervorgebrachten Pumpeffekt in den sich hierbei abwechselnd verkürzenden und verlängernden, längs der Wirbelsäule verlaufenden Venen (V. azygos und hemiazygos) und Lymphgefäßen.

[2]) Die Ableitung des Blutes in die Hautgefäße wird durch Massage (Streichung und Reibung) zweifellos begünstigt *(Lorand)*.

[3]) Die leichte Blutdrucksteigerung in den peripheren Arterien, die während der Muskelarbeit erfolgt *(Grebner* und *Grünbaum, Kornfeld)*, beruht nach *Zuntz*, wie im Allgemeinen Teile hervorgehoben, auf kompensatorischer Verengerung anderer Arterien, zumal der Darmgefäße.

abhängige, „reflektorische" Einrichtungen geregelt werden[1]), müssen wir denn doch die bisherigen Ergebnisse der *Hasebroek*schen Untersuchungen über den Einfluß der Widerstandsbewegungen auf das Herz der Beachtung der Ärzte empfehlen, da nicht geleugnet werden kann, daß gerade die duplizierten Bewegungen in Verbindung mit tiefen Inspirationen vor, während und nach jeder Bewegung jenen Bedingungen entsprechen, welche die Muskelphysiologie von einem zur Muskelkräftigung dienenden therapeutischen Agens voraussetzt: Impuls zu erhöhter Arbeit, Abwechslung zwischen Arbeit und Ruhe, Leistung maximaler Arbeit während der Verkürzung des Muskels. Um Wiederholungen zu vermeiden, sei auf die im Allgemeinen Teile (pag. 102 u. ff.) reproduzierte Beweisführung *Hasebroeks* verwiesen.

Resümieren wir die bisherigen Untersuchungsergebnisse über den Einfluß der Gymnastik auf die Zirkulationsorgane, so können wir bei nüchterner Beurteilung derselben eine nicht gering anzuschlagende depletorische Wirkung auf venöse periphere Stauungen rückhaltlos zusprechen, die Wahrscheinlichkeit der durch mechanische Behandlung erreichbaren Herabsetzung der peripheren Widerstände im großen Kreislaufe annehmen und schließlich die Möglichkeit einer reflektorischen Beeinflussung des Herzmuskels im Sinne der Kräftigung desselben durch Gymnastik einräumen.

Wie aus dem Vergleiche der vor, während und nach der mechanischen Behandlung aufgenommenen Sphygmogramme[2]) der Patienten hervorgeht, welche fast ausnahmslos Euphorie, zum mindesten aber Besserung des subjektiven Befindens zeigen, widersprechen die klinischen Beobachtungen den theoretischen Annahmen nicht.

Damit ist aber die mechanische Beeinflussung der Kreislaufsorgane nicht erschöpft, da auch die Massage — ganz abgesehen von dem durch sie gesetzten sensiblen Reize, welcher den arteriellen Blutdruck steigert *(Kleen)*, die Elastizität der Herzwand vergrößert und so den Nutzeffekt der Herzarbeit erhöht *(F. Kauders)* — zumal in Form von Erschütterungen und Klopfungen einen genau studierten Einfluß, und zwar auf den Herzmuskel selbst, zu besitzen scheint. Wie bereits hervorgehoben, kennen die schwedischen Ärzte und Gymnasten die pulsverlangsamende und kräftigende Wirkung der Erschütterungen der Herzgegend sowie des Rückens so gut, daß sie dieselben als die „Digitalis der Gymnastik" bezeichnen. *Astley-Lewins* Statistik zeigt, daß bei Herzfehlern der abnorm frequente Puls durch Erschütterung und Beklopfung

---

[1]) *Strümpell* betont die Möglichkeit des Zustandekommens hochgradiger Herzhypertrophie bei dauernd bettlägerigen Kranken.

[2]) Diesbezüglich sei auf die mit kasuistischen Belegen reich ausgestatteten Publikationen von *G. Zander, A.* und *Th. Schott, H. Nebel* u. A. verwiesen.

des Herzens in beinahe allen Fällen sehr erheblich verlangsamt und gleichzeitig voller und kräftiger wird, und *Heitler*, ein durchaus objektiver, nüchterner Beobachter, kommt auf Grund reicher klinischer Erfahrung (an Fällen von Herzdilatation bei Atherom der Aorta, chronischer Myokarditis, Insuffizienz und Stenose der Mitralis) zu dem Schlusse: „Man kann mit Bestimmtheit annehmen, daß die Beklopfung der Herzgegend den Tonus des Herzmuskels erhöht."

Ob die Wirkung der Erschütterungen der Herzgegend auf den Herzmuskel, deren Technik pag. 28 beschrieben wurde, auf reflektorische Erregung des Vaguszentrums in der Medulla oblongata zurückzuführen ist, wie einzelne Autoren *(Murray*, *Lorand)* annehmen, oder ob die Erschütterung der Thoraxwand, die sich auf das während der Systole und Diastole ihr anliegende Herz überträgt, als direkte Massage aufzufassen ist, muß vorläufig dahingestellt bleiben.

Auch die direkte Massage des Herzens nach Eröffnung der Thoraxhöhle und des Perikards wurde in einzelnen Fällen von Chloroformasphyxie von *Tuffier*, *Gallet*, *Michaux*, *Zesas* u. A. mit vorübergehendem Erfolge ausgeführt, nachdem *Schiff*, *Hocke* und *Prus* die Wirkung der Herzknetung am Versuchstiere geprüft hatten. Aussichtsreicher als die Herzmassage nach der doch nur in verzweifelten Fällen und spät erfolgenden Thorako- und Perikardotomie erscheint — abgesehen von der Gefahr des Pneumothorax — die von *Groß* und *Seucert* zuerst versuchte subdiaphragmatische Herzmassage. Nach Ausführung eines Abdominalschnittes (resp. durch die schon zu Operationszwecken gesetzte Bauchwunde) wird nach Wegdrängung von Leber und Magen die Herzspitze durch das erschlaffte Zwerchfell hindurch mit allen Fingern erfaßt und rhythmisch komprimiert oder das Herz von der Hinterseite her mit der flachen Hand gegen die hintere Wand des Brustskeletts rhythmisch angedrückt. *Smith* und *Daglish* konnten in einem Falle von Chloroformasphyxie das Herz in 60 Sekunden auf diese Weise zu regelmäßigen Kontraktionen bringen.

An dieser Stelle sei *Oertels* diätetisch-mechanischer Behandlungsmethode gedacht, die in deutschen Landen um so größere Aufmerksamkeit erregte, als daselbst die seit den ersten Dezennien dieses Jahrhunderts in Schweden geübte Behandlung der Kreislaufstörungen durch Gymnastik fast vollständig unbekannt war. Die Methode *Oertels* gipfelt in der Verminderung der zugeführten Flüssigkeitsmenge, in methodischer Bewegung der Kranken, und zwar in Form des Gehens auf schiefer Ebene (Bergsteigen), und endlich in mechanischer Beeinflussung des Herzmuskels einerseits durch die „sakkadierte Exspiration", andrerseits durch passive Verstärkung des Exspirationsdruckes („Herzmassage"[1]).

---

[1]) Die Technik dieses Verfahrens beschreibt *Oertel* wie folgt: „Die massierende Person legt während der Respiration des Kranken beiderseits die Hände an dessen Thorax in der Axillarlinie in der Höhe der 5. und 6. Rippe an und übt mit dem Beginn der Exspiration eine Pressung derart aus, daß sie die Hände in einer schrägen Linie vom

Die Wasserentziehung soll die Herzarbeit erleichtern. Die andauernde Körperbewegung bedingt Zunahme des arteriellen Blutdruckes infolge der Vermehrung des in das rechte Herz abströmenden Blutes; die nächste Folge hiervon ist die Ermöglichung eines Ausgleiches zwischen arteriellem und venösem Apparate. Denn zugleich mit der Zunahme des Blutdruckes tritt nach *Oertel* durch Erregung der depressorischen Nerven eine Erweiterung der Gefäße unter Abnahme des Tonus der Arterienwand und unter Vermehrung der Blutmenge im Arteriensystem ein. Die Zunahme des Blutdruckes wird durch die Abnahme des Tonus der Gefäßwand und durch die Erweiterung der Arterien kompensiert.

Es kann nicht die Aufgabe dieses Buches sein, die Richtigkeit der *Oertel*schen Theorie auch nur in ihren wichtigsten Punkten zu prüfen. Nur in parenthesi sei daher darauf hingewiesen, daß zunächst der Wert der Wasserentziehung behufs Erleichterung der Herzarbeit von vielen Seiten heftig bestritten wird. So wird von *Bamberger*, *Strümpell* u. A. hervorgehoben, daß eine Vermehrung der Blutmenge bei Zirkulationsstörungen ebensowenig erwiesen sei wie die Annahme eines vermehrten Wassergehaltes im Blute bei diesen Störungen, daß vielmehr durch die Blutkörperchenzählung, durch die Untersuchung des spezifischen Gewichtes des Blutes usw. diese Annahme direkt widerlegt sei. Das Trinkverbot besitze daher bloß psychische Bedeutung und sei bei habituellen Biertrinkern schon deshalb angezeigt, weil den Kranken nicht nur Wasser, sondern auch Bier etc. entzogen werde; auch bei Adipositas sei die Wasserentziehung schon deshalb am Platze, weil das Verbot des Trinkens während des Essens den Appetit herabsetzt. Auch *Basch* legt großen Wert auf Unterscheidung von Flüssigkeitsentziehung und Flüssigkeitsentwöhnung.

Prüfen wir den Wert des *Oertel*schen Verfahrens auf Grund der oben (pag. 162) aufgestellten Bedingungen für die Wirksamkeit eines Therapeutikums der Kreislaufstörungen, so vermissen wir zunächst in demselben die Benutzung jener milden, auch am ruhenden Kranken anwendbaren Encheiresen, welche, wie Streichung, Muskelknetung und passive Bewegungen, die Stauungen im Venengebiete erfolgreich zu bekämpfen vermögen, und finden als Ausdruck mechanischer Behandlung zunächst eine Widerstandsbewegung[1]) empfohlen, welche im Vereine mit Tiefatmen wohl zweifellos

---

Krümmungsmaximum der 5. oder 6. Rippe in der Axillarlinie zum vorderen Ende des 7.—8. Rippenknorpels gegen den Proc. xiphoid. sterni zu nach abwärts führt. Bei dieser Bewegung verstärkt sie den Druck mehr und mehr, so daß er sein Maximum am Ende der Exspiration und am unteren Rande der 7. und 8. Rippe erreicht. Ein dritter Druck von vorn nach rückwärts kann außerdem noch in der Art vollzogen werden, daß die massierende Person, sobald sie mit den Händen gegen den unteren seitlichen Rand des Brustbeins gelangt ist, beide Daumen rechts und links an das Sternum ansetzt und mit denselben einen Druck nach einwärts ausübt oder vielmehr eine Auswärtsbewegung der vorderen Thoraxwand verhindert, während mit der übrigen Hand eine Pressung von der Seite ausgeführt wird. Sobald die Inspiration beginnt, werden die Hände sofort unten vom Thorax entfernt und am Ende derselben wieder lose oben in der Axillarlinie angelegt. Bei sakkadierter Exspiration kann ferner der erste Exspirationsdruck noch einfach von dem Kranken ausgeführt werden und erst der zweite der vollen Wirkung des manuellen Druckes unterstellt werden, oder derselbe beginnt schon am Ende des ersten Exspirationsaktes und erreicht seine Höhe mit dem Ende des zweiten."

[1]) Das Bergsteigen ist vom gymnastischen Standpunkte ebenso als Widerstandsbewegung (im Gegensatz zum Gehen in der Ebene) aufzufassen wie das Schwimmen und Rudern gegen den Strom (im Gegensatz zu diesen Bewegungen im stromlosen Binnensee).

den beabsichtigten Einfluß auf das Gefäßsystem und sekundär auf den Herzmuskel auszuüben vermag, den Gesetzen der Muskelphysiologie jedoch in einem durchaus nicht gleichgültigen Punkte direkt widerspricht, im Fehlen der entsprechenden Abwechslung zwischen Arbeit und Erholung. Eine in Form des Bergsteigens korrekt ausgeführte Widerstandsbewegung müßte nach je drei bis vier Minuten Gehens eine ebenso lange Pause eintreten, respektive mäßig ansteigende Wege mit ebenen Wegen (Terrassen) abwechseln lassen. Dem von den Anhängern der *Oertel*schen Behandlungsmethode der mechanisch-gymnastischen Therapie gegenüber geltend gemachten Vorteile des Bergsteigens in reiner Luft läßt sich entgegenhalten, daß einerseits nichts im Wege steht, die mechanische Behandlung während der wärmeren Jahreszeit zum großen Teile im Freien auszuführen, und daß andrerseits die Unabhängigkeit derselben von der Witterung sowohl wie von den Bodenverhältnissen des Aufenthaltsortes nicht gerade als Nachteil dieser Behandlungsmethode erklärt werden kann. Zweifelsohne ist methodisches, durch häufige, genügend lange Ruhepausen unterbrochenes Bergsteigen auf allmählich steiler gewählten Pfaden als eine im Vereine mit anderen aktiven und duplizierten Bewegungen zu empfehlende Widerstandsbewegung zu betrachten.

Mit *Kleen* müssen wir jedoch den Wert tiefer, „sakkadierter Exspirationen" und deren passive Verstärkung durch *Oertels* „Herzmassage" als auf den Herzmuskel mechanisch wirkendes Agens aus jenen physiologischen Gründen leugnen, die im Allgemeinen Teile dieses Buches (s. pag. 108) ausgeführt wurden. Wie bereits hervorgehoben, besitzen wir in den Erschütterungen des Thorax weit wirksamere, den Herzmuskel selbst beeinflussende Mittel.

Der Einfluß mechanischer Behandlung auf den Kreislauf und dessen Organe gestattet die therapeutische Verwendung der Mechanotherapie bei Störungen der Blutverteilung und der Funktion der Zirkulationsorgane. Ihrem Wesen und ihrer Wirkungsart entsprechend, stellt jedoch die mechanische Behandlungsmethode keine spezielle, sondern eine allgemeine Therapie der Kreislaufstörungen dar, deren Anzeigen in das Wort Erleichterung der Herzarbeit zusammengefaßt werden können.

Die Erkenntnis der Tatsache, daß anhaltendes Sitzen mit zusammengedrücktem, unbeweglichem Thorax die Herzkraft über Gebühr in Anspruch nimmt, da das Herz zweier für den Mechanismus der Zirkulation überaus wichtiger Hilfskräfte — der Muskelarbeit und der tiefen Inspiration — entbehrt *(Murray)*, räumt der mechanischen Behandlung einen bemerkenswerten Platz in der Prophylaxe der Kreislaufstörungen ein.

Der auf diesem Gebiete wohl erfahrenste Autor, *G. Zander*, empfiehlt die mechanische Behandlung bei:

1. allen Klappenfehlern behufs Begünstigung der „Kompensation";
2. idiopathischer Hypertrophie und Dilatation (Überlastung) des Herzens;

3. Myocarditis chronica (mit Ausnahme der schwersten Fälle);
4. Fettherz;
5. Herzneurosen;
6. Arteriosklerose (mäßigen Grades).

Aussicht auf Heilung bieten wohl nur die einfache Hypertrophie und die beginnende Fettdegeneration des Herzmuskels. Subjektive Besserung wird erfahrungsgemäß auch bei den übrigen Erkrankungen — beim Vitium durch Wiederherstellung der Kompensation — beobachtet.

Ausbleiben der relativen Euphorie, Zunahme der Pulsfrequenz und Arhythmie fordern — richtige Ausführung der Behandlung vorausgesetzt — zum Abbrechen der mechanischen Therapie auf; Aneurysmen und hohe Grade der Arteriosklerose[1]) kontraindizieren die Behandlung.

Die Mechanotherapie der Kreislaufstörungen hat einerseits den Allgemeinzustand des Kranken, andrerseits den Charakter der Störung zu berücksichtigen. Die passiven, Förderungs- und aktiven Bewegungen, die Encheiresen der Massage wie die Widerstandsbewegungen müssen dem Kräftezustande des Patienten sorgfältig angepaßt und bei dem Entwurfe des Behandlungsplanes jene Eingriffe und Bewegungen bevorzugt werden, welche erfahrungsgemäß und ihrer physiologischen Wirkung entsprechend, der vorliegenden Indikation in erster Linie zu genügen vermögen. Wir werden demgemäß dort, wo die Erhöhung der peripheren Widerstände im Vordergrunde des Krankheitsbildes steht, zunächst die Massage der Extremitäten und des Halses, passive Bewegungen derselben und vorsichtige Förderungs- und Widerstandsbewegungen unter Tiefatmen anwenden, während bei Neurosen des Herzens die auf den Herzmuskel selbst wirkenden Handgriffe in erster Reihe zur Verwendung gelangen werden.

Die Technik der Behandlung kombiniert sich, wie wiederholt hervorgehoben, aus:

1. Massage der Extremitäten (Streichung, Muskelknetung und Walkung) in Verbindung mit Halsmassage;

2. vorsichtigen passiven und Förderungsbewegungen, zumal in den großen Gelenken (Schulter-, Ellbogen-, Hüft- und Kniegelenk), Rollung der Extremitäten[2]);

---

[1]) *Hasebroek* hat bei durch Arteriosklerose bedingter Angina pectoris durch Gymnastik auffällige Besserung erzielt; auch objektiv war Rückgang der Arterienspannung und des schnellenden Pulses wahrzunehmen (Anregung des peripheren Vasomotorenbetriebes?). — Auch wir zählen lediglich die hochgradige Arteriosklerose zu den Gegenanzeigen mechanischer Behandlung, die dank der genauen Dosierbarkeit unserer Apparate unter sachkundiger ärztlicher Kontrolle bei der typischen Sklerose subjektiv und objektiv befriedigende Resultate erzielt.

[2]) Rumpfbewegungen sollten Herzkranken nach *Reyher* anfangs, nach meinen Erfahrungen stets untersagt werden.

3. Widerstandsbewegungen[1]) der Extremitäten mit mäßiger Kraftentfaltung unter sorgfältiger Beobachtung tiefer In- und Exspiration und entsprechenden Ruhepausen;

4. Thoraxerschütterung in Form von Klopfung der Herzgegend und Rückenhackung.

Man beginnt mit jenen Eingriffen, welche den Kranken am wenigsten in Anspruch nehmen, den passiven Bewegungen und der Massage der Extremitäten, des Halses und des Abdomens. Allmählich schiebt man eine oder die andere Förderungsbewegung der oberen und unteren Extremität, zunächst in minder anstrengender Ausgangsstellung (liegend, sitzend), später im Stehen, ein und läßt nach und nach diese Bewegungen unter sehr geringen, sich im Verlaufe der Behandlung allmählich steigernden Widerständen vornehmen,

Fig. 105.

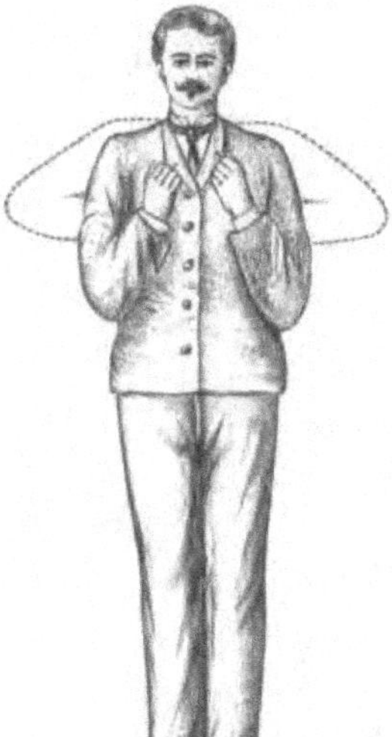

Fig. 106.

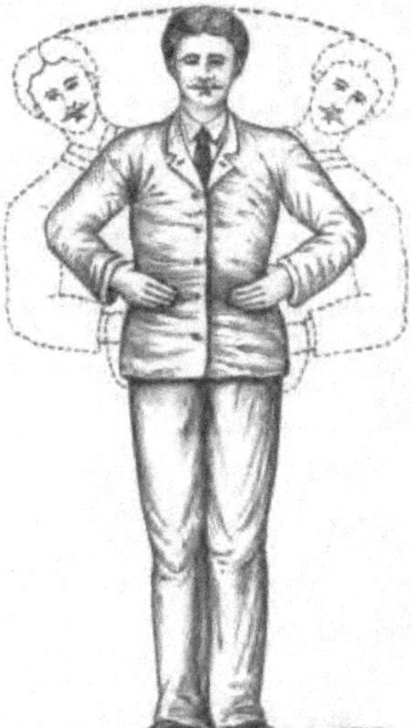

bei allen aktiven und duplizierten Bewegungen die Atmung streng überwachend.

Die Massage besteht in leichten zentripetalen Streichungen und Knetungen der Muskulatur, Halsstreichung und in Erschütterungen und Klopfungen der Herzgegend und des Rückens, die sowohl manuell wie mittelst eines guten Vibrators oder der von *Herz* sowohl wie *Zander* hierfür angegebenen Apparate ausgeführt werden können.

Beispiele **aktiver** Bewegungen finden sich im vorhergehenden Kapitel (Fig. 90—97); weitere Beispiele sind aus Fig. 105—109 zu entnehmen.

Von **passiven** Bewegungen sind unter anderem zu empfehlen:

---

[1]) *A. Schott* und *M. Herz* verwenden neben den duplizierten Bewegungen als Übergang von den aktiven zu den Widerstandsbewegungen die als „Selbsthemmungs-Gymnastik" bezeichnete Bewegungsart, deren Wesen und Technik pag. 72 erörtert wurden. Die „Selbsthemmungsbewegung" wirkt nach *Mosso* wegen der hierbei erforderlichen gespannten Aufmerksamkeit des Kranken „ähnlich wie eine vertiefte Respiration".

Halbliegende Fußrollung. Der Arzt (A) sitzt an der Seite des mit erhöhtem Oberkörper liegenden Patienten (P) und läßt dessen Fuß auf seinem Knie ruhen. Die eine Hand fixiert den Unterschenkel, die andere erfaßt die Zehen und beschreibt

Fig. 107.

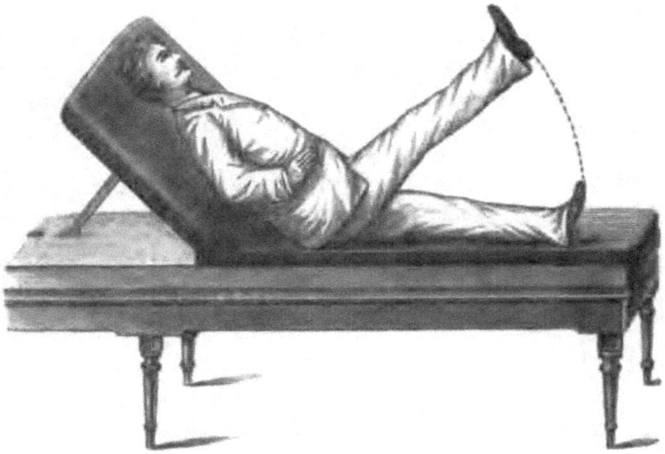

Fig. 108.

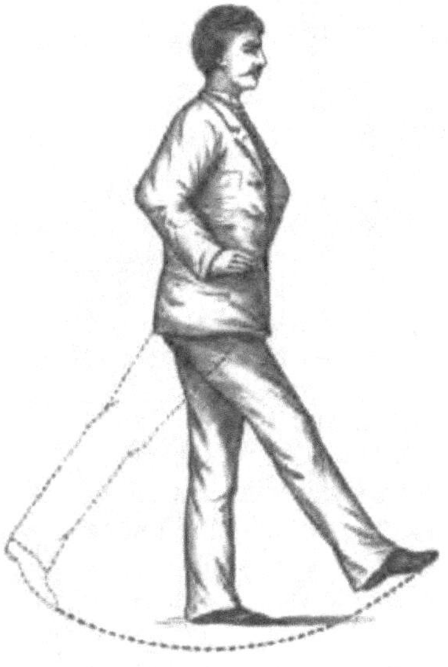

Fig. 109.

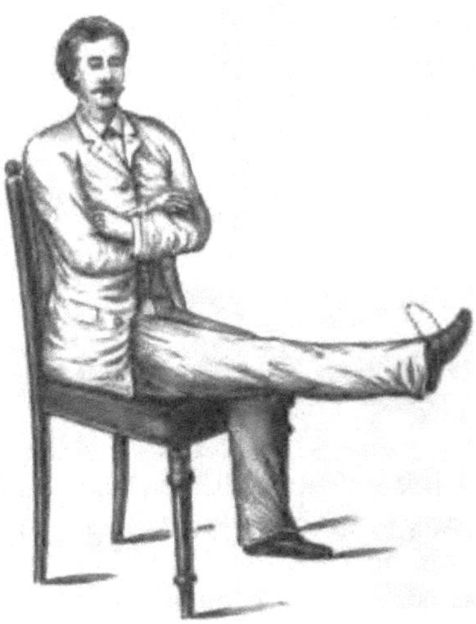

mit dem Fuße einen Kreisbogen, zunächst von innen nach außen, dann umgekehrt. Hierauf folgt passive Dorsal- und Plantarflexion.

Halbliegende Oberschenkelrollung (Fig. 110 nach *Reibmayr*). A steht zur Seite des mit gebeugten Knien liegenden P, erfaßt mit der einen Hand dessen Fuß, mit der anderen dessen Unterschenkel unterhalb des Kniegelenkes und beschreibt mit der Unterextremität eine kreisförmige Bewegung von der Mittellinie nach außen.

Kläftersitzende Armrollung. A steht hinter dem auf einem lehnlosen Stuhl sitzenden P, stützt dessen eine Schulter gegen die eigene Brust, erfaßt den gestreckten Arm des P am Handgelenk und beschreibt mit der ganzen oberen Extremität des P einen Kreis, während die andere Hand des A die Schulter fixiert.

Fig. 110.

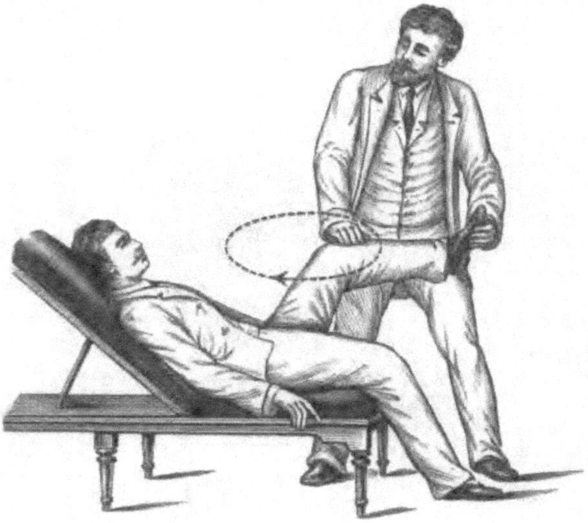

Fig. 111.

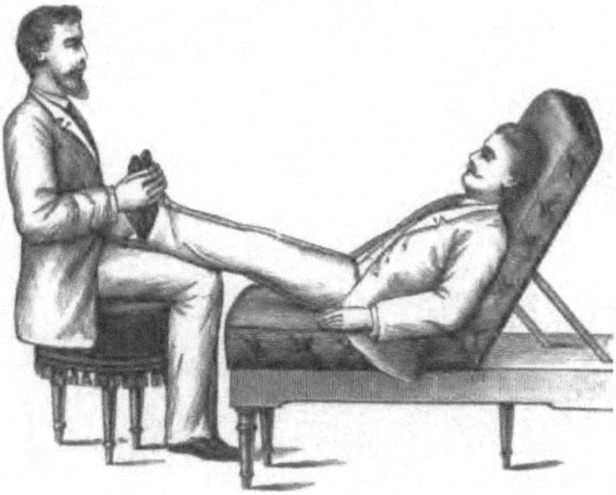

Strecksitzende Armrollung. Dieselbe Stellung des P. Der hinter ihm stehende A ergreift die Hände der emporgestreckten Arme, stützt mit einem Beine den Rücken des P und beschreibt mit dessen beiden Armen Kreisbogen nach vorn und außen.

Widerstandsbewegungen lassen sich nach folgenden Beispielen konstruieren:

Halbliegende Fußbeugung und Streckung (Fig. 111). A sitzt zu Füßen des P und legt dessen Unterschenkel derart auf seinen eigenen Oberschenkel, daß der erstere bis zur Mitte aufliegt. Bei der Dorsalflexion des Fußes übt A gegen die äußeren Enden der Mittelfußknochen und die Zehen an der Dorsalseite, bei der Plantarflexion gegen die Plantarseite einen Widerstand aus.

Halbliegende Kniebeugung und Streckung (Fig. 112 nach *Hartelius*). A sitzt seitlich von P und legt dessen Oberschenkel auf sein eigenes (ungleichnamiges) Knie, so daß der Unterschenkel des P sich unbehindert beugen und strecken läßt.

Fig. 112.

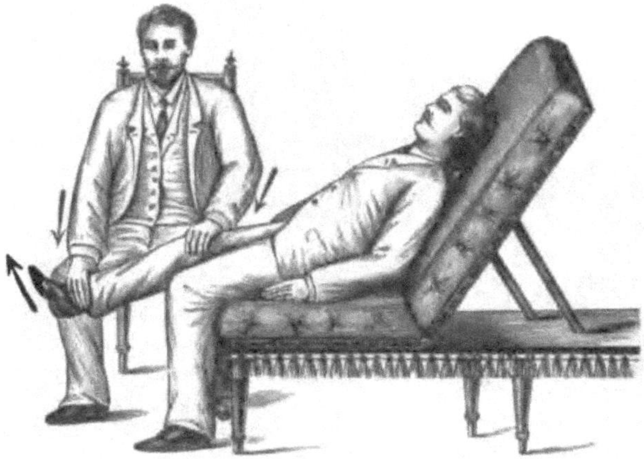

Fig. 113.

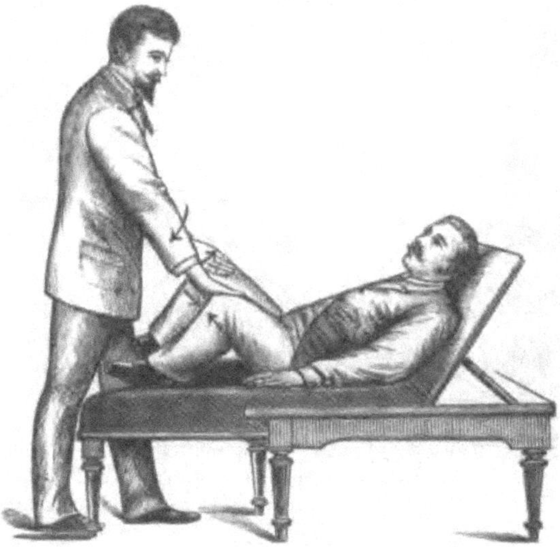

Während der Streckung legt A seine (gleichnamige) Hand auf die Spanne (Rüst), während der Beugung unter die Ferse, während die andere Hand den Oberschenkel fixiert.

Hock-halbliegende Kniespreizung und -Anziehung (Fig. 113 nach *Reibmayr*). P liegt mit erhöhtem Oberkörper und im Knie- und Hüftgelenk gebeugten Unterextremitäten auf dem Rücken. A steht vor ihm, legt je eine Hand an die Innenseite der Kniegegend und entfernt die Knie des Patienten unter dessen Widerstand voneinander. Nach mehrfacher Wiederholung dieser Bewegung entfernt P seine Knie voneinander, während A mit an die Außenseite der Kniegelenke angelegten Händen Widerstand leistet.

Streck-halbstehende Vorwärtsziehung. A steht vor dem gleichfalls stehenden P, legt seine Hände auf die Schulterblätter des P und zieht dessen Oberkörper nach vorne, während P Widerstand leistet. Während P wieder in die Ausgangsstellung zurückkehrt, leistet A Widerstand.

Strecksitzende Armhinabdrückung. P sitzt mit hoch erhobenen Armen. Der hinter ihm stehende A erfaßt die Hände des P und drückt die gestreckten Oberextremitäten unter Widerstand des P nach abwärts, bis sie dem Stamme anliegen.

Von den *Herz*-Apparaten sind zu empfehlen:

Die Förderungsapparate FO3 Vorderarmdrehen, FO5 Handkreisen, FO15 Armkreisen, FU2 Fußbeugen, -strecken, FU3 Beinrollen, FU5 Fußkreisen, FU6 Kniebeugen, -strecken, FU7 Fahrrad; die passiven Apparate PO11 Tiefatmen, E3 Rückenerschütterung, E1 Herzerschütterung, E5 Extremitätenstreichung; ferner die Selbsthemmungsapparate SO2, SO3, SO6, SO12, SO13, SO14, SO15, SU13; endlich die Widerstandsapparate WO2 Handbeugen volar und dorsal, sitzend, WO6 Ellbogenbeugen und -strecken, sitzend, WO12 Armheben und -senken in der Sagittalebene, sitzend, WO13 Armheben und -senken in der Frontalebene, sitzend, WO11 Vor- und Rückwärtsführen der Arme in der Horizontalebene, sitzend, WU2 Plantar- und Dorsalflexion der Füße, WU3 Rollen der Beine, WU6 Beugung und Streckung im Kniegelenk, WU11 Ab- und Adduktion der Beine, WU12 Hüftbeugen und -strecken, halbliegend.

Von *Zander*schen Apparaten eignen sich hier folgende:

A8b Armwechseldrehung, sitzend, B8 Beindrehung, sitzend, A9 Unterarmbeugen, sitzend, B12 Fußkreisen, sitzend, E6 passive Brustweitung, J5 Rückenstreichung, A10 Unterarmstrecken, sitzend, G1 Rückenhackung, F1 Herzerschütterung.

Störungen im Bereiche der Zirkulationsorgane können des ferneren Anzeigen zu mechanischer Behandlung bei Erfrierungen, bei der Sklerodermie und dem Sclerema neonatorum, ferner bei Ödem der Extremitäten, geringgradigen Varicen, chronischen Phlebitiden und Periphlebitiden, endlich bei Teleangiektasien und kavernösen Tumoren geben.

Die bisher nicht genügend geklärte Ätiologie der Sklerodermie verhindert eine Deutung des nicht selten beobachteten günstigen Einflusses methodischer Massage auf sklerotische Plaques *(Kaposi)*, deren prompte Rückbildung unter Massagebehandlung öfters beobachtet werden konnte. Vielleicht bewirkt dieselbe eine Entlastung der vom sklerosierten Bindegewebe komprimierten Hautgefäße und hierdurch Verbesserung der Zirkulation in den Plaques. Die zuerst von *Legraux* bei Sclerema neonatorum angewendete Massage und Gymnastik findet in der von den neueren Autoren übereinstimmend angenommenen Behinderung der Blutzirkulation als ätiologisches Moment dieser seltenen Erkrankung *(Soltmann)* ihre theoretische Stütze.

Daß bei Hautödem infolge lokaler Zirkulationsstörung (allzu feste Verbände etc.) die Hautmassage rasche Ausgleichung der Stase ergibt, ist leicht verständlich. Ihre Anwendung bei Ödemen infolge zentraler Störungen (Herz-, Lungen-, Nierenerkrankungen etc.) hat selbstredend bloß vorübergehenden, symptomatischen Wert, ist jedoch gegebenen Falles in der Lage, die lokalen Beschwerden der Kranken zeitweilig zu erleichtern.

Ebenso mag die Massage von Varicen[1]), vorsichtig angewendet, am Platze sein, zumal bei gleichzeitiger Bindeneinwicklung des Gliedes *(Starke)*, falls die Phlebektasie keine hochgradige und Phlebolithenbildung ausgeschlossen ist. Hingegen möchte ich bei chronischer Phlebitis und Periphlebitis (inklusive der Phlegmasia alba dolens) die mechanische Behandlung als entschieden kontraindiziert erklären, und zwar aus Gründen, die bei der Besprechung der Gegenanzeigen der Mechanotherapie (Kap. VII, pag. 112) eingehende Würdigung gefunden haben.

Teleangiektasien der Haut hat *Mezger* mit Erfolg mechanisch behandelt, indem er sie durch Zerdrückung ihrer Gefäße in ein Blutextravasat verwandelte. Er legt den Daumen der linken Hand auf die abführende Vene und zerdrückt die mit Blut strotzend gefüllten Kapillargefäße der Teleangiektasie. Öftere Wiederholung dieser Manipulation, die bei größeren Teleangiektasien vom Rande gegen die Mitte zu vorgenommen wird, erzeugt endlich Narbenbildung in der Kutis und im subkutanen Zellgewebe. *Dollinger* hat in derselben Weise einen „größeren" Tumor cavernosus des Oberschenkels erfolgreich behandelt.

KAPITEL X.

Erkrankungen der Digestionsorgane.

Unter den dem Verdauungsprozesse obliegenden Organen ist der manuellen Therapie am leichtesten der **Darm**, und zwar der Dickdarm, zugänglich. Von weichen, zumeist leicht eindrückbaren Teilen bedeckt, in fast allen seinen Partien von der palpierenden Hand erreichbar, ist er, wie kaum ein anderes Organ des menschlichen Körpers, für die mechanische Behandlung geradezu prädestiniert, welche seit den ersten Jahrzehnten des 19. Säkulums in Schweden, seit relativ kurzer Zeit im übrigen Europa erfolgreich geübt wird. In der Tat bieten die funktionellen Störungen des Darms dieser Therapie ein weites, klinisch wohl durchforschtes Arbeitsgebiet, mit dessen Besprechung dieses Kapitel eröffnet werden möge.

Die anatomischen Verhältnisse des Dickdarms — dessen Fixation fast in seiner ganzen Länge infolge Fehlens eines Mesenteriums[2]), die

---

[1]) Über die mechanische Behandlung der varikösen Unterschenkelgeschwüre s. Kapitel XIII, „Hautkrankheiten".

[2]) Ein Mesocolon in sensu strictiori besitzt nur der Proc. vermiformis, das Colon transversum und die Flexura sigmoidea.

speziellen, für die Fortschaffung des Darminhaltes analwärts physikalisch recht ungünstigen Verhältnisse des Colon ascendens, S romanum und der Ampulle, die Beschwerung des Colon transversum durch das Omentum majus *(Czyrnianski)*, endlich das Mißverhältnis zwischen Lumen und Muscularis der dicken Därme — disponieren denselben ganz besonders zu Störungen in seiner Tätigkeit, welche sich zunächst als Insuffizienz [1]) des Dickdarms, später als Darmträgheit mit dem ganzen, als

chronische Obstipation

bekannten Symptomenkomplexe äußern.

In welcher Weise die pag. 28 u. ff. ausführlich beschriebenen, im übrigen leicht zu variierenden Handgriffe der Unterleibsmassage im Vereine mit den am Schlusse dieses Kapitels an Beispielen zu schildernden heilgymnastischen Bewegungen auf den Darm einwirken, läßt sich bei der kaum durchführbaren Nachprüfung durch den Tierversuch und den Mangel pathologisch-anatomischer Untersuchungen über diese zum größten Teile funktionellen Störungen nur vermutungsweise bestimmen. Immerhin gestattet uns die Beobachtung einer großen Reihe von durch mechanische Behandlung dauernd geheilten Fällen von Obstipation, der Überzeugung Ausdruck zu geben, daß diese Behandlungsmethode der kausalen Indikation [2]) entspricht, welche vornehmlich in der Atrophie und Insuffizienz der muskulären Elemente des Darms nicht nur, sondern auch der Bauchdecken zu suchen ist.

Die Ätiologie der Obstipatio alvi läßt sich nach *Nothnagels* klassischer Arbeit [3]) vom klinischen Standpunkte aus in folgender Weise gruppieren:

I. Einfluß gewisser, noch physiologischer Faktoren.

1. Ernährung (qualitative und quantitave Änderungen der eingeführten Nahrungsmittel. — Vermehrte Wasserausscheidung oder verminderte Wasserzufuhr).
2. Körperbewegung (Unterbrechung der gewohnten Bewegung. — Verminderung der Tätigkeit des Diaphragma. — Flache Respiration).

---

[1]) Der von *Rosenbach* zuerst gebrauchte Ausdruck „Darminsuffizienz" wird von *Federn* als die erste Stufe der Darmatonie betrachtet. Bei täglicher, regelmäßiger Stuhlabsetzung entleert sich der Dickdarm nicht vollständig. Die Darminsuffizienz ist nach *Federn* die Vorläuferin der Darmträgheit, welche bei nicht entsprechender Behandlung in die „partielle Darmatonie", d. i. jenen Zustand übergeht, bei welchem ein ganz bestimmter Teil des Dickdarms seinen Inhalt nie vollkommen entleert und sich um denselben zusammenzieht.

[2]) Wenn *Eltz* der Meinung war, die Wirkung der Bauchmassage bei der habituellen Obstipation sei bisher als eine symptomatische (mechanische Fortschiebung des Darminhaltes analwärts) und der Wirkung der Abführmittel gleichkommende aufgefaßt worden, so dürfte ihn ein Blick in die ernstere Literatur dieses Gegenstandes eines Besseren belehrt haben.

[3]) *H. Nothnagel,* Die Erkrankungen des Darms und des Peritoneums. Wien 1895.

II. Folge gewisser pathologischer Zustände.
1. Erkrankungen des Magens (Ulcus rotund., Pylorusstenose).
2. Erkrankungen des Darms[1]), wobei verminderter oder aufgehobener Gallenzufluß besondere Bedeutung zu besitzen scheint.
3. Herz-, Lungen- und Leberkrankheiten (behinderte Zirkulation im Venensystem des Körpers und damit auch in der unteren Hohlvene).
4. Peritonitis:
a) Zirkumskripte Peritonitis durch Adhäsionsbildung.
b) Allgemeine Peritonitis durch Beteiligung der Darmmuskulatur am Entzündungsprozesse der Serosa.
5. Akut fieberhafte Erkrankungen (Erregung der die Darmtätigkeit hemmenden Nerven durch erhöhte Körpertemperatur *[Bokai]*; direkter Einfluß des Krankheitsgiftes (?); veränderte Lebensweise [Bettruhe] und Ernährung).
6. Erkrankungen des Zentralnervensystems (Meningitis cerebr. et spin., Hydrocephalus chron., Hirntumoren, Apoplexien, manche Myelitisfälle etc.) vermutlich durch Erregung der Hemmungsnerven für die Darmperistaltik (Psychosen, Hypochondrie, Neurasthenie[2]) etc.).

III. Habituelle Obstipation.[3])
1. Abnorme nervöse Einstellung der Kolon- und Rektumperistaltik.
a) Angeboren.
b) Erworben (zufällige Unterbrechung der bis dahin regelmäßigen Darmtätigkeit; akute Diarrhöe, akute fieberhafte Erkrankungen, deprimierende Gemütsaffekte; schlechte Gewohnheit).
2. Ungenügende Tätigkeit der Dickdarmmuskulatur: Atonia intestini.
3. Mechanische Störungen (Adhäsionen und Fixationen).
4. Lageveränderungen des Darms.
a) Angeboren.
b) Erworben (*Glénards* Enteroptose).

In allen drei ätiologischen Gruppen der Stuhlverstopfung findet die mechanische Behandlung zahlreiche Angriffspunkte. Die mangelhafte

---

[1]) „Die anatomischen Veränderungen, welche den chronischen Darmkatarrh darstellen und charakterisieren" — sagt *Nothnagel* (l. c. pag. 26) — „haben keineswegs eine träge Peristaltik als regelmäßige Folge." Hingegen dürfte wohl die seröse Durchfeuchtung der Darmwand bei chronischer Enteritis als eine der Ursachen muskulärer Insuffizienz des Darmes aufzufassen und ihr somit ein Platz in der Ätiologie der Obstipation einzuräumen sein. Hierdurch gewinnt aber meines Erachtens der von *Eltz* aufgestellte, durchaus hypothetische Satz „Die Wirkung der Massage bei chronischem Magenkatarrh beruht auf der Resorption der Infiltrate der Darmwand" nicht an Beweiskraft.

[2]) Bei der durch Neurasthenie bedingten Obstipation soll es sich nach *Fleiner* um spastische Kontraktion einzelner Darmabschnitte handeln.

[3]) *Nothnagel* definiert die habituelle Obstipation als einen „Zustand, bei welchem die Stuhlträgheit weder eine Konsequenz leicht erkennbarer physiologischer Bedingungen, noch ein Begleitsymptom irgendwelcher ausgesprochener Krankheitsformen ist, sondern das Wesentliche im Krankheitsbild, das Primäre in demselben darstellt oder als solches wenigstens aufgefaßt wird" (l. c. pag. 27).

Körperbewegung, die herabgesetzte Zwerchfellstätigkeit werden durch allgemeine und Atmungsgymnastik sicherlich erfolgreich bekämpft, ebenso wie die Entlastung des Pfortadergebietes durch mechanische Behandlung im Vereine mit der durch Bauchmassage bewirkten Erhöhung des Druckes in der Aorta (s. pag. 109) den durch Erkrankungen des Herzens, der Lungen und der Leber bedingten Zirkulationsstörungen im Venensystem entgegenzuwirken vermögen.

Die Beschleunigung und Vermehrung der Sekretion der Verdauungssäfte, zumal der Galle, welche von einzelnen Autoren *(Berne, Hünerfauth, Colombo)* der Bauchmassage zugeschrieben wird, ist bisher nicht einwandfrei beobachtet, eine Verwertung derselben für die kausale mechanische Behandlung der durch Acholie, beziehungsweise Oligocholie bedingten Obstipation daher zum mindesten zweifelhaft.[1])

Die mechanische Therapie wird ferner dort ihre Anzeige finden, wo der Hand zugängliche und durch die Handgriffe der Massage zu lösende oder zu dehnende Adhäsionen und Fixationen des Darmes die Ursache der Stuhlverhaltung bilden, sowie in jenen Fällen, in welchen Lageveränderungen des Dickdarmes und anderer Bauchorgane *(Glénards* Enteroptose) durch mechanische Eingriffe Besserung erfahren.

Ob und in welcher Weise Bauchmassage die gestörte Darmperistaltik wiederherzustellen vermag, ist mit Sicherheit nicht zu entscheiden. Wohl scheint die Beobachtung jener Fälle, in welchen jede andere Störung als Ursache der Obstipation ausgeschlossen werden kann und atonische Stellen im Verlaufe des Dickdarmes nicht nachzuweisen sind, Fälle, welche durch methodische Massage des Abdomens erfahrungsgemäß günstig beeinflußt werden, für das Vorhandensein einer derartigen Wirkung zu sprechen, doch sind wir derzeit außerstande, dieselbe beweiskräftig zu erklären. Jedenfalls liegt es näher, die durch Massage bewirkte, zuweilen palpatorisch nachweisbare Auslösung reflektorischer Kontraktionen des Darmes, wie sie durch Knetung und Erschütterung[2]) desselben hervorgerufen werden, zur Erklärung heranzuziehen, als Reizung der Abdominalplexus des Sympathicus durch angebliche Vibration derselben.

---

[1]) Von Interesse ist die am Versuchstiere gewonnene Erfahrung *Colombos*, daß über 10—15 Min. ausgedehnte Bauchmassage lediglich die Schleimsekretion des Magens und der Gallenblase vermehrt.

[2]) Die aus der Analogie mit dem *Goltz*schen Klopfversuche entspringende Furcht vor Erschütterungen des Abdomens (reflektorische Reizung des Vagus durch Vermittlung von Fasern der Rami communicantes N. sympathici, die in der Med. oblongata endigen *[Bernstein]*, Beförderung der Lähmung des N. depressor cordis *[Warman]* ist wohl nur theoretisch begründet. Der einzige in der Literatur vorfindliche Todesfall unmittelbar nach der Bauchmassage *(Warman)* betraf einen nach Wendung und Kraniotomie aufgetretenen Fall von 4tägigem schweren Ileus, bei welchem überdies bloß Streichungen der Bauchdecken ausgeführt worden waren.

Hingegen gestatten uns vielfache klinische Beobachtungen, der Überzeugung Ausdruck zu geben, daß durch technisch korrekte und genügend lange Zeit ausgeübte Massage des Unterleibes, die einer passiven Gymnastik des Dickdarmes gleichzusetzen ist, eine methodische Übung und Kräftigung der glatten Muskelfasern des Darmes resultiert, welche die Atonie des Dickdarmes erfolgreich zu bekämpfen geeignet ist und auf welche wohl die unbestrittene, auf Wiederherstellung der physiologischen Darmfunktion beruhende Wirkung der mechanischen Behandlung der Obstipation zurückzuführen ist. Wenn *Nothnagel*[1]) die Massage des Abdomens in die erste Linie der einschlägigen Therapie stellt, so sind es die atonischen Fälle[2]), welche er hierbei zunächst im Auge hat.

Hierzu kommt eine nicht unbedeutende Zahl von Fällen, bei welchen eine hochgradige Atrophie der Bauchdeckenmuskulatur im Vordergrunde der Erscheinungen steht. Der Zusammenhang der Insuffizienz der Bauchmuskeln mit Obstipation — von zahlreichen Autoren akzeptiert, von anderen (darunter *Nothnagel*, welcher ihnen bloß eine Bedeutung für den letzten Endakt der Peristaltik, die Herauspressung des Darminhaltes aus dem untersten Rektum zuspricht), negiert — ist unschwer zu erklären. Normal entwickelte, guten Tonus besitzende Bauchmuskeln kontrahieren sich bei Individuen, die entsprechende Bewegung machen, unzählige Male im Laufe des Tages; sie bieten den peristaltischen Bewegungen des Darmes einen dieselben erhöhenden Widerstand. „Die peristaltische Bewegung der Därme muß an den Bauchdecken einen gewissen Widerstand finden“ *(Ewald)*. Bei jeder Lageänderung des Körpers, beim Erheben vom Sitze, beim Gehen, Steigen etc. erfolgt eine Aktion dieser Muskeln, welche, im Vereine mit den Zwerchfellsbewegengen, auf den Bauchinhalt drückend, knetend wirkt. Der Darm steht unter jener physikalischen Wirkung der Bauchpresse, die wir füglich mit der Massage des Bauches vergleichen dürfen. Die Bauchpresse besorgt eine physiologische, fast ununterbrochene mechanische Beeinflussung des Darmes, sie massiert den Darm. Die Beobachtung lehrt, daß Atrophie der Bauchmuskulatur infolge häufig wiederholter Ausdehnung des Unterleibes durch Gravidität, bei mangelhafter Übung der Bauchmuskeln infolge sitzender Lebensweise — wobei das Fehlen stärkerer Zwerchfellsbewegung (seltenes Tiefatmen) als zweiter schädlicher Faktor in Betracht kommt — in einer erschreckend großen Zahl von Fällen mit chronischer Obstipation einhergeht, und daß in

[1]) l. c. pag. 42.

[2]) In der Tat verhalten sich die „spastischen“ Formen der Obstipation der üblichen Bauchmassage gegenüber fast immer refraktär. Hier ist eine Abweichung von der gewohnten Technik in dem Sinne wünschenswert, daß den leicht erschütternden Handgriffen der Vorzug gegeben werde.

diesen Fällen — aber auch nur in diesen Fällen — Wiederherstellung des Muskeltonus der Bauchdecken durch Massage und Gymnastik derselben die Obstipation dauernd zu beheben vermag. Ich sage absichtlich Massage und Gymnastik der Bauchdecken, nicht des Darmes, weil es nach meiner Erfahrung bei dieser Form der Obstipation genügt, jene Handgriffe anzuwenden, welche — in Knetung der Bauchmuskulatur[1]) und Übung dieser Muskeln bestehend — sicherlich keine oder doch keine nennenswerte Wirkung auf den Darm besitzen.

Die durch zentrale Störungen bei Erkrankungen des Gehirns und Rückenmarks hervorgerufenen Fälle chronischer Obstipation entziehen sich selbstredend der lokalen Darmtherapie. Anders verhält es sich bei den infolge funktioneller Neurosen (durch Splanchnikusreizung?) zustande kommenden peristaltischen Störungen. Die manuelle Behandlung der Stuhlverstopfung Neurasthenischer und Hysterischer ist in der Regel von Erfolg begleitet; dieser Erfolg wird wahrlich durch die Annahme nicht beeinträchtigt, daß wir es hier mit einer Suggestivwirkung der Massage zu tun haben. Das Endziel unseres Strebens ist die Heilung der Kranken, bzw. die Behebung lästiger und die Integrität des Organismus gefährdender Symptome. Es mag daher zugegeben werden, daß in einzelnen Fällen von Obstipation Hysterischer und Neurasthenischer — reine, d. h. ohne partielle Darmatonie (vielleicht Darmspasmus, *Fleiner*) einhergehende „nervöse" Obstipationen sind seltener, als gemeinhin angenommen wird — die mechanische Behandlung auf Suggestivwirkung (*Charcots* „lokale Hypnose") zurückzuführen ist, die jenes Segment des Nervensystems zu beeinflussen sucht, in welchem sich die Reflexvorgänge des Darmes abspielen.[2]) Sicherlich ist eine somatische Therapie, die in nicht einwandfreien Fällen möglicherweise doch nicht ausschließlich suggestive Effekte erzielt, der minder unschädlichen „psychischen Therapie" vorzuziehen, welche es ja gleichfalls durchaus nicht vermeidet, die von *Fleiner* perhorreszierte Aufmerksamkeit der Patienten auf ihren Verdauungsapparat zu lenken.

Die auf Darmverengerung nach destruierenden, narbenbildenden Prozessen der Mukosa sowie infolge von Kompression durch Tumoren etc.

---

[1]) Anfänger mögen nicht erschrecken, wenn die Patienten nach den ersten Massagesitzungen über mehr weniger heftige Schmerzen in den Bauchdecken klagen. Dieselben sind der Ausdruck der ungewohnten Knetung der Bauchmuskeln, den Turnschmerzen nicht „durchturnter" Muskeln analog.

[2]) Wenn *A. Forel* in seiner Arbeit „Die Heilung der Stuhlverstopfung durch Suggestion" (Berlin 1894) erklärt, die „so häufige und gewöhnliche Obstipation sei nichts als eine chronische Neurose, die in hohem Grade vom Gehirn abhängt", und weiter behauptet, die Wirkung der Massage, die er mit Pilgerfahrten, Händeauflegen, Lourdes-Wasser, Matthei etc. in einem Atem nennt, beruhe stets auf Suggestion, so ist dies eine Anschauung, welche weder durch die im theoretischen Teile der Abhandlung (l. c. pag. 6) vorgebrachte Doktrin, noch durch die Qualität des *Forel*schen, der Irrenanstalt und deren Ambulatorium entnommenen Materials — es wird nur ein Fall, ein nicht näher untersuchtes Fräulein betreffend, in extenso mitgeteilt — gestützt wird.

zurückzuführende Stuhlverhaltung bildet eine Gegenanzeige für die Bauchmassage, welche auch bei der Obstipation Chlorotischer nach meinen Erfahrungen keine nennenswerten Dienste leistet.

Aus dem Mitgeteilten geht wohl hervor, daß die Anwendung der mechanischen Behandlung der chronischen Stuhlverstopfung eine sorgfältige Analyse des vorliegenden Falles bezüglich seiner ätiologischen Verhältnisse voraussetzt, die in der Tat nicht immer leicht ist. Diese üben, wie bereits hervorgehoben, auch einen bestimmenden Einfluß auf die Wahl der manuellen Eingriffe aus, welche im Allgemeinen Teile dieses Buches (pag. 28—34) eingehend geschildert wurden und die teils Kräftigung der Bauchmuskulatur, teils reflektorische Reizung der Muskularis des Darmes, zumal des Dickdarmes, teils vorsichtige Lösung von Adhäsionen des Darmes an Nachbarorganen bezwecken und durch entsprechende heilgymnastische Bewegungen tatkräftig unterstützt werden.

Die lediglich symptomatische Wirkung der Darmstreichung auf die mechanische Entleerung des Dickdarmes [1]), eine Wirkung, die zumeist nach den ersten Massagesitzungen sich einstellt, gestattet nur in seltenen Fällen den sofortigen Verzicht auf den Gebrauch der von den meisten Patienten seit Monaten und Jahren benutzten Abführmittel.

Ich lasse in den beiden ersten Wochen der mechanischen Behandlung leichte Abführmittel, Pulv. Liquirit. comp., Rheum, Tamarindenessenz u. dgl. — mit Ausschluß der Drastika — in allmählich fallender Dosis gebrauchen und diese Mittel von der 3. Woche an durch 3—4mal wöchentlich angewandte Irrigationen mit 18—20gradigem Wasser ersetzen, die von Beginn der 5. Woche an nur dann appliziert werden, wenn durch 48 Stunden keine genügende Stuhlentleerung erfolgt. Gewöhnlich schon nach 3—4wöchentlicher Massagebehandlung, deren Wirkung sich zunächst der fast stets vorhandenen Flatulenz gegenüber geltend macht, genügen sogenannte „kleine“ Klysmen (von 500—600 cm^3 Wasser), um die beabsichtigte Wirkung zu erzielen, und mit Ablauf der 6.—8. Woche täglich ausgeführter mechanischer Behandlung ist diese in der Mehrzahl der Fälle als abgeschlossen zu betrachten, da sie ihren Zweck, Hervorrufung regelmäßiger (täglicher, zuweilen zweitäglicher) ausgiebiger Stuhlentleerung, erreicht hat. Nur in vereinzelten Fällen mußte die Behandlung bis in die Mitte des dritten Monates fortgesetzt werden. Von den nach Hunderten zählenden Fällen habitueller Obstipation, die ich bisher mechanisch behandelt habe, sind etwa 2% ungeheilt geblieben, diejenigen Kranken nicht eingerechnet, die sich vor Ablauf der 6. Woche der Behandlung entzogen haben.

Unter den Ungeheilten befinden sich Kranke, die in der Folge manifeste Tabessymptome zeigten, drei Fälle, die sich als Morphiophagen entpuppten, zwei Fälle von chronischer Bleivergiftung und mehrere, für deren Refraktion

---

[1]) Ich möchte davor warnen, der ekkoprotischen Wirkung einer etwa prolongierten oder mit besonders kräftiger Darmreizung verbundenen Massagesitzung besonderen Wert zuzusprechen, da ich wiederholt beobachten konnte, daß auf solch ungewöhnlich energische Encheiresen sehr prompt eine reaktive Erschlaffung des Darmes folgt, die das Endresultat mechanischer Darmbehandlung verzögert. Nur keine Virtuosenstückchen, die wir getrost den kritiklosen Laienmasseuren überlassen dürfen!

gegenüber der mechanischen Behandlung Gründe bisher fehlen. Die Beobachtung *Gersunys*, der in 21 von ihm operierten Fällen (18 W., 3 M.) peritoneale Adhäsionen (wahrscheinlich Residuen von Blutungen in die Peritonealhöhle, zumeist wohl von den weiblichen Genitalien ausgehend) fand, welche in Form bandartiger Zügel den Darm in der Gegend des Überganges des Colon descendens in die Flexura sigmoidea lateralwärts fixierten, ist geeignet, uns das Versagen der Massagewirkung in einzelnen Fällen habitueller Obstipation zu erklären. Auch die glücklicherweise seltene *(Scheimpflug)* kongenitale Hypoplasie des Darmtraktus dürfte hier eine Rolle spielen.

Eine weitere Indikation kann die Bauchmassage gegebenen Falles bei palpablen Sterkoraltumoren finden, welche zu schweren Koprostasen unter Ileuserscheinungen führen, falls eine Entzündung der Serosa mit Sicherheit ausgeschlossen werden kann *(Landerer)*. Die Aufgabe des Arztes ist es, in solchen, wohl sehr vereinzelten Fällen die fühlbaren Kotmassen womöglich bimanuell zu kneten und analwärts fortzuschieben, ein Verfahren, welches schon *Praxagoras*, ein Schüler des *Hippokrates*, erfolgreich geübt haben soll.

In ähnlicher Weise kann bei jenen seltenen Fällen von Invagination eines Darmstückes vorgegangen werden, welche am ersten Tage nach Zustandekommen der Einschiebung erkannt und deren vorsichtige manuelle Lösung[1]) versucht werden kann. Dieser Versuch wird nur dann unternommen werden, wenn der lokale Befund und der Allgemeinzustand den primären operativen Eingriff nicht erheischen. Alle derartigen Manipulationen haben magere, leicht eindrückbare Bauchdecken zur Voraussetzung und führen deshalb bei Kindern leichter zum Ziele.

Die Literatur enthält einzelne recht prägnante einschlägige Fälle.

So berichtete *Scerbsky* über einen Fall von Invagination des Dünndarmes in der linken Regio iliaca bei einem 6jährigen Knaben, bei welchem nach 10 Minuten währender Massage die Geschwulst unter lautem Gurren verschwand und reichliche Stuhlentleerung eintrat.

Buch konnte bei einer 50jährigen Frau, die seit 13 Tagen keine Stuhlentleerung hatte, einen wurstförmigen, beweglichen Tumor von teigiger Konsistenz nachweisen, der von der rechten Inguinalgegend über die Regio hypogastrica nach links zog. 13 Stunden nach der Massage trat Stuhlentleerung ein. — Der zweite von *Buch* beobachtete Fall betraf eine 36jährige Frau mit einer wurstförmigen, beweglichen Geschwulst links oberhalb des Nabels. Sofortige Massage bewirkte nach wenigen Stunden reichliche Stuhlentleerung. — Über ähnliche Fälle berichten *Krönlein* und *Korn*.

Gillette konstatierte bei einem 9monatlichen Knaben eine Intussuszeption, die durch Massage in der Chloroformnarkose behoben wurde.

Maiss fand bei einem 8 Monate alten, unter Ileussymptomen erkrankten Kinde einen schmerzhaften wurstförmigen Tumor in der Gegend des Colon descendens, der sich bis in die linke Fossa iliaca fortsetzte. *Maiss* schob die rechte Hand in der linken Fossa iliaca unter den Tumor und komprimierte mit der Linken die Lumbalgegend bei

---

[1]) Es erscheint nicht ganz ausgeschlossen, daß auch hier die Kräftigung der Darmmuskularis in dem paretisch gewordenen, oberhalb der Verschlußstelle gelegenen Darmstücke eine Rolle spielt *(Korn)*.

erhöhtem Becken des Kindes. Die unter dem Rippenbogen gegen das Zwerchfell gedrückte und so immobilisierte Geschwulst wurde nun in der Richtung von rechts nach links zwischen beiden Händen geknetet und gestrichen, worauf dieselbe unter lautem Gurren verschwand. Sofort sistierten die Ileussymptome und das Kind genas.

Harder berichtet über zwei ähnliche Fälle. Der erste betraf ein 14 Tage altes Brustkind, das plötzlich unter Ileussymptomen erkrankt war, ohne daß ein Tumor von den Bauchdecken ausgefühlt werden konnte. Eine Digitaluntersuchung per rectum mittelst des beölten kleinen Fingers gestattete bei Entgegendrücken der Baucheingeweide mittelst der rechten Hand eine Abtastung der Bauchhöhle, welche das Vorhandensein eines länglichen, 7—8 *cm* langen, im linken Hypochondrium quer gelagerten, weichelastischen Tumors ergab, der als Invagination des Ileums in das Colon ascendens und transversum diagnostiziert wurde. In mehreren Sitzungen wurde der auf dem „inneren“ Finger ruhende Tumor mit dem Mittelfinger der „äußeren“ Hand von links nach rechts gestrichen; derselbe wurde allmählich dünner, um endlich vollständig zu verschwinden, worauf Stuhlentleerung erfolgte. — Der zweite Fall, ein 20monatliches Kind betreffend, zeigte einen deutlichen Tumor in der linken Bauchseite, der auf dem in das Rektum eingeführten Zeigefinger der linken Hand massiert und gleichfalls zum Verschwinden gebracht werden konnte. Auch dieses Kind genas.

Zabludowski massierte eine 40jährige Frau, bei welcher seit 10 Tagen Darmverschluß bestanden hatte und in der Regio mesogastrica dextra ein gänseeigroßer, harter Körper zu fühlen war, in der Knieellenbogenlage, um die nach dem Gesetze der Schwere nach abwärts fallenden Darmpartien besser palpieren zu können. In einer Nacht wurden fünf Sitzungen abgehalten, bei welchen eine halbe Hand in die Vagina eingeführt wurde, die andere durch die Bauchdecken den Knoten zu bewegen versuchte. Es gelang, die Geschwulst gegen das Rektum vorzuschieben. Nach weiteren drei Sitzungen am folgenden Tage entleerte Patientin eine steinharte, aus Kot und Cholestearin bestehende Kugel.

Selbstredend setzen derartige manuelle Eingriffe vollständige Abwesenheit von Entzündungserscheinungen seitens des Darmes und des Peritonealüberzuges, sowie überaus zartes Vorgehen voraus.

In gleichem Maße gilt dies von der vielseitig empfohlenen mechanischen Behandlung der Perityphlitis, die ich mit Rücksicht auf die nicht seltene Suppuration in ihrem Verlaufe (*Matterstock*) von jedweder Massagebehandlung ausgeschlossen wissen möchte. Letztere tritt erst gegenüber Residuen der perityphlitischen Entzündung nach vollständigem Ablauf derselben, Bildung von Adhäsionen und Verklebungen des Processus vermiformis mit der Nachbarschaft, in Frage. Wie überall, wo entzündliche Erscheinungen der Darmserosa, des umgebenden Zellgewebes und des Peritonealüberzuges das anatomische Substrat bilden, ist eine mechanische Behandlung erst nach Wochen und Monaten gestattet, wenn nicht die geringste lokale Empfindlichkeit mehr vorliegt, und auch da nur in überaus zarter Anwendungsform.

Von sonstigen Affektionen des Darmes sind es vor allem dessen Lageveränderungen, welche mit wechselndem Erfolge der mechanischen Behandlung zugeführt werden. Sie bilden zunächst nicht selten einen Teil jenes Symptomenkomplexes, welchen *Glénard* Enteroptose nennt und dessen mechanische Beeinflussung wir im Kapitel XVI, gelegentlich der Besprechung der „Wanderniere“, zu würdigen Gelegenheit haben werden.[1]) Auch die von *Thure Brandt* inaugurierte, als Ausgangspunkt seiner gynäkologisch-gymnastischen Behandlung aufzufassende mechanische Therapie des Prolapsus recti wird im Zusammenhang mit dessen Prolapsbehandlung der Vagina und des Uterus am genannten Orte besprochen werden.

Hierher gehört auch die mechanische Behandlung der freien Hernien, während die als „Taxis“ zusammengefaßten Encheiresen den Rahmen der Vorlage überschreiten. *Thure Brandt* sucht durch entsprechende gymnastische Bewegungen die geraden und schiefen Bauchmuskeln zu kräftigen, von der Ansicht geleitet, daß hierdurch allmählich eine Verkleinerung der Bruchpforte erzielt werden kann.

Die mechanische Behandlung der Hämorrhoiden kann, soferne sie gegen die kausale Stauung im Pfortadergebiete gerichtet ist, selbstredend als durchaus indiziert erklärt werden und wird auch in Schweden seit Dezennien geübt. Ich habe beobachtet, daß die typische Abdominalmassage der Obstipierten in Verbindung mit zweckentsprechender Gymnastik[2]) (s. unten) auch die die Obstipation so häufig begleitende Ausdehnung des Plexus haemorrhoid. günstig beeinflußt, möchte aber vor häufiger manueller Reibung der Knoten selbst, wie sie von einzelnen Autoren *(Hippius)* empfohlen wird, aus naheliegenden Gründen warnen.

In gleichem Sinne äußert sich die Wirkung methodischer Bauchmassage und einschlägiger Bewegungen auf Zirkulationsstörungen in der Leber und auf Gallenstauung. Es ist aus anatomischen Gründen nur hier und da möglich, die Leber und Gallenblase manuell zu beeinflussen; ist bei Vorhandensein tiefer Gallenblaseninzisur der Leber die Gallenblase manuell zugänglich, so kann zarte Expression[3]) der Blase versucht werden. Im übrigen scheint sich der depletorische Einfluß mechanischer Encheiresen auf Stauungen im Pfortadergebiete mittelbar auch auf Störungen in der Zirkulation dieser Organe geltend zu machen, ohne

---

[1]) Hier sei nur vorweg bemerkt, daß bei der infolge Nachgebens des Ligamentum colo-hepaticum (bei intaktem Lig. gastro-colicum) entstehenden Knickung des Querkolon auf reflektorischem Wege Störungen in der Zirkulation der Darmgefäße, in der sekretorischen Funktion der Schleimhäute und in der motorischen Tätigkeit der Muskulatur des Darmes hervorgerufen werden dürften *(Ewald)*, welche nach *Litten* mit Abnahme des Tonus der Bauchmuskulatur einhergehen. Diese ätiologischen Annahmen sind in der Tat geeignet, die Wirkung der Unterleibsmassage bei der von *Ewald* als „innerer Hängebauch“ definierten Splanchnoptose zu deuten.

[2]) Sehr gute Wirkung erzielt hier methodische passive Beckenhebung.

[3]) „Man fühlt dann“ — sagt *Gerhardt* — „während unter der drückenden Hand die Gallenblase plötzlich unfühlbar wird, ein feinblasiges Rasselgeräusch und kann sich auch durch die Perkussion überzeugen, daß die zuvor nachweisbare Gallenblasendämpfung verschwunden ist. Den stärksten Beweis, daß es sich hier nicht um eine jener groben therapeutischen Illusionen handelt, liefern die meist am zweiten Tage wiedererscheinenden, gallig gefärbten Fäzes. Der Erfolg ist gewöhnlich ein bleibender.“

daß direkte, kaum zu dosierende Reizwirkung ausgeübt wird. Von direkten Manipulationen möchte ich in solchen Fällen mit *Comingor* lediglich vorsichtig geübte Erschütterungen der Lebergegend mittelst der aufgelegten Flachhand (gegebenenfalls mit der großen Kreispelote des Vibrators, des *Herz*schen Erschütterers E 1 oder des *Zander*schen Apparates F 1) empfehlen, deren nicht völlig grundlos supponierte sekretionsbefördernde Wirkung bei Cholelithiasis nach *Pürkhauers* Erfahrungen durch Erschütterungen des ganzen Körpers (Reiten, Fahren im stoßenden Wagen, Bewegungen, die eventuell mittelst *Charcots* „Fauteuil trépidant" oder *Herzs* ausgezeichnetem „Zitterdivan" E 2 methodisch geübt werden) wirksam unterstützt werden können.

Von den Erkrankungen des **Magens** ist es vor allem die Atonie und Dilatation dieses Organes, welche neben den Neurosen desselben mechanischer Behandlung zugeführt wird. Fragen wir nach der Wirkungsweise dieser Behandlung der atonischen Dilatation des Magens gegenüber, so müssen wir auf eine präzise Antwort verzichten. Nur der Analogieschluß erscheint nicht ohne Berechtigung, daß die mechanische Beeinflussung des Magens oder, richtiger gesagt, jenes Magenabschnittes, welcher, weder vom linken Leberlappen, noch vom Rippenbogen bedeckt, unserer Hand zugänglich ist, gleich dem atonischen Dickdarmabschnitt, den wir unter unseren Händen Tonus gewinnen sehen, auf Kräftigung der Muskelschichte des Magens beruht, welche durch Kräftigung der Bauchmuskulatur durch Massage und Gymnastik wirksam unterstützt wird. Ob auch hier die sekretionsbefördernde Wirkung der Erschütterung (s. oben) einen Einfluß auf die veränderte Saftsekretion und damit auf den konkomitierenden Katarrh *(Kleen)* ausübt, läßt sich trotz der Versuche *Gopadses*, der nach 7—10 Sitzungen Steigerung der Salzsäurereaktion konstatierte, nicht mit Sicherheit entscheiden. Immerhin ist es auffallend, daß selbst Fälle, die keine nachweisbare Emporrückung der unteren Magengrenze zeigen, nicht selten funktionell und subjektiv sehr erhebliche Besserung aufweisen.

Neurosen des Magens, von welchen ich die wirkliche, auf Anomalien des Chemismus des Magensaftes beruhende Dyspepsie ausscheiden möchte, werden erfahrungsgemäß durch Magenmassage, vornehmlich durch (manuelle oder maschinelle) Erschütterung der Magengegend günstig beeinflußt (Suggestion?), vor allem aber, wie mich zahlreiche Fälle mit oder ohne konkomitierende Obstipation lehrten, durch Darmmassage (reflektorisch?) zum Schwinden gebracht. Diese empirisch festgestellte Tatsache zu deuten, fühle ich mich nicht berufen. Ich habe Fälle von Hyperemesis bei Männern und nicht graviden, sonst gesunden Frauen gesehen, die durch diese Manipulationen, welchen entsprechende Gymnastik beigesellt wurde, in wenigen Wochen von ihren

Malaisen befreit wurden, bin jedoch auch auf Fälle gestoßen, die sich vollständig refraktär verhalten haben.[1])

Sogenannte „wahre" Dyspepsien mit erwiesenermaßen alteriertem Magenchemismus zeigten gleichfalls zumeist prompte Besserung ihres Befindens und Steigerung des Säuregehaltes des Magens (*Gopadse,* s. o.).

Die Technik der „Magenmassage" unterscheidet sich nur unwesentlich von der Massage des Darmes. Auch hier sind es zunächst die Streichungen, und zwar in der Richtung gegen den Pylorus (also von links nach rechts), ferner Erschütterungen des der Hand zugänglichen, bei erheblicheren Dilatationen in der Tat recht umfangreichen Magenabschnittes mittelst der Fingerspitzen, die jedoch niemals allzu kräftig, sondern stets mit mäßiger Stärke und durchaus elastisch erfolgen sollen, und des linken Hypochondriums durch Umfassen des Rippenbogens mit dem in Zitterbewegung versetzten rechten Daumen oder den beiden ersten Fingern der linken Hand.[2]) Wirksamer gestalten sich aber diese Manipulationen in Seitenlage des Patienten, u. zw. abwechselnd in rechter und linker Seitenlage, da hierdurch das Aus-

[1]) Hier sei einer mechanischen Behandlung der nervösen Hyperemesis (gravidarum et non gravidarum) Erwähnung getan, welche von dem Schweizer Arzte Dr. *Naegeli* empfohlen und deren prompte Wirkung von *Ammann* (München) bestätigt wird: Die Elevation des Zungenbeins durch den „Zungenbeingriff". Der vor dem Patienten stehende Arzt faßt mit den Daumenspitzen je ein Zungenbeinhorn und hebt das Zungenbein sanft, aber konsequent in die Höhe (5—15 *mm*), während die übrigen Finger entweder längs des aufsteigenden Unterkieferastes bis an die Schläfe zu liegen kommen oder sich auf die Schulter des Kranken stützen. In der gehobenen Stellung verbleibt das Os hyoides 60—90 Sekunden; falls der Brechakt bereits eingeleitet ist, noch länger. Eventuell ist die Manipulation nach 5—10 Minuten zu wiederholen. — Die Wirkung dieses Griffes erklärt *Naegeli* aus dem Brechmechanismus. „Bei zunehmendem Brechreiz werden fortwährend Speichel und Luft geschluckt, so daß sich der Magen prall mit Luft füllt. Der Brechstoß beginnt zuerst bei offener und dann geschlossener Glottis; während durch die Musculi geniohyoidei und sternohyoidei Kehlkopf und Zunge nach vorn gezogen werden, werden die Widerstände im oberen Ösophagus und Rachen beseitigt. Durch den Glottisschluß hört die Respiration auf, das Zwerchfell bleibt daher kontrahiert und fixiert, und seine die Kardia erweiternden Fasern öffnen den Magenmund, so daß dann die ganze Speiseröhre quasi offen ist und es nur eines kräftigen Stoßes der Bauchmuskulatur bedarf, den Mageninhalt im Strahle durch den Mund herauszuschleudern. Als Koordinationszentrum für den Brechakt wird eine Stelle in der Medulla oblongata angenommen, als Vermittler zwischen diesem Zentrum und der beim Brechen beteiligten Muskulatur sieht man den den Vagus oder Splanchnikus an; auch durch direkte Reizung des Brechzentrums kann Brechen erzeugt werden. Durch den Zungenbeingriff wird erstens das Luftschlucken und die Pumpbewegung des Schlundkopfes unmöglich. Es wird aber auch durch die Elevation des Zungenbeines der Glottisverschluß aufgehoben, ganz ähnlich wie das Vorziehen des Unterkiefers in Narkose der Kontraktion der Sterno- und Geniohyoidei, sowie der Sterno- und Hyothyreoidei direkt entgegenwirkt, so daß der Ösophagus nicht nur nicht geöffnet, sondern geradezu verschlossen wird." Nach *Naegeli* soll durch das Heben des Zungenbeines auch ein direkter Reiz auf den Vagus ausgeübt werden, welcher in Form einer Nervendehnung am Nervus laryngeus inferior des Rekurrens zustande kommt. — Die von *Ammann* bestätigten Angaben *Naegelis* sind sicherlich einer Nachprüfung wert, wenn dieser Handgriff auch lediglich symptomatischen Wert besitzt. Mich selbst hat die Methode in einem Falle von hysterischem Vomitus im Stiche gelassen, in drei anderen derartigen Fällen befriedigt.

[2]) Die von *Zabludowski* u. a. betonte mechanische Durchpressung des Speisebreies durch den stenosierten Pförtner möchte ich, falls sie überhaupt gelingt, als rein symptomatische Massagewirkung in eine Linie mit der manuellen Fortschiebung der Kotsäule bei Obstipation stellen und auch hier vor Anwendung allzu großer Kraft warnen. Diese Manipulationen bei malignen Pylorustumoren zu unternehmen, halte ich für direkt kontraindiziert.

weichen des Magens nach rückwärts verhindert wird *(Norström)*. In trefflicher Weise wird die mechanische Behandlung des Magens durch jene des Darmes ergänzt.

Während alle manuellen Eingriffe im Gebiete der Unterleibsorgane nicht unmittelbar nach Einnahme einer Mahlzeit vorgenommen werden (siehe Allgem. Teil), um unbe-

Fig. 114.

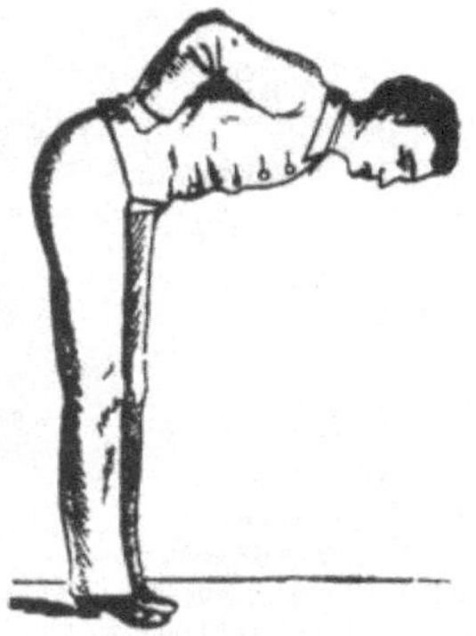

Fig. 115.

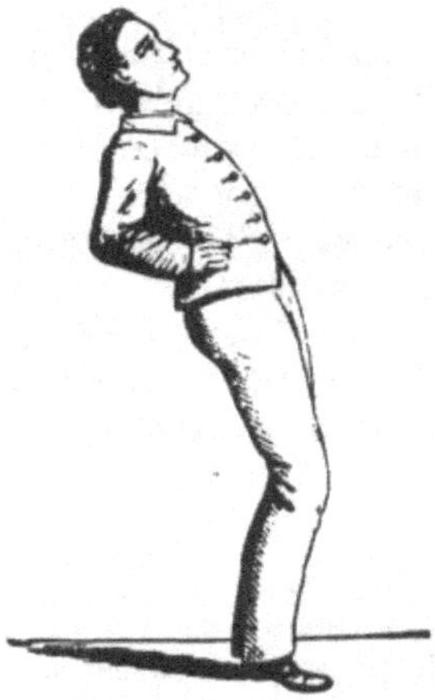

Fig. 116.

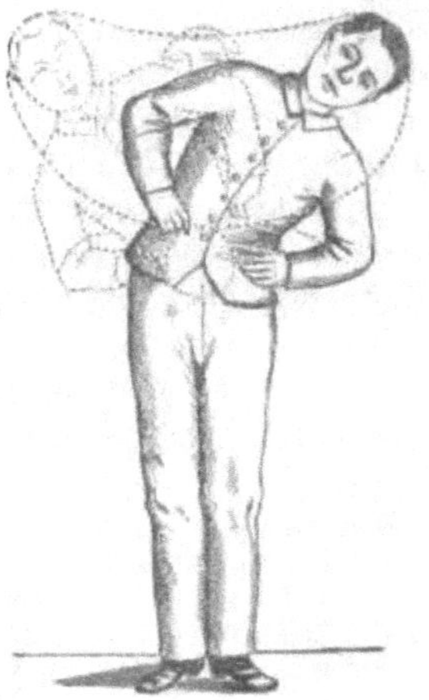

Fig. 117.

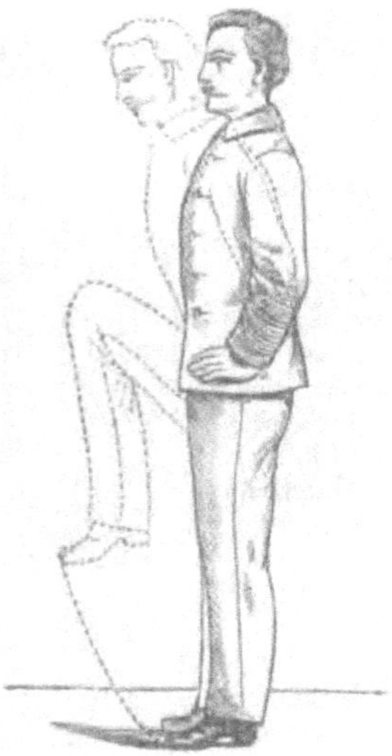

Fig. 118.

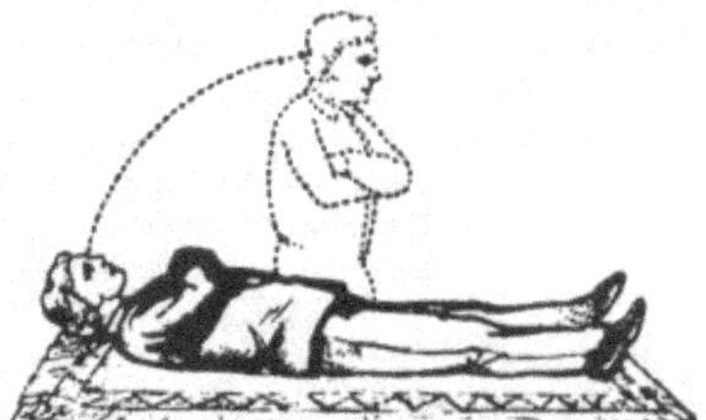

Fig. 119.

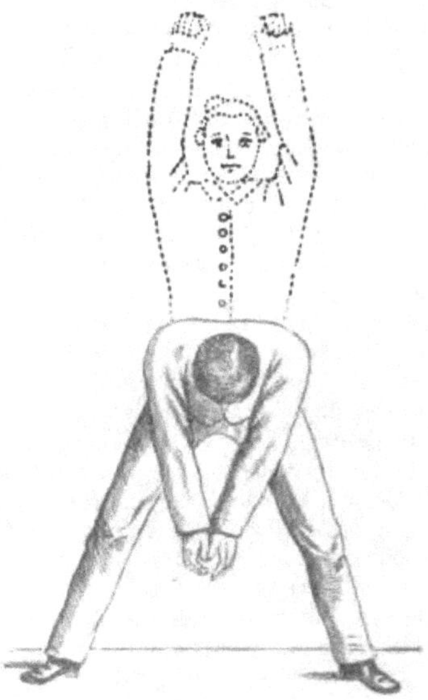

absichtigte Nebeneinwirkungen der Encheiresen zu vermeiden, empfiehlt *Cséri* die Massage des „vollen“ Magens, restringiert aber diese Empfehlung sofort durch die Forderung, die Massage 2—3 Stunden nach der Hauptmahlzeit auszuführen, „weil um diese Zeit ein Teil der bereits chymifizierten Ingesta in das Duodenum überzugehen beginnt“ und — bei nervösen Dyspepsien — der Chemismus der Chymifikation oder die Magenperistaltik oder beides zugleich darniederliegt. *Cséri* glaubt nun, daß durch die sekretionsbefördernde Wirkung der Massage dem noch im Magen befindlichen Speisebrei eine gewisse Menge Verdauungsflüssigkeit zugeführt werden kann, die Massage des in voller Verdauung (der Ausdruck „voller Magen" ist also recht mißverständlich gewählt) befindlichen Magens sich daher ganz besonders wirksam gestalte. Es kann nicht geleugnet werden, daß theoretisch die mechanische Beeinflussung eines in erhöhter physiologischer Tätigkeit befindlichen Organes viel für sich zu haben scheint. Dies kann

Fig. 120.

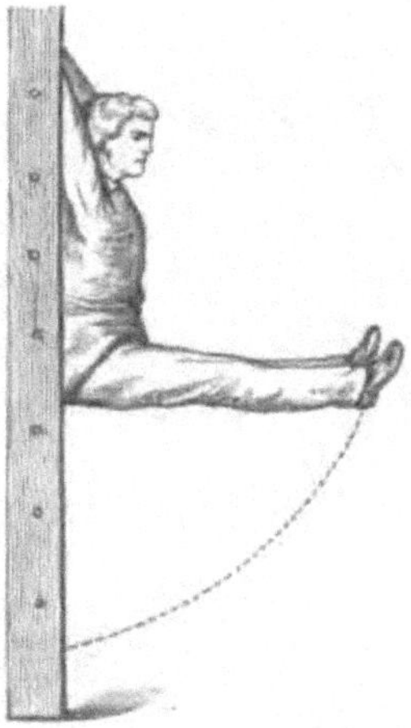

Fig. 121.

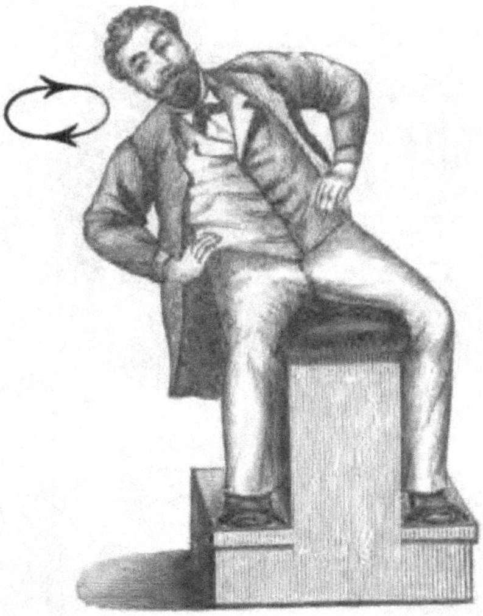

Fig. 122.

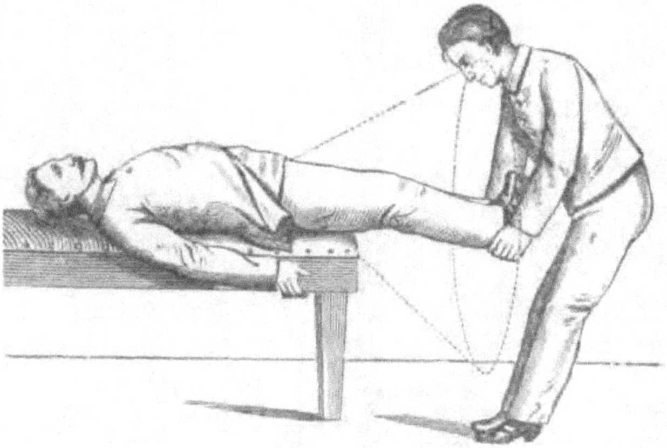

aber nur für das gesunde Organ Geltung haben, während wir es leider stets mit anatomisch oder funktionell kranken Organen zu tun haben. Meine Nachprüfung der *Cséri*schen Angaben hatte demgemäß auch ein durchaus negatives Ergebnis. Die Patienten vertragen die zartesten Encheiresen schlecht; sie klagen häufig über Brechreiz, Schwindel und Nausea, Zufälle, die auch von *Cséri* beobachtet, zu den größten Seltenheiten gehören, wenn man die Magenmassage erst am Ende der vierten Stunde post coenam vornimmt, zu welcher Zeit der Magen im übrigen durchaus nicht „leer" ist. Die Begründung der Massage des „vollen Magens" mit der leichteren Zugänglichkeit des Organes in diesem Zustande ist gewiß hinfällig. Dilatierte Mägen sind direkt, nicht dilatierte, funktionell untüchtige Mägen brauchen nicht direkt zugänglich zu sein, weil die hier in

Fig. 123.

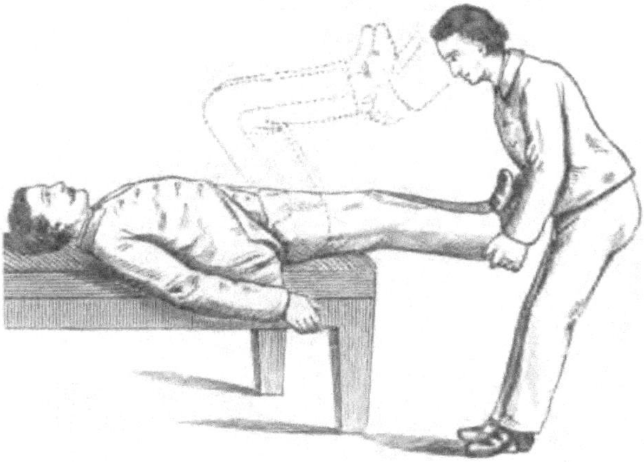

Fig. 124.

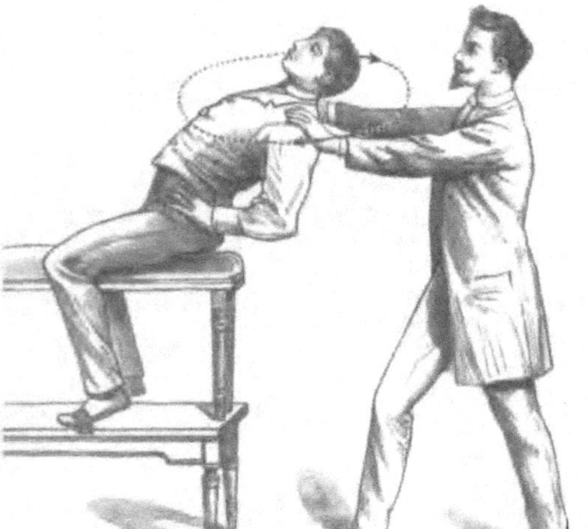

Fig. 125.

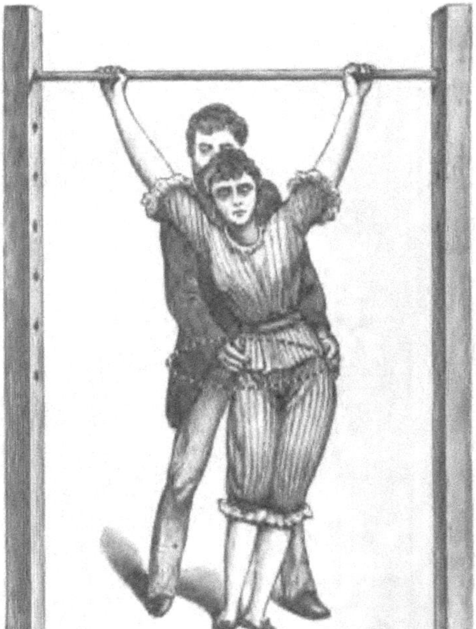

Frage kommenden Erschütterungen auch den nicht „wandständigen" Magen treffen *(Reich, Sümegi)*. Ich kann daher die praktische Anwendung der Methode *Cséris* nicht empfehlen.

Die gymnastischen Bewegungen, welche bei der mechanischen Behandlung der Digestionskrankheiten in Frage kommen, bezwecken ausnahmslos Kräftigung der Bauchdecken. Zu empfehlen sind:

I. Aktive Bewegungen.

Rumpfbeugen vorwärts (Fig. 114) und rückwärts (Fig. 115), Rumpfkreisen (Fig. 116), Knie-Hüftbeugung und Streckung (Fig. 117), die in Fig. 119 und 120 skizzierten Bewe-

Fig. 126.

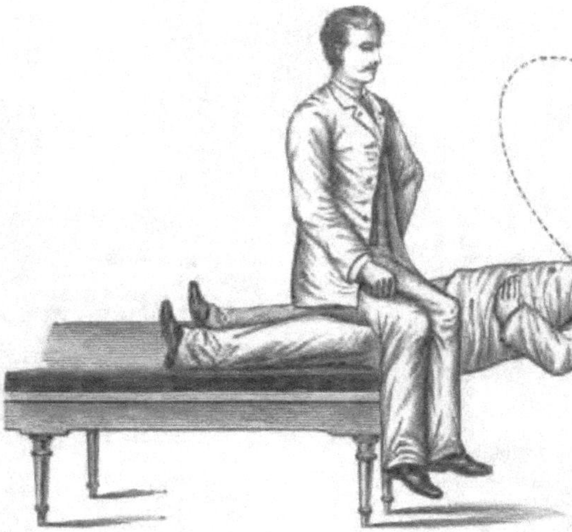

Fig. 127.

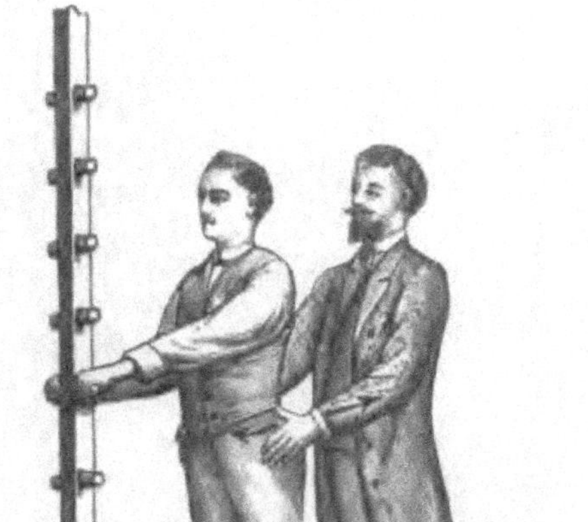

Fig. 128.

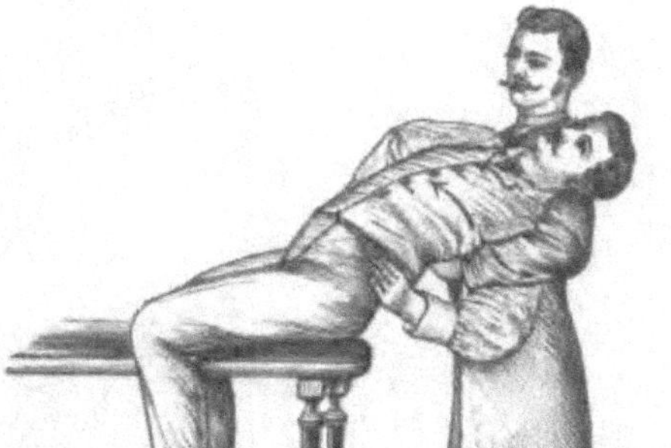

gungen, ferner (und ganz besonders zu empfehlen) Erheben aus horizontaler Lage (Fig. 118), eine Bewegung, welche für Anfänger durch Fixierung der Füße wesentlich erleichtert werden kann, endlich aktive Rumpfrotierung im Reitsitz auf der „hohen Bank" (Fig. 121, nach *Hünerfauth*), sowie überhaupt alle Rumpfbewegungen. Eine die Kräftigung der Bauchmuskulatur wirksam unterstützende Übung versinnbildlicht Fig. 126.

Fig. 129.

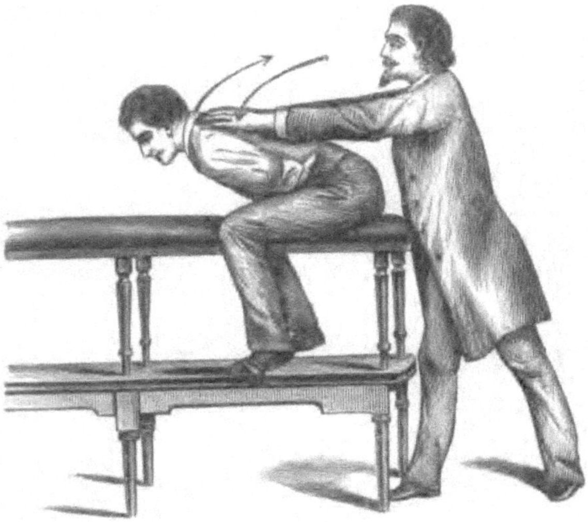

Fig. 130.

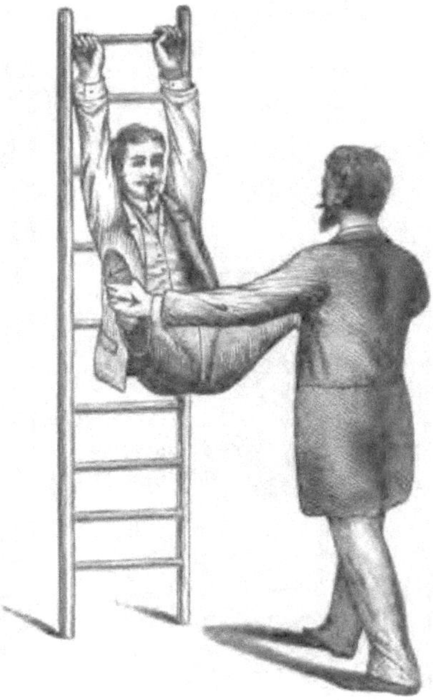

Fig. 131.

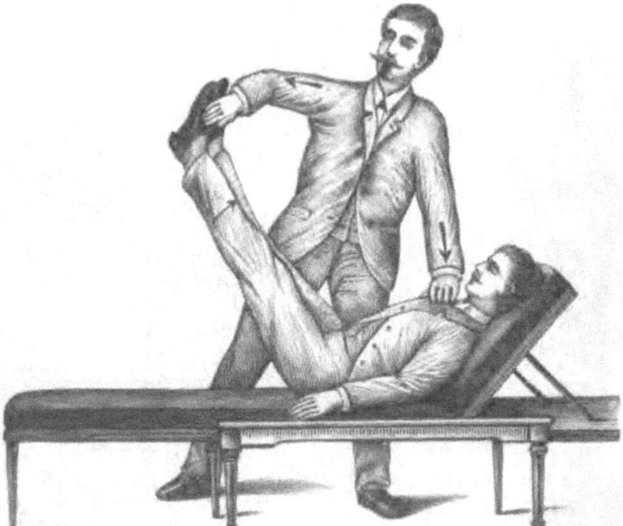

Phöbus und neuerdings *Nebel* empfehlen bei Obstipation eine Art **Rektalgymnastik**, bei welcher der Kranke seinen Mastdarm so bewegt, als wolle er zu Stuhle gehen, und außerdem die Bauchdecken durch eine Viertelstunde rasch einzieht und wieder fahren läßt.

II. Passive Bewegungen.

Beinkreisen (Fig. 122) und Beinbeugen (Fig. 123), ferner passive Rumpfrollung im Reitsitz (Fig. 124), eine Bewegung, für welche *Herz* einen sehr guten Apparat (R 5) konstruiert hat, an welchen *Krukenbergs* Balancierapparat nicht heranreicht, Hüftrollung, klafterstehend (Fig. 125), Beckenhebung (*Zander*-Apparat E 8).

III. Widerstandsbewegungen.

Die unter Widerstand erfolgende Ausführung einzelner Bewegungen erhöht deren Wirkung. So lassen sich die Erhebung aus der Horizontalen manuell oder mittelst *Herz*-Apparat R 1, sowie mit *Zander*-Apparat C 4, die Hüftkniebeugung unter Widerstand des Arztes oder mit *Herz*-Apparat U 12, die Rumpfrollung im Reitsitz, ferner die oben als passiv beschriebenen Bewegungen Beinkreisen und -beugen etc. abwechselnd unter Widerstand des Arztes oder des Kranken ausführen. Zu empfehlen sind noch die duplizierten Bewegungen:

Stützspaltstehend Beckendrehung (Fig. 127).

Neigreitsitzend Rumpfwechseldrehung (Fig. 128).

Neigreitsitzend Rumpfbeugung (Fig. 129).

Hängend Schenkelspreizung (Fig. 130).

Halbliegend Beinniederdrückung (Fig. 131[1]).

Für direkte Erschütterungen des Abdomens sind die *Herz*-Apparate E 1, E 6, R 6, sowie *Zander*-Apparat F 1 zu empfehlen.

Auch bezüglich der mechanischen Behandlung des Ösophagus liegt ein bisher vereinzelter, von *Hagen* mitgeteilter Fall von schwerer Dysphagie mit Hyperämie und Ödem der hinteren Pharynxwand und wahrscheinlich auch der Speiseröhre nach thermischem Reize vor, der durch typische Halsmassage prompt gebessert worden und rasch in Heilung übergegangen sein soll.

Daß bei Tonsillitis die depletorische Wirkung der Halsmassage von *Gerst* mit Erfolg herangezogen wurde, hat oben bereits Erwähnung gefunden. Andere nehmen bei Hypertrophie der Tonsillen direkte manuelle Zirkelreibungen (mit oder ohne Benutzung antiseptischer Pulver) vor.

Der Vollständigkeit wegen sei schließlich noch erwähnt, daß die Massage auch in der Zahnheilkunde Anwendung findet. So empfiehlt *Schirmer* diese Behandlungsmethode in Form von Streichungen bei hydropischer Infiltration infolge akuter Periostitis nach Pulpitis sowie bei Erkrankungen des Zahnfleisches.

KAPITEL XI.

Erkrankungen des Nervensystems.

A. Krankheiten der peripheren Nerven.

Nervenmassage ist Nervenreiz. Die Hand des Arztes, welche den ihr zugänglichen Nervenstamm reibt, streicht, drückt oder erschüttert, indem sie ihn an eine feste Unterlage — den Knochen — preßt, übt in allen Fällen einen Reiz auf den Nerven aus, dessen Effekt

[1]) Fig. 124, 125, 127—131 nach *Reibmayr*.

aber ein durchaus verschiedener ist, je nachdem es sich um einen sensiblen oder motorischen, einen gesunden oder kranken, über- oder unter-erregten Nerven handelt, und je nach der Intensität des zur Anwendung gelangenden Handgriffes.

Im Allgemeinen Teile dieses Buches ist (pag. 82) die Abhängigkeit der mechanischen Reizwirkung von dem *Pflüger-Arndt*schen Nervenerregungsgesetze erörtert worden, nach welchem schwache Reize die Tätigkeit des Nerven anregen, mittelstarke dieselbe hemmen, stärkste sie aufzuheben imstande sind. An jener Stelle wurde auch betont, daß dieses Gesetz für kranke Nerven eine wesentliche Modifikation in dem Sinne erfahren muß, daß bei übererregten Nerven schon sehr schwache Reize die Wirkung starker Reize bei gesunden Nerven erreichen, bei untererregten Nerven selbst stärkste Reize minder intensiv wirken. Der Kranke reibt und drückt instinktiv die schmerzenden Teile während eines neuralgischen Anfalles und sucht durch Druck auf eine spontan gefundene Stelle einen Fazialiskrampf zu kupieren. Schon *Romberg* war es bekannt, daß an den „Schmerzpunkten" applizierter schwacher Druck heftigere Schmerzen hervorruft als starker Druck, und alle Neuralgiker wissen, daß die Wiederholung eines Nervendruckes auf solche Punkte minder empfindlich ist als der erste Druck oder dessen Applikation nach längerer Pause.

Wir wenden daher bei Erkrankungen peripherer Nerven, die unserer Hand an einzelnen Stellen ihres Verlaufes, d. h. dort zugänglich sind, wo sie, aus Knochenkanälen, Inzisuren, Faszien- und Muskelschlitzen hervortretend, der Oberfläche des Körpers sich nähern, bzw. an jenen Stellen, wo sie von minder mächtigen Muskelmassen bedeckt sind, die uns zur Verfügung stehenden mechanischen Reize — Streichung[1]), Reibung und Erschütterung — an, suchen durch Seitenbewegungen des Nerven dessen Mobilisierung und hierdurch dessen Loslösung von der Nachbarschaft zu bewirken, an welche zuweilen einzelne Stellen seiner Scheide adhärieren, trachten die „periphere Endausbreitung" des kranken Nerven, die von ihm versorgte Muskulatur und damit neuerdings den Nerven selbst mechanisch zu beeinflussen und beugen durch Streichung und Knetung der betreffenden Muskeln der Atrophie vor, die ihnen bei einzelnen Neuralgien durch die Furcht des Kranken vor schmerzenden Bewegungen des Gliedes, bei Lähmungen durch die abgeschwächte oder vollständig fehlende Innervation droht. Schließlich suchen wir durch Massage des ganzen Körperteiles dessen Zirkulation und Ernährung zu

[1]) Die Erfahrung lehrt, daß auch hier zentripetale Streichung, die wir schon mit Rücksicht auf die gleichzeitige Anwendung der Massage der Muskulatur (s. u.) in dieser Richtung applizieren, wirksamer ist als die in zentrifugaler Richtung angewandten labilen Handgriffe.

verbessern.[1]) In einzelnen Fällen werden wir durch mechanische Encheiresen Muskelschwielen und -Infiltrate, die reflektorisch Neuralgien auslösen, zur Resorption zu bringen bemüht sein.

Diese Indikationen der Massage werden durch Gymnastik wirksam ergänzt. Zunächst kommen hier alle aktiven und passiven Bewegungen in Frage, welche die (nach *Zederbaum* dem Nervendruck gleichkommende, durch Kompression der Markscheide und des Achsenzylinders infolge Verkleinerung des Lumens der *Schwann*schen Scheide wirkende) Dehnung des kranken Nerven zur Folge haben; in zweiter Reihe die zur Kräftigung der Muskulatur des erkrankten Teiles dienenden, die direkte Muskelknetung wirksam unterstützenden methodischen passiven Bewegungen, welchen dort, wo totale Lähmung nicht vorliegt, aktive und duplizierte Bewegungen angereiht werden.

Selbstredend werden wir lediglich bei den idiopathischen Erkrankungen peripherer Nerven die mechanische wie jede andere, den Nerven selbst beeinflussende Therapie mit Aussicht auf Erfolg anzuwenden in der Lage sein. Hier sind es zumal die „rheumatischen" Nervenerkrankungen, welche durch Massage und Gymnastik günstig und desto sicherer beeinflußt werden, je früher sie dieser Behandlung zugeführt werden. Neuralgien, Anästhesien und Krämpfe, die auf zentrale Ursachen zurückgeführt werden müssen, bieten der Mechanotherapie nur insofern Angriffspunkte, als sie in oben angedeuteter Weise den Einfluß dieser Erkrankungen auf die Muskulatur durch Kräftigung zu paralysieren trachten muß, während auch zentrale Lähmungen durch eine gerade in jüngster Zeit in den Vordergrund der wissenschaftlichen Diskussion getretene Art der Kinesotherapie, die bahnende Übungsbehandlung (s. pag. 220), therapeutische Beeinflussung zu erfahren vermögen.

I. Sensible Nerven.

1. Neuralgien.

Wie bereits hervorgehoben, sind es jene Stellen des Nerven, an welchen er dem palpierenden Finger am besten zugänglich ist, die wir zunächst aufzusuchen haben, um den Nerven mechanisch zu reizen. Diese Stellen entsprechen so ziemlich den *Valleix*schen „Points douloureux", deren Druck nicht selten genügt, den Schmerzanfall einerseits hervorzurufen, andrerseits zu kupieren.

---

[1]) *W. Winternitz*, der die Neuralgien auf Anhäufung von Ermüdungsprodukten in Nerven (analog der Muskelermüdung) und hierdurch bewirkte Reizung derselben zurückführt, erblickt die Wirkung der Massage und anderer Agentien auf Neuralgien in deren Einflusse auf die Vasomotoren, durch welchen ein lebhafter Stromwechsel erzeugt wird, der die angehäuften Reizstoffe neutralisiert und fortschafft.

Nehmen wir eine Trigeminusneuralgie, u. zw. zunächst eine typische Supraorbitalneuralgie zum Paradigma unserer technischen Erörterungen, so finden wir den konstanten Schmerzpunkt an der Incisura (respektive dem Foramen) supraorbit. und beginnen daher die mechanische Behandlung mit Vibrationen dieser Stelle mittelst der Pulpa eines Fingers, am besten des längsten, des Mittelfingers (s. Fig. 14, pag. 18). Diese Erschütterungen sind in senkrechter Richtung zur Körperoberfläche in der Weise vorzunehmen, als ob die Fingerpulpa in das Foramen einzudringen beabsichtige. Der Nervenvibration folgt Klopfung derselben Stelle mittelst des hakenförmig gebogenen Zeige- und Mittelfingers, worauf man den erkrankten Nerv in seinem ganzen Verlaufe (beziehungsweise die seinem Verlaufe entsprechenden, ihn deckenden Weichteile) drückt, streicht und reibt. — Die fast regelmäßige Hervorrufung eines Schmerzanfalles durch die mechanische Reizung des Schmerzpunktes darf den Arzt nicht abschrecken, die Sitzung fortzusetzen. Gewöhnlich sieht man den Anfall unter seinen Händen abschwellen und verschwinden, und nur ausnahmsweise konnte ich während der Sitzung eine Wiederkehr desselben beobachten.

Den stärksten Zweig des zweiten Quintusastes, den N. infraorbitalis, trifft man am Ausgang des Canalis infraorbitalis am Foramen infraorbitale des Oberkiefers; von den Zweigen des Inframaxillaris können wir nur den N. mentalis am gleichnamigen Foramen des Unterkiefers palpieren.

Bei der Cervicooccipitalneuralgie sind — nach *Valleix* — folgende Schmerzpunkte zu berücksichtigen:

1. Der zwischen dem Processus mastoideus und den Dornfortsätzen der oberen Halswirbel gelegene „Occipitalpunkt" (Durchbohrungsstelle des M. cucullaris durch den N. occipitalis magnus); 2. ein etwas oberhalb der Mitte des Halses zwischen dem M. cucullaris und dem M. sternocleidomastoideus gelegener „oberflächlicher Cervicalpunkt" (Austrittsstelle der hauptsächlichsten Nerven des Cervicalplexus); 3. ein hinter dem Processus mastoideus gelegener, dem N. occipitalis minor und auricularis major entsprechender „Mastoidealpunkt"; 4. ein in der Gegend des Tuber parietale gelegener „Parietalpunkt" und 5. ein an der Ohrmuschel gelegener „Auricularpunkt".

Die Cervicobrachialneuralgie bietet der massierenden Hand direkte Angriffspunkte in der Achselhöhle, dann für den N. ulnaris zwischen Olekranon und Condylus internus humeri und an jener Stelle in der Nähe des Handgelenkes, an welcher der Nerv oberflächlich wird; für den N. radialis am Oberarme, wo sich derselbe um den Humerus windet, ferner in der Plica cubiti und am unteren Ende des Radius. Energische Vibration und Klopfung der Schmerzpunkte, „Nervenzupfen"

(s. pag. 40) in der Achselhöhle, verbunden mit Effleurage entlang dem Verlaufe der Nerven bilden die bei Brachialneuralgien anzuwendenden Handgriffe.

Die Neuralgie der Interkostalnerven bietet so mannigfache ätiologische Momente, daß sie nur in seltenen Fällen der mechanischen Behandlung mit Aussicht auf Erfolg unterzogen werden kann. Abgesehen von den Interkostalneuralgien zentralen Ursprunges bei Tabes dorsalis, Entzündung der Spinalhäute und des Rückenmarkes, bei intraspinalen Tumoren, ferner bei Aneurysmen der Aorta, kommen Neuralgien der Interkostal- und Dorsalnerven nicht selten in Begleitung von Pleuritis und Lungenphthise, ferner bei Skoliosen vor, und lassen sodann das mechanische Eingreifen ebensowenig als direkt wirksames therapeutisches Agens betrachten wie jene nicht seltenen Fälle, in welchen nach *Henle* das Leiden durch Druck des erweiterten Venenplexus im Spinalkanale zustande kommt. Vor Beginn eines Versuches mit Massage sind daher die genannten Momente durch genaue Untersuchung nach Möglichkeit auszuschließen; denn nur in reinen Fällen idiopathischer Neuralgie der genannten Nerven kann von der Massage Heilung erwartet werden. Die Schmerzpunkte sind hier leicht nachweisbar: Der „Vertebralpunkt" findet sich im hinteren Teile des Interkostalraumes nach außen vom Dornfortsatze (Austrittsstelle des Nerven aus dem Foramen intervertebrale), der „Lateralpunkt" liegt dort, wo der Ramus perforans lateralis unter die Oberfläche tritt, also in der Mitte des Interkostalraumes, der „Medialpunkt" dort, wo der R. perforans anterior die Muskulatur durchbohrt, also in der Nähe des Sternums, beziehungsweise seitlich von der Mittellinie des Abdomens. Kräftige Palpation und Klopfung der Schmerzpunkte in Verbindung mit Effleurage der ganzen Thoraxhälfte brachte in einem Falle von wahrscheinlich rheumatischer Interkostalneuralgie vollständiges Verschwinden der Schmerzen nach vier Sitzungen.

Dieselben ätiologischen Verhältnisse sind bei den Neuralgien im Bereiche des Plexus lumbalis zu beachten, über deren mechanische Behandlung mir bis auf vereinzelte Fälle von Cruralneuralgie, von welchen einer den N. saphenus betraf, die Erfahrung fehlt.

Ischias.

Die häufigste Neuralgie des mittleren Lebensalters, die Ischias, deren Symptomatologie — zumeist Fehlen des Wechsels ausgesprochener Schmerzanfälle mit freien Zwischenzeiten — die Annahme einer wirklichen Neuritis ischiadica als anatomischer Ursache nahelegt *(Benedikt, Strümpell)*, erfordert eingehendere Besprechung. Die mannigfaltigen ätiologischen Momente der Ischias erheischen eine genaue Untersuchung des Einzelfalles; der Arzt hat den Verlauf des Ischiadikus und die Muskulatur[1]) des kranken Beines sorgfältig abzutasten, die Wirbelsäule genau zu untersuchen, um Reizung des Nerven durch Wirbelerkrankungen ausschließen zu können, die Beckenorgane[2]) zu explorieren und über das Vorhandensein zentraler Leiden — Myelitis, Tabes — ein Urteil zu gewinnen. Auch des Diabetes ist nicht zu vergessen. Selbstverständlich bieten, wie alle Neuralgien, bloß die idiopathischen Ischialgien Aussicht auf günstige mechanische Beeinflussung (s. o.), unter ihnen zumal die bald nach ihrem Auftreten zur Behandlung gelangenden Fälle rheumatischer Ischias, doch kann nicht geleugnet werden, daß auch eine große Zahl jener Fälle, welche nach monate- und jahrelangem Bestande, nach fruchtlosem Gebrauche zahlreicher medikamentöser, hydro- und elektrotherapeutischer Methoden zur mechanischen Behandlung gelangen, hier teils wesentlich gebessert, teils dauernd geheilt werden können.

Meine Statistik der Ischias betrifft derzeit 272 Fälle, darunter 8 doppelseitige, 118 rechtsseitige und 146 linksseitige. Dieselben betrafen 143 Männer und 129 Frauen im Alter von 15—76 Jahren. Nur 81 der Fälle sind, da sie erst 4—12 Tage währten, als frische zu bezeichnen; die übrigen datierten ihr Leiden seit 3 Wochen bis mehreren Jahren; ein Patient litt seit 20, ein anderer seit 35 Jahren an periodisch wiederkehrenden Ischialgien. Komplikationen mit Cruralneuralgie sah ich nur 26mal, mit Neuralgia lumboinguinalis 8mal, mit N. obturatoria 4mal, mit N. saphena 4mal. Ischias scoliotica war durch 9 Fälle vertreten. — Behandlungsresultate[3]): Von den frischen Fällen wurden 71 (= 87%) geheilt; hiervon sind 48 nach 3—10wöchentlicher Behandlung seit Jahren nachweislich rezidivfrei geblieben, bei 13 Fällen trat nach 4 Monaten bis 2 Jahren leichte, in 4 Fällen schwere Rezidive auf, die sich in 2 Fällen weitere zweimal wiederholte. 14 Fälle haben sich der Behandlung nach 3—10 Sitzungen entzogen, und über das fernere Schicksal der restlichen Fälle fehlt mir jede Kenntnis. Von den 191 inveterierten Fällen sind zunächst jene auszuscheiden, bei welchen nachträglich zentrale Krankheitsursachen — zumeist Myelitis sowie (in 9 Fällen) Diabetes —, ferner Koprostasen und Unterleibstumoren konstatiert wurden. Ihre Zahl beträgt 29. Von den restierenden 162 Fällen betrafen 48 höhergradige Fälle von Neurasthenie, 11 Fälle Hysterische. Subjektive Besserung wurde in 80 (= 49%), sichere Heilung (seit Jahren ohne Rezidiv) in 32 (= 19%), wahrscheinliche Heilung (Schicksal unbekannt) in 24 Fällen nach 6—18wöchentlicher Behandlung erzielt. 26 Fälle entzogen sich in den ersten 3 Wochen der ferneren Behandlung. — Hervorzuheben sind 6 Fälle (4 Männer und 2 Frauen im Alter von 29—48 Jahren), die nach monatelangem Bestehen der Ischias

[1]) Nicht selten finden sich, zumal in der Glutäalmuskulatur, derbe Infiltrate, welche auf den Ischiadikus drücken und deren Beseitigung durch Massage die ischialgischen Beschwerden prompt zu beheben pflegt.

[2]) *Winiwarter* beobachtete einen Fall von Ischias, der nach langwieriger Behandlung erst durch Beckenmassage zur Heilung gebracht wurde, da das Leiden durch ein Exsudat im perirenalen Bindegewebe bedingt war. *Bamberger* beschrieb eine durch Ansammlung von Fruchtkörnern in der Flexur hervorgerufene Ischias, und ich konnte über einen Fall berichten, in welchem eine Koprostase schwere ischialgische Symptome bedingte, die nach Entleerung des Darmes verschwanden.

[3]) Ich kann *Volpes* Behauptung nicht beistimmen, daß ein „sicheres Kriterium" für eine aussichtsvolle Massagebehandlung im Ausbleiben der ischialgischen Anfälle schon nach den ersten Sitzungen zu erblicken sei. Gerade die dankbarsten meiner Fälle fühlten nach 3—4 Massagesitzungen verstärkte Schmerzen und häufigere „Anfälle".

nach 3—8maliger mechanischer Behandlung dauernd von ihrem Leiden befreit wurden (Adhäsionen des Nerven an seiner Umgebung?). Diesen Fällen stehen jedoch acht gegenüber, bei welchen trotz Ausschluß einer zentralen oder Kompressionsursache der Ischias 8—14 Sitzungen teils vollständig erfolglos waren, teils die Schmerzen angeblich sogar steigerten.

Die Technik der Ischiasbehandlung setzt sich aus Friktionen und Erschütterungen des Nerven, Massage der Gesamtmuskulatur des erkrankten Beines, passiver Dehnung des Ischiadikus und gymnastischen Bewegungen der Unterextremitäten und des Rumpfes zusammen, für welche unten Beispiele angegeben sind.

Fig. 182.

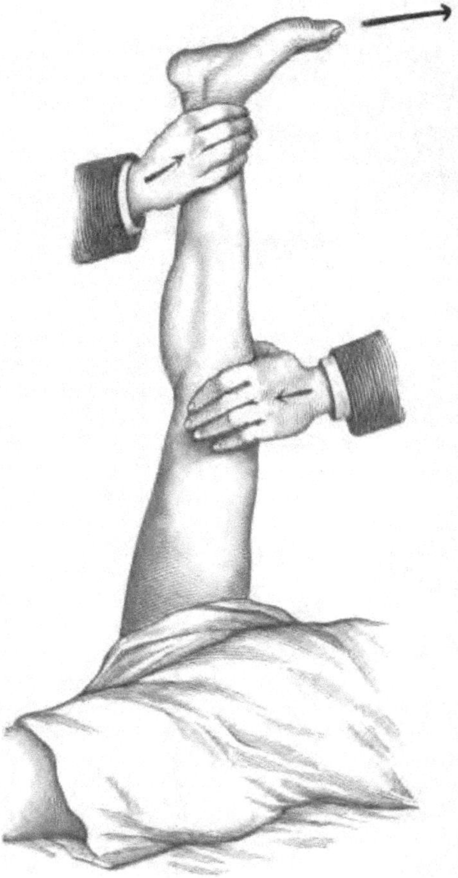

Der Kranke befindet sich in Bauchlage; der Arzt steht oder sitzt an der Seite, die dem kranken Beine entspricht, und beginnt die Behandlung mit kräftigen, von der Ferse bis zur Lumbalgegend reichenden Streichungen mittelst der Flachhand. Es empfiehlt sich, die Effleurage mit beiden Händen in der Weise auszuführen, daß eine Hand der anderen unmittelbar folgt. Hierauf trachtet man, zunächst die typischen Schmerzpunkte (über der Spina ilei posterior superior, über dem Foramen ischiadicum zwischen Trochanter major und Tuberositas ossis ischii, in der Fossa poplitea, am Capitulum fibula [Peroneus], hinter dem Malleol. externus und zuweilen hinter dem inneren Knöchel [Tibialis]) kräftig zu reiben, zu drücken und zu erschüttern, welch letztere Encheiresen mittelst des Mittelfingers in der in Fig. 15 (pag. 18) dargestellten Weise oder mittelst der letzten Phalanx des rechten Daumens, über welche zur Verstärkung des Druckes der linke Daumen aufgelegt wird *(Negro)*, am besten gelingen. Die Erschütterungen können im übrigen auch maschinell (vgl. pag. 21) ausgeführt werden. Ihnen schließen sich Klopfungen der Beugeseite der Unterextremität mit halbgeschlossener Faust oder mittelst der Ulnarkante der in Mittelstellung befindlichen Hände an, wobei die Kraft dort verstärkt werden muß, wo der Nerv und seine Zweige von größeren Muskelmassen (Glutäi, Flexoren und Adduktoren des Oberschenkels, Gastroknemius) bedeckt sind. Nunmehr folgt die (möglichst) direkte Effleurage des Nerven mittelst beider, einander folgender, halbgekrümmter Daumen, deren Endphalangen mit ihrer

Volarfläche in die den Gastroknemius halbierende Muskelfurche einzudringen suchen und stets in der Mitte der hinteren Fläche der Extremität, die Kniekehle passierend, die Furche zwischen Biceps femoris und Semitendinosus kräftig bestreichen. Mit kräftiger Knetung der Waden- und Oberschenkel-

Fig. 133.

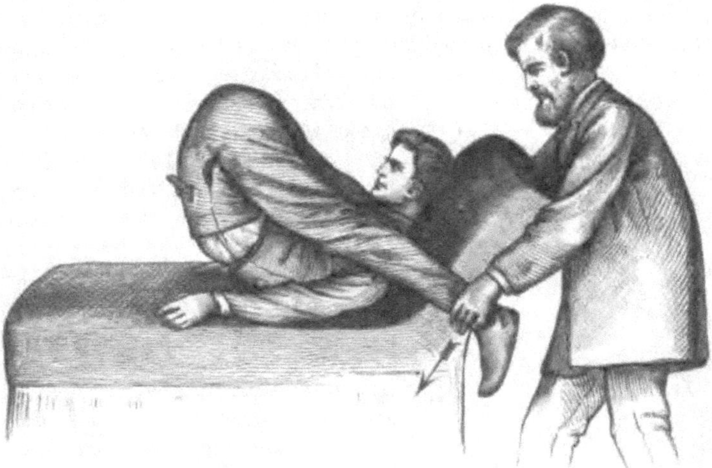

Fig. 134.

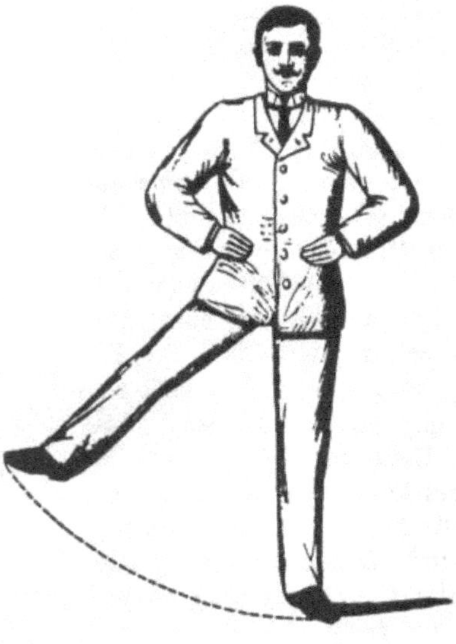

Fig. 135.

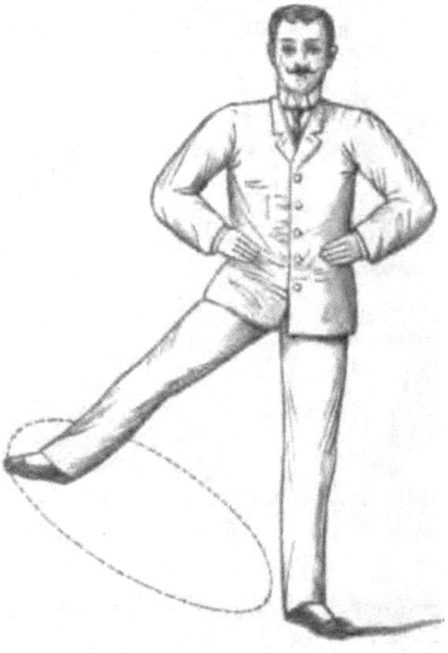

muskulatur wird die Massage der Beugeseite des Gliedes beendet. Es folgt Streichung, Knetung und Klopfung der Streckseite des Gliedes (behufs Beeinflussung des vom Ischiadikus in der Kniekehle abgegebenen N. peroneus und seiner Zweige) bei Rückenlage des Kranken, worauf man zur Vornahme der Dehnung des Ischiadikus nach der Methode von *Hegar* schreitet.

Patient liegt mit nicht erhöhtem Oberkörper („langliegend") auf dem Lager. Der Arzt steht auf der Seite des kranken Beines, ergreift mit der gleichnamigen Hand (an der rechten Extremität mit der rechten) den Fuß des Kranken oberhalb der Malleolen und erhebt das im Kniegelenk ge-

Fig. 136.

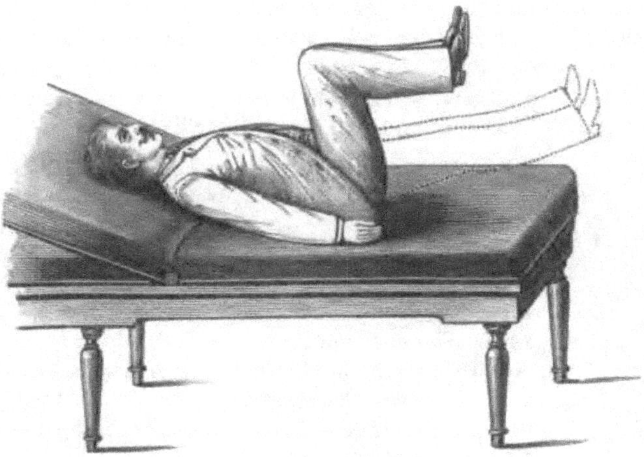

Fig. 137.

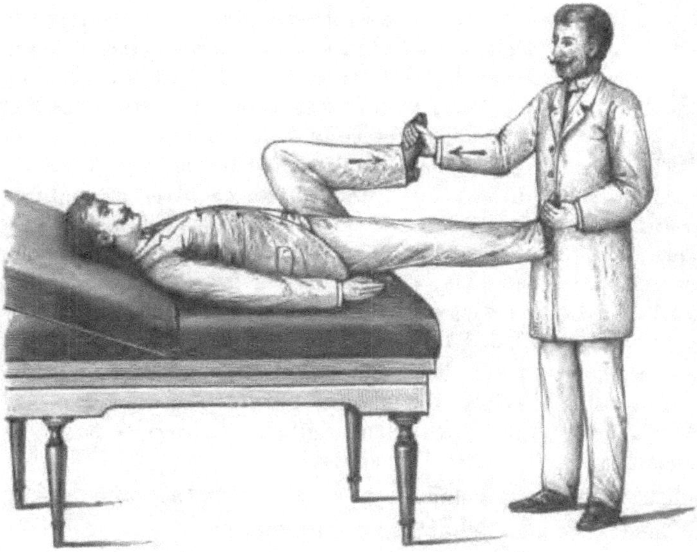

streckte Bein bis zur Senkreckten. Um nun eine Beugung der Extremität im Kniegelenke zu verhüten, drückt die andere Hand des Arztes auf die Patella des Kranken (Fig. 132), während das Bein im Hüftgelenk allmählich ad maximum gebeugt, die Fußspitze des Kranken daher seinem Kopfe nahezubringen gesucht und in dieser Lage etwa $^1/_2$—1 Minute lang belassen wird. Selbstverständlich ist bei älteren Individuen oder dort, wo Verdacht auf Tabes besteht, diese Prozedur im Hinblick auf die Möglichkeit der Erzeugung einer Schenkelhalsfraktur sehr vorsichtig und allmählich vorzunehmen. Noch energischer wird der Ischiadikus durch die in Fig. 133 versinnbildlichte Methode gedehnt, welche *Bonuzzi* für die Behandlung der Tabes angegeben hat, die indes behufs Vermeidung von Muskelzerreißungen und Hämorrhagien ganz besonders vorsichtig geübt werden muß. Die Dehnung wird 2—3mal hintereinander vorgenommen.

Die Gymnastik hat auch hier die Aufgabe, die Muskulatur des kranken Teiles zu kräftigen bzw. zu verhüten, daß Inaktivitätsstörungen der Muskeln und Gelenke eintreten, sowie die passive Dehnung des Ischiadikus durch entsprechende Aktivbewegungen zu unterstützen.

Fig. 138.

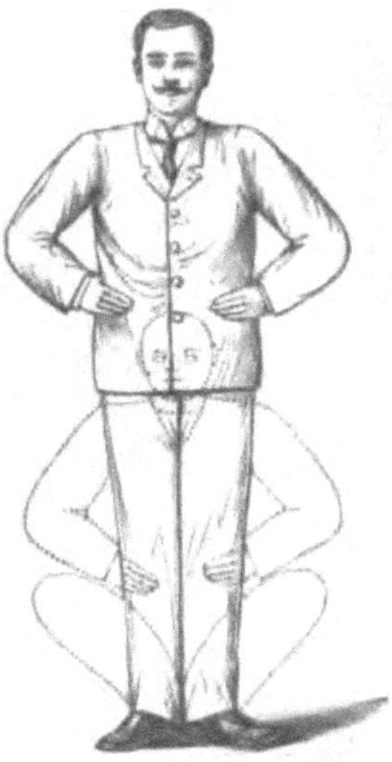

Diesen Zwecken dienen alle aktiven und passiven Bewegungen der Unterextremitäten, wie: Beinheben seitwärts (Fig. 134), Beinkreisen (Fig. 135), Beinstoßen aktiv (Fig. 136) oder mit Widerstand (Fig. 137), Niederhocken (Fig. 138), Beinschwingen nach vor- und rückwärts im Stehen oder Hängen (s. Fig. 108 pag. 170), ferner Ab- und Adduktion des Beines ohne, später mit Widerstand, halbliegende Spaltrollung (s. Fig. 110, pag. 171), streckhaltstehende Hüftwechseldrehung (s. Fig. 125, pag. 188). — Ischiadikusdehnung bewirkt folgende, im Stockholmer gymnastischen Zentralinstitut angewandte Bewegung. P steht vor einer leicht geneigten schiefen Ebene, welche mit in Zwischenräumen von 30 *cm* mit dem Fußboden parallel verlaufenden, dem Schuhabsatz des Kranken als Stütze dienenden Leisten versehen ist, hebt die gestreckte Unterextremität so hoch, als es seine Schmerzen gestatten, und stellt den Fuß auf die entsprechende Querleiste. Nunmehr macht P bei in die Hüften gestützten Händen mehrere Rotationen des Oberkörpers nach beiden Seiten, hebt sodann den Fuß über die nächst höhere Leiste empor und wiederholt die Bewegungen. Von *Herz*-Apparaten empfehlen sich W U 12 Hüftbeugen und -strecken, W U 3 Beinrollen, W U 11 Bein-Ab- und Adduzieren, W U 6 Kniebeugen und -strecken, W R 7 Ruderbewegung, F U 7 Radfahren, ferner R 5 Rumpfkreisen und die entsprechenden Erschütterungsapparate, von *Zander*-Apparaten die der Gruppe B angehörigen, ferner C 1, 2, 6, 7, D 2, 3, F 1, 2, G 3, J 4.

Bei Ischias scoliotica erscheinen neben Behandlung der Ischialgie jene Bewegungen geboten, welche die akquirierte Körperhaltung — Abwehrhaltung *(Nikoladoni)*, Entlastungshaltung *(Albert, Lorenz)* — zu korrigieren geeignet sind. (S. a. Kap. XII, Anhang.)

In ähnlicher Weise wie Ischialgien werden Crural- und andere Neuralgien der mechanischen Behandlung unterworfen.

Von sonstigen Neuralgien möchte ich noch die Coccygodynie hervorheben, welche im übrigen nur selten eine reine Neuralgie des Plexus coccygeus darstellt, da sie in der überwiegenden Mehrzahl der Fälle auf Erkrankungen des Steißbeines und traumatische Lageveränderungen dieses Knochens zurückgeführt werden kann. In einem qualvollen Falle von Coccygodynie ist es mir durch Erschütterung des

Plexus mittelst der in den Anus eingeführten Zeigefingerspitze in neun Sitzungen gelungen, die Schmerzen zum Verschwinden zu bringen.

Ganz besonderes Interesse verdient die mechanische Therapie der

Gelenkneuralgien (Gelenkneurosen),

deren nahe Verwandtschaft mit den kutanen Neuralgien durch die große Empfindlichkeit der Gelenke gegen leise, oberflächliche Berührung, sowie durch den zuweilen möglichen Nachweis von Druckschmerzpunkten[1]) erwiesen wird.

Nach *Billroth* sind zwei Hauptgruppen von „Gelenkneurosen" zu unterscheiden, deren erste jene Fälle begreift, bei welchen nach verhältnismäßig leichten traumatischen oder spontanen Entzündungen des Gelenkes Schmerzen resultieren, die in keinem Verhältnisse zu den nach dem Gelenksprozesse zurückbleibenden Verdickungen und Residuen von Infiltraten stehen, während in die zweite Gruppe jene Fälle gehören, in welchen ohne vorhergegangenes Trauma oder Entzündung und ohne nachweisbare anatomische Veränderungen selbst minimalsten Grades die Kranken überaus heftige Schmerzen äußern, die den Gebrauch des Gelenkes ausschließen (oder doch dem Kranken unmöglich erscheinen lassen). Die erste Gruppe sei als nicht widerspruchslos hierhergehörig von der Besprechung an dieser Stelle ausgeschlossen; sie wird bei der Erörterung der mechanischen Behandlung der Gelenkerkrankungen (Kap. XII) eingehend berücksichtigt werden. Von der zweiten Gruppe, den Gelenkneuralgien in sensu strictiori, die seinerzeit von *Brodie* summarisch als „hysterische Gelenkleiden" bezeichnet worden sind, liegen mir zwei Beobachtungen vor, von welchen die erste schon im Jahre 1888 publiziert worden ist.

Die 17jährige Mathilde R., Tochter eines Sicherheitswachmannes, war seit frühester Kindheit anämisch, leicht erregbar, zu jeder geistigen und körperlichen Arbeit unlustig, sonst gesund. In ihrem 3. Lebensjahre hat sie einen leichten eklamptischen Anfall durchgemacht. Vor 7 Monaten erklärte sie eines Morgens, nicht aufstehen zu können, da sie Schmerzen im linken Knie habe; nachdem diese Schmerzen, welche im übrigen den Schlaf der Kranken nicht störten, nach mehrtägiger Behandlung mit Hausmitteln nicht behoben waren, wurde ein Arzt zu Rate gezogen, der Natr. salicyl. und Eisumschläge verordnete. Ohne Erfolg. Die Kranke wurde hierauf in ein Krankenhaus gebracht, aus welchem sie nach fünf Wochen „gebessert" entlassen wurde, und zwar wünschte sie ihre Entlassung aus äußeren Gründen, und begab sich, nachdem sie durch mehr als sechs Wochen nicht gegangen war, zu Fuß in die etwa $^1/_4$ Stunde entfernte Wohnung ihrer Eltern, wo sie, über heftige Schmerzen im linken Knie klagend, sich sofort zu Bett

[1]) Solche finden sich (nach *Berger*) am Schultergelenk: Plexus brachialis, ober- und unterhalb der Clavicula, in der Achselhöhle; Ellbogengelenk: Condylus ext. humeri und Capitulum radii; Handgelenk: Proc. styloid. ulnae; Hüftgelenk: zwischen Trochanter major und Sitzknorren, neben der Spina ilei anterior superior; Kniegelenk: Condylus internus femoris, am inneren, äußeren und unteren Patellarrande, hinter dem Capit. fibulae; Sprunggelenk: Hinter dem Malleol. externus und internus.

begab. Die nächsten Monate, während welcher von den mittellosen Eltern keinerlei ärztliche Behandlung veranlaßt wurde, verliefen unter angeblich wütenden, anfallsweise auftretenden Schmerzen, die fast täglich durch mehrere Stunden anhielten, niemals zur Nachtzeit auftraten, an manchen Tagen aber vollständig ausblieben. Auch an schmerzfreien Tagen wagte es die Kranke nicht, ihre Unterextremitäten zu gebrauchen, und blieb ängstlich im Bette, wo sie meist die Rückenlage einhielt, da sie von jeder Lageveränderung die Hervorrufung eines Anfalles befürchtete. — Ich sah die Patientin am 11. Mai 1885 und fand folgenden Status: Patientin grazil gebaut, schlecht genährt. Sichtbare Schleimhäute blaß, Muskulatur schlaff. Beide Unterextremitäten abgemagert, beide Kniegelenke in Mittelstellung, durch Kissen mangelhaft unterstützt. Die Konturen der Kniegelenke kongruent, die Haut über beiden Gelenken normal, nicht verfärbt, Temperatur gleichmäßig. Leichte Berührung des linken Knies ruft einen fulminanten Schmerzanfall hervor, der die Einstellung der Untersuchung zur Folge hatte. Am nächsten Tage wurde die Kranke in Gegenwart eines Kollegen chloroformiert. Die im Toleranzstadium vorgenommene genaue Untersuchung beider Kniegelenke ergab vollständig normale Verhältnisse. Weder an den Gelenken, noch in der Nachbarschaft derselben, in der Beuge- und Streckmuskulatur war auch die Spur eines Ergusses oder einer Verdickung nachweisbar. Beide Patellae waren in Normalstellung; ihre Verschiebung konnte leicht, ohne Reibegeräusche hervorzurufen, vorgenommen werden; ebensowenig war Beugung oder Streckung sowohl des gesunden rechten, als des als krank bezeichneten linken Kniegelenkes irgendwie gestört. Objektiv war daher nichts abnormes nachweisbar. Im Vereine mit dem assistierenden Kollegen stellte ich die Diagnose „Gelenkneurose" und beschloß, die Massage des schmerzhaften Knies zu versuchen. Da ich befürchten mußte, die Kranke werde im wachen Zustande eine manuelle Bearbeitung ihres Kniegelenkes nicht zulassen, begann ich während der Narkose die mechanische Behandlung desselben und massierte in energischer Weise, indem ich zunächst die vorderen und seitlichen Partien des Gelenkes bis zur Mitte des Oberschenkels effleurierte. Mit Spannung sahen wir dem Erwachen der Patientin entgegen, welches allmählich, etwa 20 Minuten nach Beginn der Massage, erfolgte. Die aus der Narkose Erwachte sah verwundert um sich, blieb, während ich ungestört weiter massierte, einige Sekunden mit offenen Augen ruhig liegen und fing dann leise zu wimmern an, über Schmerzen im linken Knie klagend. Auf unser dringendes Befragen, ob die Schmerzen ebenso stark seien als sonst, gab die Kranke zu, diesmal etwas weniger Schmerz zu fühlen, mahnte mich jedoch zu großer Vorsicht. Ich beendete nun die Sitzung, um am Abend desselben Tages wiederzukehren. Die Kranke hat seit der Narkose nur einen, nicht sehr bedeutenden „Anfall" gehabt und war ruhig. Die Stimmung benützte ich, um mit Hilfe ihres intelligenten Vaters der Kranken die Situation darzustellen, hierbei weniger das negative Ergebnis der Untersuchung als meine hohe Zuversicht betonend, ihre Heilung durch Fortsetzung der eingeleiteten Behandlung zu bewirken. Die Kranke war geneigt, auf dieselbe einzugehen, bat aber um die Narkose zu Beginn jeder Massagesitzung, da ihr die erste Berührung des Gelenkes größere Schmerzen verursache als die fortgesetzte kräftige Massage. Zu ihrer Beruhigung wurde ihr nun täglich zu Beginn der Sitzung der mit einer Spur Chloroforms befeuchtete Narkotisierungskorb vor Mund und Nase gehalten, womit sie sich zufrieden gab und die Manipulationen, die in Knetung der Muskulatur, kräftiger Streichung des Gelenkes und passiven Bewegungen desselben bestanden, ruhig duldete. Die Sitzungen wurden nun täglich einmal vorgenommen und in der Zwischenzeit warme Bäder gebraucht. Bis auf zwei oder drei sehr erträgliche Anfälle war die Kranke vollständig schmerzfrei, doch noch immer sehr ängstlich, jede Bewegung vermeidend. Am Ende der zweiten Woche erklärte ich der Kranken sehr resolut, sie könne aufstehen, und forderte sie auf, mit meiner Unterstützung das Bett zu verlassen. Erst meine bestimmte Versicherung, sie werde schmerzlos bleiben, stehen und gehen können. und die Drohung, im Weigerungsfalle ihre Behandlung abzubrechen, veranlaßte die Kranke, langsam und ängstlich das Bett zu verlassen, welches sie durch sechs Monate ununterbrochen beherbergt hatte, und mit dem rechten Fuß den Boden zu berühren, die linke Unterextremität im Knie leicht gebeugt haltend. Erst sehr energische Weisungen brachten die am ganzen Körper zitternde Kranke dahin, auch die linke Unterextremität zu strecken und mit der Planta pedis den Boden zu berühren. Das Gelingen dieses Versuches erfüllte die Kranke mit solcher Freude, daß ich die Gelegenheit zu weiteren Exerzitien benützte und mit großer Geduld endlich den ersten Schritt zuwege brachte. Unter fortgesetzter mechanischer Behandlung des Gelenkes, passiven Bewegungen, Geh- und Stehübungen und geeigneter roborierender Therapie besserte sich die Funktionsfähigkeit des Gelenkes derart, daß die Kranke nach weiteren drei Wochen, also nach sechswöchentlicher Behandlung, als geheilt erklärt werden konnte. Ich ließ mir das Mädchen im März 1886 kommen, um mich von der ungestörten Funktionstüchtigkeit des einst neuralgischen Gelenkes zu überzeugen. Seither kein Rezidiv.

II. Die 46jährige Gisela L., Lehrersgattin, Mutter von drei gesunden Kindern, bis vor drei Monaten stets gesund, hat zu dieser Zeit eine Influenza-Pneumonie durchgemacht, die sie sehr herabbrachte. Vor etwa 10 Wochen fühlte Patientin, als sie des Morgens im Begriffe war, das Bett zu verlassen, einen heftigen Stich im rechten Knie, dem ein mehrere Minuten langer „kaum zu ertragender Schmerzanfall" folgte. Patientin wagte es nicht mehr, aufzustehen oder auch nur Bewegungen im Kniegelenke vorzunehmen und hatte von da ab täglich 2—3 „Anfälle", die teils spontan, teils bei zufälligen Berührungen des Gelenkes, ja selbst der Bettdecke, wiederholt bei Erschütterungen des Zimmerbodens durch andere Personen, in der Folge selbst bei Annäherung von Personen an das Lager, bei der in liegender Stellung erfolgten Defäkation, beim Husten, Niesen etc., sich einstellten. Der Schlaf war stets ungestört. Der behandelnde Arzt reichte Natr. salicyl. in großen Dosen, gab Brom, Valeriana, alles ohne Erfolg. — Ich untersuchte die Patientin in Chloroform-Äther-Narkose und überzeugte mich von dem Fehlen jeder anatomischen Veränderung im schmerzhaften Gelenke, begann wie in Fall I die Massage während der Narkose, mußte dieselbe jedoch im Augenblicke des Erwachens der heftig schreienden Patientin unterbrechen. Erst 8 Tage später entschloß sich die Kranke zu einer nochmaligen Narkose, die nach Verbrauch von etwa 15 *g* Chloroform. Äthermischung zustande kam, worauf abermals kräftig massiert wurde. Die Kranke schrie zwar abermals, doch wurde die Massage der Streckseite des Gelenkes durch weitere zwölf Minuten fortgesetzt. Verlauf wie Fall I. Nach 19 Sitzungen, die stets durch leichte Chloroformnarkosen (besser Scheinnarkosen, da nur wenige Tropfen des Narkotikums zur Anwendung kamen) eingeleitet wurden, nahm ich unversehens eine kräftige und vollständige Beugung des Gelenkes vor, die wohl schmerzhaft war, aber keinen „Anfall" auslöste. Nach mehr als drei Monaten ist Pat. endlich zu bewegen, das Bett zu verlassen. Der linke Fuß berührt den Boden, der rechte wird sorgfältig emporgezogen, das Knie spontan und schmerzlos gebeugt. Am nächsten Tage auf dringendes Zureden Berührung des Bodens mit der Spitze des rechten Fußes, während ich die Kranke unter den Armen halte. Im Augenblick der Berührung lasse ich die Patientin los, die Sohle des rechten Fußes berührt den Boden vollständig, und Patientin überzeugt sich von der Möglichkeit, die Körperlast mit beiden Füßen zu tragen. Die Gehübungen werden neben täglicher Massage und passiven Bewegungen des Gelenkes systematisch fortgesetzt. Am 34. Behandlungstage vollständige Heilung; bisher ($8^1/_2$ Jahre) kein Rezidiv.

Ist der therapeutische Erfolg in diesen beiden Fällen — weitere habe ich bisher nicht beobachtet — der mechanischen Behandlung zuzuschreiben, oder ist er ein Suggestiverfolg? Die Autoren, welche den bereits publizierten

I. Fall eingehend analysierten *(Nebel, Kleen)*, sind geneigt, der letzten Ansicht zu huldigen. Ich stimme mit *Nebel* überein, daß hier nichts „wegzustreichen" war, und möchte nur hervorheben, daß wir in der Mechanotherapie sehr oft reiben, streichen und drücken, ohne daß greifbare Krankheitsprodukte dies peremptorisch erheischen. Wir üben nicht selten mechanische Prozeduren, weil wir täglich und stündlich sehen, daß sie in gewissen Fällen heilend wirken, ohne daß palpable anatomische Veränderungen in den Geweben vorliegen. Gerade die Neuralgien bieten Beispiele solcher Fälle. Im übrigen will ich gern zugeben, daß der Einfluß des ernst und zielbewußt handelnden Arztes hier (wie vielleicht auch in manchen anderen Fällen) die Wirkung der die Zirkulation und Gewebsernährung verbessernden manuellen Handgriffe und Bewegungen mächtig unterstützt. Ob hier Suggestion allein zum Ziele geführt hätte, wie *Nebel* meint, kann ich weder bejahen noch verneinen. Sicherlich hat die Massage und Gymnastik dieselbe sehr wirksam unterstützt. „Jedenfalls ist es berechtigt" — ich zitiere *Kleen* — „unschuldige Mittel, welche ebenso große Hoffnung auf ein glückliches Resultat als andere geben, gegen Schmerzen zu versuchen, die so entsetzlich sein können, daß sie z. B. nach wiederholten Amputationen und einer Nervenexzision schließlich nicht mehr oder weniger als — die Exartikulation im Hüftgelenk herbeiführten." Auf die Gefahr hin, die Mechanotherapie bei Gelenkneuralgien der Psychotherapie[1]) dienstbar zu machen, werde ich auch in Zukunft in oben angedeuteter Weise vorgehen.

Im Anhange an die Neuralgien sei schließlich des habituellen Kopfschmerzes, der

Cephalalgie,

Erwähnung getan, welche teils auf Anämie des Gehirns und seiner Häute, teils auf Hyperämie dieser Teile zurückgeführt wird, teils neurasthenischer, rheumatischer oder toxischer Natur ist (Alkohol, Nikotin, Blei), in einzelnen Fällen auf gastrischen Störungen, habitueller Obstipation beruht, endlich als reflektorische Erscheinung bei Erkrankungen der Nase, des Auges, des Ohres, der Zähne etc. aufzufassen ist. Während diese Form des Kopfschmerzes den Neuralgien zugezählt wird, sind die Neuropathologen geneigt, die Hemikranie als vasomotorische Neurose aufzufassen *(Strümpell)*. *Möbius* erklärt sie als eine Form der ererbten Entartung, die zumeist durch gleichartige Vererbung entsteht und als krankhafte (hemikranische) Veränderung des Gehirns zu deuten ist. Es kann nicht Aufgabe dieses Buches sein, die Ätiologie und Stellung der Hemikranie zu den Cephalalgien im allgemeinen zu erörtern. Wir besprechen beide Erkrankungen gemeinsam, weil einzelne Formen beider ganz bestimmte Anzeigen für die mechanische Behandlung bieten.

[1]) Der Skeptizismus der zur psychischen Therapie hinneigenden modernen Neuropathologen wendet sich derzeit gegen alle physikalischen Heilmethoden, deren Erfolge von einzelnen lediglich als Suggestionseffekt erklärt werden, eine wohlverdiente Reaktion gegenüber dem allzu großen Enthusiasmus gewisser Vertreter dieser Heilmethoden. Wie so häufig in therapeuticis, ist jedoch auch dieser Nihilismus zuweilen kritik- und maßlos.

Jene Fälle von Kopfschmerz, die sich auf Hyperämie des Gehirns und seiner Häute zurückführen lassen, bieten Aussicht auf Besserung und Heilung durch diejenigen Handgriffe und Bewegungen, welche erfahrungsgemäß depletorisch auf die Hirngefäße wirken, vor allem methodische Halsmassage, welche den Blut- und Lymphstrom in den Jugularen und den sie begleitenden Lymphgefäßen beschleunigt, in Verbindung mit Tiefatmen.[1])

Auch die Gymnastik kennt eine Reihe von passiven und aktiven (durch Widerstände zu verstärkenden) Bewegungen, welche „kopfableitend“ wirken.

Hierher gehören u. a.: Kopf- und Kreuzkreisen, sitzend (passiv). Halsdrehen (der Arzt umgreift Stirn und Hinterhaupt des sitzenden Patienten, welcher den Kopf unter Widerstand des Arztes seitlich dreht, worauf der letztere den Kopf des Patienten unter dessen Widerstand in die Ausgangsstellung zurückbringt). — Kreuzstrecken (A und P sitzen einander gegenüber; A legt seine Hände auf die Skapula des P und zieht dessen Schultern ohne Widerstand des P und während derselbe exspiriert, nach vorn. Hierauf richtet sich P unter Widerstand des A und inspirierend wieder auf). — Kreuzneigen (A steht auf der gymnastischen Bank hinter dem sitzenden P und ergreift dessen aufwärts gestreckte Hände. Letzterer neigt sich unter Widerstand des A zur Seite, worauf A den Oberkörper des P unter dessen Widerstand wieder aufrichtet). — Kniebeuge, stehend. (A steht auf der Bank, P mit ihm zugekehrten Rücken auf dem Boden. A erfaßt die aufwärts gestreckten Handgelenke des P, dieser erhebt sich auf die Zehen und beugt unter Einatmen und Widerstand des A die Knie, die gleichzeitig nach außen geführt werden. Beim Erheben aus der Kniebeuge übt A einen Gegendruck aus. Die Arme des P müssen stets gestreckt bleiben.) — Armezu-

---

[1]) *O. Naegeli* (Ermatingen) empfiehlt zu gleichem Zwecke die manuelle Hebung des Kopfes („Kopfstützgriff“), um die bei gewöhnlicher Kopfhaltung gekrümmt verlaufenden Jugularvenen zu strecken. Durch die Geraderichtung der Venenrohre wird ihr Lumen, das vorher einen ovalen Querschnitt besaß, kreisförmig, wodurch die Kapazität des Schlauches erhöht, die Reibung im geradegestreckten Kanal vermindert wird. „Diese Momente müssen ein rascheres Abfließen der intrakraniellen Flüssigkeit in hohem Grade begünstigen.“ Die Manipulation wird ausgeführt, indem man von rückwärts her den Kopf des sitzenden Kranken mit beiden Händen in die Höhe hebt, ohne die großen Halsgefäße zu komprimieren. Nach *Naegeli* beträgt die Streckung des Halses zwischen $1^1/_2$ und 5 *cm*. — Gleich *Ammann* (München) kann ich berichten, daß in den wenigen Fällen von Cephalalgie, in welchen ich den *Naegeli*schen Griff anwandte, deutliches Erblassen des Gesichtes und Verminderung des Kopfschmerzes eintrat, doch ist meine Beobachtungsreihe noch zu klein, um weitergehende Schlüsse zu gestatten. — Einen noch stärkeren Effekt will *Naegeli* durch seinen Kopfstreckgriff“ erzielen (der Kopf des Kranken wird von vorn her ziemlich weit nach rückwärts gestreckt), die entgegengesetzte Wirkung (verstärkte arterielle Blutzufuhr nach dem Gehirn ohne Hemmung des venösen Blutes) durch den „Kopfknickgriff“. Der hinter dem Kranken stehende Arzt erfaßt dessen Kopf mit beiden Händen und beugt ihn, seine Arme gegen die Schultern des Patienten stemmend, stark nach vorn unter Ausdehnung des Halses. Durch die Vorwärtsbeugung des Kopfes wird nach *Naegeli* das arterielle Blut „nicht der Schwere entgegengepumpt, besitze vielmehr während der Ausführung des Griffes ein horizontales oder sogar nach unten inkliniertes“ (?) Strombett, daher günstigere statische Verhältnisse“. *Ammann* fand in einem sehr eklatanten Falle, eine 39jährige anämische Frau betreffend, welche seit ihrer Kindheit an heftigen, seit eben überstandener schwerer Pleuritis exazerbierenden Kopfschmerzen litt (dieselben waren in der den Menses folgenden Woche stets besonders heftig), die Angaben *Naegelis* bestätigt. Ausführung des „Kopfknickgriffes“ machte den Schmerz sofort durch vier Stunden verschwinden; systematische Anwendung desselben gestattete Verlassen des Bettes und rasche Rekonvaleszenz.

rückführen, stehend (P steht mit horizontal und seitlich gehaltenen Armen vor A. Letzterer legt seine Hände an das Olekranon jeder Seite. P. führt die Arme unter Einatmen und kräftigem Widerstande des A nach rückwärts, worauf A die Arme des P unter dessen Widerstand während des Exspiriums nach vorn zieht.) — Unterschenkelbeugen, bauchliegend (P in Bauchlage, A zu dessen Füßen stehend, die Fersen erfassend. P beugt den Unterschenkel unter Widerstand des A, letzterer streckt ihn unter Widerstand des P). — Unterschenkelstreken, sitzend (A sitzt vorn und seitlich vom halbliegenden P, legt dessen Oberschenkel auf den seinigen und fixiert denselben mit einer Hand, während die andere das Fußgelenk des P umfaßt. P streckt den Unterschenkel unter Widerstand des A, letzterer beugt denselben unter Widerstand des P; s. Fig. 112, pag. 172).

Von *Herz*-Apparaten empfehlen sich hier K_3 Kopfdrehen, K_5 Kopfkreisen, K_1 Kopf-Seitwärtsneigen, R_5 Rumpfkreisen, WO_{11} Armbewegung in der Horizontalen, von *Zander*-Apparaten D_3 Rumpfrotierung, A_5 und A_6 Arm vor- und rückwärtsführen etc.

Cephalalgien, die sich auf Störungen im Gastrointestinaltraktus zurückführen lassen, werden durch mechanische Behandlung des Grundleidens (s. Kap. X) günstig beeinflußt. Die mechanische Behandlung des habituellen Kopfdruckes Neurasthenischer wird unten besprochen.

Breite Basis bieten der mechanischen Therapie jene nicht allzu seltenen Formen von (zuweilen einseitig, hemikranisch auftretender) Cephalalgie, welche fraglos mit rheumatischen Affektionen der Kopfschwarte sowie einzelner Gesichts-, Hals- und Nackenmuskeln in pathogenetischer Beziehung stehen, da sie nach Heilung dieser Affektionen verschwinden und daher als reflektorische Neuralgien aufgefaßt werden können.

Die ersten, welche auf diese Form der Cephalalgie hingewiesen haben, waren *Henschen, Norström* und *Rosenbach*. „Betastet man“ — wir zitieren den letztgenannten Autor — „die schmerzhafte Kopfhälfte und übt einen mäßigen Druck auf die Weichteile aus, so findet man zuweilen außer Hyperästhesie eine Reihe von schmerzhaften Stellen, ja ganze Bezirke größerer Schmerzhaftigkeit, die mit den bekannten Nervenschmerzpunkten nichts gemeinsam haben, da sie eine abweichende Lokalisation besitzen und sich überhaupt nicht auf bestimmte Nervenbahnen zurückführen lassen. Diese schmerzhaften Stellen finden sich mehr oder minder ausgeprägt oberhalb des Arcus superciliaris, oberhalb des Jochbogens und ferner entsprechend einer vom Proc. mastoid. nach der Protuberantia occipit. ext. sich erstreckenden Linie (Linea semicircul. sup.), also an den Ansatzpunkten und im Verlaufe gewisser Muskeln, namentlich des Frontalis, Occipitalis und Temporalis. Nicht minder schmerzhaft sind in anderen Fällen der Sternocleidomastoideus und der obere, zwischen Linea semicircul. sup. ossis occipit., Spina scapulae und Akromion sich erstreckende Teil des Cucullaris.“ *Rosenbach* ist geneigt, das Auftreten dieser Myalgien auf eine ererbte rheumatische Konstitution zurückzuführen, und hat von jenen physikalischen Heilmethoden, welche

— wie Massage, Faradisation und Galvanisation mit häufigen Stromschwankungen und -Unterbrechungen — die Muskeln zu energischer Kontraktion zwingen, ausnahmslos günstigen therapeutischen Einfluß beobachtet.

Zu ähnlichen Ergebnissen sind, vor und unabhängig von *Rosenbach, Henschen* und *Norström* gelangt, welche in zahlreichen Fällen von Cephalalgie, die unter dem Bilde der Hemikranie verlief, Verdickungen in der Muskulatur des behaarten Kopfes, einzelner Gesichts- und Nackenmuskeln nachweisen konnten und durch methodische, genügend lange Zeit fortgesetzte Massage der Muskelinfiltrate Heilung erzielten.

Diese Muskelschwielen imponieren dem tastenden Finger als halbelastische, bald weichere, bald derbere, zumeist rundliche, zuweilen längsovale, bei Kontraktion des betreffenden Muskels deutlicher hervortretende, stets sehr empfindliche, in das Muskelstroma eingebettete Knoten, die sich von Neuromen durch ihre Größe, von Lymphdrüsen durch ihre Konsistenz unzweideutig differenzieren. — Die von *Norström* wiederholt beobachtete Druckschmerzhaftigkeit der Sympathikusganglien konnte ich in keinem Falle konstatieren.

Meine eigene Erfahrung umfaßt bisher 29 Fälle myopathischer, ausnahmslos seit Jahren bestehender Cephalalgie, die alle längere Zeit medikamentös, zum Teile auch elektrisch und hydrotherapeutisch behandelt worden waren und deutlich nachweisbare Muskelindurationen zeigten. — Der Erfolg der Massagebehandlung war in 21 Fällen ein positiver; die Anfälle wurden seltener und minder intensiv; Schädlichkeiten, die früher mit Sicherheit einen Anfall herbeigeführt hatten, blieben ohne nachteiligen Einfluß. Zwölf Fälle, die ich noch jetzt, nach 3—14 Jahren, ab und zu zu sehen Gelegenheit habe, sind seit Beendigung des Heilverfahrens anfallsfrei geblieben, 9 Fälle habe ich, nachdem die Behandlung beendigt, d. h. die Muskelinfiltrate verschwunden, die Anfälle seltener und leichter geworden waren, aus den Augen verloren; sie hatten versprochen, sich zu melden, falls ihr Befinden sich wieder verschlechtern sollte. — In einem Falle trat nach 8 Monaten Rezidive auf. 6 Fälle entzogen sich der immerhin unangenehmen Behandlung vor Abschluß derselben, und ein Patient ist nach 14tägiger, kein nennenswertes Resultat aufweisender Behandlung abgereist. — Die Dauer der Behandlung bei den geheilten Fällen betrug im Minimum fünf Wochen, im Maximum vier Monate.

Die Technik der mechanischen Behandlung der myogenen Cephalalgie ist nicht leicht, da es sich darum handelt, auf meist kleine, derbe, oft tief in die Muskulatur eingebettete Infiltrate einzuwirken, um sie zur Resorption zu bringen. Wir verwenden hierzu Reibungen, Streichungen und Erschütterungen[1]), welch letztere sich auch mittelst des Vibrators ausführen lassen. Mit dem Daumen oder den beiden ersten aneinander gelegten Fingern werden anfangs zarte, allmählich kräftiger wirkende Zirkelreibungen vorgenommen, welchen sich Streichungen in der Richtung der Lymphgefäße resp. der Längsachse des Muskels anschließen.

[1]) Hier kommt die die Zirkulation in den Kapillaren und Lymphgefäßen beschleunigende Wirkung dieses Handgriffes *(Hasebroek, Buchheim)* zur Anwendung.

Die Einzelsitzung dauert anfangs 5—10, später 10—20 Minuten.

Neuralgien des Supraorbitalnerven sowie Cephalalgien mit Einschluß der Hemikranie, welche im Gefolge von Nasenkrankheiten reflektorisch auftreten, werden durch die entsprechende Behandlung des Nasenleidens, nicht selten durch die im Kap. VIII eingehend erörterte „innere Schleimhautmassage" günstig beeinflußt bzw. zur Heilung gebracht.

2. Anästhesien.

Bei Anästhesien wird die mechanische Behandlung nur selten ihre Anzeige finden, da die überwiegende Zahl der zur Beobachtung gelangenden Fälle den zentralen Ursprung des Leidens nicht verkennen läßt, falls nicht Kontinuitätstrennung der Nerven oder lange anhaltende Kompression derselben durch Tumoren oder Narben als Ursachen der Anästhesie nachweisbar sind. Doch auch bei reiner peripherer Druckanästhesie steht die Wirkung der Massage jener des galvanischen Stromes nach, wenn sie auch gleich diesem die Wiederherstellung der gesunkenen oder aufgehobenen Erregbarkeit der Nerven zu begünstigen vermag, und dürfte die Massage daher lediglich bei den sogenannten Refrigerationsanästhesien sowie bei neuritischen, hysterischen und anämischen Anästhesien in Frage kommen, bei welchen sie in Form leichter Streichungen, Reibungen und Erschütterungen der Nerven und des anästhetischen Bezirkes nicht unbefriedigende Resultate ergibt. Die bei Lues vorkommenden Anästhesien möchte ich aus später (pag. 113) angeführten Gründen von der mechanischen Behandlung ausschließen.

II. Motorische Nerven.

1. Krämpfe.

Von den zahlreichen peripheren Krampfformen, zumal den Fazialis- und Akzessoriuskrämpfen, eignen sich diejenigen Fälle in erster Reihe zur mechanischen Behandlung, bei welchen „Hemmungspunkte" *(v. Gräfe, Remak)* nachweisbar sind, von welchen aus der Krampf teils kupiert, teils ausgelöst werden kann. In diesem Falle beeinflußt häufig wiederholter Nervendruck das Leiden zuweilen überraschend gut, läßt aber wohl ebenso oft durchaus im Stich.

Ich erinnere mich nur bei einem einzigen, einen sonst gesunden 32jährigen Mann betreffenden Falle von Fazialiskrampf, in welchem der Patient den Anfall durch kräftigen Druck auf die Austrittsstelle des Fazialis selbst kupieren konnte, durch dreiwöchentliche tägliche Behandlung mittelst Nervendruckes an dieser Stelle im Vereine mit Streichung und Knetung der Gesichtsmuskulatur der kranken Seite dauernden Erfolg erzielt zu haben. In zwei anderen Fällen erwies sich die mechanische Behandlung als fruchtlos.

Wide und *Natvig* hatten gute Resultate mit Nervendruck bei je einem Falle von Akzessoriuskrampf. Der Druck wurde auf den Nerv an seiner Eintrittsstelle in den Cucullaris ausgeübt.

Obgleich nicht als rein periphere Affektionen, sondern als Störungen der Koordination aufzufassen, seien an dieser Stelle die von *Benedikt* als „koordinatorische Beschäftigungsneurosen" bezeichneten

Beschäftigungskrämpfe

besprochen, welche, ein wahres Crux medicorum, durch zielbewußte, konsequente mechanische Behandlung mit Zuhilfenahme der hemmenden Koordinationsübung (s. pag. 220) fast ausnahmslos günstig beeinflußt, nicht selten zur Heilung gebracht werden können. All die „wunderbaren" Heilerfolge der „Schreibkrampfspezialisten" lassen sich auf sorgfältige, dem Falle angepaßte mechanische Therapie zurückführen und — Geduld des Arztes und Patienten vorausgesetzt — von jedem erzielen, der die hier nichts weniger als schwierige Technik dieser Behandlungsmethode beherrscht.

Als Paradigma sei die häufigste Form der Beschäftigungskrämpfe, der Schreibekrampf, gewählt. Unter Graphospasmus werden sehr verschiedene krankhafte Zustände zusammengefaßt, welchen nur die Tatsache gemeinsam ist, daß sie die komplizierten, feinen Bewegungen des Schreibens erheblich behindern oder ganz unmöglich machen. *Benedikt* unterscheidet nach den hervorstechendsten Störungen des Falles eine spastische, tremorartige und paralytische Form, von welchen die erstgenannte in Gestalt tonischer und klonischer Krämpfe einzelner oder mehrerer Muskeln die häufigste ist. Die 36 Fälle von Graphospasmus, die ich bisher der mechanischen Behandlung unterzog, gehörten bis auf vier paralytische Fälle dieser Form an. Sie traten fast sämtlich bei neurasthenischen Individuen (in neun Fällen bei Arthritikern) auf. In seiner klassischen Besprechung des Schreibekrampfes bemerkte *Erb*, daß beim Schreibgeschäfte die durch Übung erlernte Assoziation einer großen Zahl sehr fein nuancierter Kontraktionen der kleinen Handmuskeln zu einer überaus rasch und fast unwillkürlich erfolgenden Reihe von Bewegungen, welche die Schriftzüge bilden, wesentlich ist, und hält es für wahrscheinlich, daß im Zentralorgane an bestimmten Stellen die allmähliche Zusammenordnung der einzelnen Willensimpulse stattfindet, oder daß doch die assoziierten Willenserregungen an gewissen Stellen der grauen Substanz Bahnen passieren, welche durch lange und häufig wiederholte Übung geringen Widerstand darbieten, so daß schließlich die betreffenden Willenserregungen ohne weiteres zunächst koordinierenden Leitungsbahnen folgen (*Exners* „Bahnung"). Bei der Notwendigkeit eines harmonischen Zusammenwirkens der peripheren und zentralen Apparate bei dem komplizierten Schreibgeschäfte ist es erklärlich, daß selbst an und für sich ganz unbedeutende Störungen in der

Peripherie oder im Zentrum, Störungen, welche die Vornahme der verschiedensten Muskelaktionen in keiner Weise beeinflussen, wie z. B. an sich unbedeutende Myositiden (meist rheumatischer Natur) in einzelnen Muskeln, den komplizierten Akt des Schreibens erheblich stören, ja unmöglich machen können. *Burckhardts* Untersuchungen, welche das Vorhandensein teils peripherer, teils zentraler Leitungsstörungen in den Nerven- und Muskelapparaten der rechten Hand ergaben, deuten darauf hin, daß es sich in vielen Fällen um eine primäre Muskel- und Nervenermüdung handelt. Außerdem dürfte hier ein Circulus vitiosus zur ungünstigen Geltung kommen. Ein aus irgend welchem Grunde — sei es infolge häufigerer Überanstrengungen, sei es infolge von oft wiederholten Fehlern gegen die Schreibtechnik *(Buchheim)* — in einem der zahlreichen kleinen, beim Schreiben beteiligten Muskeln der Hand auftretender Krampf stört sofort die zu diesem Geschäfte notwendige, durch jahrelange Übung glatt verlaufende Assoziation; der zentrale Koordinationsapparat wird zu ungewohnt energischerer Tätigkeit veranlaßt und die Innervation der durch den Ausfall eines Muskels oder einer ganzen Muskelgruppe ohnedies erhöht in Anspruch genommenen übrigen Muskeln und Muskelgruppen erschwert werden. Damit ist eine Steigerung der Störung gegeben, die wieder ungünstig auf die Vorgänge im Zentrum wirkt, und umgekehrt. Ebenso dürfte es sich verhalten, wenn die erste Störung im Zentrum erfolgt. Wie dem auch sei, muß es als eine der ersten Bedingungen für die Behandlung des Schreibkrampfes angesehen werden, diese möglichst frühzeitig sofort nach dem Auftreten der ersten Störungen im Mechanismus des Schreibgeschäftes zu beginnen, da der Zustand sowohl infolge des durch den Konnex zwischen Peripherie und Zentrum sich geltend machenden schädlichen Kreises als durch die unglaublich rasch und tief auftretende psychische Depression sich von Tag zu Tag verschlimmert.

Unzweifelhaft sind die meisten Fälle von Schreibekrampf und anderen Beschäftigungskrämpfen als Erschöpfungsneurosen zu betrachten, und mit *Zabludowski* möchte ich die Leistungen der Massage bei diesem Leiden auf ihre ernährungsbefördernde Wirkung zurückführen. Ob die durch Massage unzweifelhaft bewirkte Herabsetzung der Nervenerregung und damit eine direkt krampfstillende Massagewirkung hier in Frage kommt, ferner ob die von *Meyer* gegenüber *Erb* verfochtene Theorie des neuritischen Ursprunges des Schreibekrampfes und sohin die Massageindiktion der Neuritis den Tatsachen entspricht, werden wohl weitere Erfahrungen entscheiden.

Vor Beginn der Behandlung empfiehlt es sich, den Kranken beim Schreiben zu beobachten; man diktiert ihm einige Worte oder Sätze und beobachtet Federhaltung, Fingerstellung und Schrift, um feststellen zu können, welche Form des Graphospasmus vorliegt und welche Fortschritte das Leiden bereits gemacht hat.

Die Technik der mechanischen Behandlung besteht in Streichung der ganzen Extremität, kräftiger Streichung, Reibung und Knetung zumal der Lumbricales, Interossei, der Daumen- und Kleinfingerballenmuskulatur sowie der Muskulatur des Vorderarmes. Man wird hierbei regelmäßig Muskelpartien finden, die sich an einer oder mehreren Stellen härter anfühlen als an den übrigen Partien, und deren Knetung und Streichung ganz besonders schmerzhaft ist. Diese Partien streiche, erschüttere und klopfe man besonders kräftig und anhaltend. Auch dem Zustande der Sehnenscheiden ist Aufmerksamkeit zu schenken. In mehreren Fällen waren zumal an den Sehnenscheiden der Extensoren und Abduktoren des Daumens Verdickungen und Inhaltsvermehrungen deutlich nachzuweisen. Jede Sitzung, welcher mit Vorteil ein warmes Armbad vorausgeschickt wird, schließt mit passiven und Widerstandsbewegungen in allen Fingergelenken, im Hand- und Ellbogengelenk sowie mit mechanischer Reizung („Nervenzupfen“, vgl. pag. 40) des Plexus brachialis.[1]) Nicht minder wichtig ist die vollständige Abstinenz des Kranken vom Schreibgeschäfte.[2]) Dieselbe verhindert den Kranken auch, die ersten, recht langsamen Fortschritte der Massagebehandlung zu kontrollieren und von der Erkenntnis dieses Umstandes ungünstig beeinflußt zu werden.

Neben der mechanischen Behandlung ist eine Art Schreibunterricht wünschenswert, der aber vom Arzte selbst im Anschlusse an die Massage gegeben werden soll. In korrekter Schreib- und Federhaltung mit Benutzung weicher Federn und dickerer Federhalter und unter Anwendung genügend breiter Schreibflächen und horizontaler (nicht erhöhter!) Unterlagen *(Zabludowski)* werden täglich anfangs durch wenige Minuten, später bis zur Dauer einer halben Stunde Schreibübungen auf liniertem Papiere zunächst ohne Schattierung der abwärts geführten Striche, dann mit Schattierung derselben, und zwar vorteilhaft in lateinischer Schrift vorgenommen, hierbei Haltungsfehler und technische Unarten immer wieder korrigiert. Diese Übungen haben den Vorteil, die Patienten einerseits überwachen zu können, andrerseits diese selbst von ihren Fortschritten zu überzeugen. Die Übungen sollen nur in Anwesenheit des Arztes vorgenommen werden. Zu Hause soll Patient täglich 2—3mal durch je 5 Minuten „luftschreiben“, d. h. mit geballter Hand und ausgestrecktem Zeigefinger Buchstaben und Worte in Lateinschrift in die Luft zeichnen. Behufs weiterer Selbstübung läßt man den Patienten manuelle Tätigkeit jeder Art — mit alleiniger Aus-

[1]) Nach *Erlenmeyers* Untersuchungen stellt keine, selbst nicht die einfachste Verrichtung beim Schreiben die Einzelleistung eines isolierten Nerven dar, sondern das Resultat sämtlicher, die Hand- und Vorderarmmuskulatur versorgender Nerven (Ulnaris. Radialis und Medianus) oder doch mindestens zweier von ihnen. Die Haarstriche werden durch Innervation aller drei Nerven ausgeführt, bei den Schattenstrichen treten Medianus und Ulnaris in Aktion, und bei den Bogenstrichen wieder sämtliche Nerven gemeinsam.

[2]) Wo dies absolut nicht durchführbar ist, empfehle ich die „amerikanische“ Federhaltung: Der Bleistift oder Federhalter ruht zwischen dem 3. und 4. Finger der mit der Volarfläche nach oben gerichteten Hand und stützt sich auf den Thenar. Beim Schreiben fixieren die gebeugten ersten und zweiten Finger das Schreibinstrument. Hierdurch erreicht man vollständige Entspannung der bei der schulgerechten Federhaltung innervierten Muskeln. Ihrer Einfachheit halber ziehe ich diese Methode den auf demselben Prinzipe beruhenden Apparaten von *Nussbaum* und *Zabludowski* vor.

nahme des Schreibens —, wie Rudern, Fechten, Klavier- und Violinspielen, Frauen selbst feinere Handarbeiten (Nähen, Sticken) ausführen und außerdem die Finger- und Handmuskeln täglich zweimal (früh und abends) durch je eine halbe Stunde systematisch üben.

Fig. 139.

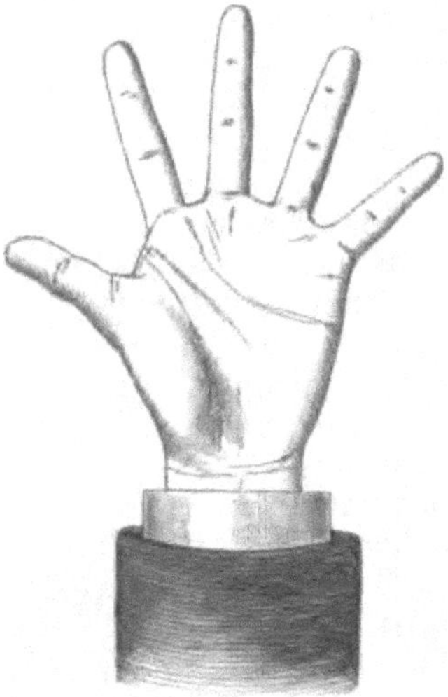

Fig. 140.

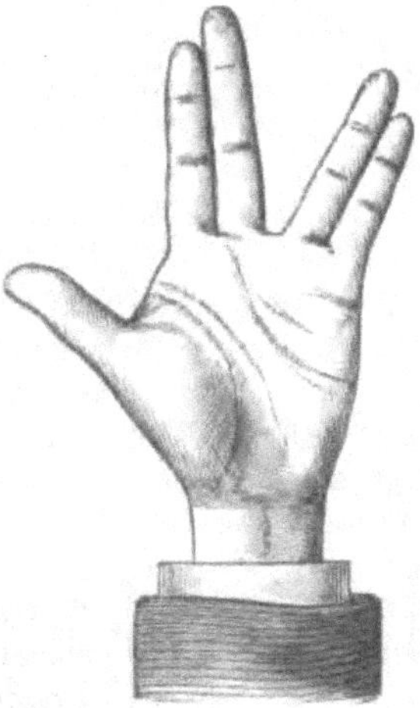

Fig. 141.

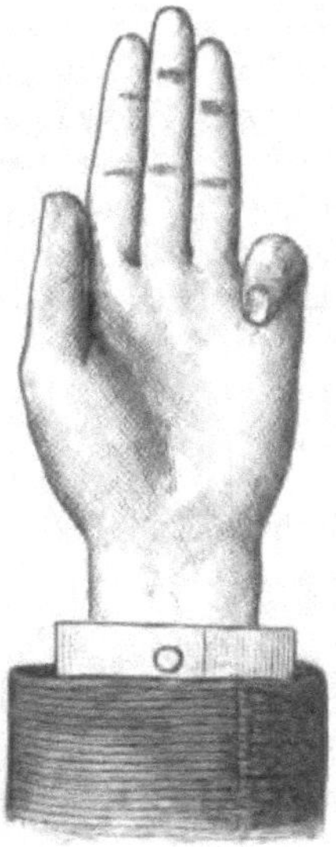

Fig. 142.

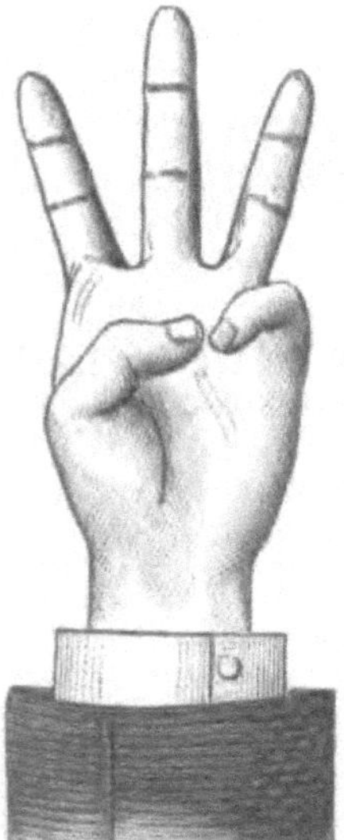

Fig. 143.

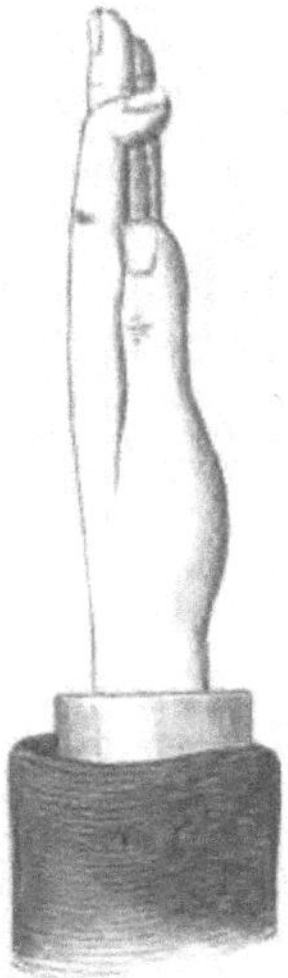

Fig. 144.

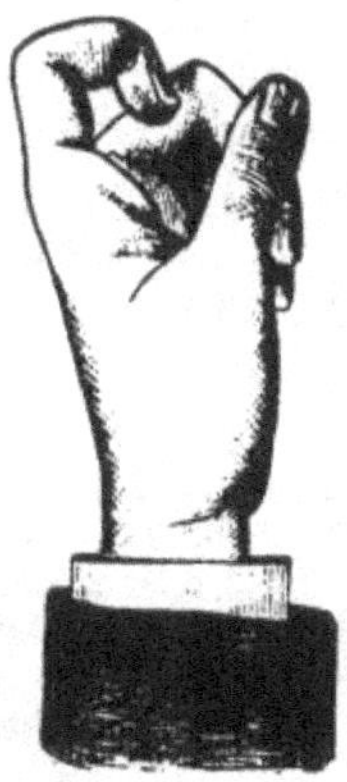

Fig. 145.

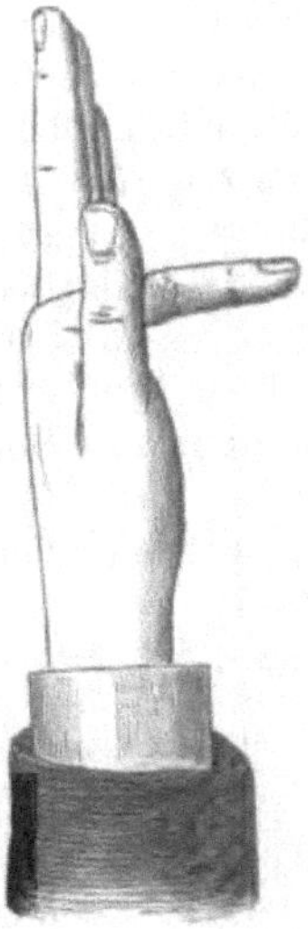

Zu diesem Zwecke empfehlen sich die in Fig. 139—152 (nach *Ernst* und *Jackson*) reproduzierten Übungen, welche im Anfang mit Unterstützung der gesunden Hand, also teilweise passiv, später aktiv ausgeführt werden. Hieraus geht man zu täglich mindestens zweimal auszuführenden Förderungs- und Widerstandsübungen über,

Fig. 146.

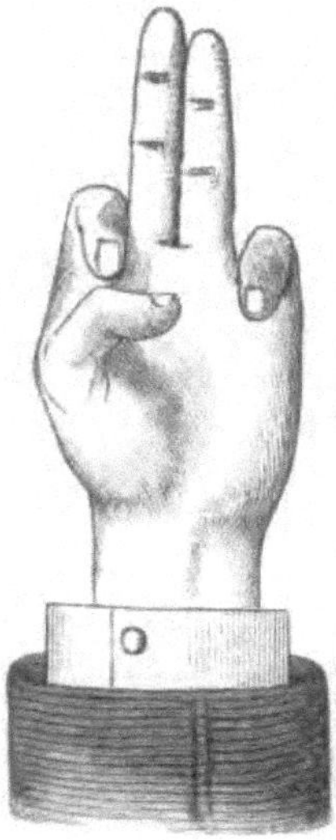

Fig. 147.

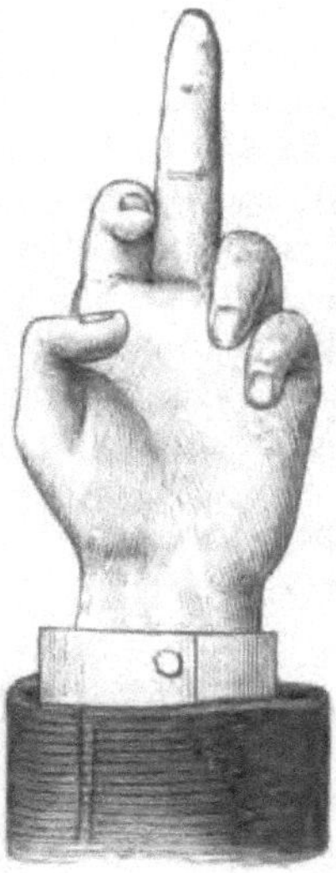

Fig. 148.

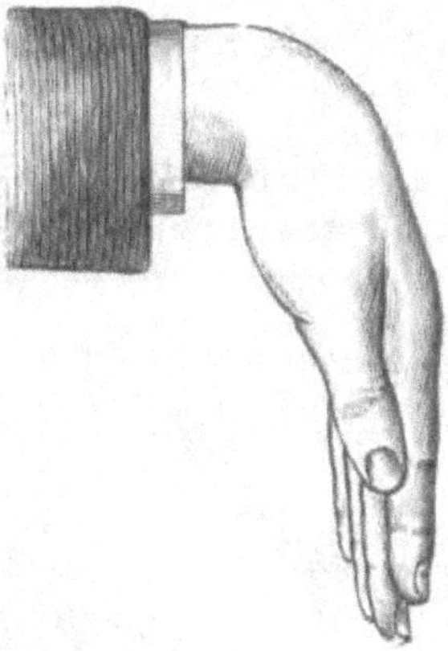

Fig. 149.

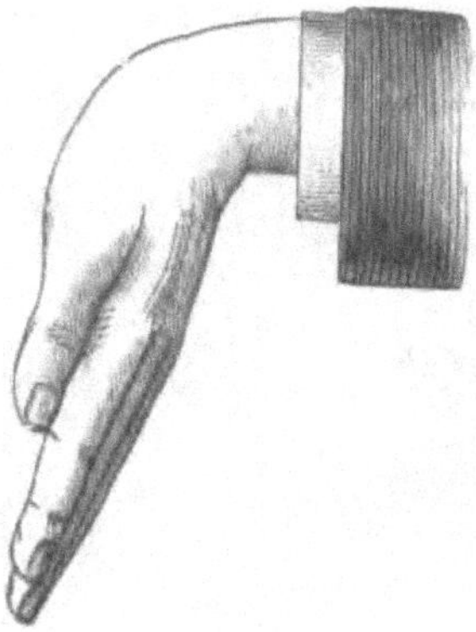

Fig. 150.

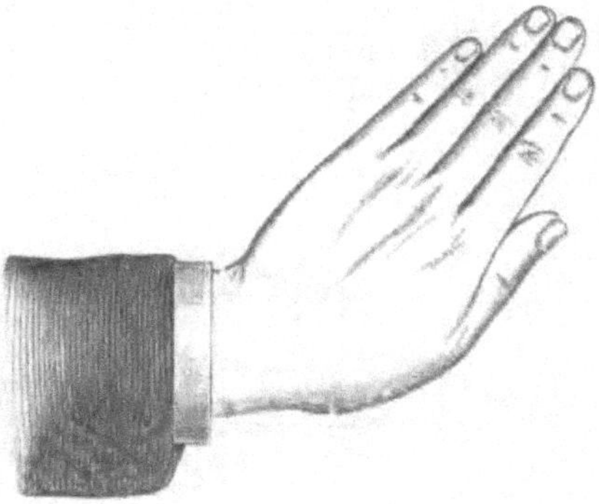

Fig. 151.

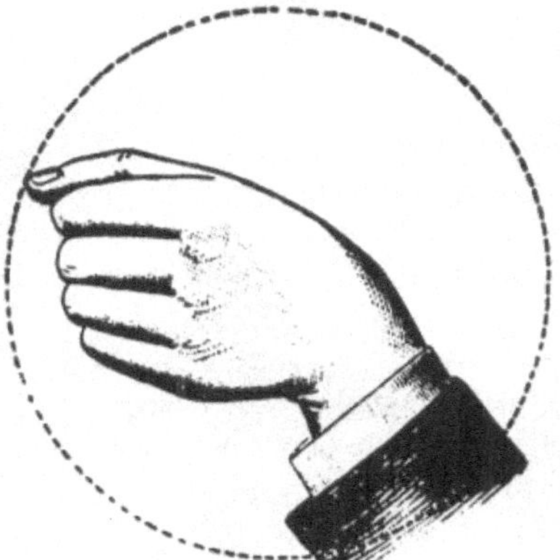

Fig. 152.

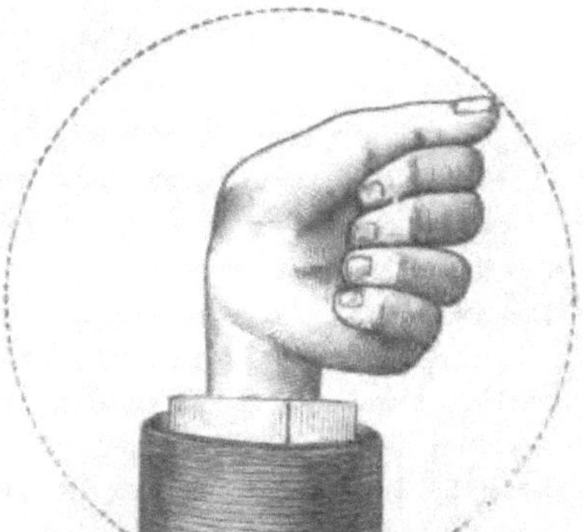

welche der Patient, nachdem er sie unter den Augen des Arztes korrekt ausgeführt, mit Hilfe der einschlägigen Apparate von *Herz* (O_1, O_2, O_3, O_5, O_6, O_{11-15}, E_1) oder des von *Thilo* angegebenen kleinen, sehr empfehlenswerten Apparates zu Hause vornimmt. Der *Thilo*sche Apparat besteht aus einem einfachen, aber festen Drahtgestell, welchem der Vorderarm aufliegt, und einem an das eine Ende dieses Gestelles aufsteckbaren, wellenförmig gekrümmten Drahtbügel, zwei weichen Bändern und zwei für die Aufnahme von Gewichten (ich benütze als solche 10 *g* schwere Bleiplättchen) dienenden Eimern.

Fig. 153 stellt die Fingerbeugung mit Widerstand dar. Der Apparat liegt auf einem Tischchen, die doppelt genommene Schnur ist mit einer Schlinge an der Fingerkuppe befestigt. Die über den wellenförmig geformten Drahtbügel gelegte, über

Fig. 153.

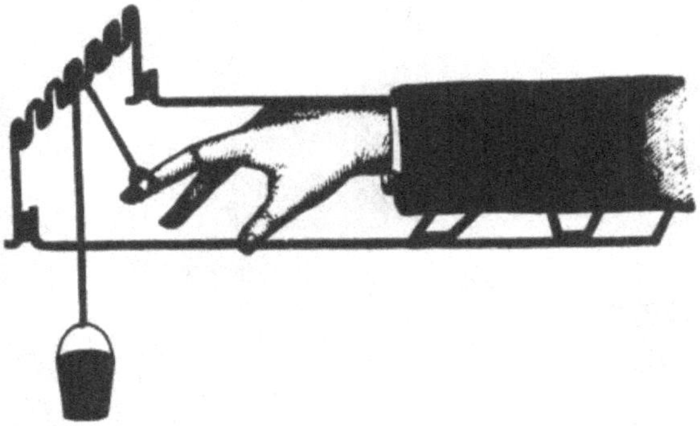

Fig. 154.

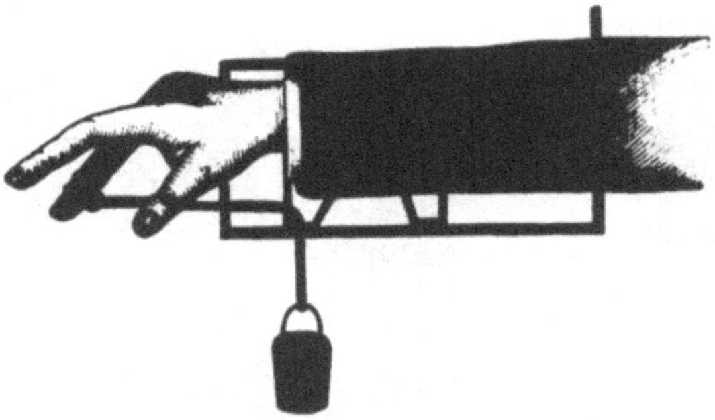

die Tischkante hinabhängende Schnur trägt am anderen Ende den mit Gewichten beschwerten Eimer, welche den Finger nach vorn und oben ziehen, somit der Beugung Widerstand entgegensetzen. Befestigung der Schnur an der 2. Phalange gestattet eine duplizierte Beugung im 1. Interphalangealgelenke, Fixierung der Schnur an der Grundphalange Beugung unter Widerstand im Metakarpophalangealgelenke.

Fig. 154 zeigt Fingerstrecken mit Widerstand. Der in Fig. 153 skizzierte Bügel ist entfernt und das Drahtgestell so umgedreht, daß der früher dem Ellbogen entsprechende Teil des Gestelles sich unter der Hohlhand befindet. Die Schnur wird über einen in der Höhe des Handgelenkes an der Tischkannte befindlichen Drahtstab gezogen, oberhalb dessen ein zweiter Stab sich befindet, der verhindert, daß der hier aufliegende Arm die Schnur berührt.

Fig. 155 versinnbildlicht die Benutzung des Apparates zur Fingerspreizung unter Widerstand. Der Apparat liegt — ohne wellenförmigen Bügel — wie in Fig. 154. Zwei mit je einem Gewichtseimer verbundene Schnüre liegen derart, daß sie sich nicht kreuzen, indem eine Schnur über die rechte, die andere über die linke Seitenstange des Apparates hinabhängt.

Behufs duplizierter Streckung des Handgelenkes wird die Hand etwas weiter vorgeschoben, als in Fig. 154 dargestellt ist, und die Schnur um vier Finger gelegt; zur Pro- und Supination wird die Schnur um die Mittelhand und über einen seitlichen Drahtstab (wie in Fig. 155) gelegt.

Erst nach mindestens 3—4wöchentlicher Behandlung wird dem Patienten das Schreiben, zunächst mit einem guten, weichen Bleistifte, später mit der Feder, die nicht allzu hart und spitz sein darf, gestattet, und lasse ich

Fig. 155.

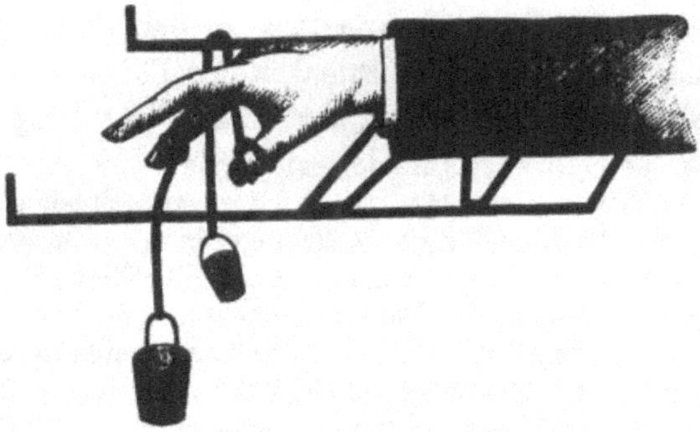

Fig. 156.

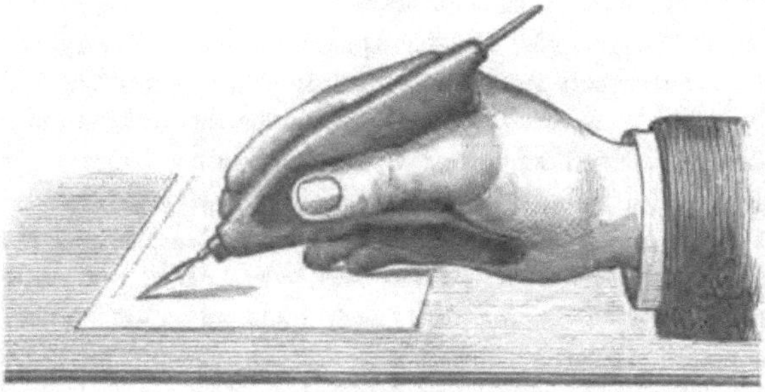

anfangs mit Vorteil Federhalter (Fig. 156) benutzen, welche die üble Gewohnheit, mit gekrümmten Fingern zu schreiben, durch für Daumen einerseits und Zeige- und Mittelfinger andrerseits angebrachte tiefe Rinnen verhindern.

Dem Graphospasmus nahe verwandt sind die nicht seltenen Musikerkrämpfe, zumal — der Verbreitung dieser Instrumente entsprechend — Klavier- und Violinkrampf, welche nicht immer auf „schlechte Schule" *(Zabludowski)* zurückgeführt werden können. Ich habe vielmehr gefunden, daß nicht selten, zumal bei jungen Mädchen, die sich zu Klaviervirtuosinnen ausbilden, die Spannweite zwischen Daumen und 5. Finger eine zu geringe ist, um Oktavpassagen ohne ganz bedeutende

Anstrengung der Hände korrekt und im vorgeschriebenen Tempo greifen zu können.[1]) Zuweilen wird dies durch rachitische Handbildung (die Spitze des kleinen Fingers erreicht in Streckstellung der Hand kaum das zweite Interphalangealgelenk des 4. Fingers) bedingt. Dazu kommt die große Energie solcher meist anämischer, schlecht genährter Mädchen, ihr kolossaler Fleiß, der sie, um den an sie gestellten technischen Anforderungen zu genügen, zwingt, viele Stunden ununterbrochen zu spielen, bis ihre Leistungsfähigkeit jäh versagt. Von pathologischen Veränderungen finden sich zuweilen bei auffallender Schlaffheit der Thenar- und Antithenarmuskulatur, der Lumbrikales und Interossei der Hände, sowie der Vorderarmmuskeln deutlich palpable, zumeist die Strecksehnen des Daumens betreffende Anschwellungen. Verdickungen der Gelenkkapseln und Flüssigkeitsansammlung in den Fingergelenken *(Schüller)* sah ich nie, häufig aber — zumal in den Fällen von Geigerkrampf — Hyperästhesie in den Spitzen der linken vier Finger.

Die Behandlung der Musikerkrämpfe entspricht jener des Graphospasmus. Auch hier ist zunächst vollständige Abstinenz vom Spielen während der Massage- und Gymnastikbehandlung als Bedingung der Übernahme des Kranken zu verlangen und erst nach Ablauf von 3—4 Wochen eine täglich halbstündige, durch entsprechende Pausen unterbrochene Benutzung des Instrumentes, jedoch auch dann nur die Ausführung technisch einfacher Musikstücke zu gestatten. Erst allmählich dürfen auch schwierigere Passagen versucht, bei eintretender Ermüdung oder beginnendem Krampf aber muß das Spielen sofort sistiert werden. Dafür ist der Fingergymnastik des Kranken erhöhte Aufmerksamkeit zu schenken.

Es empfiehlt sich, falls *Herz*- oder *Zander*-Apparate nicht zur Verfügung stehen, den Apparat von *Thilo*, zumal behufs Ausführung von Spreizübungen, täglich 2—3mal je $^1/_2$ Stunde lang unter Aufsicht und mit langsam steigender Belastung benutzen und die in Fig. 139—142 angedeuteten Finger- und Handbewegungen, letztere gleichfalls 2—3mal täglich durch je $^1/_2$ Stunde, systematisch und korrekt ausführen zu lassen. Hierzu kommen speziell für Musikerkrämpfe von *Jackson* empfohlene, meiner Erfahrung nach recht wirksame Übungen, welche bei Klavier- und Zitherkrampf von beiden, bei Violin- und Cellokrampf hauptsächlich von der linken Hand ausgeführt werden. Man benutzt zu diesem Zwecke mit Vorteil je 3 *cm* lange und $1^1/_4$ bis $2^1/_2$ *cm* dicke Holzzylinder, je drei für jede Hand, die entsprechend dem 2. Interphalangealgelenk zwischen die Finger gesteckt werden, während zwischen Daumen und Zeigefinger ein dünnes, 10—14 *cm* langes Stäbchen gelegt wird. Zweckentsprechend ist auch die Benutzung eines etwa 50 *cm* langen, $1^1/_2$—2 *cm* dicken, gekehlten Stockes, in dessen Kerben die vier Finger liegen, während der Stock vom Daumen unterstützt wird. Jeder Finger macht abwechselnd 10—20 kräftige Beuge- und Streckbewegungen. Andere Übungen lassen sich ad libitum variieren.

Ich verfüge derzeit über 36 Fälle von Graphospasmus, von welchen alle bis auf drei mit vorwiegend paralytischem Charakter (s. u.) der spastischen Form *(Benedikt)* angehörten, über 19 Fälle von Pianisten-, 6 Fälle von

---

[1]) Mit Recht verlangt *Zabludowski* für Kinder und Adoleszenten bis zur vollständigen Entwicklung der Hand „Jugendklaviere" mit reduzierter Tastenbreite, wie der puerile Geiger $^1/_2$—$^3/_4$ Geige benutzt.

Geiger-, 2 Fälle von Cellisten- und einen Fall von Zitherspielerkrampf. Die Klavierspielerkrämpfe boten fast ausschließlich das Bild der Erschöpfungsneurose, die stets die linken Finger der Geiger und eines Cellisten (der andere litt an Krampf der Adduktoren des rechten, den Bogen haltenden Daumens) betreffenden Krämpfe jenes der spastischen Form, die bei diesen Kranken hauptsächlich in klonischen Kontraktionen der Daumenmuskulatur bestand. Der Zitherspieler bot Spasmus der rechten Hand dar. Die Behandlungsdauer schwankte bei den Fällen, die nicht früher die Geduld verloren, zwischen 3 Wochen und 4 Monaten. Die Resultate waren bei den für eine Statistik in Betracht kommenden, ausharrenden Fällen günstig: Von den 29 Fällen von Graphospasmus, die ausharrten, wurden 25 dauernd geheilt, 3 fühlten nur bei stundenlangem Schreiben Mahnungen des früheren Übels, 1 Fall kann nur als gebessert bezeichnet werden, da er nicht länger als $^1/_4$—$^1/_2$ Stunde, und auch diese kurze Zeit nur mit Unterbrechungen, schreiben kann, ohne sehr zu ermüden und Schmerzen zu empfinden. Ein Fall bietet ganz besonderes Interesse, weil er den Erfolg der Selbstbehandlung zeigt. Von den 19 Fällen von Klavierspielerkrampf, sämtlich junge Mädchen betreffend, erwiesen sich 12 als überaus dankbar. Sie wurden nach vierwöchentlicher bis viermonatlicher Behandlung ihrer Kunst vollständig wiedergegeben. Rezidive trat nur viermal in leichtem Grade auf. Eine einzige dieser Patientinnen wiederholt — „zu ihrer Beruhigung" — die Behandlung alljährlich durch 3—4 Wochen. Vier Fälle entzogen sich frühzeitig der Behandlung, in einem gebesserten Falle trat nur bei besonders großen Anstrengungen Schmerz und Müdigkeit auf, und zwei Fälle verliefen resultatlos. Die mit abnorm kleinen Händen ausgestatteten Damen mußten ihrem Berufe entsagen. Von den 6 Fällen von Geigerkrampf sind zwei nach 10 respektive 15tägiger Behandlung ausgeblieben. Vier Fälle verliefen nach 6—9 Wochen befriedigend. Ebenso der Zitherspielerkrampf. Vollständig unbefriedigende Resultate ergab ein Cellist, ein Individuum, das derzeit an manifester Tabes leidet, während bei dem an Adduktorenkrampf des rechten Daumens erkrankten Cellospieler vollständige Spielfähigkeit erzielt wurde.

Von sonstigen Beschäftigungskrämpfen[1]), die ich behandelt habe, seien noch 7 Fälle von Tänzerinnenkrampf (schmerzhafte Kontraktionen der Wadenmuskulatur; Heilung nach 10—18 Massagesitzungen) und ein Fall von Bizyklekrampf (Adduktorenkrämpfe; Heilung nach 11 Sitzungen) erwähnt. In jüngster Zeit habe ich einen Fall von Masseurkrampf, einen jungen Kollegen betreffend und in spastischer Kontraktur der Supinatoren bestehend, mit Erfolg mechanisch behandelt,

[1]) Die Anwendung der mechanischen Heilmethoden bei den als „Crampi" bekannten tonischen Krämpfen einzelner Muskelgruppen sowie bei den mit Unrecht den Beschäftigungskrämpfen beigezählten Störungen der handwerksmäßigen Tätigkeit von Arbeitern (Tischlern, Schlossern, Metalldrechslern, Kellnern etc.) gehört nicht hierher. — Von wirklichen Beschäftigungskrämpfen sind u. a. noch Nähekrampf (spastische Kontraktur der Muskeln des Daumenballens und der Fingerbeuger), Melkerkrampf (Krampf des Beuge- und Streckmuskels des Vorderarmes *[Basedow]*), ferner Berufskrämpfe der Büglerinnen (Schmerzen im Gebiete des rechten Radialis und der Metakarpophalangealgelenke), Telegraphisten (Starrwerden der Hand bei der Bildung gewisser Buchstaben *[Onimus]*), der Zigarrenarbeiter (doppelseitiger, tonischer Beugekrampf sämtlicher Finger *[Berger]*), der Uhrmacher (tonische Krämpfe beider Hände; die eng aneinander gepreßten Finger wurden in den Metakarpophalangealgelenken gestreckt, während der leicht gebeugte Daumen sich in die Hohlhand einzog *[Berger]*), beobachtet worden.

sowie vier Fälle von „Tenniskrampf“, eines Leidens, das, bei Tennisspielern zumal nach häufiger und forcierter Anwendung des bec-hand-Schlages (bei stark supiniertem Vorderarm) auftretend, in heftigem Schmerze in der Gegend des Radio-humeral-Gelenkes[1]) besteht, der auch durch Druck auf das Capitulum radii hervorgerufen wird *(F. Bähr)*.

Hierher ist schließlich auch die „Akroparästhesie“, eine eigentümliche, an den Extremitäten, zumal den Händen, auftretende, von der Empfindung der Formikation bis zu Schmerzen sich steigernde, feinere Bewegungen hemmende Sensibilitätsneurose zu zählen, welche durch Massage und Gymnastik günstig beeinflußt wird.

2. Lähmungen.

Von den peripheren motorischen Lähmungen sind es einerseits die refrigeratorischen und postneuritischen[2]), andrerseits die traumatischen Paralysen und Paresen, bei welchen die mechanische Behandlung in Frage kommt. Dieselbe wird auch hier um so raschere Resultate ergeben, je früher sie herangezogen wird und je geringer die Läsion der Nerven und Muskeln ist.[3])

Ein Paradigma der ersten Gruppe bildet die Fazialislähmung. Die mechanische Behandlung dieser häufigsten peripheren Lähmung besteht in Erschütterung des Nervenstammes (unmittelbar nach seinem Austritte aus dem Foramen stylo-mastoideum) und in Streichung, Reibung, Knetung und milder Klopfung der von ihm versorgten Gesichtsmuskulatur.

Von den traumatischen Lähmungen ist es wohl die Schlaflähmung des N. radialis, die am häufigsten zur Behandlung kommt.

---

[1]) Diese Symptome sind mit den bei partiellen Rupturen der Trizepssehne auftretenden subjektiven und objektiven Erscheinungen nicht zu verwechseln. Ich habe solche Einrisse der genannten Sehne wiederholt bei kräftigen Tennisspielern gesehen, die, mit dem gestrecktem Arm zu gewaltigem Schlage ausholend, den Ball verfehlten und in die Luft schlugen. Sofortige Unfähigkeit, das Spiel fortzusetzen — subjektiv heftiger Schmerz, objektiv deutlich palpables Blutextravasat — unterscheiden diesen Unfall vom schleichend einsetzenden „Krampf“, Erscheinungen, die im Sportjargon unterschiedslos als „Tennisarm“ bezeichnet werden.

[2]) Die mechanische Behandlung der Neuritis selbst wird fast allgemein und mit Hinblick auf die anatomischen Grundlagen des Leidens nicht mit Unrecht widerraten. Indes kann nicht geleugnet werden, daß zarte, kunstgerecht ausgeführte Massage des betroffenen Teiles mit Berücksichtigung des Verlaufes der Nerven den Kranken erhebliche Erleichterung zu gewähren vermag, wie ich an mehreren Fällen mit unzweideutiger Diagnose erfahren habe. Nur vor kräftigen und länger als wenige Minuten währenden Manipulationen muß nachdrücklich gewarnt werden.

[3]) Daß die Herabsetzung der Nervenerregbarkeit ein prognostisch ungünstiges Moment darstellt, bedarf nicht der Hervorhebung; dasselbe gilt für die Entartungsreaktion der Muskulatur. Immerhin sollte man, wie *Wolzendorff* mit Recht betont, auch in diesen, jeder therapeutischen Bestrebung ungünstigen Fällen die ernährungsbefördernde Reizwirkung der Massage — eventuell gleichzeitig mit Galvanisation — versuchen, wenn man auch nicht daran denken wird, hierdurch der degenerativen Atrophie vorbeugen zu können. Bei dem derzeitigen Stande unserer Kenntnisse der feinsten Vorgänge im gelähmten Nerven und Muskel kann die Möglichkeit der Unterstützung von Regenerationsvorgängen in den gelähmten Teilen nicht schlankweg von der Hand gewiesen werden.

Die Technik ihrer mechanischen Behandlung bedarf nicht weiterer Erörterung.

Die hysterischen Paralysen werden am Schlusse dieses Kapitels, die toxischen Lähmungen in Kap. XVII Besprechung finden.

B. Erkrankungen des Zentralnervensystems.

Während Massage und Gymnastik bei zahlreichen Krankheitsformen der peripheren Nerven als direkte therapeutische Faktoren seit langer Zeit in Gebrauch gezogen werden, war der Mechanotherapie bei den Erkrankungen des Zentralnervensystems bis vor kurzem eine untergeordnetere Rolle zugewiesen. Sie wurde lediglich zur Behandlung einzelner Symptome und Folgestörungen des meist unheilbaren Leidens benutzt und leistete auch hier, am richtigen Orte und zur richtigen Zeit angewendet, gute Dienste.

Die neueren Anschauungen über die biologischen und pathologischen Vorgänge der Nervensubstanz, aus welchen die Aufstellung der „Neuronlehre“ resultierte, haben einer Form der Gymnastik, die wir „Übungstherapie“ nennen, in das Gebiet der Erkrankungen des Zentralnervensystems und deren Folgen Eingang verschafft. Sie ist berufen, die Koordination der Bewegungen therapeutisch zu beeinflussen und stellt daher eine Koordinationsübung dar, welche den noch vorhandenen Rest von Sensibilität und den Gesichtssinn für die Regulierung der Muskelbewegungen nutzbar macht *(Herz)*. „Wir vergleichen“ — sagt *Paul Jacob* — „die Rindenzentren mit einem Generalstabe, die anderen Zentren im Klein-Stammhirn und in der Medulla oblongata mit Unterabteilungen des Generalstabes und die verschiedenen Sinnesorgane: die Sensibilität, den Gesichtssinn, das Labyrinth etc. mit Truppen, über welche der gesamte Generalstab verfügt, um die Regulation der komplizierten Koordinationen in richtiger Weise zu bewerkstelligen. Seine Haupttruppe ist die Sensibilität; verliert er dieselbe vollkommen, d. h. besteht eine vollständige Anästhesie, so wird es ihm unter Umständen möglich sein, seine anderen Truppen in der Weise zu schulen, daß sie für die völlig verloren gegangenen Haupttruppen eintreten können. Dieser Satz findet seine Stütze darin, daß tatsächlich völlig anästhetische Patienten nicht ataktisch sind: bei diesen übernehmen der Gesichts- und andere Sinne völlig den Ersatz für die untergegangene Sensibilität. Wenn nun aber die Kerntruppe, die Sensibilität, in mangelhafter Weise funktioniert, so wird das auf die definitive Erreichung des Zieles einen weit schlechteren Einfluß ausüben, als wenn sie völlig verloren gegangen ist, da die von ihr begangenen Fehler die exakte Arbeit der anderen, gesunden Truppen verhindern. Hiermit stimmen die tausendfachen Ergebnisse der Beobachtungen an Tabikern sowie die durch Tierexperimente gewonnenen Resultate überein. Schließlich kann noch eine dritte Möglichkeit eintreten, daß nämlich der Generalstab selbst, d. h. die Rindenzentren, verloren gehen; dann wird den Truppen, wenn sie auch noch gesund sind, jede Direktive fehlen, und infolgedessen wird es nicht möglich sein, daß, wenn eine derselben funktionsunfähig wird, eine andere exakterweise dafür eintritt." Wir unterscheiden drei Formen der Übungstherapie: die bahnende, hemmende und kompensatorische. Während die „bahnende Übungsbehandlung" dort ihre Anzeigen findet, wo in der Bahn, die von der Hirnrinde zum Muskel zieht, ein Hindernis besteht, das sich dem Ablauf der Bewegungsvorgänge entgegenstellt, ohne daß eine vollständige anatomische Unterbrechung der Leitungsbahnen vorliegt, also bei Lähmungen, obliegt der hemmenden Übungstherapie die Unterdrückung störender Impulse (s. pag. 221); die Aufgabe der kompensatorischen Übungsbehandlung ist es, die Reste der durch die anatomische Läsion zum größten Teile verloren gegangenen Sensibilität durch vikariierende Heranziehung des Gesichtssinnes zu üben (Erziehung der motorischen Apparate).

Im folgenden sollen in großen Zügen die Anzeigen mechanischer Behandlung bei den Zentralerkrankungen Erörterung finden.

I. Gehirnerkrankungen.

Im allgemeinen Teile dieses Handbuches (pag. 109 u. f.) wurde der Einfluß besprochen, welchen die verschiedenen Formen der Muskelbewegung und Muskelarbeit auf das Zentralorgan ausüben, und betont, daß alle kombinierten Körperübungen gleichzeitig Übungen des Zentralnervensystems bedeuten. Auch für die Erklärung der Wirkungsweise der „bahnenden Übungsbehandlung" im Sinne der Neuronlehre sind an genannter Stelle Fingerzeige gegeben.

Daß die verschiedenen Arten heilgymnastischer Bewegung in verschiedener Weise auf die Hirnzentren einwirken, haben die schönen Untersuchungen *Grebners* (vgl. pag. 110) gelehrt, welcher mittelst *Exners* Neuramöbometer nachwies, daß die „Reaktionszeit" durch Förderungsbewegungen ausnahmslos, durch wohldosierte Widerstandsbewegungen bei bezüglich ihres Nervensystems intakten Individuen abgekürzt wird.

Während von diesen Erfahrungen bei der Behandlung der funktionellen Neurosen sowie bei der Beeinflussung des Schwachsinnes jugendlicher Individuen (*S. Kornfeld,* s. u.) Gebrauch gemacht wird, verwenden wir die günstigen Einflüsse der bahnenden Übungsbehandlung — wobei Hauptbahnen, die unwegsam geworden, durch Eröffnung von Seitenbahnen und Ausschleifung derselben zu Hauptbahnen ersetzt werden *(P. Lazarus)* — zur therapeutischen Beeinflussung zentraler (und funktioneller) Lähmungen der Extremitäten.[1])

Zu diesem Zwecke benutzen wir das Agens der Nachahmung, indem wir dem Patienten die Bewegung so oft zeigen, bis er dieselbe — anfangs sehr unvollständig — zu imitieren vermag, oder indem wir die intendierte Bewegung zunächst passiv (mit Hilfe der einschlägigen Apparate) vornehmen lassen, bei einseitigen Lähmungen die Methode der Mitbewegung, bei welcher der Kranke alle Bewegungen zunächst mit der gesunden Extremität, dann mit beiden Extremitäten ausführt, wobei sehr langsam von den einfachen Bewegungen zu immer komplizierteren vorgeschritten wird. Des weiteren verwenden wir hier mit großem Vorteil die Summation der Reize, wie sie Massage und Elektrotherapie erzeugen, um auf den motorischen Impuls bahnend einzuwirken, sowie den Auftrieb im Wasserbade in Form der „Kinesitherapeutischen Bäder“ *(Leyden, Edinger, Goldscheider)*, in welchen das Eigengewicht der Gliedmaßen erheblich vermindert und deren Bewegungen wesentlich erleichtert werden. Die Anzeigen der einzelnen Methoden und deren entsprechende Kombinationen, die Wahl der Apparate, deren Wechsel und Anwendung sind vom Charakter des Falles wie des Kranken abhängig und erheischen volle Sachkenntnis, Aufmerksamkeit und Gewandtheit seitens des Arztes.

Von sonstigen mechanischen Eingriffen ist es zunächst die Halsmassage, welche zumal in Verbindung mit methodischem Tiefatmen depletorisch auf hyperämische Zustände des Schädelinhaltes wirkt und daher bei Hyperämie des Gehirns und seiner Häute zur Anwendung kommt. Eine weitere Aufgabe erwächst der Mechanotherapie in der Nachbehandlung der Gehirnblutung und Embolie. Auch hier sind es die nach Hemiplegie zurückbleibenden peripheren Zirkulationsstörungen, Lähmungen und Kontrakturen, welche zu mechanischer Behandlung auffordern. Man würde aber fehlgehen, wollte man unmittelbar nach dem apoplektischen Insult zu dieser Behandlung schreiten. Erst nach Ablauf aller Reizerscheinungen, frühestens 5—6 Wochen nach dem Anfalle, darf mit methodischer Massage und Gymnastik, zumal der oben skizzierten „Übungstherapie“ begonnen werden, und auch dann hat man mit leichten Encheiresen und vorsichtigen passiven Bewegungen zu beginnen, allmählich erst Förderungs- und aktive Bewegungen versuchen zu lassen und diesen erst nach und nach zunächst minimale, allmählich steigende Widerstände einzuschalten.

---

[1]) Bezüglich der „hemmenden“ Übungsbehandlung, welche dort in Aktion zu treten hat, wo erhöhter Muskeltonus infolge Affektionen des Nervensystems (Athetose, Chorea, einzelne Formen von Beschäftigungskrämpfen, Intentionstremor, *Thomson*sche Krankheit) vorliegt, sei vorläufig bemerkt, daß es sich hier um streng eklektische Muskelbewegung bei künstlicher Ruhigstellung anderer Muskeln durch Fixationsverbände und intensive Aufmerksamkeitserregung des Patienten handelt. Bei der Jugend dieses Zweiges der Übungstherapie, der eigentlich eine Bahnung der Pyramidenfasern intendiert, ist ein abschließendes Urteil über dessen Leistungen derzeit unmöglich.

Indes ist es dringend geboten, schon nach Ablauf von 10 bis 14 Tagen nach dem Insulte mit manuellen passiven Bewegungen der Extremitäten zu beginnen, um das Zustandekommen der später so schwierig zu bekämpfenden sekundären Kontrakturen zu verhüten *(Geigel)*.

Man abduziert den Oberarm der gelähmten Seite möglichst weit, streckt Hand- und Fingergelenke, spreitzt die Finger, abduziert den Daumen, streckt den Unterschenkel und flektiert den Fuß dorsalwärts unter Hebung des äußeren Fußrandes. Es empfiehlt sich, den Patienten anzuweisen, mit den gesunden Extremitäten täglich 1—2mal durch 5—10 Minuten jene Bewegungen aktiv vorzunehmen, welche der Arzt an der gelähmten Seite einmal im Tage durch beiläufig dieselbe Zeit und unter Einhaltung der Ruhepausen unternimmt.

Über die spätere Behandlung der Kontrakturen s. Kap. XII.

II. Rückenmarkserkrankungen.

Weitaus zahlreicher sind die — wenngleich durchaus symptomatischen — Indikationen, welche die Erkrankungen des Rückenmarks der mechanischen Behandlungsmethode bieten. Die hervorstechendsten Symptome zahlreicher Formen spinaler Leiden, die Paraplegien, werden — abgesehen von der Beeinflussung der Nervenzentren durch die „Übung“ (s. o.) — durch diese Behandlung insofern günstig beeinflußt, als die Ernährung der gelähmten Muskeln durch Verbesserung der Zirkulation (durch Reibung und Streichung) und passive Anregung der Kontraktion von Muskelfasern (durch Knetung und Erschütterung) gefördert wird. Denselben günstigen Einfluß auf die Muskulatur besitzen Massage und Gymnastik bei den spinalen Lähmungen — zumal der Poliomyelitis anterior acuta der Kinder — in Verbindung mit Orthopädie, falls sie frühzeitig und beharrlich, oft jahrelang, angewendet werden. Es gelingt nicht selten, die Muskulatur in kaum erwarteter Weise zu kräftigen und hierdurch auch die sekundären Kontrakturen mit Erfolg zu bekämpfen, welche die nicht gelähmten Antagonisten gelähmter Muskeln betreffen. Minder gute Resultate gibt meiner Erfahrung nach die mechanische Behandlung der Poliomyelitis Erwachsener, der Myelitis und der progressiven Muskelatrophie, indes ist von einzelnen Autoren *(Wide, Kleen)* auch hier nach ausdauernder mechanischer Behandlung erhebliche Besserung beobachtet worden.

Mehrfache symptomatische Anzeigen bietet der mechanischen Behandlung die Tabes dorsalis dar, ohne daß selbstredend die Mechanotherapie, wie irgend eine andere Therapie, einen Einfluß auf das Grundleiden zu nehmen vermöchte. Wohl ist sie aber geeignet, den zumal im Initialstadium zuweilen auftretenden peripheren Lähmungen (Radialis-, Akzessorius-, Peroneuslähmung), den (seltenen) Muskelparesen wirksam zu begegnen, die so häufige Obstipation der Tabiker zu bekämpfen, die Blasenbeschwerden — wie ich in mehreren Fällen zu beobachten Gelegenheit hatte — durch Blasenerschütterung zu mildern und durch Erschütterung der Nervenstämme *(Mortimer Granville)* sowie durch die unblutige Dehnung der Ischiadici (vgl. pag. 199), welche hier mit Rücksicht auf die Brüchigkeit der Knochen äußerst vorsichtig unternommen werden muß, besonders heftige lanzinierende Schmerzen in den unteren Extremitäten herabzusetzen.[1]) Auch die Dehnung und Entlastung der Wirbelsäule durch ein mit seitlichen Schienen und verschiebbaren Achselkrücken versehenes Korsett ist als mechanisch-orthopädisches Adjuvans hier zu erwähnen.

Der wiederholt betonte Einfluß systematischer Muskelübung auf die motorischen Apparate sowie auf das die koordinatorische Kontrolle besorgende Muskelgefühl eröffnet der Gymnastik, und zwar der kompensatorischen Übungstherapie (s. o.), ein nicht undankbares Arbeitsfeld den tabetischen Ataxien sowie — wohl mit Ausschluß der zerebellaren Ataxien — den bei der peripherischen Neurotabes *(Déjérine)* auftretenden Koordinationsstörungen gegenüber.

Es ist das große Verdienst des Schweizer Arztes *S. Frenkel* in Heiden, gezeigt zu haben, „daß eine unter einfachsten Bedingungen festgestellte ataktische Bewegung durch Übung in eine vollkommen normale umgewandelt werden kann", und auf Grundlage dieser Tatsache und eines großen Materiales eine Methode angegeben zu haben, die er

„Übungsbehandlung der Ataxie",

Raymond „Reéducation des muscles", *Leyden* „Kompensatorische Übungstherapie" nennt. Letztere Bezeichnung wird dem Umstande gerecht, daß die Übungsbehandlung der auf Störungen der Sensibilität und Schädigung der Reflexbögen für Sehnenreflexe *(Tschiriew-Hering)* zurückzuführenden Ataxie (Theorie *Leyden-Goldscheider*) andere Sinne, vor allem den Gesichtssinn, heranzieht, um die ataktischen, unkoordinierten Bewegungen durch entsprechende, sehr häufig wiederholte und vom Auge des Kranken kontrollierte Übungen zu regeln. Die Methode *Frenkels* basiert daher, wie aus dem Gesagten hervorgeht, auf der *Leyden-Goldscheider*schen Lehre von der sensorischen Ataxie, und sind ihre Erfolge andrerseits geeignet, diese Theorie wesentlich zu kräftigen.

Nach *Frenkel* handelt es sich bei der Übungsbehandlung der Ataxie um Erziehung unserer motorischen Apparate. Hierbei

---

[1]) Der seinerzeit von *Langenbuch* gemeldete günstige Einfluß der Nervendehnung auf das Grundleiden selbst hat sich bekanntlich in der Folge nicht bestätigt.

spielt der Wille eine bedeutende Rolle. Wir glauben, desselben bei den oft komplizierten Bewegungen des täglichen Lebens entraten zu können, diese Bewegungen gleichsam automatisch auszuführen, solange unsere Sensibilität nicht gestört ist. Sobald eine solche Störung in der Peripherie erfolgt, erhöht sich die Anstrengung im Zentrum; dieselbe Bewegungsreihe, die bisher scheinbar ohne Willensanstrengung glatt ausgeführt wurde, bedarf nunmehr großer Aufmerksamkeit und Willenskraft. Es stellen daher auch die Übungen, die wir nach *Frenkel* mit unseren Ataktikern ausführen, nicht geringe Anforderungen an die Willenskraft und Aufmerksamkeit des Patienten.[1]) Sie verbessern scheinbar die herabgesetzte Sensibilität durch denselben Mechanismus, durch welchen die Sensibilität sich beim gesunden Menschen vervollkommnet. Die Wirkungsart dieser Behandlung ist indes dahin zu deuten, daß durch die „kompensatorische" Übungstherapie die regulierenden Zentralapparate dazu erzogen werden, sich mit einem Minimum sensibler Eindrücke zu begnügen.

Wir haben es daher bei dem *Frenkel*schen Verfahren nicht mit Gymnastik in der üblichen Auffassung des Wortes zu tun; es sind lediglich aktive, unter Kommando und Kontrolle des Arztes vorzunehmende, an die Beobachtungsgabe und Geduld des letzteren appellierende Übungen, welche stets jene Bewegungen betreffen, die im gegebenen Falle mangelhaft, schleudernd, bei geschlossenen Augen noch viel unvollkommener, zuweilen überhaupt nicht ausgeführt werden können. Die Muskelkraft des Patienten muß hierbei sorgfältig geschont, nicht etwa angestrengt werden. Diesen Übungen fügen wir in jüngster Zeit — wie es scheint, mit Vorteil — einzelne Bewegungen hinzu, welche neben Innervations- auch Antagonistenübung bezwecken.

Die Technik dieser Übungen ist nicht leicht. Für die oberen Extremitäten unterscheidet *Frenkel* drei Übungsstufen:

1. Einfache Bewegungen: *a)* Die Hand wird auf den Tisch gelegt, jeder Finger im Metakarpalgelenk gestreckt und gebeugt wie beim Klavierspiel. *b)* Jeder Finger soll in jedem einzelnen seiner Gelenke gebeugt und gestreckt werden, wobei die übrigen Gelenke möglichst ungebeugt bleiben. (Bei dieser teilweise unmöglichen Übung kommt es wesentlich auf die dabei aufgewendete Willensenergie an.) *c)* Die Hand wird mit gestreckten Fingern auf den Tisch gelegt, darauf der kleine Finger abduziert, dann der kleine und vierte zusammen, darauf die drei letzten usw. (Spreizübung).

2. Einfache koordinierte Bewegungen, bei welchen zwei oder mehrere Finger zusammen arbeiten: *a)* Der Daumen und je ein Finger nähern sich einander mit möglichst ausgiebiger Bewegung und berühren sich genau mit den Kuppen. *b)* Es wird angestrebt, daß sich die Kuppe eines Fingers und diejenige des Nachbarfingers

[1]) Jede Überanstrengung des Kranken muß durch Einschaltung größerer Pausen zwischen die einzelnen Übungen sowie durch sehr langsames Vorgehen vermieden werden. Wir bedürfen den Tabikern gegenüber ganz besonderer Vorsicht, weil diesen Kranken, wie gleichfalls *Frenkel* gefunden hat, das Ermüdungsgefühl fehlt. Objektiv gestattet sorgfältige Kontrolle der Pulsfrequenz Verhütung von Übermüdung.

berühren. (Auch beim Gesunden nur nach langer Mühe und unvollkommen ausführbar, aber ebenfalls wichtig wegen des intensiven Willensimpulses.) *c)* Die Fingerkuppe wird auf den Nagelrücken des Nachbarfingers gelegt.

3. Kombinierte Koordinationsbewegungen: Man kombiniert jede der eben beschriebenen Übungen mit Bewegungen im Hand-, darauf im Ellbogen- und Schultergelenk, indem nacheinander jede der möglichen Bewegungen: Flexion, Extension, Abduktion, Adduktion, Pronation, Supination und Rotation, mit jeder Fingerübung taktmäßig vereinigt wird. Dann werden die beiden oberen Extremitäten zu gemeinsamer Arbeit veranlaßt (Treffen der Fingerspitzen nach vorheriger horizontaler Ausbreitung der Arme u. dgl. m.). Die einzelnen Übungen müssen ein halbes bis mehrere dutzendmal

Fig. 157.

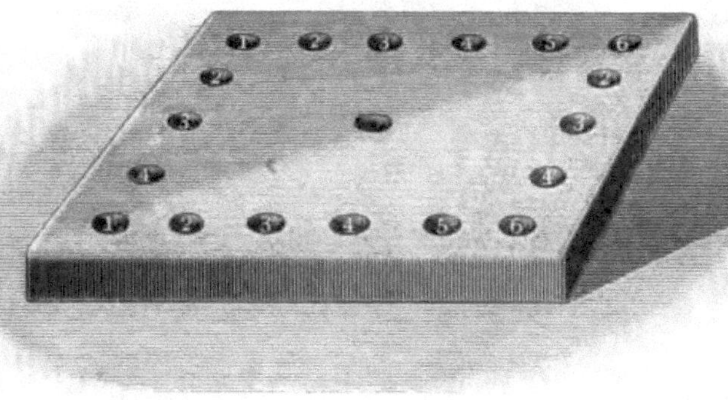

Fig. 158.

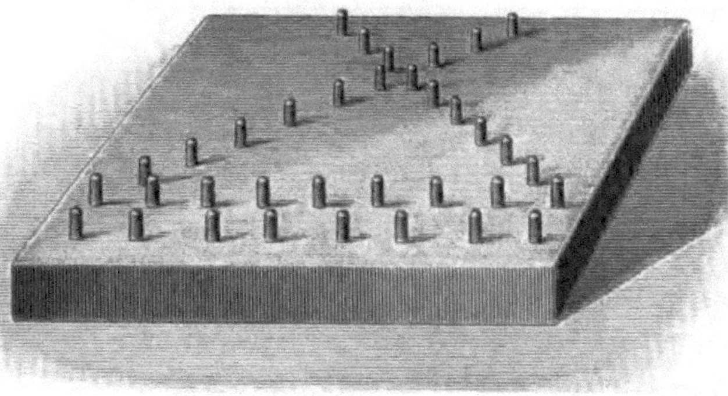

hintereinander sowohl mit der rechten wie mit der linken Extremität und bald mit offenen, bald mit geschlossenen Augen gemacht werden.

Um für sich und die Kranken über den Grad des Fortschrittes eine gewisse Kontrolle zu haben, hat *Frenkel* folgende Vorrichtungen ersonnen, an denen die Kranken nach einiger Zeit selbst üben können: *a)* Ein etwa 50 *cm* langes, dreieckiges Holzklötzchen wird so hergerichtet, daß die eine Längskante ganz scharf linealartig ist; die zweite Kante wird abgehobelt, so daß eine schmale Fläche entsteht; die dritte Kante wird so aufgefräst, daß sie eine konkave Fläche bildet. Der Kranke ergreift einen Bleistift wie zum Schreiben, stützt aber Arme und Hand nicht auf, sondern hält sie schwebend in der Luft und führt nun den Stift die Längskanten entlang (Übung der Schultermuskeln). Die Aufgabe besteht darin, mit der Hand bzw. dem Stift nicht über die durch die Kanten gegebenen Flächen auszufahren. Begonnen wird mit der ausgehöhlten Kante, zuletzt wird die schwerste, die scharfe Kante, vorgenommen. *b)* In einem Holzbrettchen (Fig. 157) sind in einer Entfernung von 3—4 *cm* voneinander runde, numerierte Vertiefungen angebracht von einem Durchmesser, daß etwa eine Fingerkuppe hineinpaßt. Der Kranke hebt und biegt den Arm soweit zurück, daß er die Hand nicht sehen kann; dann versucht er möglichst rasch, die Dellen mit der Kuppe eines Fingers auf Kommando zu treffen. *c)* Ein zweites Brett (Fig. 158) trägt in gewissen Abständen Zapfen, auf welche die Spitzen der gebeugten Finger gelegt werden, um in verschiedenen Kombinationen Lokomotionsversuche zu machen. *d)* Im Verlaufe der Behandlung findet ferners das „Steckbrett" (Fig. 159) Anwendung. Dasselbe besitzt eine größere Zahl regel-

Fig. 159.

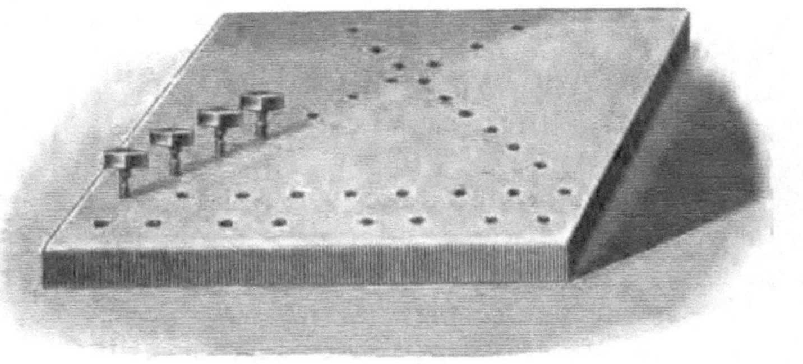

Fig. 160.

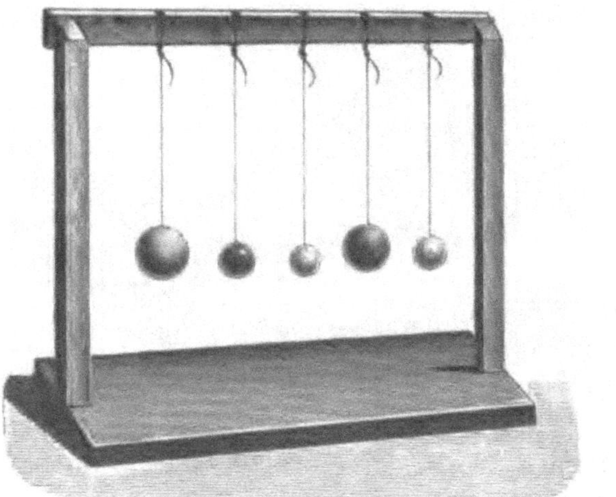

mäßig angeordneter Vertiefungen, in welche Metallstöpsel genau einpassen, wie man sie zur Stöpselung elektrischer Leitungen benützt. Patient wird angewiesen, die Stöpsel mit Daumen und Zeigefinger zu ergreifen und in die Löcher des Steckbrettes derart einzufügen, daß die Stöpselgriffe einander parallel oder in einer Linie etc. stehen. — Eine größere Anzahl von kreisrunden Holzscheiben von der Größe und Dicke verschiedener Münzen wird zum Geldzählen, Sortieren, Einwickeln und zur Größenschätzung benutzt. Vorlagen dienen zum Nachziehen mit dem Bleistift in vorgeschriebenen Abständen.

Recht sinnreich ist auch folgender, von *Frenkel* angegebener Apparat. An einem Holzgestell (Fig. 160) hängen an Schnüren mehrere in Größe und Farbe verschiedene

Bleikugeln. Man bringt eine dieser Kugeln, z. B. die größte, in pendelförmige Schwingungen und fordert den Kranken auf, dieselbe während ihrer Bewegung aufzufangen, ihm den Zeitpunkt des Fangens zunächst überlassend. Gewöhnlich sucht der Patient die Kugel in dem Augenblick zu ergreifen, in welchem sie im Begriffe ist, nach rückwärts zu schwingen, und erwartet diesen Moment mit gespannter Aufmerksamkeit und innervierten Armmuskeln. Später veranlaßt man den Kranken, einen minder günstigen Augenblick zu wählen, noch später läßt man ihn die Kugel auf Kommando ergreifen. Je kleiner die Kugel, desto schwieriger die Übung. Endlich bewegt man mehrere oder alle Kugeln gleichzeitig und bestimmt im Kommando die Farbe der zu erfassenden Kugel.

Die viel häufigere Ataxie der unteren Extremitäten wird durch Übungen im Liegen, Sitzen, Stehen und Gehen behandelt, die dem Grade der Ataxie sorgfältig angepaßt werden müssen. Im paraplektischen Stadium wird man sich zunächst mit Übungen in liegender Stellung des Kranken begnügen müssen. Man läßt denselben

Fig. 161.

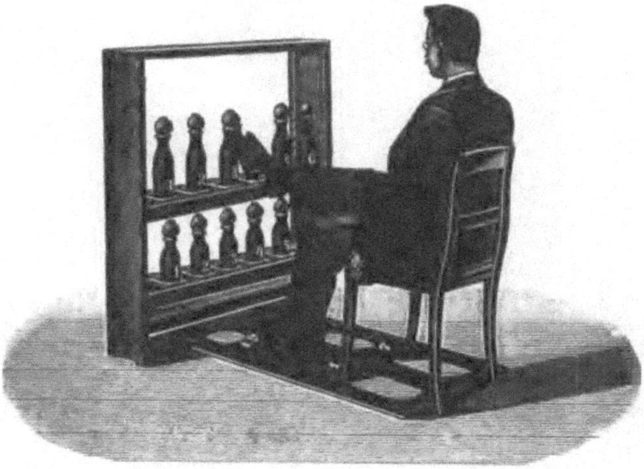

mit der Ferse des einen Fußes einzelne Stellen des anderen Beines berühren, die Beine heben und senken, beugen und strecken, abduzieren, adduzieren etc. und diese Übungen, auf deren korrekte, glatte Ausführung große Sorgfalt verwendet werden muß, zuerst unter Kontrolle des Gesichtssinnes des Patienten, dann bei geschlossenen Augen vornehmen. Diesen Übungen, bei welchen es sich nach *Goldscheider* anfangs empfiehlt, die Ober- und Unterschenkel durch die Hände eines Gehilfen unterstützen zu lassen oder durch Gegengewichte zu äquilibrieren [1]), folgen später Treffübungen der Fußspitze, Steh- eventuell Gehübungen. Bei den Kranken dieses Stadiums ist es sehr häufig vonnöten, erschlaffte Gelenke (Genu recurvatum) mit Stützapparaten zu versehen, um die Ausführung von Geh- oder Stehübungen zu ermöglichen.

Dieselben Unterstützungsmittel erheischt nicht selten das zweite Stadium der Ataxie, bei welchem die Kranken den typischen „schwankend-schleudernden Gang" zeigen und infolge früher vorgekommener Unfälle überaus ängstlich und mutlos geworden sind. Hier ist bei den Steh- und Gehversuchen die Anwesenheit eines oder zweier Gehilfen erforderlich, die in unmittelbarer Nähe des Kranken postiert sind, um ihn zu beruhigen und erforderlichen Falles aufzufangen.

---

[1]) Auch hier ließe sich der „Auftrieb" im Wasserbade (s. pag. 221), durch welchen die Eigenschwere der eingetauchten Glieder um das Gewicht der verdrängten Wassermenge vermindert wird, benützen, indem man die Übungen im Vollbade vornehmen läßt.

Im **ersten Stadium** der Ataxie, wo nur eine gewisse Unsicherheit der Bewegungen zu konstatieren ist, die sich bei Fehlen der Kontrolle durch den Gesichtssinn

Fig. 162.

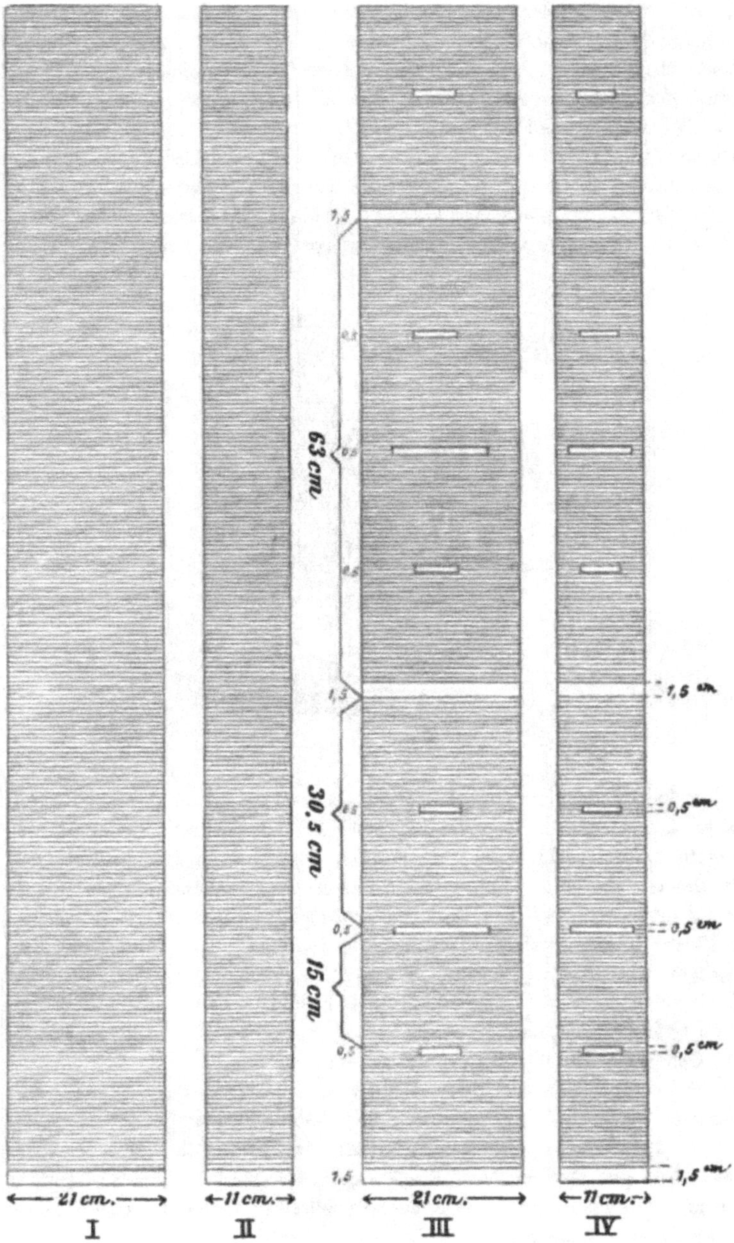

Maßstab 1 : 10. — Bodenzeichnungen (nach *Frenkel*).

— im Dunkeln — steigert, sind in jeder (besser in zwei Teile gesonderten) Sitzung Übungen im Liegen, Sitzen, Stehen und Gehen vorzunehmen. Die Übungen im Sitzen sind fast ausschließlich Treffübungen. Mit den Fußspitzen werden bestimmte Punkte irgend eines Gegenstandes, z. B. eines umgestürzten Stuhles, berührt. *Leyden* und *Jacob* haben zu demselben Zwecke einen Apparat angegeben, den sie „Fußkegelspiel“ (Fig. 161) nennen. Er besteht aus 12 Kegeln, die in zwei Etagen derart aufgestellt sind, daß der von der Fußspitze umgeworfene Kegel infolge Wirkung einer Spiralfeder in seine frühere Lage zurückschnellt. Die Kegel sind verschiedenfarbig numeriert. Gleichem Zwecke dient der von den genannten Autoren empfohlene Pendelapparat (Patient hat einen Fuß in einen Ring zu stecken, der mittelst einer Pendelstange an einem Scharnier nach allen Richtungen pendelt) und ihr „Gitterapparat“. An einem Holzgestelle sind vier horizontale Stoffstreifen und ebenso viele vertikale Stricke derart angebracht, daß sie 16, durch Verschiebung der Streifen und Stricke zu vergrößernde und zu verkleinernde Carreaux bilden, in welche der sitzende Patient seine Beine steckt. — Weitere Übungen dienen dem Zwecke, den Kranken in verschiedenen Stellungen seiner Beine stehen zu lehren, ihn im Aufstehen und Niedersetzen zu üben, und endlich in Gehübungen. Diese werden durch Benützung von Bodenzeichnungen methodisch gestaltet, die *Frenkel* angegeben hat. Wir verwenden folgende, von jedem Anstreicher auf Bretter-, Terazzo- oder Linoleumboden auszuführende Zeichnungen:

Fig. 163.

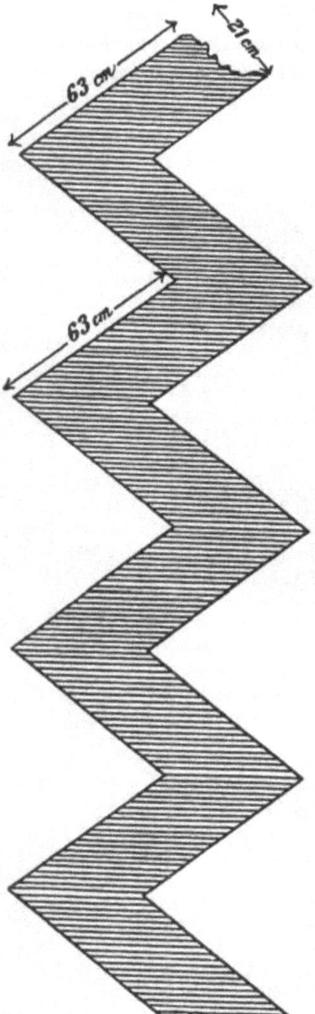

Zickzackstreifen (nach *Frenkel*).

I. Bodenzeichnung (Fig. 162 I): Schwarzer, die ganze Länge des Saales einnehmender Streifen von 21 *cm* Breite; die Breite entspricht etwa der Größe, welche zwei nebeneinander parallel stehende Füße in Stiefeln ausmachen.

II. Bodenzeichnung (Fig. 162 II): Schwarzer Streifen wie I, aber nur von 11 *cm* Breite.

III. Bodenzeichnung (Fig. 162 III): Ein wie Nr. I 21 *cm* breiter schwarzer Streifen wird durch in weißer Ölfarbe ausgeführte, 1·5 *cm* breite Querstriche in eine Anzahl Abschnitte von 63 *cm* Länge eingeteilt; d. h. ein weißer Streifen mit dem dazu gehörigen Abschnitt hat die Länge von 63 *cm* und wird als großer oder ganzer Schritt bezeichnet. Jede dieser großen Schrittlängen wird durch einen 0·5 *cm* breiten, nicht ganz durchgezogenen weißen Querstrich in zwei gleiche Teile geteilt. Jeder dieser Teile von etwa 30·5 *cm* Länge heißt ein halber Schritt. Die durch Halbierung dieser halben Schritte entstehenden Teile von 15 *cm* Länge werden Viertel- oder kleine Schritte genannt.

IV. Bodenzeichnung (Fig. 162 IV): 11 *cm* breiter Streifen mit gleicher Einteilung wie Nr. III.

V. Bodenzeichnung (Fig. 163): Zickzackstreifen. Die Anordnung ergibt sich aus der Figur. Die Breite beträgt, da sie zur Aufnahme der beiden, nebeneinander gestellten Füße dienen soll, ebenfalls 21 *cm*, die Länge der Seiten, entsprechend dem „großen Schritt", 63 *cm*. Man halte sich genau an die in der Zeichnung angegebenen Winkelgrößen, weil sonst die Achse der Zickzacklinie nicht parallel zu den Wänden des Übungssaales verläuft.

VI. Bodenzeichnung (Fig. 164): Die Fußspuren. Zur Aufzeichnung der Stiefelspur auf den Boden benütze man eine Schablone aus Pappe, mit welcher man durch Umdrehen die Umrisse des entsprechenden anderen Fußes herstellen kann. Man mache 6—10 hintereinander stehende Fußspurenpaare (nicht bloß 3, wie auf der Zeichnung angegeben). Die nach der umgekehrten Richtung weisenden Spuren sollen dem Übenden die Möglichkeit geben, auch auf dem Rückwege die Übung fortzusetzen.

Fig. 164.

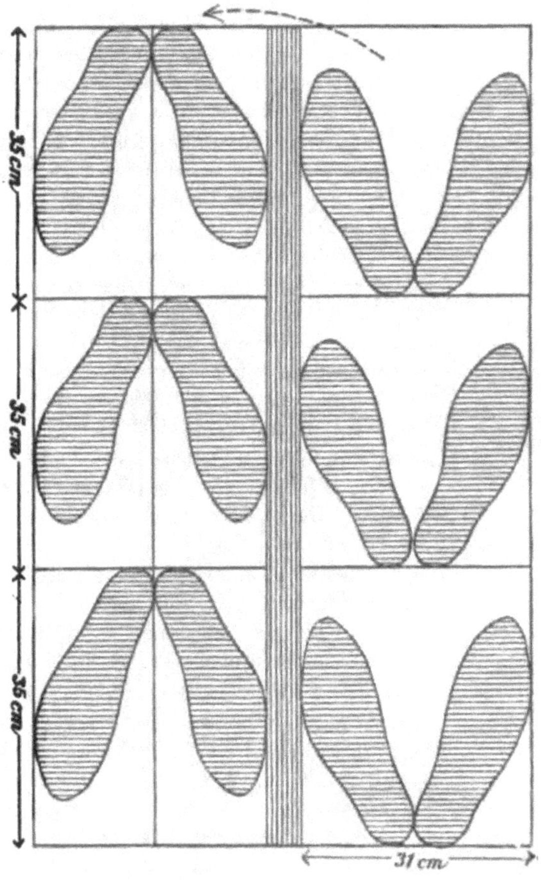

Maßstab 1 : 10. — Fußspuren (nach *Frenkel*).

VII. Bodenzeichnung (Fig. 165): Bodenzeichnung zur Erlernung des Umdrehens auf dem Platze. Das Schema links dient zur Umdrehung nach links, dasselbe rechts zur Umdrehung nach rechts. Die ganz ausgefüllten Fußspuren bedeuten die Ausgangsstellung vor der Bewegung. Bei der Drehung nach links vollzieht sich die Bewegung um den linken Fuß, dessen Absatz sich um sich selbst dreht, wie es in der Figur angegeben ist. Bei der Drehung nach rechts ist es natürlich der rechte Absatz, der sich um sich selbst dreht.

Für die Gehübungen wurden sowohl von *Goldscheider*, wie von *Leyden* und *Jacob* Apparate konstruiert, von letzterem eine Art Gehschule (Fig. 166), die aus einem stellbaren Barren behufs anfänglicher — zur Ermöglichung der wichtigen Rumpfübungen aber bald wegzulassender — Stütze für die Hände und einer Reihe rechteckiger Brettchen besteht, die durch Nuten und Federn in der Längs- und Querrichtung untereinander befestigt werden können. Auf diese Weise wird es dem Kranken ermöglicht, seinen Fuß behufs Ausführung eines Schrittes auf eine abgegrenzte, ihm deutlich sichtbare Stelle des Bodens zu setzen, so daß eine dem Schritte vorhergehende, entsprechende Willensempfindung erfolgt. Gleich *Goldscheider* möchte ich warm empfehlen, bei allen Gehübungen

Fig. 165.

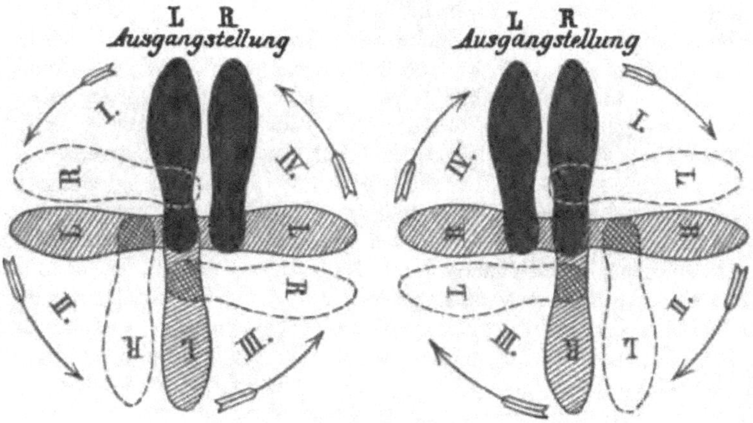

Bodenzeichnung zum Erlernen des Umdrehens auf dem Platze (nach *Frenkel*).

Fig. 166.

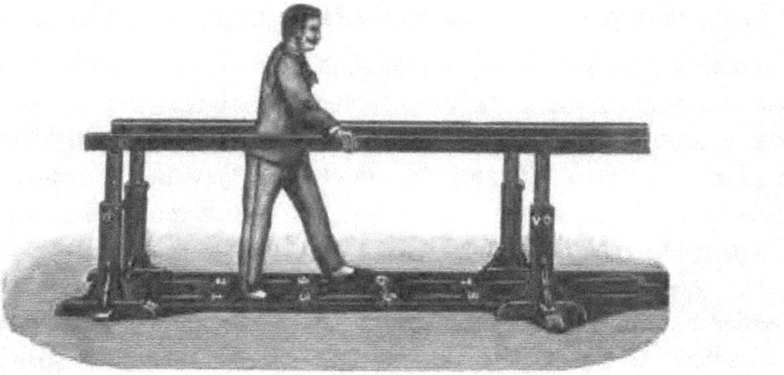

das Abwickeln des Fußes mittelst Erheben der Ferse und das Gehen in leichter Kniebeuge üben zu lassen. Durch Kombination der Brettchen und Einlagen können verschiedene Gangarten geübt werden. — Die gleichfalls von *Leyden* und *Jacob* konstruierte „Übungstreppe" besitzt mehrere auf- und absteigende Stufen, die beliebig erhöht werden können, und ein Geländer. Auf den Stufen befestigte Hölzer zwingen den Patienten, die Fußspitzen korrekt auswärts zu setzen.[1])

[1]) *Frenkel* selbst erklärt Apparate für die Übungsbehandlung der Ataxie der Unterextremitäten für unnötig. *Leyden*, *Jacob* u. a. empfehlen ihren Gebrauch, da sie dank der Abwechslung, die sie in die recht eintönige Übungsbehandlung bringen, den Kranken psychisch günstig beeinflussen und letzterem selbst ermöglichen, der erzielten Fortschritte sich zu freuen.

Des weiteren lassen wir die Patienten an den *Herz*schen „Selbsthemmungsapparaten“ (s. pag. 72) einzelne Bewegungen der Ober- und Unterextremitäten, jedoch behufs Vermeidung von Ermüdung in sehr geringer Zahl (1—2 Apparate zu 5—8 Bewegungen), vornehmen.

Behufs Bekämpfung der Hypotonie der Muskulatur kommt neben der Übungsbehandlung methodische Massage, eventuell auch Faradisation der Muskulatur zur Anwendung. Dagegen ist vor der Anwendung von Widerstandsbewegungen, mögen dieselben manuell oder maschinell ausgeführt werden, mit Rücksicht auf das den Tabikern fehlende Ermüdungsgefühl (s. o.) zu warnen.

Kontraindiziert ist die Methode vor allem bei jenen Kranken, welchen heftigere Bewegungen überhaupt schädlich sein können: Ataktiker mit schlechtem Allgemeinzustande, schweren Organerkrankungen, hochgradigen Erkrankungen der Gelenke und Brüchigkeit der Knochen. Blindheit — tabische Amaurose — schließt die *Frenkel*sche Behandlung aus, weil wir, wie aus Vorstehendem erhellt, der Kontrolle des Auges nicht entraten können; psychische Störungen, weil wir der vollen Intelligenz des Kranken bedürfen. Eine weitere Gegenanzeige bilden jene Fälle, bei welchen die Erscheinungen der spinalen Meningitis das Krankheitsbild beherrschen.

Die von mir seit Jahren — bisher an 63 Ataktikern — geübte Methode bietet, Intelligenz und Beharrlichkeit des Kranken und entsprechende Auswahl der Fälle vorausgesetzt, befriedigende Resultate. Ein abschließendes Urteil über ihren Wert wird wohl erst die nächste Zeit ergeben, da die *Frenkel*sche Übungsbehandlung erst in den letzten Jahren in weitere ärztliche Kreise Eingang gefunden hat.[1]) Wer sich mit ihr beschäftigt, muß ihre Technik voll beherrschen und sich vor schablonenmäßigem Vorgehen hüten.

C. Neurosen ohne bekannte anatomische Grundlage.

Schon bei der Erörterung der Mechanotherapie der Gelenkneurosen, die wir aus äußeren Gründen in dem den Neuralgien gewidmeten Abschnitte dieses Kapitels besprochen haben, wurde auf die Schwierigkeiten der objektiven Deutung der therapeutischen Beeinflussung von Erkrankungen hingewiesen, bei welchen jedwede vom Arzte selbst geübte Encheirese sicherlich einen weit intensiveren psychischen Eindruck auszuüben geeignet ist, als die bloße Verordnung von Medikamenten oder anderen somatischen Kuren durch letzteren, ohne intimeren Kontakt zwischen Arzt und dem für psychische Einwirkungen ungewöhnlich empfänglichen Kranken. In gleichem, zum Teile vielleicht erhöhtem Maße gilt dies für die kritische Beurteilung der mechanischen Behandlung der funktionellen Neurosen, welche bei Ärzten und Kranken so häufig entweder unmotiviertem Enthusiasmus oder nicht minder grundloser Verurteilung begegnet.

---

[1]) *M. Faure* (Paris), der über ein großes Material verfügt, berichtete dem Madrider internationalen medizinischen Kongresse, daß im Jahre 1902 84 Ataktiker von ihm der Übungsbehandlung unterzogen wurden, und zwar mit vollem Erfolge bei 32%, mit teilweisem Erfolge bei 68% jener 59 Kranken, die sich der Behandlung mit Ernst und Beharrlichkeit unterzogen haben.

Wenn wir die häufigste uns begegnende Neurose zum Gegenstand der Besprechung wählen, die Neurasthenie, so muß zunächst eingeräumt werden, daß der häufige Kontakt zwischen dem Kranken und dem Arzte, der die mechanischen Heilmethoden selbst ausübt, zweifelsohne als ein mächtiger psychischer Faktor in die Wagschale fällt. Wissen wir doch, daß der Neurastheniker schon durch die ungestörte Schilderung der ihn beängstigenden und belästigenden Symptome sich wesentlich erleichtert fühlt, und können wir täglich beobachten, daß dieselben Verordnungen und Eingriffe, von verschiedenen Ärzten an demselben Individuum angewendet, nicht selten verschiedene Effekte erzielen. Immerhin möchte ich die unleugbar günstige Beeinflussung einzelner und gerade recht lästiger und quälender neurasthenischer Symptome durch Massage und Gymnastik nicht ausschließlich als auf Suggestivwirkung beruhend erklärt wissen, wenn ich auch zugeben muß, daß eine der ersten Bedingungen für die zweckdienliche mechanische Behandlung solcher Patienten ein gewisses Vertrauen in die Person und — in unserem Falle — wohl auch in die Technik des Arztes schon aus dem Grunde bildet, weil gerade Neurasthenikern im anderen Falle die für die mechanische Behandlung nötige Geduld und Ausdauer mangelt.

Dies vorausgeschickt, sei nunmehr die mechanische Behandlung der Neurasthenie kurz besprochen. Es empfiehlt sich wohl, in erster Linie die bei dem vorliegenden Falle in den Vordergrund tretenden Symptome zu bekämpfen, hierbei aber dem Ernährungszustande des Kranken sowie seiner „Konstitution“ volle Aufmerksamkeit zu schenken. Die Massage wird vorteilhaft in Form der allgemeinen Körpermassage (vgl. Kap. III, pag. 42) vorgenommen, hierbei jedoch sorgfältig individualisierend verfahren. Sind es z. B. vasomotorische und Zirkulationsstörungen, welche eine der Hauptklagen des Patienten bilden (allgemeine Kälte, kalte Hände und Füße, Hyperidrosis einzelner Körperteile), so wird die Streichung und Reibung der Haut, eventuell, um die thermische Wirkung dieser Manipulation zur Geltung zu bringen, ohne oder mit nur sehr geringer Einfettung, besonders sorgfältig geübt und mit kräftigen aktiven und duplizierten Bewegungen der Extremitäten verbunden. Bei niedrigem Blutdruck kann von der bekannten blutdruckerhöhenden Wirkung der Bauchmassage Gebrauch gemacht werden, welche in jenen zahlreichen Fällen von Neurasthenie, die mit atonischer Stuhlträgheit und Magendilatation einhergehen, in Verbindung mit entsprechender Gymnastik (s. Kap. X) in den Vordergrund tritt.

Magen- und Herzneurosen erfordern entsprechende, in den einschlägigen Abschnitten dieses Buches eingehend geschilderte Encheiresen. Das Gefühl körperlicher Schwäche und Hinfälligkeit, leichter Ermüdung wird durch methodische Muskelknetung und -Klopfung sowie durch mit steigenden Widerständen ausgeführte duplizierte Bewegungen in der überwiegenden Mehrzahl der Fälle günstig beeinflußt. — Gegen die häufigen neurasthenischen Symptome des Kopfdruckes, Schwindels und der Schlaflosigkeit, welche in Schweden seit langem mittelst manueller Erschütterungen behandelt werden, wurde in den letzten Jahren seines Lebens von *Charcot* die Erschütterung mittelst eines von *Gilles de la Tourette* konstruierten Apparates, des „Zitterhelms“ (Casque vibrant), empfohlen[1]), der aus zahlreichen, den Kopf des Patienten umgebenden Plättchen zusammengesetzt ist, welche durch einen kleinen, auf der Oberfläche des Helms befestigten Motor (derselbe macht 600 Umdrehungen in der Minute) in lebhafte und rasche Schwingungen versetzt werden, die sie der Schädeloberfläche mitteilen. 6—8 Minuten nach der Applikation hat man, wie *Charcot* mitteilt, das Gefühl der Ermüdung und Schläfrigkeit, wozu wohl auch das von dem Apparate erzeugte eintönige summende Geräusch beitragen mag. Der *Charcot*sche Zitterhelm läßt sich im übrigen durch manuelle Erschütterung des Kraniums mittelst der aufgelegten Flachhände sowie durch *Herzs* Erschütterungsapparate („Vibrationsbett“), *Zanders* Apparat F 1 (große Pelotte) und entsprechende Anwendung des Vibrators mit breiter gepolsterter Pelotte ersetzen. Bei erethischen Neurasthenikern spielt ferner die stets beruhigende Anwendung der „Förderungsapparate“ eine wichtige Rolle.

In noch erhöhterem Grade als bei der Neurasthenie kommt bei der Hysterie neben der mechanischen die Suggestivwirkung zur Geltung. Hier sind es außer den sonstigen, den neurasthenischen Beschwerden verwandten Symptomen namentlich die Anästhesien und Hyperästhesien, bei welchen Reibung und Streichung ihre Anzeige finden, während die hysterischen Lähmungen methodische Muskelmassage in Verbindung mit systematischer Muskelübung in Gestalt von passiven, Förderungs-, später aktiven Bewegungen und (nur allmählich und den Kranken unmerklich an Kraft zunehmenden) Widerstandsbewegungen erheischen, bei der Behandlung der Kontrakturen neben Knetung, Walkung und Klopfung der Muskeln zunächst passive, später duplizierte Bewegungen und methodisches Heilturnen in Frage kommt.

Eine weitere Aufgabe erwächst der Massage und Gymnastik als Adjuvans bei der den anämischen und mageren Neurasthenikern und Hysterikern so häufig mit Erfolg empfohlenen *Weir-Mitchell*schen Mastkur, bei welcher die mechanische Behandlung die Aufgabe hat, einerseits zirkulationsverbessernd zu wirken, andrerseits die durch wochenlange Bettruhe der Übung entbehrende Muskulatur der Kranken zu kräftigen.

Ein weites Feld der Tätigkeit findet die mechanische Behandlungsmethode, vor allem die „hemmende“ und „kompensatorische“ Übungsbehandlung, später die Gymnastik in Form der Widerstandsbewegung, bei der Chorea minor. Zuerst von englischen Ärzten (*E. Darwin,* 1799) sowie in Schweden geübt, wurde die mechanische Behandlung der Chorea von französischen Autoren (*Laisné* u. a.) warm empfohlen, da sie geeignet erscheint, die Hebung der Willenskraft zu

---

[1]) „La vibration agit en faisant disparaitre, d'abord les symptômes céphaliques, en particulier les vertiges et le casque douloureux si spécial à cette affection . . . Il n'est pas douteux, que la vibration ainsi pratiquée ne soit un sédativ puissant du système nerveux.“

bewirken *(Bond)* und damit der wichtigsten therapeutischen Indikation dieses Leidens zu entsprechen. „Il faut rendre les contractions sous la puissance de la volonté“, lehrt *Sée*, der bekannte Vertreter der rheumatischen Ätiologie dieser Neurose.

Zweifelsohne ist methodische Nerven- und Muskelübung unter steter Kontrolle des Arztes geeignet, der „Folie musculaire“ *(Bouillard)* mit Erfolg entgegenzutreten, wenn ohne Überanstrengung der Kranken zielbewußt vorgegangen wird. Es handelt sich, gleichwie bei der mechanischen Behandlung der tabischen Ataxie, auch hier wohl zunächst um Übung der Koordination.

Man beginnt mit passiven Bewegungen in Verbindung mit Streichung und Knetung der Muskulatur der choreatisch bewegten Extremitäten (behufs Begünstigung der Ernährung dieser Teile). Die nächste Behandlungsstufe besteht in taktmäßig auf Kommando ausgeführten, möglichst im Vereine mit anderen Besuchern des Gymnastiksaales[1]) vorzunehmenden Aktivbewegungen, welche mit regelmäßigem Tiefatmen kombiniert werden. Nach etwa 8- bis 10tägiger Behandlung kann man zunächst zu „Selbsthemmungs-“ und „Förderungsbewegungen“, in etwa einer weiteren Woche zu Widerstandsbewegungen übergehen, welche zunächst mit sehr geringen, kaum merkbaren Widerständen vorgenommen werden und bei welchen Kopf-, Arm-, Rumpf- und Beinübungen regelmäßig und mit Einschaltung entsprechend langer Pausen abwechseln. Daneben Fortsetzung der Massage sowie der passiven und aktiven Bewegungen.

Die Erfahrung, daß an Paralysis agitans Leidende sich im schüttelnden Eisenbahnwagen wohler fühlen und daß die relative Besserung ihres Zustandes die Reise nicht selten einige Tage überdauert, veranlaßte *Charcot* seinerzeit zur Konstruktion des pag. 184 erwähnten „Fauteuil trépidant“, dessen konsequente Anwendung bei der *Parkinson*schen Krankheit in der Tat von Erfolg begleitet sein soll. Dasselbe wird im übrigen von dem in neuester Zeit von *M. Herz* konstruierten, vortrefflich funktionierenden „Vibrationsbett“ (Apparat E_2 seiner Sammlung) übertroffen. Man wird außerdem den Versuch machen, die motorische Schwäche der vom Leiden befallenen Extremitäten sowie die Muskelspasmen durch Massage und vorsichtige Gymnastik zu bekämpfen und durch allmähliches, konsequentes Vorgehen unter Anwendung zunächst passiver Bewegungen zumal der Extensoren, denen man langsam Förderungs- und leichte Widerstandsbewegungen (letztere nach *Friedländer* in jenen Fällen, wo Tremor und Rigidität durch Willensimpuls vorüber-

[1]) Wie *Nebel* hervorhebt, sprechen die Erfahrungen in den schwedischen gymnastischen Instituten, sowie jene in den Pariser Hospitälern gegen die Gefahr der Ansteckung durch Nachahmung. Hingegen ist es zweifellos, daß das Bestreben des choreatischen Kindes, es seinen Gefährten in der Gymnastikstunde bezüglich der korrekten Ausführung der Bewegungen gleichzutun, den Zweck der Übungs- und heilgymnastischen Behandlung der Chorea (gleich jener der Ataxie überhaupt) zu fördern geeignet ist.

gehend gehemmt werden können) beigesellt, ferner durch Gehübungen (bei Propulsion Rückwärts- und Seitwärtsgehen) und Übungen der oberen Extremitäten Besserungen erzielen *(Friedländer, Lasarew)*. Meine eigenen Beobachtungen sprechen für die Anwendung wohldosierter mechanischer Therapie der Paralysis agitans.

Anhangsweise sei noch verzeichnet, daß einzelne, zumeist italienische Ärzte auch bei der Behandlung der Psychosen von dem die Ernährung der Gewebe und den Stoffwechsel begünstigenden Einflusse der Massage Gebrauch gemacht haben. Mit der Hebung des Ernährungszustandes sah *Guicciardi* Besserung der Erschöpfungs- und Depressionszustände, des Stupors eintreten, und *Morselli*, welcher die Priorität der Erschütterungstherapie bei Neurosen für die italienische Schule, speziell für *Maggiorani*, reklamiert, konnte einen günstigen Einfluß der Vibrationen auf Psychosen beobachten, die mit lokalen Symptomen (Neuralgien) einhergehen, während er dieselben bei allen Formen der Manie, mit Ausnahme der hysterischen, bei der mit Angstzuständen einhergehenden Melancholie, bei epileptischen Psychosen sowie bei den mit akustischen Halluzinationen behafteten Kranken für kontraindiziert erklärt. — Über den günstigen Einfluß der „bahnenden" Übungsbehandlung auf demente Individuen *(S. Kornfeld)* haben wir oben (s. pag. 220) gesprochen.

KAPITEL XII.

Erkrankungen und Verletzungen des Bewegungsapparates.

(Muskeln, Faszien, Sehnen und Sehnenscheiden, Gelenke und Knochen.)

Keine Krankheitsgruppe hat sich die Mechanotherapie in solchem Maße tributpflichtig gemacht wie die entzündlichen und traumatischen Erkrankungen des Bewegungsapparates. Die relativ leichte Zugänglichkeit der Organe, welche der Bewegung dienen, sowie die Möglichkeit, dieselben durch Massage und Gymnastik unmittelbar zu beeinflussen, prädestinieren eine große Zahl pathologischer Störungen für die direkte mechanische Einwirkung dieser Heilmethode, welche daher auch dort ausgebreitete Anwendung gefunden hat, wo man der Massage und Gymnastik nicht gerade sympathisch gegenübersteht. Die Erkenntnis des großen Wertes mechanischer Behandlung zahlreicher Verletzungen und Erkrankungen der Muskeln, Sehnen, Gelenke und Knochen, der raschen Wiederherstellung der gestörten Funktion dieser Teile durch Massage und Gymnastik hat der Methode schon vor Dezennien die

Türen der chirurgischen Stationen Mitteleuropas geöffnet und ihre Anwendung in der Therapie und Nachbehandlung der genannten Störungen gefestigt. So ist es denn gekommen, daß der nicht immer geebnete Weg, den die Mechanotherapie bei uns genommen hat, durch die chirurgischen Krankensäle geführt und erst von hier aus seine Fortsetzung auch in andere Gebiete der Pathologie gefunden hat. Leider wird unsere Heilmethode gerade hier um ihre besten Erfolge gebracht, weil sie — innerhalb und außerhalb der Krankenhäuser — noch immer nicht frühzeitig genug zur Anwendung gelangt. Man hat sich so daran gewöhnt, die Massage und Gymnastik neben Elektrotherapie, Bäderbehandlung etc. als wirksames Agens ausschließlich für die Nachbehandlung aufzusparen, daß bei gegebener Indikation sehr häufig die günstigste Zeit für die mechanische Methode versäumt und die Behandlungsdauer zweifach verlängert wird: einerseits durch den Verzicht auf die Anwendung der bei frischen Fällen mit verdoppeltem Effekte wirksamen Mechanotherapie in frühen Stadien der Verletzung oder Erkrankung, andrerseits durch den Umstand, daß bereits wohlorganisierte Krankheitsprodukte (nach wochenlanger Dauer der Behandlung) eine erheblich längere Anwendung der Methode erheischen. Wir werden im nachfolgenden wiederholt Gelegenheit haben, auf dieses Versäumnis hinzuweisen, welches bei der Behandlung Unfallverletzter in der Ära der Zwangsversicherung der Arbeiter eine geradezu nationalökonomische Bedeutung besitzt.[1])

Zumal die „mobilisierende" Behandlung der Knochenbrüche, d. i. die Benutzung der mechanischen Therapie vor beziehungsweise unmittelbar nach dem Zustandekommen der Knochenkonsolidierung (s. u.), ist schon mit Rücksicht auf die Gleichgültigkeit, mit welcher der Unfallverletzte nicht selten der funktionellen Restitution des verletzten Gliedes entgegensieht [2]), ja zuweilen dieselbe im Hinblick auf die ihm winkende „Rente" zu verhindern strebt, geeignet, einen hervorragenden Platz in der Unfallheilkunde zu beanspruchen, einen Platz, den sie dort, wo die Zwangsbehandlung Unfallverletzter gesetzlich normiert ist (wie in Deutschland), bereits behauptet.

---

[1]) Einer sehr bemerkenswerten statistischen Arbeit *Haags* „Über den Nutzen der mediko-mechanischen Nachbehandlung" entnehmen wir, daß bei 216 Unfallverletzten (122 stationär und 94 ambulatorisch behandelten) die in Zahlen (nach einem von *Haag* benutzten Schlüssel) berechnete Besserung 90·73% betrug, wobei die volle Einbuße an Erwerbsfähigkeit mit 100% angenommen wurde. Nachdem 1% Erwerbsfähigkeit einen Kapitalswert von M. 7473 darstellt, so kostete ein erspartes Prozent M. 3·35. Auf M. 1 erspartes Rentenkapital kommt also ein Behandlungsaufwand von 4·5—5·0 Pf. Durch Verausgabung von M. 31.734·70 wurde daher ein Kapital von M. 707.917·20 erspart. Der Reingewinn betrug mithin M. 676.182·59. Die Durchschnittsbesserung pro Tag und Kopf war 0·83% und 1% der Besserung kostete M. 3·46.

[2]) „Während früher — sagt *Gerstein* treffend — mit Beendigung des Empfanges des Krankengeldes (nach 20 Wochen) die Zeit des Feierns aufhörte, die Not zur Arbeit zwang und die schmerzhaften Gelenke durch Übung bei der Arbeit die Steifigkeit verloren, die Muskulatur gekräftigt wurde, wartet es jetzt der Verletzte mit Seelenruhe ab, ob sich die Steifigkeit von selbst verliert, die Muskeln durch Schonung und Ruhe sich kräftigen."

I. Muskeln, Faszien, Sehnen und Sehnenscheiden.

Wir beginnen diesen Abschnitt mit der Besprechung der traumatischen Muskeldistraktion, der Muskelzerrung, welche nicht selten mit Ruptur einzelner Muskelfibrillen verbunden ist, weil gerade hier die unmittelbare oder doch sehr bald nach der Verletzung angewendete Massage und Gymnastik ganz außerordentlich präzise und rasche Dienste leisten. Wenn ein Mensch durch eine rasche Rumpfbewegung bei fixierten Beinen eine Distraktion der Erectores trunci — eine „traumatische Lumbago" — erleidet, deren Zustandekommen sich durch eine heftige, blitzartig einsetzende Schmerzempfindung in der Lendengegend äußert, so wird die sofortige Untersuchung das Vorhandensein einer mehr weniger deutlichen, druckempfindlichen Geschwulst an der Stelle der Distraktion ergeben; wir haben es mit einem intramuskulären Blutaustritte zu tun, dessen rasche und vollständige Resorption der kausalen Indikation entspricht. Eine solch prompte Resorption des Extravasates wird durch kein therapeutisches Agens auch nur annähernd erzielt, als durch Reibung und Streichung der Geschwulst, da, wie wir aus der Darstellung der physiologischen Wirkung dieser Handgriffe (s. pag. 73 u. ff.) wissen, der erstgenannte die grobmechanische Verkleinerung der Blutkoagula, der letztgenannte die Ausbreitung derselben auf eine größere Resorptionsfläche besorgt. Die gleichzeitig angewandten gymnastischen Passiv- und Aktivbewegungen begünstigen durch die hierbei auftretende Pumpwirkung der sich kontrahierenden Muskeln die Aufsaugung und verhindern durch den auf den verletzten Muskel ausgeübten Zwang, sich zusammenzuziehen, die so leicht auftretende Atrophie und Insuffizienz desselben.

In ähnlicher Lage befinden wir uns der chronischen Muskelentzündung, der Myositis (richtiger „Myitis") chronica, gegenüber, welche, zumeist wohl eine Entzündung des intermuskulären Bindegewebes darstellend, einerseits als Residuum einer Verletzung des Muskels, andrerseits als Ausdruck einer „rheumatischen" Affektion desselben, endlich im Gefolge von Arthritiden zur Beobachtung gelangt, bei welchen sich der Entzündungsprozeß auf die dem Gelenke benachbarten Muskeln, zumal die Strecker und Heber (Deltoideus, Supra- und Infraspinatus, Pectoralis major; Quadriceps cruris; Glutaei) fortpflanzt und im Vereine mit der noch immer vielfach zu lange eingehaltenen Ruhigstellung des Gliedes zu raschem Schwunde eines Teiles des Muskelgewebes und Atrophie des Muskels führt.[1]) Wie früher (pag. 210)

[1]) Ein seltener Ausgang der Myositis fibrosa ist die Muskelschwiele *(Froriep, Virchow)*, deren „Zerteilung" durch warme Kataplasmen und deren Zerquetschung und Sprengung in Narkose unter „intensivster" Massage mit folgender milder Massage *Niehans* empfiehlt; einen nicht minder seltenen Ausgang, die Myositis ossificans, stellt die

hervorgehoben, bilden die Myitiden auch eine der häufigsten Ursachen der Beschäftigungskrämpfe, Residuen nicht selten die Veranlassung zu Neuralgien (vgl. pag. 206). Während angesichts der Muskeldistraktion die mechanische Behandlung relativ leichtes Spiel hat, werden dieselben Handgriffe, welche dort in so prompter Weise zur Fortschaffung des Krankheitsproduktes und damit zur anatomischen und funktionellen Heilung führen, hier, wie stets in chronischen, mit organisierten Krankheitsprodukten einhergehenden Erkrankungen, nur sehr langsam, in zahlreichen, prolongierten Sitzungen zum Ziele gelangen, das zuweilen lediglich in Besserung des Zustandes, sowohl quoad laesionem wie quoad functionem besteht.[1])

Während uns bei den vorstehend besprochenen Muskelerkrankungen das pathologisch-anatomische Substrat der Erkrankung bekannt ist, stehen wir der wohl häufigsten Krankheit des Muskelsystems, dem Muskelrheumatismus, minder sicher gegenüber. Hier befinden wir uns noch auf rein hypothetischem Boden[2]) und müssen uns damit begnügen, die Empirie zur Richtschnur unseres therapeutischen Handelns zu nehmen. Dieselbe verweist uns auf die mechanische Behandlung des rheumatischen Muskelschmerzes und der Muskelinsuffizienz, von welcher es wohl dahingestellt bleiben mag, ob sie, wie man anzunehmen allen Grund hat, die Folge des bei jedem Versuche einer Kontraktion des Muskels auftretenden Schmerzes oder eine auf die gemeinsame Ursache zurückzuführende Erscheinung ist. Die Erfahrung lehrt uns, daß in frischen Fällen Massage und Gymnastik imstande sind, die Muskelschmerzen und Bewegungsstörungen in wenigen Sitzungen zu beseitigen, daß aber in jenen Fällen, welche erst längere Zeit (1—4 Wochen) nach dem ersten Auftreten der Krankheitssymptome der mechanischen Be-

---

Entstehung knorpeliger bzw. verknöcherter Stellen im intermuskulären Bindegewebe dar, wie sie der bekannte „Reitknochen" in den Adduktoren der Kavalleristen, der „Exerzierknochen" im linken Deltoideus und anderen, dem häufigen Aufschlagen der Waffen ausgesetzten Muskeln repräsentiert.

[1]) Die Gegenüberstellung der sofort nach ihrem Zustandekommen der mechanischen Behandlung zugeführten Muskelzerrung und der chronischen, fibrösen Myositis ist geeignet, den Unterschied in der Leistungsfähigkeit der Massage und Gymnastik in frischen und in veralteten Fällen anatomisch verwandter Erkrankungen zu verdeutlichen.

[2]) Ob die pathologisch-anatomische Grundlage der als „Rheumatismus muscul." bezeichneten schmerzhaften Affektion der Muskulatur einzelner Körperteile in einer Gerinnung der halbflüssigen, kontraktilen Substanz des Muskels und in Adhäsionen der Muskelfibrillen besteht *(Graham)*; ob dieselbe auf eine partielle chronische Entzündung im Innern des Muskels zurückzuführen ist, welche allmählich zu Wucherung des interstitiellen Bindegewebes oder des Perimysium externum führt *(Ewer)*; endlich ob die *Leube*sche Annahme des infektiösen Charakters des Muskelrheumatismus Berechtigung besitzt, wird wohl nie entschieden werden. Sicherlich sind die „rheumatischen Myitiden" (s. o.) lediglich als Residuen wiederholter rheumatischer Affektionen des Muskels aufzufassen und verhalten sich zum Muskelrheumatismus ähnlich wie Muskelschwielen zur Myositis selbst. Die von *Vogel* bei Sektionen von Rheumatikern gefundene Verdickung und Verwachsung des Neurilemms der Nervenmuskeläste, ein Fund, der die neurogene Hypothese zu stützen berufen wäre, ist von keiner Seite bestätigt worden.

handlung zugeführt werden, die Heilung viel länger auf sich warten läßt. Wenn wir die uns wohlbekannte Wirkung unserer Handgriffe mit diesen klinischen Erfahrungen zusammenhalten, so ist es begreiflich, daß wir geneigt sind, Zirkulations- und Nutritionsstörungen im erkrankten Muskel für die Ätiologie des Muskelrheumatismus heranzuziehen. Dazu kommt der Tastbefund. Die von einzelnen, auf dem Gebiete der Mechanotherapie versierten Ärzten aufgestellte, von anderen, gleichfalls wohlgeübten ärztlichen Masseuren widersprochene Behauptung, rheumatisch erkrankte Muskeln geben sich durch einen eigentümlichen, kaum zu beschreibenden Tastbefund zu erkennen, konnte ich in einigen — durchaus nicht in allen — frischen und seit 1—4 Wochen bestehenden Fällen bestätigen.[1]) Der affizierte Muskel fühlt sich etwas derber an und gibt zugleich, wie pag. 115 bereits hervorgehoben, die Sensation des Derb-Teigigen.[2]) Vielleicht spielt hierbei eine uns unbekannte Affektion der Faszie eine Rolle, deren Mitbeteiligung bei den rheumatischen Muskelerkrankungen, wie ich glaube, bisher zu wenig berücksichtigt worden ist.

Die Aufgabe der Massage besteht hier einerseits in dem Versuche, die gestörte Zirkulation durch Reibung und Streichung wieder herzustellen, andrerseits in dem Bestreben, durch Knetung, Klopfung und Erschütterung des Muskels eine Art passiver Muskelgymnastik zu üben, welche durch die passiven und aktiven Bewegungen der Gymnastik wirksam unterstützt wird, und der stets drohenden Atrophie des Muskels vorzubeugen. In veralteten Fällen ist die gymnastische Behandlung, welche dann zumal in duplizierten Bewegungen mit gradatim steigenden Widerständen besteht, an Leistungsfähigkeit der Massage nicht selten überlegen.[3])

---

[1]) Es gelingt zuweilen, durch sanftes Bestreichen der leicht befetteten Körperoberfläche des Kranken mit Sicherheit anzugeben, welche Seite erkrankt ist. Dies ist jedoch meiner Erfahrung nach nur bei oberflächlich gelegenen Muskeln (Longissimus dorsi, Cucullaris etc.) möglich.

[2]) Dieser Tastbefund ist durchaus verschieden von jenem, den wir bei chronischen Myitiden (derb und hart) und deren Residuen (derb-elastische Knötchen, harte Schwielen) erheben.

[3]) Ich habe es vermieden, die Prädilektionsstellen des Muskelrheumatismus und die mit besonderen klinischen Namen bezeichneten häufigsten rheumatischen Muskelerkrankungen — Tortikollis, Lumbago etc. — hier besonders hervorzuheben, weil einerseits die mechanische Behandlung dieser Formen sich in nichts von der Behandlung anderer Muskelrheumatismen unterscheidet und andrerseits gerade in jüngster Zeit der Nachweis zu erbringen versucht wird, daß unter diese klinischen Bezeichnungen auch andere Erkrankungen subsumiert werden, so unter dem Namen „Lumbago" Affektionen der Wirbelgelenke *(A. Robin)* etc., wie schon bisher Distraktionen der Rückenmuskeln als „traumatische Lumbago" bezeichnet worden sind. Es erscheint mir daher korrekter, bei der Darstellung der Indikationen der Mechanotherapie mehr der anatomischen als der klinischen Einteilung zu folgen, weil der Arzt hierdurch leichter in die Lage versetzt wird, über die Leistungsfähigkeit der Massage und ihre Anzeige im gegebenen Falle sich ein Urteil zu bilden.

Gute, wenn auch nur bei großer Geduld seitens des Arztes und des Kranken zu erhaltende Resultate gibt die mechanische Behandlung der Muskelatrophien, welche zumeist als Inaktivitätsatrophien nach längerer Immobilisierung der Glieder zur Beobachtung gelangen. Hier kommen zunächst Knetung, Klopfung und behufs Verbesserung der Zirkulation Streichung der atrophischen Muskulatur im Vereine mit passiven Bewegungen zur Anwendung, später aktive und Widerstandsbewegungen, der vorhandenen Muskelkraft sorgfältig angepaßt, manuell oder an Apparaten.

Die korrekte mechanische Therapie der Muskelatrophie stellt große Anforderungen an die Beharrlichkeit des Arztes, welche, falls die physiologische Möglichkeit der Restitution (Fehlen der Entartungsreaktion, Vorhandensein der idiomuskulären Erregbarkeit des Muskels durch Erzeugung einer fibrillären Kontraktion bei Vornahme der Muskelklopfung) überhaupt gegeben ist, sich zumeist durch die erzielten Resultate reich belohnt sieht.

Die myogenen Kontrakturen erheischen manuelle Dehnung im Vereine mit orthopädischen, häufig zu erneuernden Verbänden. Die zumal bei Handarbeitern zur Beobachtung kommende Schrumpfung der Palmarfaszie, die *Dupuytren*sche Kontraktur, hat *Barbieri* durch unverdrossen fortgesetzte Massage (hier sind wohl kräftigste Friktionen angezeigt) in Verbindung mit passiven Fingerbewegungen in einzelnen Fällen günstig beeinflußt. Ein besonders fruchtbares Gebiet der mechanischen Behandlung stellen myogene und fasziale Kontrakturen leider nicht dar.

In neuester Zeit wurde mechanische Behandlung in Form von Massage und passiver Gymnastik bei Myotonie versucht. *Bechterew* berichtet über einen gebesserten Fall, einen 46jährigen Arzt betreffend, und ich konnte gleichfalls bei einem diagnostisch zweifellosen Falle von *Thomson*scher Krankheit Nachlaß der Muskelkrämpfe nach mehrwöchentlicher Behandlung mit Massage und Gymnastik verzeichnen. Der Fall betraf einen 24jährigen Schlosser, der durchaus arbeitsfähig war, zumal wenn er vor Antritt der Arbeit Selbstbewegungen der Oberextremitäten vorgenommen hatte.

Von den Erkrankungen der **Sehnen** und ihrer Scheiden ist es zunächst die Tendovaginitis, zumal die häufigste Form derselben, die auf Gerinnung des sero-fibrinösen Ergusses beruhende „trockene", krepitierende Sehnenscheidenentzündung, welche erfolgreich mit Massage behandelt wird. Kräftige Streichung mit der Daumenspitze, dem Verlaufe der Sehnenscheiden folgend, und methodische Passiv- und Aktivbewegungen der Hand und der Fingergelenke (Fingerspreizen nicht zu vergessen!) führen hier prompt zum Ziele. Auch die so häufig zur Beobachtung gelangende, zuweilen eine Omarthritis vortäuschende Entzündung der langen Bizepssehne und ihrer Scheide *(v. Noorden)*, die Bursitis intertubercularis *(v. Mosetig)*, wird durch lokale Streichung über der langen Bizepssehne rasch beseitigt, und das „Ganglion" (Hygrom der Ausstülpung der synovialen Sehnenscheide) ist ein dankbares Objekt für Druck- und Knetmanipulationen, welche Sprengung des Balges und Verteilung seines gallertigen Inhaltes auf größere Resorptionsflächen bezwecken. Minder befriedigende Resultate gibt das Hygrom der Sehnenscheiden, bei welchem die Massage wohl besser zur Nachbehandlung nach erfolgter Punktion in Frage kommt.

Hierher gehört auch die als „Doigt à ressort“ (*Nélaton*) bezeichnete Funktionsstörung im Metakarpophalangealgelenke, der „schnellende Finger“, welche wohl auf eine Verdickung der betreffenden Sehne mit gleichzeitiger Verengerung der von ihr zu durchlaufenden Passage zurückzuführen ist, die eine physiologische (Durchtrittsstelle des Flexor profundus durch die Sublimisgabel, Sesambeine) oder eine pathologische (Tendovaginitis exsudativa etc.) sein kann. Sowohl die Sehnenknoten, die häufig als Residuen einer Tendovaginitis aufzufassen sind und Präzipitate des Exsudates auf der Sehne darstellen, als auch die die Passageverengerung nicht selten bedingenden chronischen Scheidenentzündungen und ihre Residuen werden von der Massage relativ rasch zur Resorption gebracht. Es empfiehlt sich daher, wie ich bisher an neun einschlägigen Fällen erfahren habe, gegen diese, die Brauchbarkeit der Hand stets hochgradig beeinträchtigende Bewegungsstörung Massage in Form kräftiger Zirkelreibungen und Streichungen in Anwendung zu ziehen.

Die leichte Deutung der Wirkung unserer Heilmethode bei den Erkrankungen der Muskeln, der Sehnen und ihrer Scheiden etc. sowie die Selbstverständlichkeit der hierbei anzuwendenden Technik überhebt uns einer eingehenderen Darstellung.

II. Gelenke.

Mit Unrecht wird die Mechanotherapie von den meisten Chirurgen ausschließlich für die Nachbehandlung von Verletzungen und Erkrankungen der Gelenke reserviert. Wohl gibt es zahlreiche traumatische und entzündliche Gelenkkrankheiten, bei welchen die Methode erst nach Ablauf des Prozesses, nach anatomischer Restitution der verletzten Gelenkteile in Anwendung kommen kann; nicht minder groß aber ist die Zahl der Fälle, welche sofortige Anwendung der Massage und Gymnastik nicht allein gestatten, sondern geradezu fordern.

Von den **Verletzungen** der Gelenke ist es zunächst die häufigste und leichteste[1]), die Gelenkdistorsion, welche, analog der oben besprochenen Muskeldistraktion, an die depletorische und resorptive Wirkung der Massage appelliert, um den durch die Gelenkverstauchung gesetzten Hämarthros mit Erfolg zu bekämpfen, was — wie die im physiologischen Abschnitte des Buches (vgl. pag. 78 u. f.) mitgeteilten Tierversuche *Mosengeils* u. a. beweisen — den Massagehandgriffen unschwer gelingt. Sobald als möglich nach der Verletzung trachtet man

[1]) Die Kontusion der Gelenke wird hier nicht speziell besprochen, weil leichte Fälle sich in nichts von der Quetschung anderer Körperteile unterscheiden, schwerere, mit Hämarthros einhergehende Kontusionen wie Distorsionen behandelt werden.

zunächst durch manuelle Entleerung der oberhalb des Gelenkes verlaufenden Venen und Lymphgefäße, bei Distorsion im Sprunggelenk z. B. durch Streichung des Unterschenkels über das Kniegelenk hinaus (*Reibmayrs* „Einleitungsmassage") die Bahnen für die Resorption des Blutergusses im Gelenk frei zu machen, und geht bald, wenn möglich schon in der ersten Sitzung, zur Effleurage des verletzten Gelenkes selbst über, welche, zart und doch zweckentsprechend ausgeführt, die hochgradige Spannung und damit den Schmerz vermindert. Denn der durch die Spannung der Gewebe und Nerven infolge des Blutaustrittes bewirkte Schmerz ist es, der die Funktionsstörung hervorruft *(Elleaume)*, wie beim Muskelrheumatismus (s. o.) die Muskelinsuffizienz durch die Schmerzhaftigkeit des infiltrierten Muskels bei jedem Kontraktionsversuche hervorgerufen wird, nicht etwa die Spannung der Ligamente oder die Zerreißung einiger ligamentöser Fasern, die im übrigen, wie jedes fibröse Gewebe, unempfindlich sind. Alle Manipulationen, welche die Spannung der Gewebe vermindern, verringern daher auch die Schmerzempfindung und damit die Funktionsstörung. — Im Gegensatze zu anderen Autoren möchte ich die Vornahme vorsichtiger passiver Bewegungen im Anschlusse an die erste Massagesitzung empfehlen, die erfahrungsgemäß dann nicht mehr besonders schmerzhaft sind. Zu vermeiden sind zunächst nur jene Gelenksexkursionen, welche der Richtung der durch das Trauma forcierten Bewegung des Gelenkes (bei Distorsionen im Sprunggelenke z. B. Innenrotation) entsprechen, um den Riß im Ligament (beim Sprunggelenke wohl zumeist im Ligamentum talofibulare anticum) zu schonen.

Die Technik der Distorsionsbehandlung besteht daher — das Sprunggelenk als Paradigma beibehaltend — in der Streichung des Unterschenkels bis über das Kniegelenk hinaus, welcher man vorsichtige Streichung des von beiden Händen umfaßten Sprunggelenkes bis zur Mitte des Unterschenkels folgen läßt. Hierauf passive Dorsal- und Plantarflexion, Anlegung einer Flanellbinde, Ruhelage mit erhöhtem Fuße. In der 3.—4. Sitzung beginnt man mit Reibungen der Gelenkskapsel, die, am zentralen Teile des Gelenkes beginnend, allmählich gegen die Peripherie fortschreiten und durch Effleuragestriche unterbrochen werden. Gleichzeitig läßt man unter Aufsicht aktive Dorsal- und Plantarflexion des Fußes vornehmen und vergrößert bei Passivbewegungen die Exkursionen. Der Verletzte kann mit der Binde einige Schritte machen. Am 5.—6. Tage werden die Massagehandgriffe schon kräftiger appliziert, Streichung und Reibung in der in Fig. 9 (pag. 15) dargestellten Weise kombiniert und das Gelenk passiv energisch gebeugt und gestreckt, vorsichtig rotiert. Der Verletzte kann im Schnürschuhe gehen und das durch Binde und Schuh in seinen Exkursionen noch eingeschränkte Gelenk gebrauchen. In weiteren 3—4 Tagen ist in der überwiegenden Mehrzahl der Fälle die funktionelle Restitution vollendet. Das hauptsächlichste Hindernis einer primären mobilisierenden Behandlung von Gelenkverletzungen bildet die große Empfindlichkeit des Gelenkes. Wir verweisen bezüglich der Möglichkeit mechanischer Anästhesierung auf das bei der Besprechung der Gelenksteife (s. pag. 249) Bemerkte.

Während in frischen Fällen bei sofortiger Anwendung kunstgerechter mechanischer Behandlung die Heilung in 8—10 Tagen vollendet ist, erwächst der Mechanotherapie veralteter, in landesüblicher Weise durch Tage oder gar Wochen mit Eisumschlägen und strenger Ruhe des Gelenkes behandelten Fällen eine viel mühevollere und minder dankbare Aufgabe. Das durch die Verletzung gesetzte Blutextravasat hat Zeit gefunden, sich in einen mächtigen, alle Nischen und Buchten des Gelenkes erfüllenden, die Kapsel ausdehnenden Blutkuchen zu verwandeln, dessen grobmechanische Zerteilung durch Friktionen viel Zeit und Mühe kostet, zumal die große Empfindlichkeit des Verletzten infolge der Stase im Gelenk kräftige Eingriffe zunächst verbietet. Die Resorption des Extravasates, welche in frischen Fällen so rasch und sicher zustande kommt, wird daher ganz bedeutend verzögert. Auch die Mobilisierung des mit Koagulis erfüllten Gelenkes ist nach Ablauf der ersten Woche aus denselben Gründen hochgradig erschwert. Es bedarf daher keines besonderen Enthusiasmus für mechanische Behandlung, um die ehestmögliche Anwendung dieser Methode bei Gelenksdistorsionen zu verlangen.[1])

Von der Behandlung der Komplikation der Gelenksverstauchung mit Rißfrakturen von Knochen wird bei der Frakturbehandlung die Rede sein. Hier sei nur antizipierend bemerkt, daß Abrisse kleiner Knochenstückchen dieselbe Behandlung wie unkomplizierte Distorsionen gestatten.

Eine der Distorsion nahestehende, erst in jüngster Zeit eingehender studierte Verletzung des Kniegelenkes, die als „Dérangement interne“ bezeichnete partielle Luxation der Semilunarknorpel, zumal am inneren (medialen) Meniskus beobachtet, stellt gleichfalls eine dankbare Anzeige der mechanischen Behandlung dar. Die Verletzung kommt zumeist dadurch zustande, daß das gebeugte Knie bei fixiertem Fuße eine Abduktion und forcierte Rotation nach außen (oder innen) erfährt; nach *Roux* kann das „Dérangement“ auch bei Hyperextension des Kniegelenks erfolgen. Die Semilunarknorpel schieben sich zwischen die Gelenkenden und verhindern den Gebrauch des Kniegelenks. Nach erfolgter Reposition durch extremste Flexion mit nachfolgender rascher Extension am Unterschenkel und Rotation in umgekehrtem Sinne der Entstehung der Verletzung, also nach innen bei Abriß des Meniscus internus *(Allingham)*, wird behufs Entfernung des Blut-

[1]) Es liegen vergleichende statistische Arbeiten über die immobilisierende und die mobilisierende Methode der Behandlung von Distorsionen vor, welche das Sinken der mittleren Behandlungsdauer von 28 auf 8·3 Tage *(Gassner)* resp. von 25 auf 9 Tage *(Mullier)* verzeichnen. Bemerkenswert ist die 145 Fälle traumatischer Gelenkleiden umfassende Statistik *Berghmanns* (Stockholm), welcher (zitiert nach *Kleen*) zu entnehmen ist, daß bei den innerhalb der ersten 4 Tage nach dem Trauma mit Massage behandelten 104 Fällen 12·4, bei den 41 erst 5—8 Tage nach der Verletzung in Behandlung genommenen Fällen 17·6 Sitzungen nötig waren. In 38 weiteren, 9 Tage bis 3 Monate nach dem Unfalle zur Massagebehandlung gekommenen Fällen bedurfte *Berghmann* zur Heilung durchschnittlich 44·6 Sitzungen (3 Fälle nur gebessert).

extravasates sofort zu Massagebehandlung übergegangen, welche auf den Oberschenkel (Prophylaxe der Atrophie des Quadrizeps) auszudehnen ist. Gymnastik wie bei den Distorsionen. Auch chronische Fälle sollen durch die mechanische Behandlung, deren Wirkung *Roux* auf Grundlage von 40 beobachteten Fällen eine „wunderbare" nennt, rasch günstig beeinflußt werden; andernfalls ist die Operation (Annähung des verschobenen Semilunarknorpels, beziehungsweise totale oder partielle Exstirpation desselben) geboten.

Auch bei der einfachsten Form der Luxatio patellae (Verschiebung nach außen) wurde nach Reposition der Kniescheibe die Massage wiederholt mit Erfolg angewendet (ein Fall von *Kleen*). Das Blutextravasat, welches die fast nie ausbleibende Zerrung des Vastus internus (mit Ruptur einzelner Fasern desselben) und des Rectus femoris erzeugt, wird rasch zur Resorption gebracht und die Funktion des Gelenkes durch Gymnastik wieder hergestellt.

Was die relativ unbedeutende anatomische Läsion bei der Distorsion der Gelenke gestattet, sofortige Vornahme der mechanischen Behandlung, verbietet der Kapselriß bei Luxationen. Hier tritt die Mechanotherapie in die zweite Linie zurück, der Immobilisierung des verletzten Gelenkes behufs Vermeidung der Reluxation den Vortritt einräumend. Allein auch bei Luxationen werden wir trachten, das Extravasat durch Massage unmittelbar nach der Verletzung zur Resorption zu bringen, um die schmerzhafte Spannung des Gelenkes zu beheben und dessen funktionelle Aussichten zu verbessern, falls uns dies die Verbandtechnik ermöglicht. Dies ist bei den häufigsten, in praxi uns begegnenden Luxationen, jenen des Schultergelenkes, ganz wohl durchführbar, indem wir uns mit der Fixation des Humerus an den Stamm begnügen und das Gelenk freilassen, welches nunmehr frühzeitiger Reibung und Streichung unterzogen werden kann. In ähnlicher Weise ist es möglich, bei Luxationen im Ellbogen-, Hand- und Kniegelenke wenigstens die Streckseite des Gelenkes vom Verbande teilweise unbedeckt zu lassen. — Nach Entfernung des Verbandes ist es die Aufgabe der Gymnastik, die Gelenkfunktion wiederherzustellen, eine Aufgabe, bei welcher sie die Knetung, Klopfung und Steichung der insuffizient gewordenen Muskulatur unterstützt. Selbstredend wird die Inaktivitätsatrophie der das Gelenk bewegenden Muskeln eine um so geringere sein, je früher die Massage zur Anwendung kommen konnte. In jenen oben angedeuteten Fällen, in welchen die Applikationsweise des Verbandes die Vornahme der Massage schon unmittelbar nach Zustandekommen der Luxation gestattet, kommt es überhaupt nicht zur Insuffizienz der Muskulatur. — Auch bei den nicht reponierten „veralteten" Luxationen wird Massage und Gymnastik zur Muskelkräftigung und damit zur Verbesserung der Pseudofunktionen beizutragen vermögen.

Die gleiche Rolle spielt die mechanische Therapie bei Nachbehandlung operativer Eingriffe an Gelenken, um die Beweglichkeit derselben zu verbessern (s. u.) beziehungsweise wieder herzustellen und die atrophische Muskulatur zu kräftigen. Sie wird zu diesem Zwecke derzeit auch von allen Chirurgen herangezogen.

Wenn von den Massageenthusiasten der Methode ein besonderer Wert für die Therapie des Schlottergelenkes nachgerühmt wird, so ist diese Empfehlung nur mit großer Reserve aufzunehmen. Kapseldehnungen können durch Massage und Gymnastik nicht gebessert werden, und der vielzitierte Ausspruch *Hippokrates'*, die Massage vermöge ein steifes Gelenk zu lockern, ein loses zu festigen, ist bezüglich seines zweiten Teiles nicht ernst zu nehmen. Massage und Gymnastik können lediglich die das Gelenk bewegenden Muskeln kräftigen und dadurch dessen Gebrauchsfähigkeit um ein Geringes verbessern. Die von *Albert* angegebene Arthrodese werden sie nicht überflüssig machen.

Die entzündlichen **Erkrankungen** der Gelenke eignen sich nur dann zur mechanischen Behandlung, wenn ihre Ätiologie sowohl wie ihre Krankheitsprodukte die Begünstigung der Resorption der letzteren gestatten, ohne daß eine Schädigung des Gesamtorganismus hierdurch zu befürchten ist (s. pag. 112). Wir werden daher von der Massagebehandlung zunächst alle tuberkulösen, gonorrhoischen und luetischen Arthritiden, ferner Gelenksprozesse mit purulenten oder seropurulenten Exsudaten ausschließen müssen; des weiteren bilden die als ständige Symptome oder als Komplikationen einzelner akuter Infektionskrankheiten auftretenden Gelenkleiden im floriden Stadium eine Gegenanzeige der Massage, vor allem der in neuerer Zeit *(G. Singer)* als Ausdruck einer septischen Infektion gedeutete akute Gelenkrheumatismus. Hingegen wird die Gymnastik, zumal in Form passiver Bewegungen, als Prophylaktikum und Therapeutikum der Gelenksteife (s. pag. 249) ihre relativen Anzeigen finden.

Von den ihrem Wesen nach der mechanischen Behandlung unterwerfbaren Gelenkentzündungen bieten die serösen Arthritiden die besten Chancen, weil die physikalischen Eigenschaften ihres pathologischen Produktes dessen Resorption schon an und für sich begünstigen. Sie erheischen lediglich zentripetale Streichung des Gelenkes in Verbindung mit nicht allzu kräftigen Bewegungen. Schwieriger wird die Aufgabe des Mechanotherapeuten, wenn er, wie zumeist, erst zur Nachbehandlung nach serösen Entzündungen von Gelenken herangezogen wird, die unter strenger Ruhe mit Umschlägen, Einpinselungen u. dgl. behandelt worden sind. Die mechanische Beeinflussung der Residuen einer abgelaufenen Entzündung, Kapselverdickung, eventuell -Schrumpfung machen energischere Handgriffe nötig, vor allem kräftige Zirkelreibung an den der Hand zugänglichen Partien der Kapsel (s. pag. 36 u. ff.), Muskelmassage und methodische passive, später aktive und duplizierte Bewegungen. Dieselben Handgriffe (und viel Geduld) verlangt der Hydarthros, dessen mechanische Behandlung auch in jenen schwersten, mit sehr bedeutender Flüssigkeitsansammlung einhergehenden Fällen —

zumeist das Kniegelenk betreffend — zum Ziele zu führen pflegt, welchen man zunächst die Punktion vorzuschlagen allen Anlaß hat. Hier leistet die Verbindung der Massage mit Bindenkompression nach jeder Sitzung gute Dienste. Aufmerksamkeit erheischt in solchen Fällen der Zustand der Muskulatur, zumal der Strecker, welche prophylaktischer Knetung und Klopfung zu unterziehen sind, um ihrer Atrophie vorzubeugen.[1])

Eine rein symptomatische Rolle kommt der mechanischen Behandlung beim chronischen Gelenkrheumatismus zu, da sie wohl imstande ist, die Funktion der erkrankten Gelenke zu verbessern, in günstigen Fällen selbst vollständig wiederherzustellen, nicht aber der kausalen Indikation, Bekämpfung der (uns bekannten) Disposition zu chronischen Arthritiden leichteren Grades, zu genügen. Zweifelsohne verhütet methodische Massage und Gymnastik den Übergang in die schwersten Formen, Arthritis deformans *(Kleen, Gussenbauer),* wenn sie genügend lange Zeit hindurch regelmäßig fortgesetzt wird, verläßlicher als alle anderen gegen den Gelenkrheumatismus empfohlenen Mittel. Sehr empfehlenswert ist die Kombination von den pathologischen Gelenkveränderungen entsprechender Massage und Gymnastik mit prolongierten warmen Lokalbädern, mit Heißluftbehandlung vor der Sitzung und Prießnitz-Umschlägen zur Nachtzeit. Auch die Applikation eines (eventuell durch Betupfen der Ränder mit Chloroform zu befestigenden) Stückes Guttaperchapapier über dem erkrankten Gelenk scheint durch Hervorrufung lokaler Diaphorese die mechanische Wirkung unserer Handgriffe zu unterstützen.

In schweren Fällen wird von der mechanischen Therapie beim chronischen Gelenkrheumatismus nur Besserung und Erzielung eines gewissen Stillstandes des Krankheitsprozesses in den von ihm ergriffenen Gelenken zu erwarten sein. Hier tritt die Massage der Gymnastik gegenüber mehr weniger in den Hintergrund. Systematische Anwendung von passiven, aktiven und Widerstandsbewegungen ist selbst in schwersten Fällen ein unentbehrliches, in praxi leider zu wenig gewürdigtes Remedium, das fast ausnahmslos eine zum mindesten erträgliche Funktion des Gelenkes gewährleistet, wenn es unverdrossen und systematisch angewendet wird.

Dieselbe Aufgabe erwächst der Methode bei der Arthritis deformans, die ja allen, auch den mechanischen, Heilmethoden durchaus widerstrebt. Auch hier sollte man stets den Versuch machen, durch Gymnastik eine funktionelle Verbesserung zu erzielen, zumal die Kranken

[1]) Ich erinnere mich mehrerer Fälle von Hydarthros genu mäßigen Grades, in welchen gerade die oberen Recessus des Kniegelenkes bedeutende Ausdehnung erfuhren und die Insertion des Quadrizeps mechanisch ungünstige Beeinflussung erlitten hat. Es gelang hier, durch Muskelmassage die stets drohende Insuffizienz des Muskels zu verhindern.

die minimalsten Fortschritte in der Gebrauchsfähigkeit ihrer Gelenke dankbar empfinden. Keinerlei Berechtigung besitzt die mechanische Behandlung jener aussichtslosen, die Gelenkknorpel und die das Gelenk konstituierenden Knochen ergreifenden Gelenkdeformation, welche wir mit dem Namen Arthritis ankylopoetica bezeichnen.

Der Wert der Mechanotherapie bei der Arthritis urica wird im Kapitel XVII Besprechung finden.

Die im vorstehenden erörterten Anzeigen mechanischer Therapie bilden den Übergang zu jenen Gelenkprozessen, welche erst in ihren Spätformen mechanische Behandlung zulassen, den eiterigen und seropurulenten Arthritiden. Hier tritt unsere Methode lediglich als Nachbehandlung in Aktion, wenn der Entzündungsprozeß abgelaufen, sein Produkt entleert ist. Und wie überall dort, wo es sich um Behandlung von Residuen krankhafter Prozesse handelt, so ist es auch hier die Gymnastik, die in erster Reihe herangezogen wird. Ihr liegt es ob, die meist lange Zeit hindurch fixiert gebliebenen Gelenke zu mobilisieren, Adhäsionen zwischen den dieselben konstituierenden Knochen zu dehnen, die Muskulatur durch die ihr gegebenen Bewegungsimpulse zu stärken. Die Massage unterstützt diese Aufgaben der Gymnastik durch kräftige Friktionen der geschrumpften Kapsel und vorhandener Gelenkszotten, durch Verbesserung der Zirkulationsverhältnisse im Gelenke und durch methodische Kräftigung der Muskeln (passive Muskelgymnastik) mittelst der entsprechenden Handgriffe.[1])

Damit gelangen wir zu einer der wichtigsten, der Nachbehandlung nach zahlreichen Verletzungen und Erkrankungen der Gelenke, sowie nach längerer Immobilisierung derselben gewidmeten Aufgaben der Mechanotherapie, der Behandlung der **Gelenksteife.** Die Schrumpfung der Gelenkkapsel, die Retraktion der Bänder, das Vorhandensein von Exsudaten und Infiltraten im Gelenke, die Bildung von Adhäsionen zwischen den Gelenkenden, die Verkürzung der Sehnen und Muskeln, die Atrophie der letzteren, kurz alle anatomischen intra- und periarti-

---

[1]) Wie bereits gelegentlich der Besprechung der Gelenkneuralgien hervorgehoben, hat die mechanische Behandlung nicht allzu selten die Aufgabe, nicht palpable, aber zweifelsohne vorhandene, die Funktion des Gelenkes erheblich beeinträchtigende Residuen nach Verletzungen und Entzündungen zu bekämpfen, und ist — wie jeder erfahrene Mechanotherapeut weiß — häufig imstande, solche, einer anatomischen Basis scheinbar entbehrende Störungen in relativ kurzer Zeit zu beseitigen. Offenbar handelt es sich in diesen, nur zu oft der Simulation verdächtigten Fällen um feinere oder tiefliegende Veränderungen (zumal der Kapsel), welche dem untersuchenden Finger entgehen und durch Anregung der Zirkulation und Verbesserung der Ernährung oder auf grobmechanische Weise zum Schwinden gebracht werden. In manchen Fällen finden sich nicht an der Kapsel selbst, wohl aber in der umgebenden Muskulatur, zumal in den Streckmuskeln, im subkutanen Binde- und Fettgewebe palpable Infiltrate, die, wie jedem sich mit Massage beschäftigenden Arzte bekannt, erst während der Ausführung der Massage (s. pag. 114 u. f.) sich nachweisen lassen. Neuerdings hat *Julius Weiß* auf diese Befunde hingewiesen.

kulären Veränderungen, welche ein erkranktes, durch längere Zeit immobilisiertes Gelenk, ja selbst ein entsprechend lange Zeit fixiertes gesundes Gelenk *(Reyher)* erfährt, Veränderungen, die eine mehr weniger vollständige Aufhebung der Gelenkfunktion bewirken, können durch keine andere therapeutische Maßnahme gebessert beziehungsweise vollständig behoben werden, als durch die zweckentsprechend, sachkundig und beharrlich geübte Vereinigung von Gymnastik und Massage.

Mechanische Behandlung von Gelenksteifigkeit — wahre, knöcherne, knorpelige oder komplette fibröse Ankylosen entziehen sich dieser Behandlung begreiflicherweise vollständig (s. pag. 114) — stellt an die Untersuchungstechnik, die Diagnostik und das chirurgische Wissen des Arztes nicht geringe Anforderungen und setzt neben der Fähigkeit, die Tragweite jeder mechanotherapeutischen Maßnahme dem gegebenen Falle gegenüber zu erfassen, volle Beherrschung der Methode voraus. Die mechanische Behandlung der Gelenksteife kann daher als Prüfstein mechanotherapeutischer Befähigung bezeichnet werden.

Zunächst gilt es festzustellen, ob wir es im vorliegenden Falle mit einer knöchernen oder bindegewebigen Gelenksteife zu tun haben. Zu diesem Zwecke fixiert eine Hand des Arztes den zentralen Gliedteil des Gelenkes unmittelbar oberhalb desselben, während die andere, fest zugreifende Hand eine passive physiologische Gelenkbewegung auszuführen versucht. Ist bei vollständiger Passivität des Kranken auch nicht die geringste Gelenksexkursion ausführbar, dann ist der Fall als wahre Ankylose für die mechanische Behandlung aussichtslos. Im entgegengesetzten Falle, selbst bei leichtestem, kaum wahrnehmbarem „Federn" des Gelenkes möge die Gymnastik- und Massagebehandlung begonnen werden. Zuweilen, namentlich bei störrigen, sehr wehleidigen und solchen Kranken, welche absolut nicht imstande sind, ihre Muskulatur zu entspannen, ist eine Untersuchung in tiefer Narkose nötig. Einzelne Autoren empfehlen, das Brisement in der Narkose vorzunehmen und erst dann mechanisch zu behandeln. Ich halte dies einerseits für schädlich, andrerseits für überflüssig. Denn selbst ein nicht forciertes, relativ schonend vorgenommenes Brisement setzt stets Zerreißungen von bindegewebigen Brücken im Gelenke, die zu Gelenkblutungen führen, welche wieder neue, von der Massage zu bekämpfende, zeitraubende Komplikationen bilden. Man erreicht durch allmähliche Dehnung der Adhäsionen dasselbe Resultat ohne neuerliches Gelenkstrauma. Stellt doch die gymnastische Behandlung in toto eine schonende, langsam, aber zielbewußt fortschreitende Mobilisierung des fixierten Gelenkes dar. Daher muß auch während der Behandlung jedes „Zuviel" sorgfältig vermieden werden. Wer die gymnastische Therapie der Gelenksteife als eine Art ratenweise vorgenommenes Brisement betrachtet, wird bemerkenswerte Erfolge nicht erzielen.

Erhebliche Erleichterung bietet dem Kranken die durch mehrere Stunden vorgenommene Stauung des betreffenden Gelenkes (nach *Bier*) vor Vornahme der passiven Bewegungen. Die schmerzstillende Wirkung[1]) korrekt

---

[1]) Meiner Meinung nach wirkt die Stauung in ähnlicher Weise anästhesierend auf das Gelenk ein wie die Extension des Gelenkes. Durch die Stauung kommt es zur

angewendeter Stauung tritt hier in ausgezeichneter Weise zutage. Die elastische Staubinde wird, mit einer Kambrik- oder Flanellbinde unterfüttert, ohne Zuganwendung oberhalb des betreffenden Gelenkes angelegt und 3 bis 8 Stunden in situ belassen. Patient kann mit der Binde umhergehen resp. seine Oberextremitäten gebrauchen. Die Arterien dürfen von der Binde nicht konstringiert werden („Warme" Stauung *Biers* im Gegensatze zur *Esmarch*schen Blutleere).

Die Technik der Behandlung besteht zunächst in vorsichtigen — doch nicht ängstlichen — passiven Bewegungen des Gelenkes, welche man bei guter Fixierung beider, das Gelenk konstituierenden Teile und möglichst vollständiger Muskelentspannung seitens des Kranken täglich durch etwa 5 Minuten in der Weise vornimmt, daß man bei mehrachsigen Gelenken die verschiedenen physiologischen Gelenksexkursionen nachzuahmen sucht. Vermeidet man es, durch Vorbereitung und Wichtigtuerei das Verfahren mit den Schrecken einer Operation zu umkleiden, trachtet man, während man die Aufmerksamkeit des Patienten durch Fragen und Gespräche von dem kranken Gelenke ableitet, die Bewegungen anfänglich gleichsam spielend auszuführen, so wird man über die ersten Schwierigkeiten leichter hinwegkommen. Die Gelenksexkursionen werden von Tag zu Tag vergrößert, die Sitzungen verlängert.[1]) Erst nach Erreichung einer deutlichen passiven Beweglichkeit des Gelenkes kann die manuelle Mobilisierung durch Anwendung von Apparaten unterstützt, im weiteren Verlaufe der Behandlung selbst vollständig substituiert werden. Zu diesem Zwecke eignen sich in ausgezeichneter Weise die Förderungsapparate von *Herz*, die Pendelapparate von *Krukenberg*, deren Prinzip pag. 54 u. ff. erörtert ist, sowie einzelne *Zander*-Apparate. Bei Streckankylosen, zumal der Finger, leistet auch die Anwendung elastischer Binden, die man in passiv erzwungener Fauststellung der Hand durch mehrere Stunden nach der gymnastischen Sitzung appliziert, der orthopädische Handschuh *(Krukenberg)*, sowie ad hoc angegebene Apparate (*Herz, G. Müller* u. a.) gute Dienste.

Der Massage erwächst die Aufgabe, die stets vorhandenen, durch Temperaturerniedrigung der Teile auffälligen Zirkulationsstörungen günstig zu beeinflussen, Kapselverdickungen zu bekämpfen, die Aufsaugung etwa vorhandener Exsudatreste zu beschleunigen und für Kräftigung der das Gelenk bewegenden, infolge der Immobilisierung atrophierten Muskeln, zumal der in erster Reihe in Mitleidenschaft gezogenen Strecker, zu sorgen. Kräftige Streichung, Reibung, Knetung und Klopfung der Teile in wiederholt geschilderter Weise entsprechen diesen Anzeigen. Unterstützt werden die

---

Vermehrung des Gelenkinhaltes und damit zur Steigerung des intraartikulären Druckes, der eine Distraktion der Gelenkenden und damit eine Verminderung ihrer Berührungsflächen zur Folge hat. Für diese meine Hypothese — welcher andere Deutungen des schmerzstillenden Einflusses der Stauung gegenüberstehen *(Ritter, Blecher)* — scheint auch die Unwirksamkeit der Stauung bei der Arthritis deformans zu sprechen, welche durch Hyperplasien der Synovialis, der Knorpel und Knochen, also durch pathologische Vermehrung der Berührungsflächen charakterisiert ist.

[1]) Von Anfang an verbiete man das Tragen der beliebten Schutzverbände, mögen dieselben auch nur in der Anlegung eines Tuches als „Schutz gegen die Kälte" bestehen. Die Patienten, welche auch außerhalb der gymnastischen Sitzungen zur Selbstübung angehalten werden sollen (diese hat bei Fingerankylosen zunächst in passiven Bewegungen des steifen Gelenkes mittelst der gesunden Hand des Kranken zu erfolgen), vergessen erfahrungsgemäß rascher, daß sie „Krüppel" sind, wenn sie ohne äußeres Zeichen ihrer Läsion belassen werden.

Leistungen der Massage durch prolongierte warme Lokalbäder, welche, 3—4mal täglich, regelmäßig aber vor der gymnastischen Sitzung, durch 30—40 Minuten gebraucht werden und, wie es scheint, die Erweichung der Gewebe begünstigen. Ich habe von mineralischen oder anderen Zusätzen zum Bade keinerlei Erhöhung seiner Wirkung gesehen, wohl aber von der Anwendung von Moor- und Pistyaner Schlammbädern und Umschlägen, deren Wirkung ja gleichfalls eine großenteils mechanische ist. Günstig wirkt hier auch die aktive Hyperämie in Form von Heißluftbehandlung vor der Massage.

Ist es auf diese Weise gelungen, die Mobilisierung des Gelenkes soweit durchzuführen, daß, wenn auch eingeschränkte Bewegungen schmerzlos aktiv vorgenommen werden können, so schreiten wir zu Aktiv- und Widerstandsbewegungen, welch letztere mit sehr langsam steigenden Widerständen systematisch, und zwar manuell oder an den im Allgemeinen Teil dieses Buches beschriebenen Widerstandsapparaten, vorgenommen werden.

III. Knochen.

Während ostale Erkrankungen sich naturgemäß jeder mechanischen Therapie entziehen, tritt diese, zumal in neuester Zeit, in der Behandlung und Nachbehandlung der **Knochenbrüche** immer mehr in den Vordergrund, da sich die Erkenntnis Bahn zu brechen scheint, daß die Ursache der mangelhaften Funktion der Extremität nach einer Fraktur weniger in der Verletzung selbst als in der schematischen Behandlung der Frakturen durch Immobilisierung besteht. Diese ist es, welche nicht selten Atrophie, zumal der Streckmuskulatur, Steifheit der in den starren Verband mit einbezogenen Gelenke und zuweilen hypertrophischen Kallus bedingt.

Der gebrochene Knochen verlangt Ruhe, die unverletzten Weichteile sowie die Gelenke erheischen Bewegung. Die möglichste Berücksichtigung beider Momente erst gestaltet die Frakturbehandlung zu einer Kunst, deren Endziel die möglichst gleichzeitige Wiederherstellung der Integrität des Knochens [1]) und der Funktion des verletzten Gliedes ist. Wenn es möglich wäre, die Retention der Bruchstücke des Knochens zu bewirken, ohne das Glied ruhig zu stellen; wenn es ferner ausführbar wäre, einen Teil der Nachbehandlung schon während der eigentlichen Behandlung selbst vorwegzunehmen, dann wäre dieses Ideal erreicht. — Nun ist dies nicht immer möglich. Was aber möglich erscheint, ist die tunlichste Beschränkung der Immobilisierung, wo dieselbe geboten ist, die frühzeitige Aktivierung der Muskulatur und Bewegung der Gelenke, endlich die entsprechende Beaufsichtigung und manuelle Behandlung der Frakturstelle selbst, sobald dieselbe nicht auf Wochen in den „Gipssärgen“ der ärztlichen Beobachtung entzogen ist. Es hat ja —

---

[1]) So wertvolle Dienste uns die Radiologie bei der exakten Diagnose einer Fraktur leistet, so ist sie andrerseits geeignet, durch Illustrierung kleiner, klinisch bedeutungsloser Dislokationen der Bruchstücke Laien und Ärzte ganz überflüssiger Weise zu allarmieren.

wie *Bardeleben* hervorhebt — die ungestörte Heilung bei Frakturen von Knochen, die nicht immobilisiert werden können (Unterkiefer, Clavicula), gezeigt, daß die absolute Unbeweglichkeit zur Heilung eines Knochenbruches nicht nötig ist, und sehen wir ja auch bei Tieren exakte Heilungen von Knochenbrüchen, die gar nicht behandelt wurden. [1])

In der Tat gibt es zahlreiche Arten von Knochenbrüchen, bei welchen immobilisierende Verbände überflüssig sind, da eine Deformität überhaupt nicht besteht (z. B. Rißfrakturen der Fibula); Fälle, bei denen die Immobilisierung illusorisch ist, da es unmöglich ist, auf ein sehr kleines Bruchstück einzuwirken (z. B. nicht eingekeilte Fraktur des Collum humeri); endlich Fälle, wo sie direkt gefährlich ist, weil die Fixierung gewisser Frakturen eine allzulange Immobilisierung, häufig in geradezu fehlerhafter Stellung des Gliedes, verlangt (z. B. Olekranonfrakturen, welche in Extensionsstellung des Armes fixiert werden *[Michon]*).

Die Erkenntnis dieser Tatsachen hat zunächst in Holland zu dem Versuche geführt, die Behandlung der subkutanen

Querfraktur der Patella

— eines wahren Sesambeines *(Bertin)* — in dem Sinne zu modifizieren, daß die Aufgabe der Therapie nicht in der anatomischen, sondern in der funktionellen Restitution gesucht und — ohne Rücksicht auf die Erzielung einer knöchernen Vereinigung — die Verhütung der sonst kaum jemals ausbleibenden, die Funktion der Extremität auf Monate in Frage stellenden Atrophie des Extensor cruris quadriceps durch frühzeitige Massage desselben, die Gefahr der Gelenkversteifung durch früh-

[1]) Daß die Befürchtung des Zustandekommens einer Pseudarthrose bei nicht immobilisierten Frakturen unbegründet ist, beweisen die jüngst der Pariser Académie de médecine gemachten Mitteilungen *Cornils* über seine Tierversuche. *Cornil* hat Frakturen von Kaninchenknochen erzeugt, die Tiere sich selbst überlassen und konnte trotzdem rasche Konsolidierung der Brüche in 15—18 Tagen feststellen. Um bei Humerus- und Vorderarmfrakturen künstlich Pseudarthrosen zu erzeugen, mobilisierte *Cornil* täglich die Bruchstücke, konnte damit aber nur die Konsolidierung bis zum 20. oder 21. Tage hintanhalten. Bei einigen Rippenfrakturen gelang es ihm durch besonders energische Einwirkung, die Wiederverwachsung bis zum 25. oder 27. Tage hinauszuschieben, aber als Gesamtresultat seiner Versuche mußte *Cornil* anerkennen, daß die Mobilisation der Bruchenden bei Frakturen am Kaninchen nicht in der Lage ist, eine Pseudarthrose zu erzeugen, sondern nur etwa die Konsolidation um einige Tage verzögert. — Histologisch findet sich bei den mobilisierten Frakturen sehr starker Kallus; große Knorpelmassen bedecken die beiden Bruchenden, gegen den zwölften Tag bildet sich von Knorpel zu Knorpel ein transversaler Bindegewebsstreifen. Derselbe kann auch noch nach Verschwinden des interfragmentären Knorpels fortbestehen und so die Brücke des neugebildeten Knochens bei den Mobilisationsversuchen zusammenhalten. Die medulläre und subperiostale Ossifikation stellt sich dabei wie gewöhnlich, nur etwa langsamer, ein. Für die Praxis lehren also diese Versuche, daß die Mobilität der Fragmente, welcher man bisher die Hauptrolle bei der Nichtkonsolidation der Brüche zuschob, für sich allein unfähig ist, eine Pseudarthrose zu erzeugen, daß noch ein lokaler Faktor, wie Kompression oder Muskelzwischenlagerung, oder ein Allgemeinzustand, der den Geweben die Plastizität genommen hat, dazukommen muß.

zeitige Bewegungen des Gliedes tendiert wird. Auch die Verwachsung des oberen Bruchstückes mit dem Femur wird durch diese Behandlungsmethode, welche *Tilanus* und *Mezger* zuerst geübt haben, unmöglich gemacht.

Man würde jedoch fehlgehen, wollte man den von einzelnen Enthusiasten dieser Methode aufgestellten Satz akzeptieren, nach welchem alle Querfrakturen der Patella nach dieser Methode, deren Technik unten geschildert wird, zu behandeln seien. Die Rißfrakturen der Kniescheibe — als solche sind ja die Querbrüche dieses in die Aponeurose des Extensor quadriceps eingebetteten Knochens aufzufassen — differieren in hohem Grade nach der Intensität der Verletzung. Diese ist am unbedeutendsten, wenn nur der Knochen selbst zerrissen wird, während die Aponeurose intakt bleibt, ein Ereignis, welches durch die größere, der reißenden Gewalt erheblicheren Widerstand entgegensetzende Elastizität der Aponeurose zu erklären ist. In diesen Fällen ist die Dislokation der Fragmente eine minimale. Größer wird die klaffende Lücke in jenen Fällen, in welchen mit dem Knochen auch die Aponeurose, die Faszie und das Periost einreißen, die fibrösen seitlichen Bekleidungen der Patella — die Kapsel — aber intakt bleiben. Die Diastase der Fragmente, welche durch den dann nie ausbleibenden erheblichen Bluterguß in das Kniegelenk noch vergrößert wird, beträgt dann 1—2—$2^1/_2$ *cm*.

Enorme Diastasen (von 4—10 *cm*; *Gulliver*, *Malgaigne*) ergeben sich bei Einreißen auch der seitlichen fibrösen Bekleidungen der Patella.

Bevor wir zu der Besprechung der Leistungen der „holländischen Methode" bei diesen drei Graden der queren Patellarfraktur übergehen, muß die Frage beantwortet werden: Kann bei Querfraktur der Patella eine knöcherne Vereinigung der Bruchenden überhaupt erzielt werden?

Bekanntlich hat — wie *Malgaigne* erzählt — *Pibrac* demjenigen einen Preis von 100 Louisdors angeboten, der ihm eine durch knöchernen Kallus vollkommen vereinigte Querfraktur der Kniescheibe zeigen könne, und der erfahrene pathologische Anatom *H. Chiari* hat im Jahre 1881 erklärt, er habe knöcherne Vereinigung der Bruchstücke weder nach Patellarbrüchen, noch nach intraartikulären Frakturen überhaupt je gesehen. Es ist nicht bekannt, ob ein Arzt zur Zeit *Pibracs* diesen Preis sich erworben hat; heute dürfte es schon zahlreiche Chirurgen geben, die ihn gewinnen würden, denn es kann nicht der geringste Zweifel darüber bestehen, daß, falls es gelingt, die Bruchenden dauernd aneinander zu bringen, eine Kallusbildung erfolgen kann.

Die Ursache der Nichtvereinigung der Bruchenden kann eine dreifache sein: Allzugroße Diastase der Fragmente, deren oberes durch den Extensor cruris quadriceps nach aufwärts, deren unteres durch das Ligamentum patellae nach abwärts gezogen wird; Interposition von Weichteilen (Fetzen und Lappen des zerrissenen Periosts und der Aponeurose) zwischen die Bruchenden; ungünstige Lage der Fragmente, deren eines nach vorn gerichtet, das andere nach hinten gedrückt sein kann.

Das erst- und letzgenannte Ereignis kann durch die subkutane Naht der Bruchenden behoben, dieselben innig adaptiert und die knöcherne Vereinigung erzielt werden; die Interposition von Weichteilen würde die Eröffnung des Gelenkes erheischen. In beiden Fällen wird mehrwöchentliche Immobilisierung der Extremität die erste Bedingung des Gelingens sein, deren Folgen, Gelenksteife und Quadrizepsatrophie, bekannt sind.

Die zweite Frage, die wir zu beantworten haben, lautet: Ist bei Querfraktur der Patella die knöcherne Vereinigung der Fragmente das wichtigste Postulat der Therapie?

Diese Frage kann in verschiedener Weise beantwortet werden. Sie ist zu bejahen, wenn es sich um jene — von uns als dritte Gruppe bezeichnete — Form der Patellarbrüche handelt, bei welchen Knochen, Periost, Aponeurose und Kapsel zerrissen sind und die Diastase mehr als 2 *cm* beträgt. Denn in solchen Fällen ist wohl nur geringe Aussicht vorhanden, daß es zu einer festen fibrösen Vereinigung der Bruchenden kommt, welche den besten, ja vollen Ersatz für ihre knöcherne Vereinigung bietet.

Das Zustandekommen einer strammen fibrösen Vereinigung der Bruchenden bei Diastasen von weniger als 2 *cm*, also in jenen Fällen, wo die Aponeurose intakt oder doch wenigstens die seitlichen fibrösen Bekleidungen der Kniescheibe erhalten sind, wird durch die holländische Methode nicht nur nicht gestört, sondern direkt befördert. Denn die durch Massage des Gelenkes begünstigte Aufsaugung des Blutextravasates aus dem Gelenke ersetzt die von *Schede* empfohlene Punktion desselben; sie verhindert das Zustandekommen einer sekundären Synovitis und besorgt prompt die Resorption des Extravasates im Vastus internus des Quadrizeps, welches — wie *Riedel* nachgewiesen hat — nach Platzen des oberen Rezessus des Kniegelenkes sich daselbst verbreitet. — In Verbindung mit Gymnastik verhindert ferner die Massage die mit Recht so gefürchtete, die Funktion der ganzen Extremität in Frage stellende Quadrizepsatrophie.

Die Sachlage ist nun folgende: Jede Methode, welche im günstigsten Falle knöcherne Vereinigung erzielt, führt zu schweren Störungen der Funktion. Konnte doch *Choux* bei Beobachtung von 6 Fällen alter Kniescheibenbrüche konstatieren, daß die einen trotz knöcherner Konsolidation der Bruchenden schwere funktionelle Störungen boten, während die anderen, bei denen es nicht zur knöchernen Vereinigung gekommen war, ein relativ günstiges funktionelles Resultat zeigten. Bei nicht allzu großer Diastase der Bruchenden ist die anatomische Restitution nicht unbedingt nötig, sobald der Ersatz der knöchernen Vereinigung durch eine kurze, fibröse Vereinigung gesichert ist, welch letztere ohne Schädigung der funktionellen Restitution erzielt werden kann. Ich darf daher den (auch von *König* akzeptierten) Satz aussprechen: Bei nicht allzu großer Diastase der Bruchenden ist die Methode der Behandlung der einfachen Querfraktur der Patella nach *Tilanus* und *Mezger* indiziert. Bei einer 2 *cm* übersteigenden Diastase und — wie ich beifügen möchte — bei sehr kleinem unteren Bruchstücke ist die ostale Vereinigung der Bruchenden durch die Knochennaht anzustreben.[1])

---

[1]) Es darf im übrigen nicht verschwiegen werden, daß auffallend gute Funktion des Beines selbst bei Diastasen von über 5 *cm* (*Brunner*) beobachtet wurde. Dies ist, wie *Herzen* hervorhebt, durch die Schrumpfung des Ligament. patellae und die Retraktion der Fasern des Quadrizeps zu erklären, welche die aus der Interposition der langen Zwischensubstanz resultierende Verlängerung der Sehne kompensieren. Dazu kommt noch eine Hypertrophie des seitlichen Reserve-Streckapparates, durch welche ein annähernd normales Extensionsvermögen erzielt wird.

Ich habe bisher 11 Querfrakturen der Patella nach der holländischen Methode behandelt, da in drei Fällen eine Fraktur mit Erhaltensein der Aponeurose, in den übrigen Fällen eine Diastase von nur $1^1/_2$—2 *cm* vorhanden war, alle mit befriedigendem funktionellen Erfolge und fester, kurzer fibröser Verbindung. Ich habe mir es angelegen sein lassen, die Verletzten in Evidenz zu halten, was mir bis auf drei, die Wien verlassen haben, gelungen ist. Meines Wissens ist es in keinem Falle weder zu der so gefürchteten Refraktur[1]) gekommen, noch ist eine Verlängerung der fibrösen Verbindung im Laufe der Zeit erfolgt.

Die Technik der holländischen Methode ist ziemlich einfach, wenn sie auch einige Übung in der Mechanotherapie voraussetzt: Unmittelbar nach der Verletzung wird die Extremität auf einer stellbaren Holzschiene oder einem Planum inclinatum simplex hoch gelagert. Bei sehr großer Schmerzhaftigkeit wird auf das Kniegelenk ein Kühlumschlag appliziert, sonst sofort eine elastische Bindeneinwicklung des Gelenkes vorgenommen. Am 5.—6. Tage wird die Massagebehandlung begonnen. Während die linke Hand das obere Fragment kräftig nach abwärts drängt, streicht, knetet und klopft die rechte die vorderen und seitlichen Partien des Oberschenkels[2]) und schreitet bald (etwa vom 8.—10. Tage an) zur Massage des Gelenkes selbst. Die Massage wird täglich zweimal durch 10—15 Minuten geübt. Von der zweiten Woche an werden vorsichtige passive Bewegungen im Gelenke vorgenommen. Zu Beginn der 3. Woche beginnt der Verletzte an Krücken zu gehen, etwa in der Mitte der 4. Woche an Stöcken und ist gewöhnlich vor Ablauf der 6. Woche, nicht selten schon früher, imstande, die Extremität vollständig zu gebrauchen.

Die Erfolge dieser Methode ermutigten einzelne Chirurgen *(Grimm, W. Sachs)*, nunmehr auch die einfachen Olekranonbrüche in ähnlicher Weise und mit ähnlichem Resultate zu behandeln.

Die nächste Etappe für die mobilisierende Behandlung bilden die

Gelenkfrakturen,

resp. die Brüche in unmittelbarer Nähe von Gelenken, für deren Mobilisierung der Franzose *Lucas-Championnière* und der Russe *Selenkow* zuerst warm eingetreten sind. Den Ausspruch des letztgenannten Autors: „Wer ein frakturiertes Gelenk nach erfolgter Konsolidierung zur normalen Beweglichkeit bringen will, ist einem Bildhauer zu vergleichen, der in Ton modellieren wollte, nachdem derselbe hart geworden; er erreicht vielleicht durch unsägliche Mühe und Zeitopfer, was er früher

---

[1]) *Zum Busch* hat jüngst zwei „mobilisierend" behandelte Fälle von Patellarfraktur publiziert, bei welchen gelegentlich einer zweiten Fraktur die Kontinuitätstrennung nicht in der alten Narbe, sondern an einer anderen Stelle des Knochens erfolgt ist. Auch *Lauper* fand bei Refrakturen den Bruch gewöhnlich im größeren oberen Fragmente. — Auch nach Knochennaht kann es zu Refrakturen kommen, die ein Auseinandergehen der noch nicht knöchern geheilten primären Fraktur durch allzu frühzeitige Bewegung (noch im 6. Monate post laesionem beobachtet!) darstellen *(Lauper)*.

[2]) *Bähr* ist nicht geneigt, der „viel gerühmten" Massage ein mehr als untergeordnetes Verdienst an der Erhaltung der Muskulatur (soll wohl heißen: des Muskeltonus) zuzuschreiben, und beruft sich auf die Untersuchungen von *Brandis* über die Ursachen der Muskelermüdung. Wir verweisen bezüglich dieser theoretisch durchaus nicht geklärten, empirisch nicht bestehenden Streitfrage auf das pag. 77 Bemerkte.

hätte spielend erreichen können", wird wohl jedermann unterschreiben, der Gelenkfrakturen — und zu diesen müssen auch die nicht selten als Distorsionen diagnostizierten Rißfrakturen der Gelenke *(Landerer)* gezählt werden — in größerer Zahl zu behandeln oder nachzubehandeln hatte.

Was die Gelenkbrüche sowie die Mehrzahl der juxtaartikulären Frakturen von den Diaphysenbrüchen zuvörderst unterscheidet, ist der nie ausbleibende erhebliche Bluterguß in die Gelenkhöhle und in die Umgebung des Gelenkes *(Klemm)*. Im Gelenk selbst wird das Hämatom, wie bereits pag. 244 hervorgehoben, wenn es in Ruhe belassen wird, nur zum Teil resorbiert; die größere Menge organisiert sich und bildet schwartige Auflagerungen auf der Synovialis, welche sich zu straffem, faserigem Bindegewebe umwandeln. Durch die Bildung dieses Bindegewebes kommt es zu Schrumpfung, ja zuweilen zu vollständiger Obliteration der Gelenkhöhle, wodurch die Funktion des Gelenkes aufgehoben wird.[1])

Schon *Reyher* hat durch Tierversuche nachgewiesen, daß dauernde Ruhigstellung selbst eines gesunden Gelenkes zu schweren funktionellen Störungen desselben führt. An Gelenken von Hunden, deren Extremitäten durch Gipsverbände immobilisiert waren, konnte er Veränderungen finden, die zunächst in Atrophie und Verkürzung der Muskulatur, später in Retraktion der Kapsel und der Bänder, endlich in Ernährungsstörungen des Knorpels selbst bestanden.

Zu den Nachteilen der Immobilisierung der Gelenke kommt die geringe Neigung intraartikulärer Frakturen zu knöcherner Konsolidierung der Bruchenden, die nach *Bruns* bei manchen intrakapsulären Brüchen — wie namentlich solchen des Schenkelhalses — zu den größten Seltenheiten gehört. Bei der Mehrzahl der Gelenkbrüche kommt es entweder zu einer fibrösen Vereinigung der Fragmente oder die Vereinigung bleibt vollständig aus und es erfolgt unter gegenseitiger Abschleifung der Bruchflächen die Bildung eines „falschen Gelenkes". Die Ursachen des Ausbleibens eines knöchernen Kallus sind nach *Bruns*: Die Unmöglichkeit der genauen Adaption der Fragmente und deren Kontakterhaltung; die Unmöglichkeit der Kallusbildung seitens des Knorpelüberzuges der Gelenkenden sowie das von dem Verhalten des diaphysalen Periosts abweichende Verhalten des Periosts der Gelenkenden und seiner osteogenen Zone.

---

[1]) *Teissier* und *Bonnet* waren in der Lage, in sechs Fällen von Fraktur des Ober- und Unterschenkels, in welchen die Behandlung mittelst Immobilisierung inklusive Nachbehandlung 6—15 Monate gedauert hatte, folgende Veränderungen im Kniegelenke, zum Teil auch im Tibiotarsalgelenke nachzuweisen: Blutigserösen Erguß (noch nach 6 und 15 Monaten!), Injektion der Synovialis, namentlich ihrer mit Zotten versehenen Umschlagfalten, Bildung von gefäßhaltigen Pseudomembranen, welche mit den Knorpeloberflächen zusammenhingen, Ankylose zwischen einzelnen Partien derselben durch fibröse Verbindungen.

Diese beiden Momente — die Gefahr der Immobilisierung von Gelenken für ihre Integrität und Funktion einerseits und die geringe Aussicht auf das Zustandekommen eines knöchernen Kallus andrerseits — begründen wohl zur Genüge das Verlangen, auch bei den Gelenkfrakturen eine stramme fibröse Vereinigung der Bruchenden zu erhalten, und die Notwendigkeit, zunächst durch Massage und Kompression die Resorption des Extravasates zu begünstigen, hierauf durch häufige aktive und passive Bewegungen „der Retraktion der Gelenkweichteile vorzubeugen und durch Veränderung intraartikulärer Kontaktpunkte etwaige Degeneration dieser Teile zu verhindern" *(Klemm)*.

Die sofortige Anlegung eines immobilen Verbandes involviert nicht nur eine therapeutische, sondern auch eine diagnostische Gefahr; denn nur zu oft ist es uns erst nach Wegdrücken des Extravasates durch Massage und Kompression des Gelenkes sowie durch Elevation des Gliedes möglich, das Gelenk der Palpation vollständig zugänglich zu machen *(Hoffa)*. Der Verband selbst — am besten in Form eines artikulierten Verbandes *(Helferich)* — soll erst nach Feststellung der genauen Diagnose in der geeignetsten Stellung des Gelenkes angelegt werden und selbst bei schweren Gelenkfrakturen nicht länger als 8 Tage liegen bleiben, um bei noch weichem Kallus etwaige Dislokationen der Fragmente korrigieren zu können. Hierauf wird — je nach der Schwere der Verletzung — entweder ein neuer Verband angelegt, der nach einer weiteren Woche in einen Kapselverband verwandelt wird, worauf die mechanische Behandlung beginnt, oder es wird sofort der Kapsel- oder artikulierte Verband angelegt und die mobilisierende Behandlung begonnen.

Die mobilisierende Behandlung z. B. einer Fraktur im Ellbogengelenke würde sich etwa folgendermaßen gestalten: Nach kräftiger Extension des Gelenkes und möglichst direkter Reposition der Fragmente Massage des Gelenkes und Oberarms. Hierauf provisorische Immobilisierung des Gelenkes bei leichter Kompression mittelst Flanellbinde und Lagerung auf einer Winkelschiene, deren Winkel von 2 zu 2 Tagen verkleinert wird. Nach 6—8 Tagen Massage und vorsichtige, allmählich immer kühner werdende passive Bewegungen, welchen bald aktive und Widerstandsbewegungen folgen.

In ähnlicher Weise werden Knöchelbrüche ohne nennenswerte Dislokation der Fragmente, die ja bei Brüchen des äußeren Knöchels zu den Seltenheiten gehört, behandelt, wobei, je nachdem der äußere oder innere oder beide Malleoli frakturiert sind, die Immobilisierung in einem *Petit*schen Stiefel oder besser zwischen *Bell*schen Schienen 4—10 Tage währt, worauf mit täglicher Massage und Mobilisierung begonnen wird.

Die ganz leichten Fälle von Rißfrakturen, welche so häufig als Distorsionen diagnostiziert und behandelt werden, haben in der Tat bei sehr frühzeitig angewendeter mobilisierender Behandlung gute Erfolge aufzuweisen *(Lucas-Championnière)*, Erfahrungen, welche den Ausspruch eines französischen Chirurgen nicht ganz unberechtigt erscheinen lassen, daß es in solchen Fällen ein wahres Glück für die Verletzten genannt werden kann, wenn diese Rißfrakturen nicht diagnostiziert und die

Verletzung wie eine einfache Distorsion behandelt wird. Der richtige Weg liegt wohl auch hier in der Mitte; man trachte die Fraktur zu erkennen und behandle sie, wie jeden Gelenkbruch, nach kurzer Immobilisierung mobilisierend.

An die Gelenkbrüche schließen sich eng die

para-artikulären Frakturen

an, von welchen der Radiusbruch in loco classico, der Bruch des Humerushalses und die Fraktur im unteren Drittel der Fibula die größte praktische Bedeutung besitzen.

Sie bilden den Übergang von den Gelenkbrüchen zu den Brüchen der Diaphysen. Denn gleichwie die intraartikulären Rißfrakturen nur zu oft nicht erkannt werden, so werden auch Fibulafrakturen nicht selten als Distorsionen im Sprunggelenke, Radiusfrakturen am klassischen Orte als Handgelenkverstauchungen und Brüche des Collum chirurgicum humeri als Schultergelenksdistorsionen diagnostiziert und behandelt. Und doch ist — falls die Retention der Bruchenden nach erfolgter Reposition in diesen Fällen überhaupt möglich ist — hier das sogenannte „gemischte Verfahren" — leicht abnehmbarer, temporär immobiler Verband (bei der Radiusfraktur empfiehlt sich zu diesem Zwecke der Gebrauch der *Storp*schen Suspensions-Manschette), vom 8.—10. Tage an tägliche Mobilisierung und Massagebehandlung — vorzuziehen, da nur auf diese Weise der Kallusbildung in difformer Stellung der Bruchenden vorgebeugt werden kann. Als ebensowenig entsprechend wie die sofortige Mobilisierung aber möchte ich die dauernde Immobilisierung der para-artikulären Frakturen erklären, da diese mit apodiktischer Gewißheit zur Ankylose des Gelenkes führt.[1])

Zur Illustrierung der Technik der Behandlung der typischen Radiusfraktur und deren Leistungsfähigkeit diene folgender Fall beiderseitiger Fraktur dieses Knochens:

Ein 29jähriger Mann war vom Dachsitze eines Omnibus auf die Straße geschleudert worden, wo er mit vorgestreckten Händen liegen blieb. Ich sah den Verletzten drei Stunden später und konnte die genannte symmetrische Fraktur beiderseits konstatieren. Links *Nélaton*scher Schienenverband, rechts Applikation einer volaren Pappschiene nach Reposition der Brüche. Patient wird angewiesen, die Finger beider Hände fleißig zu bewegen. Rechts Massage am 7. Tage, Wiederanlegung der oben und unten gekürzten Volarschiene[2]), tägliche Massage, vom 12. Tage an Beginn der Gelenksgymnastik. Am 16. Tage betrug der Umfang der Extremität in der Frakturhöhe rechts 19, links 23 *cm*;

---

[1]) „Dies sind die Fälle — bemerkt *Rubinstein* —, in denen früher die Schäferkunst die Wissenschaft schlug, weil die erstere von längerer Fixation und Immobilisierung absah."

[2]) *Petersen* hat empfohlen, bei typischen Radiusbrüchen den Vorderarm in eine einfache Mitella zu legen, welche denselben bis an die Bruchstelle stützt, während die Hand frei herabhängt. Auf diese Weise kommt die Hand in die erwünschte Ulnovolarflexionsstellung. *Storp* legt in dieser Stellung eine Manschette an (s. o.).

am 19. Tage rechts 18, links 21½ *cm*. Am 29. Tage war rechts vollständige Heilung auch quoad functionem erfolgt; links war neben deutlicher Verfärbung der Haut Steifheit des Handgelenkes, heftige Schmerzhaftigkeit bei Bewegungsversuchen und deutliche Muskelatrophie zu konstatieren, welche erst nach 3wöchentlicher Nachbehandlung zurückgingen.

Schultz behandelte eine beiderseitige Fraktur im unteren Drittel beider Unterschenkelknochen in ähnlicher Weise, rechts mobilisierend, links immobilisierend. Nach 2 Tagen waren rechts nur Spuren von Extravasaten und leichte Infiltration zu konstatieren. Umfang des Unterschenkels 32 *cm*; Kallus klein, hart, unempfindlich, die Splitter unbeweglich, aktive Bewegungen im Sprunggelenke und in den Zehen frei; links bedeutende Infiltration, Umfang des Unterschenkels 36 *cm*; Kallus mit der Umgebung verbacken, sehr voluminös, weich und schmerzhaft; Gelenke rigid, passive Bewegungen äußerst schmerzhaft, aktive unmöglich. — Nach einem Monate: rechts kein Verband mehr nötig, freie aktive und passive Beweglichkeit; links Atrophie der ganzen Extremität, Gelenke schwer beweglich, Kallus hart, aber voluminös und schmerzhaft.

Die Brüche des Humerushalses, welche geringe Neigung zu Dislokation zeigen, werden durch eine Mitella, eventuell mit Quertuch um die Brust, durch 8—10 Tage fixiert, hierauf mobilisiert.

Eine erhebliche Einschränkung erfährt die mobilisierende Behandlung naturgemäß bei

Frakturen der Diaphysen.

Hier ist die mechanische Behandlung des verletzten Teiles vor Zustandekommen der Konsolidierung nur bei Fehlen jeder Tendenz zur Dislokation der Bruchenden oder dort angezeigt, wo eine etwaige Verschiebung keinerlei Funktionsstörung im Gefolge haben kann, z. B. bei solitärer Fraktur der Fibula. Denn wir dürfen nie vergessen, daß im Gegensatze zu den Gelenkbrüchen, welche geringe Tendenz zur Kallusbildung zeigen und die Funktion des festgestellten Gelenkes gefährden, bei diaphysalen Frakturen die Erzielung eines knöchernen Kallus die erste Aufgabe des Arztes ist. Deshalb möchte ich auch bezüglich der Technik des sogenannten „gemischten Verfahrens" die Vorschrift *Championnières*, den fixierenden Verband schon nach 2—3 Tagen durch einen abnehmbaren Klappenverband zu ersetzen, dahin modifizieren, daß der Verband — wohl am besten ein Gipshanfschienenverband — mindestens 10—15 Tage in situ belassen werde, bis die knöcherne Kallusbildung gesichert ist, und erst dann mit Massage und Gymnastik begonnen werde. Ähnlichen Grundsätzen huldigt auch *Landerer*, ein warmer Fürsprecher des mobilisierenden Verfahrens, der mit Recht zunächst die Retention der Fragmente durch Verbände gesichert wissen will, falls nicht Einkeilung derselben vorliegt. „Sowie eine Verschiebung der Fragmente und eine Verbiegung des Kallus nicht mehr zu fürchten ist," sagt *Landerer*, „sind die Verbände ganz wegzunehmen oder so zu verändern, daß die Massagebehandlung beginnen kann. Man geht zu dieser über, ehe das Glied in Gebrauch genommen oder belastet wird."

Die Technik, wie ich sie bei Frakturen von Diaphysen übe, ist folgende: Nach sorgfältiger Koaptation der Fragmente wird — bei größerer Schwellung nach einem ersten, provisorischen Verbande — ein Gipshanfschienenverband angelegt, der 10—15 Tage (je nach der Dicke des betreffenden Knochens) in situ bleibt. Nach Ablauf dieser Zeit wird der Verband durch Wegnahme der Dorsalschiene geöffnet und, während das Glied auf der Volarschiene ruht, die Massage begonnen. Sie besteht in anfangs zarter, bald aber kräftigerer Effleurage, zunächst oberhalb der Fraktur, dann allmählich sich der Frakturstelle nähernd, stets in zentripetaler Richtung. Nach jeder Massage wird der Verband wieder geschlossen und durch Bindentouren gesichert. Etwa 3—4 Tage nach Beginn der Massage wird zur Effleurage der Frakturstelle selbst übergegangen.

Zunächst werden zentripetale Streichungen, von der Peripherie des Gliedes beginnend, mit der wohlbefetteten Daumenspitze bis über das jenseits der Fraktur liegende Gelenk hinaus (z. B. bei Fraktur der Tibia von den Zehen bis über das Kniegelenk) vorgenommen, wobei die als zirkuläre Anschwellung deutlich fühlbare Frakturstelle anfangs minder kräftig gestrichen wird. Kräftige Streichung und Zirkelreibung verlangen jedoch schon vom Beginne an jene Weichteilpartien, die sich resistenter oder ödematös anfühlen. Im Verlaufe der Behandlung treten die vier übrigen Finger und endlich die ganze Handfläche in Aktion; die mit der einen Hand von ihrer Unterlage vorsichtig abgehobene Extremität wird nunmehr von der anderen Hand in ihrer ganzen Peripherie bestrichen und gleichzeitig — während eine Hand die Frakturstelle umfaßt — vorsichtig passive Bewegungen zunächst des peripheren, dann des zentralen Gelenkes vorgenommen. Dazwischen sorgfältige, kräftige Knetung der Muskulatur.

Bei frühzeitiger Mobilisierung ist schon nach wenigen Massagesitzungen eine mäßige, aber fast immer deutliche Vergrößerung jener zirkulären Anschwellung zu bemerken, welche die Frakturstelle markiert und den äußeren (periostalen) knorpeligen oder bindegewebigen Kallus darstellt, den *Bruns* den provisorischen, *Volkmann* den heterologen Kallus nennt. Gleichzeitig ist erhöhte Empfindlichkeit dieser Stelle zu verzeichnen. Diese leichte Kallusreizung nimmt bei fortgesetzter Massage nach und nach ab, um bald ganz zu verschwinden. Alsbald kann man in der halbweichen Knochennarbe Knocheninseln fühlen; die Fraktur gelangt in das Stadium der Regeneration des provisorischen Kallus; es erfolgt die Verknöcherung desselben; er erhärtet und nimmt dabei an Masse ab. Je weiter die Resorption des Kallus durch die Massage begünstigt wird, desto undeutlicher ist der definitive (homologe) Kallus zu fühlen. Die durch Massage bewirkte Steigerung des Stoffwechsels und der Zirkulation begünstigt die Knochenneubildung und verhindert mechanisch wohl auch andrerseits deren Exazerbation.

Sobald der Zustand des Kallus dies gestattet, beginnen aktive und Widerstandsbewegungen in allen Gelenken der Extremität, welche bis zur vollständigen Herstellung der Funktion fortgesetzt werden. Gleichzeitig wird der Verband — ich verwende, wie erwähnt, Gipshanf- oder modellierte *Gullery*sche Blechschienen, die leicht abnehmbar sind — weggelassen.

Während aktive Bewegungen der oberen Extremitäten bei festem Kallus gestattet werden können und sollen, da der Gebrauch des Gliedes die rasche Wiederherstellung der Funktion begünstigt und die mechanische Behandlung wirksam unterstützt, mußte bei Kontinuitätsbrüchen der Knochen der unteren Extremität bisher stets eine bedeutendere Festigung der Knochennarbe abgewartet werden, bevor dem Gliede zugemutet werden konnte, das Körpergewicht zu tragen. Nunmehr ist auch für die Behandlung der Knochenbrüche der unteren Extremität die Möglichkeit frühzeitiger Bewegung durch die Einführung der sogenannten Gehverbände geboten, welche auf dem Prinzipe der permanenten Extension beruhen.

Was *Seutin* in der ersten Hälfte vorigen Jahrhunderts angestrebt, jedoch technisch unvollkommen ausgeführt, gelang dem Laien *Hessing* in Göggingen, dessen Apparate von einzelnen Chirurgen *(Harbordt, Heusner, Dollinger)* vereinfacht und verbilligt wurden, während andere *(Krause, Albers, Korsch)* das *Hessing*sche Prinzip im Gipsverbande zu verwerten suchten. Ein solcher Verband muß dafür sorgen, daß die Extension und Kontraextension, welche beim Anlegen des Verbandes durch die Hände des Assistenten aktiv ausgeübt wird, auch ferner passiv erhalten bleibe *(Korsch)*. Der Gipsverband wird ohne Fütterung direkt auf die gut eingefettete Haut appliziert. Um die Bruchenden in situ zu erhalten und Zug und Gegenzug auszuüben, muß der erhärtende Gips sich allen Umrissen, allen Knochenvorsprüngen des verletzten Gliedes innig anschmiegen und sich oben oder unten an größere Flächen oder Knochenvorsprünge anstemmen. Solche Stützpunkte bilden z. B. beim Unterschenkel einerseits die Malleolen, andrerseits die Kondylen der Tibia; beim Oberschenkel hat der Zug nach oben seinen Stützpunkt am Sitzknorren, der Zug nach unten an dem die Sohle überragenden Fußteil des Verbandes. Die Gipsgehverbände können durch entsprechende, mit einem Sitzringe und einem verschiebbaren Fußbrette versehene Drahtschienen *(Thomas)* verstärkt werden.

Die schwierige Technik solcher Verbände, die nicht leichte Entfernbarkeit derselben sowie die Unmöglichkeit, die Frakturstelle in Evidenz zu halten, rechtfertigen die Bevorzugung von leicht abnehmbaren Gehverbänden, wie sie *Hessing, Bruns, Dollinger, Liermann* u. a. konstruiert haben, und welche, obgleich nicht billig, durch die Möglichkeit, die einzelnen Teile zu verlängern oder zu verkürzen, mehrfache Verwendung finden können. Sie bestehen entweder aus die ganze Extremität umfassenden Gestellen *(P. Bruns)* oder bilden eine mehrteilige innere Schiene *(Liermann)* mit Fußbügel, an welchem die Extension mittelst Schraubenwirkung erfolgt, oder sie stellen mehrere, durch Stahlspangen, Ösen und Schrauben miteinander unbeweglich oder beweglich verbundene Gestelle dar *(Hessing)*. Die beiden letztgenannten Modelle gestatten Sperrung und Fixierung der Gelenke in jeder Lage. Von hervorragenden Chirurgen ist es zumal *Bardeleben*, der die Resultate der Gehverbände auf Grundlage eines imposanten Materials als „sehr befriedigende" bezeichnet und besonders das Ausbleiben der Muskelatrophie sowie die durch die Verbesserung der Ernährungsverhältnisse begünstigte Knochenheilung betont.

Es empfiehlt sich *(Jordan, Gebele* u. a.), zunächst einen Schienenverband anzulegen, die Extremität hochzulagern und täglich zu massieren. Nach 6—8 Tagen erfolgt Applikation des Gehgipsverbandes. Die Verbände werden bei Malleolarfrakturen mit Ausschluß, bei Unterschenkelbrüchen, ferner bei Kompressionsbrüchen des oberen Tibiaendes mit Einschluß des Kniegelenkes angelegt und bleiben 2—4 Wochen in situ, falls man nicht die allwöchentlich zu Massagezwecken zu entfernenden abnehmbaren Gehverbände vorzieht. Erfolgt ausnahmsweise höhergradige Schwellung, so muß für einige Tage ein gepolsterter Gipsverband angelegt werden und der Patient muß sich ruhig verhalten. Überhaupt ist bei der Frakturbehandlung strenge Individualisierung geboten. Bei Oberschenkel- und Schenkelhalsfrakturen ist die Extension mittelst Heftpflasterstreifen *(Bardenheuer)* geboten, wobei möglichste Freilassung der Frakturstelle zwecks Massagebehandlung wünschenswert ist; später — etwa vom 21. Tage an — *Thomas*-Schiene oder Gipshose mit *Keppeler*schem Bügel.

Die mobilisierende Behandlung von Knochenbrüchen, deren Vorteile in Ausschluß des ungünstigen Einflusses des längere Zeit liegenden immobilen Verbandes auf die Muskeln und Gelenke (respektive der länger dauernden Bettlage auf das Individuum), ferner in der günstigen Wirkung der Massage und Gymnastik auf die Ernährung der nicht verletzten Teile und die Kallusbildung, endlich in der ungestörten Überwachung des Heilungsprozesses durch den Arzt zu suchen sind, besteht, wie resümierend wiederholt werden möge:

1. in sofortiger und bis zur funktionellen Heilung der Fraktur fortgesetzter Massage und Gymnastik (Querfrakturen der Patella und des Olekranon bei Fragmentdiastasen von weniger als 2 *cm*);
2. in präimmobilisierender Behandlung, d. i. Vornahme der mechanischen Behandlung vor Anlegung des nur wenige Tage liegen bleibenden immobilen Verbandes, hierauf Wiederaufnahme und Fortsetzung der Massage und Gymnastik bis zur funktionellen Heilung (Gelenkfrakturen, juxtaartikuläre Frakturen);
3. in dem sogenannten gemischten Verfahren: sofortige Immobilisierung in der Dauer von 10—15 Tagen (der Dicke des verletzten Knochens entsprechend), Mobilisierung zur Massagebehandlung, Wiederanlegung des Verbandes zwischen den einzelnen Massagesitzungen in Verbindung mit abnehmbaren Gehverbänden bei Frakturen der unteren Extremitäten (sehr bewegliche paraartikuläre Frakturen; Diaphysenbrüche ohne Tendenz zur Dislokation; solitäre Frakturen eines von Doppelknochen mit geringer Dislokation).

Kontraindiziert ist die mobilisierende Behandlung bei erheblicher Deformität und Beweglichkeit von diaphysalen Frakturen, bei Schräg- und Torsionsbrüchen von Diaphysen und bei ausgedehnten Phlyktänen und Phlebitiden der Weichteile.

Komplizierte Knochenbrüche sind selbstredend erst nach vollständiger Heilung der Weichteilwunde mechanischer Behandlung zugänglich; hier wird naturgemäß ausschließlich das sogenannte „gemischte Verfahren" zur Anwendung kommen können.

Wir verfügen bereits über ein nicht unansehnliches vergleichend-statistisches Material, welches uns gestattet, die Vorteile der mobilisierenden (bzw. gemischten) Methode gegenüber der streng immobilisierenden Therapie der Knochenbrüche, die ja derzeit allmählich verlassen wird, abzuwägen. *Josef Lumniczer* hat u. a. zu diesem Zwecke das einschlägige Material der II. Budapester chirurgischen Klinik benutzt und seine Arbeit um so instruktiver gestaltet, als er in seinen Tabellen (s. u.) die Zeit der Konsolidierung der Fraktur und die vollständige Wiederherstellung der Funktion scharf trennt und letztere allein als „Heilung" bezeichnet.

Die nach der immobilisierenden Methode behandelten 252 Fälle zeigten vollständige Funktionsfähigkeit in 63—138 Tagen nach der Verletzung und in 39—83 Tagen nach der knöchernen Vereinigung der Bruchenden. Hierbei gestalteten sich die Verhältnisse bei der oberen Extremität günstiger als bei der unteren. — Bei den mobilisierend behandelten 93 Fällen trat die Konsolidierung in 12—36, die Funktionsfähigkeit in 14—51 Tagen ein, sie bedurften daher 26—87 Tage vom Momente der Verletzung bis zur vollständigen Heilung. Die frakturierten Knochen heilten ohne Formveränderung und ohne Gelenksteife in den Nachbargelenken. Konsolidierung und Funktionsfähigkeit erfolgten am schnellsten bei der Klavikula, am langsamsten beim Femur.

Einen Vergleich der Daten der neuen mit jenen der alten Behandlung gestattet folgende Tabelle *Lumniczers:*

Fraktur	Konsolidation			Funktionsfähigkeit		
	Alte	Neue	Differenz	Alte	Neue	Differenz
	Behandlung			Behandlung		
	Tage			Tage		
Clavicula	24	12	12	39	14	25
Humerus	35	23	12	62	33	29
Antibrachium	32	26	6	—	39	—
Radius	27	14	13	42	21	21
Ulna	27	13	14	39	22	17
Femur	57	36	21	81	51	30
Crus	44	25	19	72	34	38
Patella	44	?	?	83	—	—
Fibula	30	19	11	59	23	36
Tibia	39	23	16	62	28	34

Hieraus ergeht folgendes: Während die Konsolidierung bei der alten Methode 24—57 Tage benötigte, betrug die Zeitdauer derselben bei der neuen Methode 12—36 Tage (6—21 Tage Differenz); die vollständige Wiederherstellung der Funktion betrug bei der alten Methode 39—83, bei der neuen 14—51 Tage (17—58 Tage Differenz).

Hieraus geht hervor, daß die mobilisierende Behandlung die Konsolidierung in um ein Drittel, die Funktionsfähigkeit in um die Hälfte resp. zwei Drittel kürzerer Zeit ermöglicht.

Ich selbst hatte in den letzten Jahren Gelegenheit, 67 Fälle von Knochenbrüchen mobilisierend nach dem mitgeteilten Verfahren zu behandeln. Dieselben betrafen:

11	Querfrakturen der Patella,	
4	Frakturen des Olekranon,	
9	Frakturen der Clavicula,	
19	„	des Radius in loco classico,
4	„	beider Vorderarmknochen,
5	„	der Tibia,
12	„	des Malleol. externus,
3	„	des Condyl. intern. humeri.

Die Zeitdauer zwischen Verletzung und Wiederherstellung der vollen Gebrauchsfähigkeit des Gliedes[1]) betrug bei den Frakturen der

Patella	20—39	Tage
Olekranon	19—31	„
Clavicula	20—28	„
Radius	14—36	„
Vorderarm	42—58	„
Tibia	39—59	„
Malleol. extern.	18—34	„
Ellbogen	27—36	„

Schließlich noch einige Worte über die mechanische Behandlung der diaphysalen Pseudarthrosen infolge Kallusmangels.[2]) Die Erfahrung, daß frühzeitiger fester Verband, absolute Ruhe des Gliedes die Bildung der Knochennarbe verzögern, beziehungsweise verhindern kann *(König)*, während Bewegung der Fragmente gegeneinander sie begünstigt, weist bereits auf den prophylaktischen Wert mobilisierender Frakturbehandlung hin. Bei mangelnder Tendenz eines Knochenbruches zur

---

[1]) Sehr instruktiv ist ein Vergleich dieser Zahlen mit jenen, die *Daudois* (Contribution à l'étude des suites des fractures. „Bullet. de l'Acad. roy. de méd. de Belgique", 1895) auf Grund eines 296 Fälle umfassenden, Kohlenbergarbeiter betreffenden Materials gewonnen hat. Die mittlere Heilungsdauer der immobilisierend behandelten Frakturen betrug bis zur funktionellen Restitution bei

Femur	195	Tage
Crus	150	„
Tibia	150	„
Fibula	90	„
Clavicula	75 (!)	„
Humerus	75	„
Antibrach.	75	„
Ulna	60	„
Radius	50	„

Die häufigsten Ursachen der langen Arbeitsunfähigkeit oder dauernden Invalidität waren Schwäche im verletzten Gliede, Ödeme, Gelenksteifigkeiten und Muskelatrophien. — Auch *Hänel* (Deutsche Zeitschr. f. Chir., XXXVIII) konnte bei Durchmusterung von 400 einfachen Frakturen in 55% der Fälle Gelenksteifigkeit konstatieren, die in etwa der Hälfte der Fälle längerer Nachbehandlung wich, während der Rest invalid blieb.

[2]) Die Pseudarthrosenbildung infolge Interposition von Weichteilen und Knochensplittern zwischen die Bruchenden macht selbstredend die operative Entfernung dieser Teile und die sorgfältige Adaptierung der Bruchstücke (eventuell nach Resektion der mit Faserknorpel überkleideten Bruchenden) nötig, bevor im Bedarfsfalle die Massage herangezogen werden kann.

Kallusbildung hat man seit langer Zeit neben der von *Helferich* und *Bier* ausgestalteten *Dumreicher*schen Methode der Stauung mittelst einer zentralwärts von der Frakturstelle angelegten elastischen Binde [1]) mit wechselndem Erfolge Aneinanderreiben und Beklopfen *(Thomas)* der Bruchstücke versucht, um einen Reiz auf das Periost auszuüben; wirksamer ist nach *Landerer, Kleen* u. a. kräftige Streichung und Reibung des Gliedes, wobei möglichst tief einzuwirken versucht wird. Es ist klar, daß die ernährungsbefördernden Handgriffe der Massage nur in frühzeitigen Stadien beginnender Pseudarthrosenbildung, beziehungsweise als die Kallusbildung nach operativer Behandlung der Störung unterstützendes Moment in Frage kommen.

ANHANG.

Die Anwendung der Massage und Gymnastik in der Orthopädie.

Wie auf vielen Gebieten der chirurgischen Therapie, ist der unterstützend und ergänzend wirkenden Massage und Gymnastik auch in der Orthopädie eine wichtige Rolle gesichert. Massage und Gymnastik, deren muskelkräftigender Einfluß gerade hier zu besonderer Geltung kommt, sind bei der Behandlung von Deformitäten neben der operativen Orthopädie und der Anwendung orthopädischer Zug-, Druck-, Stütz- und Fixationsapparate, sowie in der orthopädischen Nachbehandlung sowohl im Hinblick auf ihre obgenannte Wirkung als auch deshalb von großem Werte, weil sie den schädlichen Einfluß des Apparates auf die Zirkulation und den Stoffwechsel des betreffenden Körperteiles paralysieren *(Hoffa)*. Die als „Redressement" bezeichnete passive Gymnastik wird hier seit langer Zeit geübt; mit der wachsenden Erkenntnis der Bedeutung der mechanischen Therapie (im engeren Sinne des Wortes[2]), zumal ihrer resorptionsbefördernden, schmerzstillenden Wirkung, wurde dieselbe von den Orthopäden in immer ausgedehnterem Maße adoptiert.

Dem Zwecke dieses Handbuches entsprechend, sei hier die Anwendung der Massage und Gymnastik lediglich bei den dem praktischen Arzt häufigst begegnenden orthopädischen Indikationen, den Verkrümmungen der Wirbelsäule und den Fußdeformitäten besprochen.

---

[1]) Aus meinen tierexperimentellen Untersuchungen geht hervor, daß durch Stauung die Bildung zumal des periostalen Kallus befördert wird.

[2]) Wir gebrauchen hier, wie in den übrigen Teilen dieses Handbuches, den Ausdruck „mechanische Therapie" oder „Mechanotherapie" lediglich als Synonym für Behandlung durch Massage und Gymnastik, was an dieser Stelle betont wird, weil unter mechanische Behandlung im weiteren Sinne auch die orthopädische Behandlung durch Stütz-, Zug- und andere portative Apparate gezählt zu werden pflegt.

I. Wirbelsäule-Verkrümmungen.

1. Skoliose.

Der erbitterte Kampf, der einst zwischen den Vertretern der ossalen und jenen der muskulären Theorie der Skoliose entbrannt war, hat die Anschauungen über die Ätiologie dieser häufigsten Deformität der Columna vertebralis geklärt und zu der Erkenntnis geführt, daß es nicht angehe, das Zustandekommen der Deformität von einem einzigen, einseitigen Standpunkte deuten zu wollen. Es kann wohl heute kein Zweifel mehr darüber bestehen, daß die Resistenzabnahme sowohl der muskulären als auch der knöchernen und fibrösen Teile für die Ätiologie der seitlichen Verkrümmung der Wirbelsäule in dem Sinne herangezogen werden kann, daß in dem einen Falle die Rückenmuskeln, im anderen die Bänder und knöchernen Bestandteile des Rückgrates primär erkranken, in wieder anderen Fällen beide Momente zusammentreffen, um die Formveränderung zu erzeugen.

Letzteres gilt vor allem für die habituelle Skoliose, mit welcher wir uns zunächst zu beschäftigen haben werden, und welche derzeit allgemein als Belastungsdeformität *(Roser, Volkmann, Lorenz)* aufgefaßt wird. Wenn *Landerer,* neben dem älteren *Eulenburg* und *Sayre* der hartnäckigste Verfechter der myopathischen Ätiologie dieser Deformität, als letzte Ursache der habituellen Skoliose die Schwäche der Rückenmuskulatur betrachtet und verlangt, mit der Behandlung an der Muskulatur anzusetzen, so muß daran festgehalten werden, daß die muskuläre Insuffizienz, die bei rasch wachsenden Adoleszenten die Ermüdungshaltung des Rumpfes bedingt, wohl ein stark in die Wagschale fallendes ätiologisches Moment darstellt, dessen Bekämpfung die prophylaktische und therapeutische Aufgabe des Arztes bildet, daß wir aber an das zweite, hier zur Geltung kommende Moment, die Plastizität der jugendlichen wachsenden Knochen (zumal zur Zeit der zweiten Dentition: *P. Vogt, Lorenz)* nicht vollständig vergessen dürfen. Sicherlich werden wir bei der Behandlung der Deformität unser Augenmerk der Verbesserung der Muskulatur schon deshalb zuwenden, weil wir den ossalen Veränderungen zu begegnen nicht vermögen und weil durch Begünstigung der Zirkulations- und Ernährungsverhältnisse der Weichteile auch der Ernährungszustand der knöchernen Teile verbessert werden dürfte.

Aus diesen Andeutungen geht bereits die wichtigste Indikation für die Anwendung der Mechanotherapie bei habituellen Skoliosen, der so verbreiteten Deformität zumal unserer weiblichen Jugend[1]), hervor. Schon

[1]) Es bricht sich die Erkenntnis immer mehr Bahn, daß die Ursache des Überwiegens des weiblichen Geschlechtes in allen Statistiken der Skoliose neben der Raschheit der Körperentwicklung bei Mädchen *(Lorenz)* wohl in erster Reihe auf den Mangel muskel-

prophylaktisch sollte bei allen Kindern neben der Sorge für entsprechende Subsellien korrekte Schreibhaltung (Steilschrift!) und für gleichmäßige Übertragung der Körperlast auf beide Füße im Stehen (bekanntlich lieben es zumal die Mädchen, hierbei einen Fuß zu bevorzugen) die Kräftigung der Körpermuskulatur durch Spaziergänge, Schlittschuhlauf, Schwimmen und Turnen wohl beachtet und zumal bei flachrückigen, muskelschwachen, rasch in die Höhe schießenden Kindern schon frühzeitig Massage und Gymnastik der Rückenmuskulatur durch den Arzt oder doch unter dessen Aufsicht geübt werden.

Die Therapie der habituellen Skoliose ist, je nach dem vorliegenden Entwicklungsstadium der Deformität, eine teils ausschließlich mechanische, teils finden Massage und Gymnastik neben anderen Maßnahmen (portative Apparate, Lagerungsvorrichtungen) wichtige Anzeigen, teils können wir von der mechanischen Behandlung einen nennenswerten Einfluß auf die Deviation der Wirbelsäule nicht mehr erwarten.

Die besten Resultate ergibt Mechanotherapie begreiflicherweise der von *Lorenz* u. c. als erstes Stadium bezeichneten skoliotischen Haltung gegenüber, bei welcher die nur eine einzige Abweichung von der Mittellinie darbietende Wirbelsäule noch völlig beweglich ist, Beharrlichkeit der Kinder, beziehungsweise der Eltern vorausgesetzt.[1]) Eine sehr beachtenswerte Rolle spielen Massage und Gymnastik bei dem zweiten Stadium der Skoliose, in welchem bereits deutliche Torsionsveränderungen der Wirbel zu beiden Seiten der primären Abweichung zu sehen sind und Gegenabweichungen beginnen, die Deviation der Dornfortsätze aber durch vertikale Suspension noch vollständig korrigierbar ist *(Lorenz)*. Die Aufgabe der Gymnastik[2]), die hier in den Vordergrund tritt, ist diesen, dem Facharzte zumeist begegnenden Fällen gegenüber, deren Initialsymptome den Angehörigen entgangen waren, in dem Bestreben zu suchen, die Wirbelsäule mobil zu erhalten, beziehungsweise die zum Teil verloren gegangene Beweglichkeit derselben zu erhöhen, um der Weiterentwicklung des Prozesses zu steuern.[3]) — Jene traurigen

kräftigender Bewegungen der jungen Mädchen zurückzuführen ist, welche — weit mehr als die Knaben — neben dem Schulunterrichte zu sitzenden Beschäftigungen (Handarbeiten, Klavierspiel etc.) herangezogen werden.

[1]) Alle Orthopäden, die über ein größeres Beobachtungsmaterial verfügen, stimmen darin überein, daß ein Dauererfolg durch die mechanisch-gymnastische Behandlung aller Wirbelsäuledeformitäten, selbst ihrer Anfangsstadien, nur bei ununterbrochenem, mindestens 6—8monatlichem täglichen oder fast täglichen Besuche des Gymnastiksaales zu erwarten ist, und empfehlen nach Abschluß der fachärztlichen Behandlung noch mehrmonatliche, zuweilen jahrelange Fortsetzung der aktiven Bewegungen im Hause des Patienten unter Aufsicht des Hausarztes respektive der Angehörigen des Kindes.

[2]) „Die Gymnastik — erklärt *Brennsohn* — ist für die Therapie der seitlichen Wirbelsäulenverkrümmung von so hoher Bedeutung, daß *Delpech* mit Recht sagen konnte, ohne Gymnastik würde er auf die Orthopädie Verzicht leisten."

[3]) Zumeist ergibt erst längere (mehrwöchentliche) Beobachtung des Falles während dessen mechanischer Behandlung die Möglichkeit, die Prognose auszusprechen. Es gibt,

Fälle dagegen, welche im Endstadium der Skoliose der ärztlichen Behandlung zugeführt werden — vollständige Ausbildung der Seitendeviation der Dornfortsätze sowohl an der primären wie an der sekundären Krümmung, hochgradige Niveaudifferenzen zu beiden Seiten der Krümmungsscheitel, Starrheit der Wirbelsäule, keine Ausgleichung der seitlichen Abweichungen der Dornfortsatzreihe durch Suspension *(Lorenz)* — haben keine Aussicht, durch mechanische Einflüsse oder sonstige Therapie gebessert zu werden. Hier müssen wir uns damit begnügen, die vorhandenen subjektiven Beschwerden der Patienten — Myalgien und Neuralgien — durch mechanische Handgriffe im Vereine mit Stützapparaten zu bekämpfen.

Wir werden es nunmehr versuchen, den Gang der mechanischen Behandlung der habituellen Skoliose in großen Zügen zu skizzieren. Der Leser wird der Schilderung zu entnehmen vermögen, daß ein nicht unbeträchtlicher Teil dieser Behandlung von jedem Arzte ausgeführt werden kann, wenn auch nicht geleugnet werden soll, daß die Benutzung der verschiedenen Apparate eines gut eingerichteten Gymnastiksaales die Behandlung erleichtert und durch Vereinigung mehrerer — nicht allzu vieler! — Patienten zu einer Gruppe (Gymnastikstunde) das Interesse der Kranken an der Behandlung, ihren Eifer und ihre Beharrlichkeit erhöht.

Die Massage besteht vorzüglich in Streichung, Knetung und Klopfung der Rückenmuskulatur in der im Allgemeinen Teile dieses Buches des Näheren angegebenen Weise. Selbstredend muß jenen Muskelgruppen besondere Aufmerksamkeit zugewendet werden, die besonders atrophisch sind, das sind die gedehnten und in ihrer Ernährung zurückgebliebenen Muskeln an der konvexen Seite der Krümmung.[1]) Der Massage schließen sich vorteilhaft die als Redressement bezeichneten passiven Bewegungen der Wirbelsäule an, welche gleich der Massage zunächst in Bauchlage des Patienten schonend und mit allmählich steigender Kraft[2]) vorgenommen

wie *Pietrzikowski* mit Recht hervorhebt, „Fälle, bei welchen man mit der einfachen gymnastischen Behandlung leicht und rasch zum Ziele kommt, und wieder andere, die trotz des scheinbar leichten Grades eine viel energischere mechanische Therapie erfordern".

[1]) Es ist nicht gut möglich, ausschließlich die der konvexen Seite der Deviation entsprechenden Muskeln zu massieren, wie dies einzelne Autoren vorschreiben, und auch nicht empfehlenswert, da die Streichung, Knetung und Erschütterung der Gesamtmuskulatur des Rückens, nicht zuletzt der verkürzten und kontrahierten Muskulatur an der Konkavseite der Krümmung behufs Dehnung dieser Muskeln angezeigt ist. Auch die Gymnastik wird bei dem komplizierten Mechanismus der hier in Frage kommenden Muskelgruppen neben der Sorge für Mobilisierung der Wirbelsäule die Kräftigung der Gesamtmuskulatur im Auge behalten.

[2]) Die in jüngster Zeit von *Delore* (Lyon) empfohlene, dem Brisement forcé der Gelenke analoge Methode des „Redressement brusque" in Narkose dürfte das Bürgerrecht in der orthopädischen Therapie kaum erlangen, da ihr trotz der gegenteiligen Versicherung des genannten Autors einerseits jede Gefahr durchaus nicht abgesprochen werden kann, andrerseits aber, wie aus der Mitteilung *Delores* hervorgeht, nicht selten eine Wiederholung unter noch größerer Kraftentfaltung („avec une grande vigueur") nötig ist, die Methode daher auf Verläßlichkeit keinen Anspruch machen kann. Auch das

werden. Sie sollten, wenigstens im Beginn der Behandlung, um eine Kontrolle der Wirkung jeder Bewegung durch das Auge zu ermöglichen, bei entblößtem Rücken (die Turnjacke wird verkehrt — Rückenfläche nach vorn gerichtet — angezogen) erfolgen.

Während die eine Hand des zu Häupten des Patienten (P) stehenden Arztes (A) — bei der häufigsten rechtsseitigen Dorsalskoliose z. B. die linke Hand — die vorspringenden Rippen niederzudrücken sucht, indem sie unter Druck von der Wirbelsäule streichend gegen das Sternum sich bewegt, trachtet die andere Hand — in unserem Falle die rechte — die eingebogenen Rippen der anderen Seite gleichsam herauszuheben, indem sie vom Brustbein gegen die Wirbelsäule zu drückt und streicht *(Landerer)*. Kräftigeres Redressement bewirkt folgende, von mir geübte Bewegung:

P in freischwebender Bauchlage, durch einen Riemen, besser durch die Hände des Assistenten fixiert, auf dem Massagetisch oder der „hohen Bank", deren Rand er mit seinem Oberkörper bis zur Symphyse überragt, in Taillenhöhe des an der linken Kopfseite des P stehenden A, legt die ausgestreckten Arme auf die Schultern des A (Fig 167). Während — eine rechtskonvexe Lumbalskoliose angenommen — der rechte Arm des A mit dem Angriffspunkte der linken Achselhöhle des P dessen rechte Seite hebt, drückt die linke Hand des A in der Pfeilrichtung auf die Höhe der Lumbalkrümmung des P. Fester Druck dieser Hand, verstärkt durch das Körpergewicht des A, bewirkt kräftiges Redressement der Krümmung, die in ihr Gegenteil umgekehrt werden kann. (Man hüte sich vor allzu großer Kraftentfaltung!) — Behufs Redressement der linkskonvexen Lendenkrümmung tritt A an die rechte Kopfseite des P und hebt mit dem linken Arm, während die rechte Hand den Redressionsdruck ausübt.

Zweckentsprechend ist auch die Benutzung des zur „seitlichen Suspension" dienenden, „Wolm" genannten Redressionsapparates[1]) (Fig. 168, nach *Lorenz*), bei welchem das „Selbstredressement", z. B. einer linksseitigen Dorsalkrümmung nach *Lorenz* in der Weise erfolgt, daß P mit der rechten Hand die Handhabe erfaßt, den linken Fuß auf den die beiden Pfosten verbindenden Steg setzt und sich, nachdem er mit dem Kopfe und dem Oberkörper unter dem rechten Arm hindurchgeschlüpft, mit der linken Brusthälfte derart auf das gepolsterte Mittelstück legt, daß der prominente Rippenkamm mit seiner größten Konvexität senkrecht auf der Unterlage lastet. Die redressierende Kraft entspricht der Körperlast. Durch Druck seiner auf die nach aufwärts gerichtete Thoraxwand aufgelegten Flachhände kann A die redressierende Kraft noch erheblich steigern. — An der Lendenwirbelsäule bedingt die seitliche Suspension auf dem Wolm die direkte Umkrümmung. Handelt es sich um eine linkskonvexe Lumbalkrümmung, so ergreift P die Handhabe mit der Rechten, setzt den linken Fuß auf den Steg und

---

forcierte Redressement der Skoliose mittelst energischer Extension der Wirbelsäule und Fixierung durch einen, den Rumpf und Hals bis zu den Warzenfortsätzen einschließenden Gipsverband, der durch 3 Monate vierwöchentlich gewechselt wird *(Wullstein, Schanz)*, gibt wohl „gute Resultate", doch keinen vollen Erfolg.

[1]) *Lorenz* beschreibt die Konstruktion dieses einfachen Apparates wie folgt: Zwei Pfosten (*a d*, Fig. 168) von etwa 120 *cm* Länge werden zirka 1 Meter voneinander entfernt auf einem Holzrahmen *(c b e f)* solide befestigt und tragen eine durch unterschobene Holznägel in variabler Höhe einstellbare Querleiste *(g)*. Das Mittelstück derselben erhält durch aufgenagelte Holzleisten die Gestalt eines etwa 45 *cm* langen, 10 *cm* breiten Halbzylinders *(i)*. Dieser wird mit Roßhaar gepolstert und mit Samt überzogen. Um eine Querstange des Holzrahmens wird ein Riemen *(l)* gelegt, welcher eine in beliebiger Höhe an dem Riemen einschnallbare Handhabe *(k)* trägt.

legt sich nach Durchschlüpfen des Körpers unter dem rechten Arm in halber Rückenlage, knapp oberhalb des linken Darmbeinkammes, auf das gepolsterte Mittelstück. [1])

Denselben Zweck verfolgt der von *Beely* konstruierte „Apparat zur gewaltsamen Geradrichtung skoliotischer Wirbelsäulen".

Der *Beely*sche Apparat (Fig. 169) besteht aus einem rechteckigen Rahmen, der sich auf zwei Ständern um eine horizontale, in der Mitte der beiden Längsseiten befindliche Achse dreht. Mittelst eines einfachen Mechanismus lassen sich zwei Pelotten an den Längsseiten des Rahmens verschieben und in jeder beliebigen Richtung schräg stellen. Am oberen Ende des Rahmens ist eine Reihe paralleler Querstangen an Stricken befestigt. — P ergreift das seiner Größe entsprechende Querholz. Der hinter P stehende A

Fig. 167.

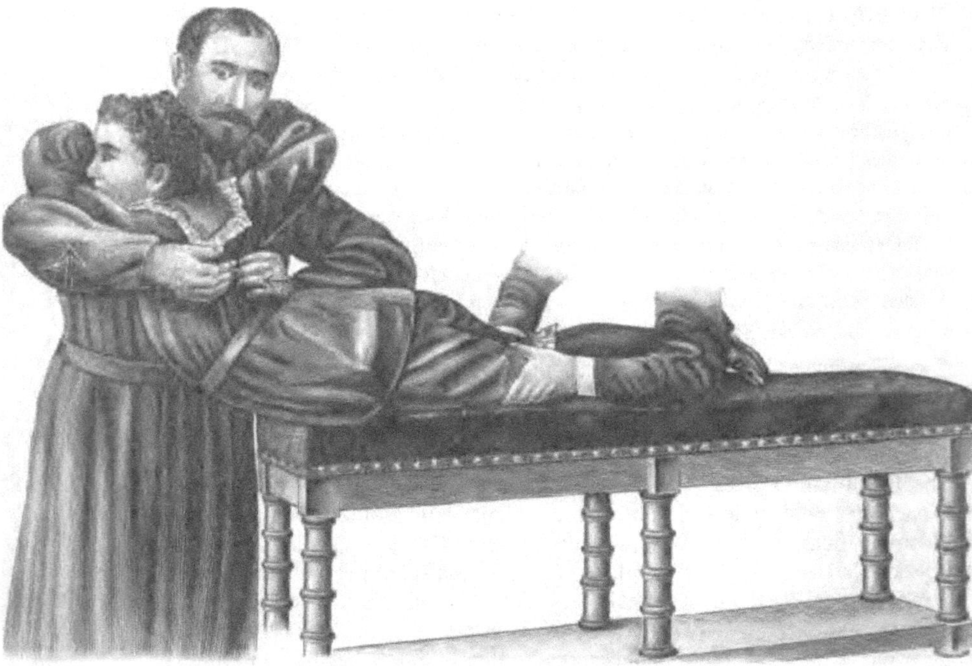

schiebt die Pelotten in die richtige Höhe und stellt sie so ein, daß der Rippenbuckel und der Torsionswulst der Lende mit ihrer größten Konvexität auf dieselben zu liegen kommen. Durch langsame Senkung des oberen Teiles des Längsrahmens nach rückwärts

[1]) Das Redressement der Lumbalkrümmung kann auch recht gut in der von *Pietrzikowski* empfohlenen Weise ohne Apparat derart ausgeübt werden, daß der Oberschenkel des Arztes den Wolm ersetzt. A sitzt auf einer höheren Bank, die Füße fest gegen einen Schemel gestemmt; P legt oder hängt sich mit seiner linken Lendenweiche — linksseitige Lumbalskoliose vorausgesetzt — A den Rücken zukehrend, mit nach rechts gedrehtem Oberkörper auf den linken Oberschenkel des A, der mit seiner linken Hand den Oberkörper des Skoliotischen über seinem Knie als Hypomochlion kräftig, langsam dehnend nach hinten unten drückt, zugleich den rechten Hüftkamm des Übenden mit seiner rechten Hand kräftig nach unten ziehend. (Kräftige Dehnung der kontrahierten Lumbalmuskeln und seitliche Überstreckung des Konvexbogens.) Zur ausgiebigeren Wirkung können außerdem die Arme des Übenden, namentlich seine rechte Hand, belastet werden.

werden die pathologischen Niveau-Elevationen der Rückenfläche des Rumpfes einer sagittalen Druckwirkung ausgesetzt, deren Größe dem Körpergewichte des P entspricht.

Die bisher angeführten passiven Bewegungen, welche der Mobilisierung der Wirbelsäule dienen und durch zahlreiche andere, mit und ohne Apparate auszuführende Übungen, z. B. die aus Fig. 170 verständliche „Lordosierung“ ergänzt werden können, genügen namentlich

Fig. 168.

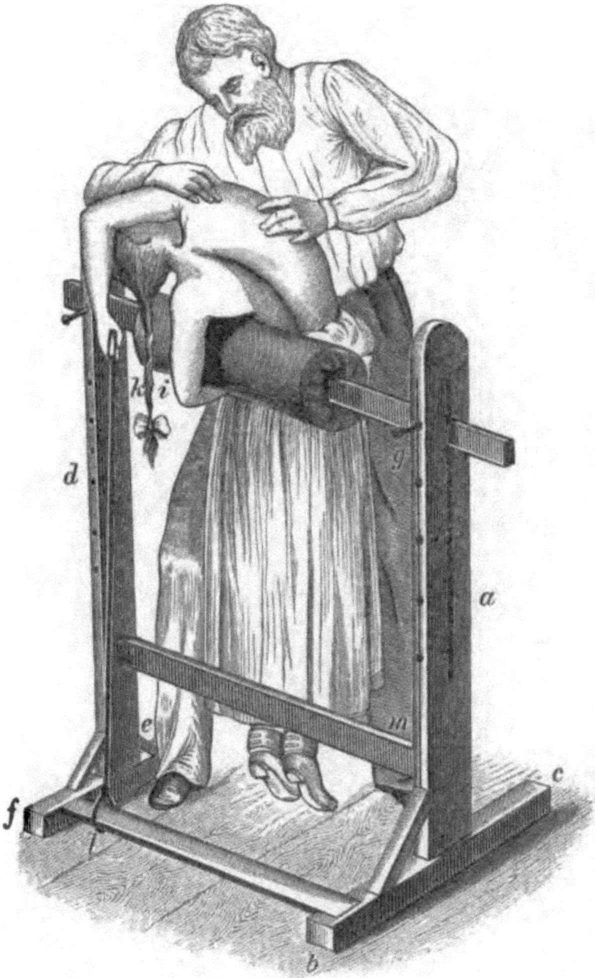

der im *zweiten* Entwicklungsstadium der Skoliose in Frage kommenden Indikation mechanischer Behandlung, während die nunmehr zu besprechenden *aktiven*, gegebenen Falles durch Einschaltung von Widerständen in ihrer Wirkung erheblich zu verstärkenden Bewegungen in der Prophylaxe und im *ersten* Stadium, der skoliotischen Ermüdungshaltung, des ferneren aber auch in der Therapie des zweiten

Stadiums neben den redressierenden Bewegungen ihre Anzeigen finden, wenn die Mobilisierung der skoliotischen Wirbelsäule auf passivem Wege erfolgreich angebahnt ist.

Von aktiven Bewegungen empfiehlt sich die der Kräftigung der Rückenmuskeln dienende, aus Fig. 171 erhellende Bewegung „Überstrecken nach hinten“, bei welcher der in Bauchlage befindliche, bis zur Symphyse über die Tischkante vorgeschobene P den nach vorn geneigten Oberkörper

Fig. 169.

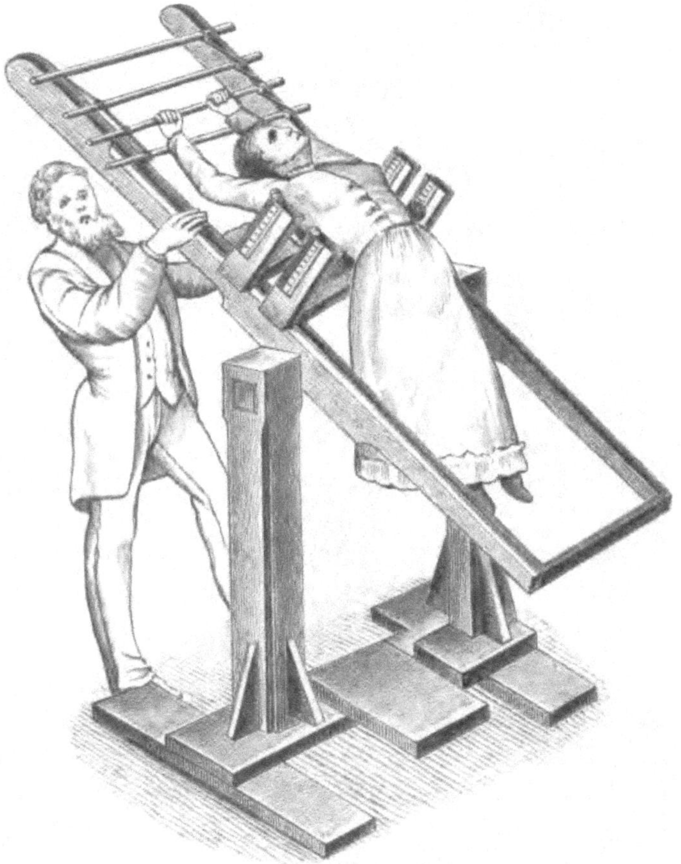

langsam zur Horizontalen und über dieselbe hinaus erhebt, wobei er vom A anfangs leicht unterstützt wird, um später dieselbe Übung ohne Unterstützung mit über der Brust verschränkten Armen auszuführen. Zu empfehlen sind ferner die Übungen „Rumpfaufrichten, stehend“ (s. Fig. 172) und „Rumpfkreisen, stehend“ (s. Fig. 116, pag. 186), beide auch unter Widerstand ausführbar, ferner „Rumpfaufrichten, langliegend“ (s. Fig. 118, pag. 186), welche, eine kräftige Ileopsoasübung, durch Unterlage eines harten Polsters erschwert, durch Fixieren der Beine erleichtert werden kann, ebenso die in Fig. 124 (pag. 188) und 126 (pag. 189) skizzierten Bewegungen, die auch mit den *Herz*schen Apparaten R 1, R 2, R 5, R 7, O 11—15, E 3, E 4, *Zander*schen Apparaten (C 2, 4, 5, 6, 7, 8, K 1—4, L 1—6) ausgeführt werden können, Balancierübungen (mit *Zanders* [D 1, 2, 3] oder *Krukenbergs* Apparaten) u. a.

Fig. 170.

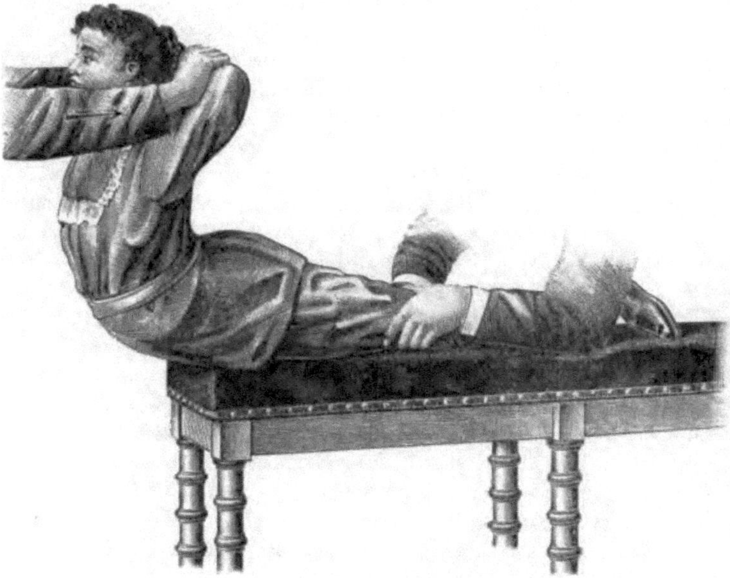

Fig. 171.

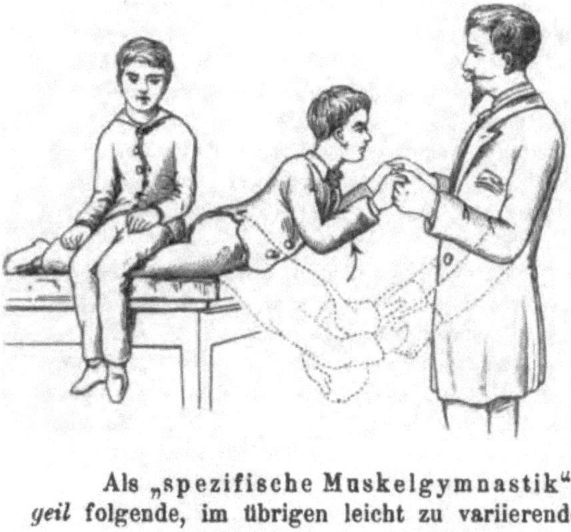

Fig. 172.

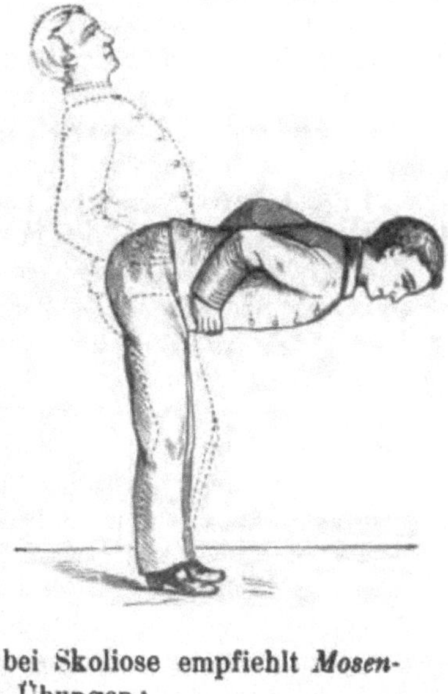

Als „**spezifische Muskelgymnastik**" bei Skoliose empfiehlt *Mosengeil* folgende, im übrigen leicht zu variierende Übungen:

1. Die in Stützgriff mit nach hinten gerichteten Daumen befindlichen Hände liegen auf den Krümmungsscheiteln des Dorsal- und Lumbalsegmentes. Eine rechtsdor-

sale Skoliose angenommen, steht die linke Hand tief unten; ihre nach vorn sehenden vier letzten Finger können sich oberhalb der Crista ilei vorn auf diese stützen, der Daumen aber muß etwas höher hinten in der Gegend der Processus transversi von hinten her sich eindrücken. Die rechte Hand steht hoch, womöglich auf der Kulminationshöhe der Konvexität; auch hier sucht der Daumen von hinten her, der radiäre Indexrand von der rechten Seite her den Vorsprung der Rippen zurecht zu drücken. Die Ellenbogen müssen natürlich auch zurückgenommen sein und etwas von hinten her pressen. Bei den in dieser Stellung vorzunehmenden Übungen verlieren die Patienten diese Händehaltung im Anfang sehr leicht und müssen immer von neuem angehalten werden, sie wieder einzunehmen. Die Schulterblätter müssen dabei auch durch Kontraktion der beiden Kukullares stramm nach hinten fixiert, der Kopf frei mit etwas langgerecktem Halse hochgestellt werden. Aus dieser Stellung heraus läßt man nun zunächst ein seitliches Herüber- und Hinüberbiegen vornehmen. Dabei soll sich aber der Oberkörper nicht mit nur schlaff angelegten Händen in der Lendenwirbelsäule gleichmäßig rechts und links beugen oder gar sich in den Hüften lateral schief stellen, sondern die festgestemmten Hände sollen gewissermaßen die Hypomochlien abgeben, wenigstens die Punkte normieren, um welche die Seitenbeugung folgt. Da hierzu die Patienten anfänglich unvermögend sind, muß der Arzt von hinten her seine eigenen Hände anlegen und in passiver Weise den Oberkörper zurechtpressen helfen. Der Kopf soll sich dabei am weitesten nach beiden Seiten mitbewegen; es haben jedoch die meisten Patienten die Neigung, ihn in entgegengesetzter Richtung zu verbiegen, so daß eine Schlangenlinie der Wirbelsäule entsteht. Man kann auch wohl bei der Ausführung dieser Übungen den Patienten noch mit dem linken Fuß auf ein mehr oder minder dickes Buch stellen. Dieses muß hinlänglich groß sein, um den ganzen Fuß zu tragen, und es darf kein Einknicken im Knie erfolgen. Wenn es aber angeht, unterlasse man diese Komplikation der Position, weil sie dem Patienten die Vornahme der Übungen erschwert.

2. Als fernere Übungen aus derselben Ausgangsstellung läßt man Drehen des ganzen Oberkörpers sowohl nach rechts als nach links herum vornehmen. Anfänglich dreht sich nur Kopf und Hals, und zwar derartig, daß eine vertikale Achse, die durch den Scheitel des Hauptes geht, den Mantel eines nach unten spitzen Kegels beschreibt. Allmählich wird diese Drehung auf längere, von oben herab reichende Abschnitte der Wirbelsäule ausgedehnt, aber jetzt die regelmäßige Kegelform, in der sich die Vertikalachse bewegt, dadurch beschränkt, daß wieder die von hinten und der Seite her eingestemmten Hände Punkte normieren, um welche seitliche und nach hinten gehende Bewegungen erfolgen. — Einknicken in den Knien, Drehen in den Hüften, Senken in den Hüftgelenken und falsches Verbiegen des Halses (der Kopf muß immer die größten Kreise beschreiben und bei dem Teil der Drehung, wobei Hintenüberbeugen stattfindet, also bei der halben Peripherie seiner Kreisbewegung, nach oben sehen) sind dabei zu vermeiden. Die Drehungen erfolgen nach rechts und links herum.

3. P steht mit seitlich herabhängenden Armen und beugt sich mit durchgedrückten Knien und schlaffem Hängenlassen der Arme vorne über, so weit er kann. Mit der Zeit kann man ihn einen Stock vom Boden aufheben, anfänglich sich bestreben lassen, mit den ausgestreckten Fingerspitzen den Boden zu berühren. Darnach hebt sich der Oberkörper, streckt sich und beugt sich nach hinten über, soweit es bei im Knie gerade stehenden Beinen möglich ist; der Kopf war anfänglich derart gesenkt, daß die Augen gegen die Frontseite der Beine gerichtet waren, hebt sich aber mit und übt sich, mit nach oben gewandtem Blick möglichst weit nach rückwärts zu sehen. Vor allem aber werden auch die Arme weit nach oben, außen und hintenüber gehoben und hierdurch zugleich die Möglichkeit gegeben, mit dieser Übung eine aktive Atemgymnastik zu verbinden. Beim Vornüberbeugen atmet der P aus, beim Hintenüberbeugen so tief als mög-

lich ein. Das Tempo der Exerzitien wird durch das Atembedürfnis angegeben und darauf hingearbeitet, bei etwas Ausharren in den extremen Stellungen der tiefsten In- und Exspiration die Anzahl der Übungen in der Zeiteinheit möglichst gering zu machen, damit durch das Atembedürfnis die Exkursionen des Thorax recht bedeutend werden. — Um bei dieser Übung allmählich die das Schulterblatt am Thorax fixierenden Muskeln etwas stärker zu beeinflussen, können die Hände mehr oder minder schwere Gewichte (Hanteln) vorn vom Boden aufheben und wieder hinsetzen.

4. P steht mit der vorher beschriebenen Händehaltung und beugt den Oberkörper abwechselnd nach vorn und hinten über; dabei gehen die Schultern zugleich mit nach vorn und nach hinten zurück, die Ellenbogen also auch, und zwar soweit es möglich ist. Zugleich wird auch hier schon eine Atemgymnastik geübt (Ausatmen beim Vornüber-

Fig. 173.

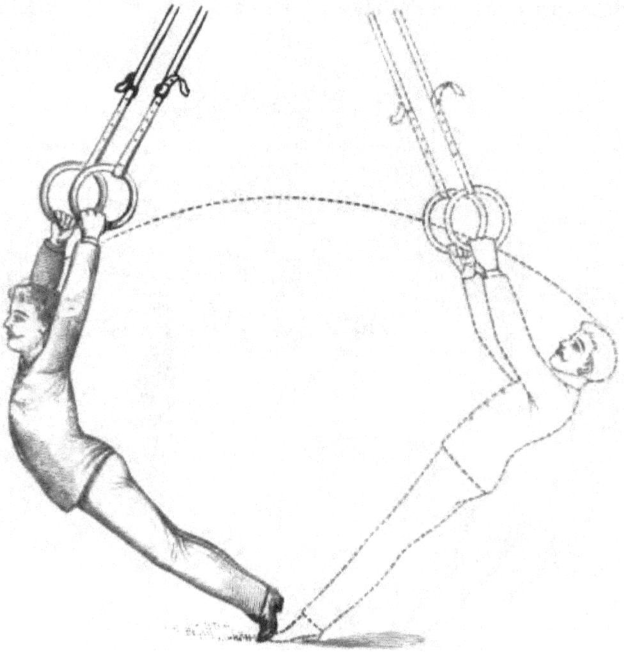

beugen und Bewegen von Schulter und Ellenbogen nach hinten), die allerdings viel weniger Bedeutung hat als die vorher genannte. Um mit der Atmung wirklich tiefe Füllung und möglichste Entleerung der Lungen zu bewirken, wird man den P in den extremen Stellungen etwas verbleiben lassen müssen.

5. Eine folgende Übung, wobei ebenfalls Atemgymnastik zugleich mit der die Skelettdifformität korrigierenden Muskelaktion ausgeführt wird, besteht darin, daß die Arme etwa unter einem halben rechten Winkel über die Horizontale gehoben und mit dem Kopf soweit als möglich nach hinten zu bei tiefster Inspiration gehalten werden, bis mit schneller Exspiration die Arme, sich über der Brust kreuzend, derartig um den Thorax zusammengeschlagen werden, daß die Hand der höher stehenden Schulterseite (der rechten) unter die Achsel der anderen Seite, die andere Hand über den Oberarm der ersten Seite zu liegen kommt. Dabei müssen die den eigenen Thorax umfassenden Arme die Rippen recht zusammendrücken, um ein möglichst vollkommenes Ausatmen zu erzielen.

6. Eine weniger intensive Wirkung — daher im Anfang der Kur (und bei dem einfachen runden Rücken, s. u.) besonders zu empfehlen — hat die Übung, welche mit seitlich eingestemmten Händen in der Weise ausgeführt wird, daß zugleich der Kopf nach hinten zurückgeworfen wird und bei starker Kukullaris- und Latissimus-Kontraktion die Schulterblätter möglichst nach hinten gezogen, die Ellenbogen soweit als möglich nach hinten gestellt und einander genähert werden, wobei Inspiration erfolgt, darnach der Kopf nach vorn auf die Brust gebeugt, die Schultern und Ellenbogen nach vorn gezogen werden, wobei exspiriert wird. — Eventuell kann die Wirkung der Übung dadurch verstärkt werden, daß die Ellenbogen sowohl nach vorn als nach hinten zu einen Widerstand zu überwinden haben, indem man sie mit mehr oder minder großer Kraft festhält.

Kürzlich hat *R. Klapp* behufs Mobilisierung der skoliotischen Wirbelsäule Kriechbewegungen empfohlen, bei welchen P auf den durch

Fig. 174.

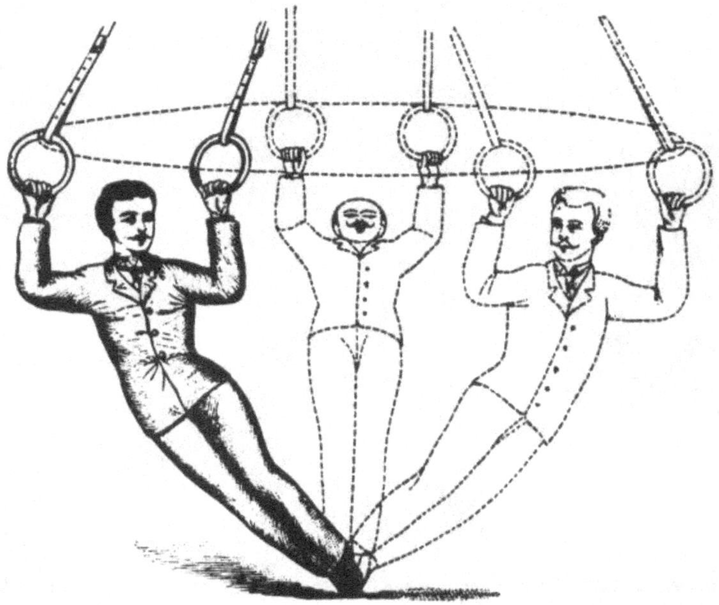

sandalenähnliche Lederhüllen, beziehungsweise Kniekappen geschützten Händen und Knien sich vorwärtsbewegt, während das Gesicht des P bei jedem Vierfüßlerschritte (Paßgang zu verbieten!) nach jener Seite gerichtet ist, auf welcher Fuß und Knie einander genähert sind, also gegen die Konkavseite der Wirbelsäule. Hierdurch soll eine kräftigere Umkrümmung der letzteren dadurch erzielt werden, daß sie an beiden Enden, am Halsbrust- und Lendenbeckensegmente gleichzeitig kräftig bewegt wird. Dazu kommt nach *Klapp* der Vorteil besserer Entfaltung des Thorax (Rippenspreizung an der konvexen Seite) als beim Stehen.

An gymnastischen Apparaten und Geräten lassen sich zahlreiche, der Muskelkräftigung und Mobilisierung der Wirbelsäule dienende Übungen (unter sorgfältiger Überwachung des Arztes) ausführen, von welchen hier Beispiele nach *Landerer* Erwähnung finden.

P ergreift zwei große, an langen Stricken befestigte Ringe, deren unterer Rand sich in der Höhe seiner Schultern befindet, mit je einer Hand. Bei feststehenden Füßen biegt er sich so weit nach vorn, daß die Arme gestreckt sind, während der Körper einen nach vorn konvexen Bogen bildet (Fig. 173, pag. 275, nach *Landerer*). Erhebung zur Ausgangsstellung, dann Streckung nach rückwärts.

Aus derselben Ausgangsstellung Vorwärtsbeugung bis zu gestreckter Armhaltung. Hierauf Kreisen nach rechts oder links bei gut fixierten Füßen und gestreckten Knien

Fig. 175.

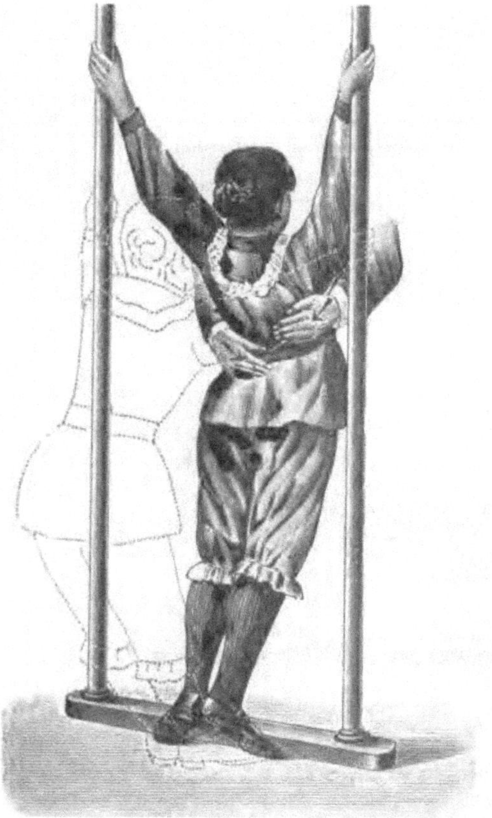

Fig. 176.

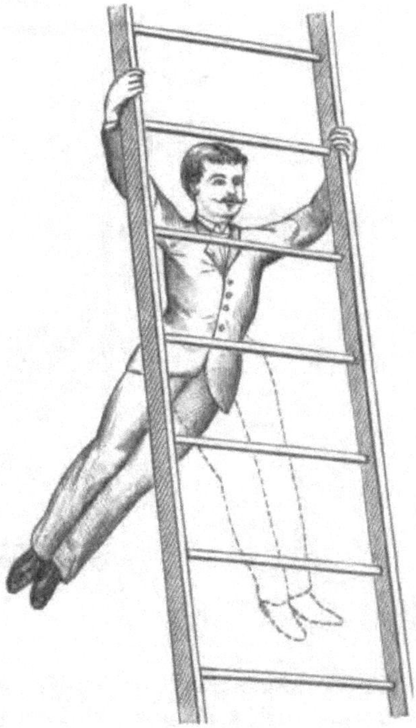

mit anfangs gestreckten, allmählich im Ellbogengelenk gebeugten Armen (Fig. 174, pag. 276, nach *Landerer*).

P faßt mit jeder Hand je eine senkrecht stehende, in der Distanz seiner Schulterbreite entsprechende Stange mit halbgestreckten Armen und biegt sich, indem er sich auf die Fußspitzen erhebt, zwischen den Stangen nach vorn durch, bis die Arme gestreckt sind und sein Körper einen nach vorn konvexen Bogen bildet. Erhebung aus dieser Stellung zur Ausgangsstellung, während A leichten Druck auf die Rippenkonvexität ausübt (Fig. 175).

P faßt mit beiden Händen die Holme einer nicht zu schmalen, im Winkel von 45° schräg gestellten Leiter von hinten her, so daß nur noch die Fußspitzen den

Boden berühren. Nun schwingt er seinen Körper in der Lendenwirbelsäule (Innervierung der Mm. sacrolumbales) seitlich hin und her. Beim Rechtsschwingen greift die rechte Hand am Holm der Leiter etwas höher, beim Linksschwingen die linke Hand, so daß der Körper an der hinteren Fläche der Leiter in die Höhe steigt. Oben angelangt, erfolgt das Absteigen in derselben Weise (Fig. 176).

Keiner besonderen Beschreibung bedürfen die in Fig. 177 dargestellten Übungen am „Streckgestell" und dem „Sprossenmast".

Sehr empfehlenswert ist die Übung auf der „schrägen Kopfleiter", einer schiefstehenden Leiter mit Rückenbrett und Ausschnitt für das Okziput, auf welcher P,

Fig. 177.

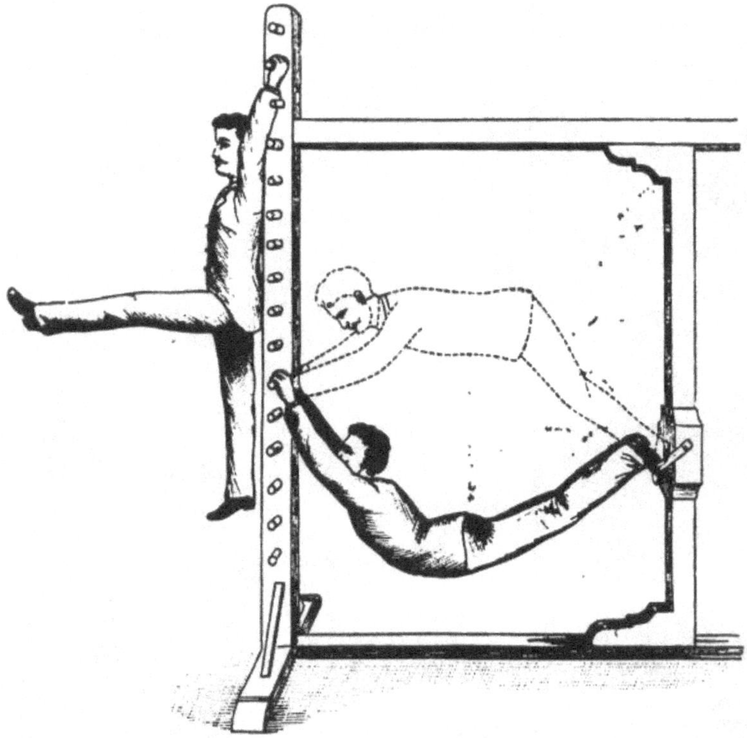

nachdem seine hochgehobenen Arme eine Sprosse erfaßt, mehrere Minuten hängt. Hierauf erhebt er sich durch Anstemmen der Füße an eine unterhalb des Brettes befindliche Leitersprosse bogenförmig nach vorn und kehrt zur Ausgangsstellung zurück.

Auch die „Selbstextension" der Patienten mittelst des *Sayre*schen Suspensionsapparates (Triangel) durch die an Seilen wirkende Händekraft der Kranken ist bei entsprechender Aufsicht zu befürworten, doch darf die vollständige Suspension nur wenige Sekunden, die unvollständige, bis zum Zehenstand ausgeführte Suspension nur 2—3 Minuten währen.[1])

Sorgfältig zu vermeiden ist jede Überanstrengung und Übermüdung des Kranken, dem nach je zwei Übungen mehrere Minuten Erholung zu gewähren sind, die durch Benutzung eines Lagerungsapparates

[1]) *Pietrzikowski* sah bei einfacher Suspension, ohne Pelottendruck Zeichen von Herzschwäche (Ohnmachten) auch bei gesundem Herzen eintreten.

oder durch Flachlegen auf dem Boden ausgefüllt werden. Auch empfiehlt es sich, die Quantität und Qualität der Übungen im Verlaufe der Behandlung planmäßig und langsam zu steigern, damit keine Unterbrechung nötig werde *(Pietrzikowski)*, anstrengendere Bewegungen mit minder anstrengenden, aktive mit passiven abwechseln zu lassen.

Die im vorstehenden skizzierte Technik der mechanisch-gymnastischen Behandlung habitueller Skoliosen wird, entsprechend variiert, auch bei den anderen Formen der seitlichen Rückgratsverkrümmung zur Anwendung gelangen, nachdem der Ätiologe (bei „statischer Skoliose“ z. B. Ausgleichung der Verkürzung eines Beines durch entsprechend hohe Schuheinlage, bei Sc. ischiadica und rheumatica Behandlung des Grundleidens) Rechnung getragen worden ist. Insoweit sie der Kräftigung der Rückenmuskulatur im allgemeinen und der Mobilisierung der Wirbelsäule zu Hilfe kommt, findet sie neben anderen, unten mitgeteilten Bewegungen auch bei der myopathischen Kyphose Anwendung.

2. Kyphose.

Von den beiden Formen der Kyphose, der myopathischen und osteopathischen (rachitischen), kann nur die erstgenannte Gegenstand der mechanischen Therapie (im engeren Sinne des Wortes) sein. Der Ätiologie der myopathischen Kyphose als Ermüdungshaltung und Ermüdungsdifformität entsprechend, hat hier die Massage und Gymnastik dieselben Aufgaben zu erfüllen, welche ihr im analogen Stadium der Skoliose (s. o.) erwachsen, nämlich muskelkräftigend zu wirken, während ihr im zweiten Stadium der Kyphose, dem „runden Rücken“ (dos voûté), gleichfalls analog dem zweiten Entwicklungsstadium der seitlichen Verkrümmung der Wirbelsäule, außerdem die Mobilisierung der Columna vertebralis obliegt.

Fig. 178.

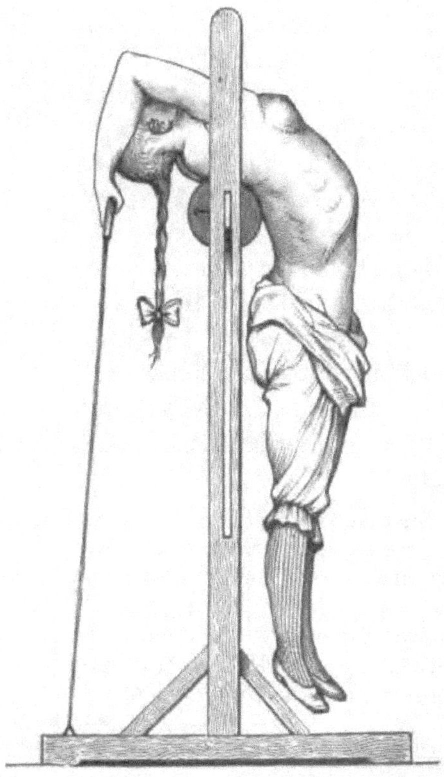

Es wird dem denkenden Arzte nicht schwer fallen, die hier anzuwendende Technik konform den für die Skoliosenbehandlung ausführlich skizzierten Encheiresen zu konstruieren, bzw. dem dort Angeführten entsprechend zu variieren. Auch hier kommt zunächst die passive Muskelkräftigung durch Massage der Nacken- und Rückenmuskulatur zur Anwendung, ferner das passive Redressement auf dem „Wolm" (Fig. 178, nach *Lorenz*), endlich zahlreiche aktive Übungen, welche sämtlich den Zweck verfolgen, eine Kräftigung der Nacken- und Rückenmuskulatur zu erzielen. Hierher gehört das freie Tragen einer schweren Last (beschwerter Korb) auf dem Kopfe (*Sayre*), ein Verfahren, welches *Hoffa* zweckentsprechend durch eine Widerstandsbewegung ersetzt, bei welcher P in abnormer Haltung auf einem Stuhle sitzt und A dem sich gerade streckenden P durch Auflegen der Hand auf den Kopf leichten Widerstand leistet. Gute Dienste leisten Bewegungen der (mit Hanteln beschwerten) Arme nach aufwärts, seitwärts und rückwärts behufs Kräftigung des Deltoides, Kukullaris, Latissimus dorsi, der Rhomboidei etc., Marschübungen mit hoch erhobenem Kopfe und nach hinten durchgedrücktem Gesäß und Geräteübungen (Beispiele s. Fig. 170—173, 175, 177), Selbstsuspension im *Sayre*schen Wirbelsäulenstrecker. — Von *Herz*-Apparaten empfehlen sich hier O 11, O 12, O 13, O 14, R 1, R 2, R 5, R 7, E 3, E 4, von *Zander*-Apparaten neben den Balancierapparaten die Nummern A 2, C 5, 7, 10, K 3 und 4, L 6.

II. Fußverkrümmungen.

Wenn wir von dem beim angeborenen Klumpfuße frühzeitig vorzunehmenden manuellen Redressement absehen, kommt Massage und Gymnastik hier wohl nur beim Plattfuße in Anwendung, und ist es *Landerer*, der dieser Behandlung auf Grund reicher Erfahrung, zumal beim erworbenen statischen Pes valgus, der häufigsten und praktisch wichtigsten Belastungsdeformität des Fußes zumeist jugendlicher, oft erblich disponierter Menschen, deren Beruf sie zu stundenlangem Stehen zwingt, sehr warm empfiehlt. Sie hat die Aufgabe, jene Muskeln zu kräftigen, welche das Fußgewölbe zu stützen berufen sind, die Muskulatur an der Innenseite des Unterschenkels, zumal den M. tibialis posticus, ferner die kurzen Sohlenmuskeln, und weist sowohl bezüglich der Behebung der Schmerzen als rücksichtlich der dauernden Funktionsverbesserung Erfolge auf, die ich teils durch mechanische Behandlung allein, teils im Vereine mit den inneren Fußrand hebenden Einlagen an meinem Materiale gleichfalls erzielen konnte.

Zunächst wird Streichung, Reibung, Knetung (mit beiden Daumenspitzen) und Klopfung der Sohlenmuskulatur, ferner des Tibialis post., des Triceps surae und der Peronei vorgenommen und hierauf der ganze Unterschenkel massiert. — Die Gymnastik besteht in redressierender passiver Hebung des inneren Fußrandes, welchem aktives Erheben des inneren Fußrandes (später unter Widerstand), Zehenheben, Gehen auf dem äußeren Fußrande, Fußrollen (stets ohne Überanstrengung!) folgt. *Hoffa* empfiehlt außerdem folgende Bewegungen:

P steht barfuß mit einwärtsgedrehten, sich berührenden Zehen und auswärtsgedrehten Fersen und hebt und senkt die Fersen, während er sie möglichst kräftig nach auswärts rotiert hält. — P sitzt angelehnt mit gestreckten Knien und macht mit einwärts gerichteten Zehen eine Kreisbewegung des Fußes nach innen. — P adduziert den Fuß, A leistet der Bewegung Widerstand. Hierauf führt A den adduzierten Fuß unter Widerstand des P in Abduktionsstellung zurück.

KAPITEL XIII.

Hautkrankheiten.

Aus den im Allgemeinen Teile dieses Buches erörterten Anzeigen der mechanischen Behandlung geht hervor, daß die Massage an allen der Hand zugänglichen Körperstellen die Zirkulation des zu behandelnden Teiles zu begünstigen, die Resorption pathologischer Produkte zu beschleunigen und narbige, in Schrumpfung begriffene Gewebe zu dehnen vermag. Diese Leistungen unserer Heilmethode lassen sich kaum irgendwo mit solcher Sicherheit demonstrieren wie bei jenen Erkrankungen des Hautorgans, welchen Störungen in der Zirkulation des venösen Blutes und der Lymphe zugrunde liegen, beziehungsweise dort, wo wir den Residuen von Traumen und chronischen Entzündungsprozessen, Narbenbildung und Schrumpfung zu begegnen haben. Die letztgenannte Anzeige der Massage wird durch die Passivbewegungen der Gymnastik wirksam unterstützt.

Eine weitere Indikation findet die Massage bei jenen Hautkrankheiten, welche auf Anomalien der Exkretion, zumal auf Retention physiologischer oder pathologisch vermehrter Exkrete, beruhen, und gelangt endlich mit Aussicht auf Erfolg auch bei einzelnen Hautkrankheiten zur Anwendung, die bisher einer sicheren pathologischen Basis entbehren (Prurigo).

In die erstgenannte Gruppe zählen zunächst die Hämorrhagien der Haut und des Unterhautzellgewebes, wie sie zumeist nach Kontusionen auftreten, bei welchen die Kombination von Reibung und Streichung prompte Verteilung und Aufsaugung des Blutaustrittes bewirkt, sowie Hautödem (s. a. pag. 173), zumal die nach abgelaufenen Entzündungen der Haut und des subkutanen Zellgewebes auftretenden Schwellungen, wie sie nach häufig rezidivierenden Erysipelen *(Gussenbauer)* besonders prägnant zur Beobachtung gelangen. Hierher gehört ferner die Anwendung der Massage bei der der Furunkel- und Karbunkelbildung vorangehenden ödematösen Infiltration, deren rechtzeitige Streichung in zentripetaler Richtung dem Zustandekommen der zirkumskripten Zellgewebsentzündung und -Nekrose nicht selten vorzubeugen vermag, wie andrerseits mechanische Behandlung der nach Furunkeln etc. zurückbleibenden Infiltrate deren Resorption erheblich zu beschleunigen geeignet ist, die Massagebehandlung der als „Cellulitis" bezeichneten Infiltrate im subkutanen Zellgewebe, welche nicht selten Myositiden vortäuschen *(Kleen)*, die von *O. Rosenthal* und *H. Hebra* warm empfohlene Behandlung elephantiatischer Verdickungen der Kutis und des Unterhautzellgewebes durch lange Zeit fortgesetzte Streichungen im Vereine mit methodischer Bindeneinwicklung des Gliedes, sowie die bereits im Kapitel IX besprochene Massagebehandlung der Sklerodermie und der Varices, während vor der Massage der Phlegmasia alba dolens in Würdigung der oben (pag. 112 u. f.) hervorgehobenen Gründe gewarnt werden muß.

Als gelegentlich für Massagebehandlung geeignet ist ferner die hypertrophische Form der habituellen Kongelation zu erwähnen *(Dollinger)*, unter deren Einfluß bei jugendlichen, anämischen Individuen chronische Hautverdickung der Finger und Hände entsteht, ferner die Akne rosacea, deren Behandlung mit Skarifikationen und nachfolgender Massage *O. Rosenthal* empfiehlt. Nach erfolgter Blutstillung werden die betreffenden, wohl desinfizierten Hautgebiete von dem hinter dem sitzenden Patienten stehenden Arzte mit einem oder mehreren sorgfältig gereinigten Fingern durch 5 bis 10 Minuten in zentraler Richtung effleuriert, etwa vorhandene Knoten mit den Spitzen eines oder zweier Finger zirkulär gerieben und vibriert.

Während die Technik der Behandlung der genannten Hautkrankheiten eingehender Schilderung kaum bedarf, da sie von den uns bereits bekannten typischen Handgriffen nicht abweicht, sind detailliertere Vorschriften bezüglich der von *Erdinger*, *Günther*, *Appenrodt*, *Ernest* u. a. erprobten und warm empfohlenen Anwendung der Massage bei varikösen Geschwüren nötig, deren häufigste Form das Ulcus cruris darstellt, und bei welchen die mechanische Behandlung den Zweck verfolgt, die Ernährungsverhältnisse des betreffenden Hautbezirkes zu verbessern, um die Haut wieder regenerationsfähig zu machen. Die so erhaltene Narbe ist wohl organisiert und widerstandsfähig.

Nach Reinigung der Geschwürsfläche mit Hilfe von Seife und Sublimatlösung wird der erhobene Unterschenkel mit leichten Streichungen behandelt; letztere sollen nicht mit der ganzen Hand, sondern nur mit der (mit Borvaseline befetteten) Fingerkuppe ausgeführt werden. Diese Manipulation gestattet, den Druck besser abzumessen, und hat, wie es scheint, eine sedative Wirkung auf die nervösen Endorgane. Man beginnt die Massage an der unteren Partie des Unterschenkels und der Geschwüre, hierauf nähert man sich diesen sukzessive, indem man überall Streichungen von unten nach oben in zentripetaler Richtung ausführt. Diese Manipulationen sollen an Intensität möglichst wechseln; ihre Dauer richtet sich nach dem Verhalten der Haut in der Umgebung des Geschwürs. Im Bereiche der Geschwürsränder werden die Streichungen in derselben Weise ausgeführt. Man beginnt am oberen Rande des Geschwürs, hierauf werden die unterhalb des Geschwürs belegenen Abschnitte der Unterschenkeloberfläche in ähnlicher Weise massiert. Die Dauer jeder Sitzung beträgt 10—15 Minuten; zuerst wird täglich je eine Sitzung abgehalten; später können im Verhältnis zur Besserung und Vernarbung der Wunde die Intervalle zwischen den Sitzungen größer werden. Nach Verlauf einiger Sitzungen (2—6) verschwinden die Schmerzen vollkommen; hierauf merkt man allmählich auch einen Nachlaß der Reizung, endlich beobachtet man ein schnelleres Vortreten der Vernarbung; selbst vollständige Heilung wurde in den von *Erdinger* beobachteten Fällen innerhalb 13 Tagen bis 2 Monaten (je nach der Ausdehnung des Geschwürs) konstatiert. Mehrere Kranke brauchten ihre Beschäftigung während der ganzen Dauer der Behandlung nicht aufzugeben.

Die mechanische Behandlung der Narben hat die Aufgabe, durch kräftige Zirkelreibungen ohne oder mit nur minimaler Anwendung von Fett einerseits eine Verdünnung des Narbengewebes zu erzielen, andrerseits die Narbe mittelst des sie fixierenden und mit ihr die Unterlage reibenden Fingers vom Nachbargewebe abzulösen. Diese Mobilisierung der Narbe begünstigt die Beweglichkeit der Teile und wird durch schonend, aber methodisch geübte Dehnung mittelst passiver Bewegungen wesentlich unterstützt.

Von den auf Störungen der Exkretion beruhenden Hautkrankheiten ist es wohl ausschließlich die Akne vulgaris, welche methodischer Massagebehandlung *(Shoemaker, Rosenthal)* unterworfen wird. Nach Auspressen der Komedonen und Eiterpfröpfe, Eröffnung der Pusteln, gründlicher Desinfektion des Operationsfeldes und vollständiger Blutstillung wird die Massagebehandlung nach *Róna* in Form zentripetaler Streichung mittelst wohlgereinigter Finger 2—3mal wöchentlich durch 5—15 Minuten vorgenommen. Ihre Wirkung scheint auf Hervorrufung regerer Zirkulation in den Talgdrüsengängen zu beruhen, welche die Entleerung des sezernierten Talges unterstützt *(Róna)*.

Vermutlich ist auch der in neuester Zeit reklamemäßig ausposaunte „verschönernde und verjüngernde“ Einfluß der „Gesichtsmassage“, welche mit den Fingerspitzen oder entsprechend geformten Bein- und Holzstäbchen nach Art der römischen Massagestäbe ausgeführt wird, auf Begünstigung der Talgentleerung und Verhütung der Komedonen- und Aknebildung zurückzuführen.

Es erübrigt noch, den günstigen Einfluß hervorzuheben, den nach Mitteilungen *Murrays* und *Hatscheks* zentripetale Streichungen der Extremitäten auf den Verlauf der Prurigo auszuüben vermögen. Die Wirkung der anfangs 10—15 Minuten, später 3—5 Minuten täglich (für jede Extremität) angewendeten Massagebehandlung ging mit der Schwere der Erkrankung nicht ganz parallel, da sich einzelne Fälle von P. agria rascher besserten (Abnahme der Hautinfiltration und des Juckreizes) als andere, der milden Form angehörige Fälle. Trockene Massage erzielte minder rasche Resultate als die gleichzeitige Anwendung von Vaselin.

Von Interesse ist endlich die Empfehlung *Unnas,* Lupus mit Massage zu behandeln, um die im Körper jedes Lupuskranken vorhandenen Depots von „Tuberkulin“ in den Kreislauf zu bringen, wodurch dasselbe erreicht wird, als wenn Tuberkulin von außen eingeführt wird. Wird ein Lupusknoten massiert, so trete an den übrigen Knoten dieselbe Veränderung ein, die man nach Injektion von Tuberkulin in kleinen Dosen beobachtet hat.

Es ist *Unna* durch täglich wiederholte Massage, wobei die zu massierenden Stellen zum Schutze der Oberhaut mit Zinkpflastermull bedeckt werden, gelungen, die Lupusknötchen vollständig zum Verschwinden zu bringen.

KAPITEL XIV.

Augenkrankheiten.

Von Prof. Dr. **S. Klein (Bäringer)**, Wien.

Unter mechanischer Behandlung der Augenkrankheiten versteht man eine Beeinflussung der Krankheitsprodukte oder des Krankheitsprozesses im Wege von Manipulationen, welche ausschließlich durch Bewegung oder durch Druck, kurz auf physikalischem Wege sich geltend machen. Daher sind hier ausgeschlossen alle von außen in den Kreislauf eingeführten fremden Stoffe, also Arzneikörper, selbst wenn deren Effekt schließlich eine mechanische Aktion ist. Wenn z. B. durch Atropin die Pupille erweitert wird und hierbei der Pupillarrand von der Linsenkapsel, an welcher er angewachsen ist, abgelöst wird, so ist dies ein mechanischer Effekt; dennoch kann man die Behandlung einer Iritis vermittelst eines mydriatischen Mittels nicht eine mechanische nennen. Ebenso sind hier ausgeschlossen alle operativen Verrichtungen, endlich auch die optisch-physikalischen Behelfe.

Die übliche Sondenbehandlung bei Tränensackblennorrhöe ist eine eminent mechanische Methode; dennoch kann auch sie hier nur in parenthesi Erwähnung finden. Auch die Art, die Sonde, anstatt sie nach der Einführung ruhig liegen zu lassen, auf und ab zu bewegen und vermittelst der Sonde eine Art Massage zu üben, sei, wiewohl das Verfahren sehr zweckmäßig ist, hier nicht näher erörtert.

Unter die mechanischen Heilmittel gehören demnach: 1. Der Druckverband; 2. die orthopädisch-mechanischen Muskelübungen; 3. die Massage des Auges.

1. Der Druckverband.

Wenn hier vom Druckverband die Rede ist, so ist derselbe stricto sensu gemeint, nicht der Verband schlechtweg, auch nicht der Schutzverband. Der Verband schlechtweg gehört gleichsam unter die optischen Behelfe, insoferne er das Auge vom Lichte abschließen soll. Der Schutzverband aber ist eine prophylaktische Maßregel zur Verhütung einer ansteckenden Krankheit. Der Druckverband jedoch soll eine positive Leistung sein behufs Beseitigung der schädlichen Wirkungen eines Krankheitsprozesses, wenn nicht dieses selbst.

Derselbe ist daher angezeigt:

1. Wo es gilt, angesammelte krankhafte Produkte, wie entzündliche Exsudate, Extravasate, Ödeme usw. durch anhaltenden Druck zur Aufsaugung zu bringen;

2. in Fällen, in denen ein disloziertes Organ nach erfolgter Reposition in seiner Lage festgehalten werden soll;

3. dann, wenn die Beweglichkeit des Augapfels gehemmt, letzterer also in vollständigem Ruhezustande erhalten werden soll;

4. endlich, wenn in ihrer Kontinuität getrennte Teile durch dauernde Berührung wieder zusammenheilen sollen.

Ad 1. Die Reihe der hier in Betracht kommenden krankhaften Veränderungen ist ziemlich groß; hier sollen nur deren gewöhnliche Repräsentanten aufgezählt werden, und zwar: Blutige Suffusion der Lider oder der Conjunctiva bulbi (blutige Chemosis), hypertrophische Verdickung der Lider (Elephantiasis), substantives Ödem der Lider oder Lidödem durch Allgemeinerkrankungen (Nierenleiden, Herz- und Gefäßerkrankungen), substantives Ödem der Konjunktiva (seröse Chemosis), insbesondere wenn dasselbe durch langwierigen Bestand zu fleischartiger Wucherung und Massenzunahme der Conjunctiva bulbi geführt hat, so daß diese als grober Wulst zur Lidspalte herausragt, deren Verschluß hemmend. Ausgeschlossen sind hier jene chemotischen Anschwellungen, welche, als Teilerscheinung akuter, mit starker Sekretion einhergehender Entzündung auftretend, vom Verlaufe der letzteren abhängig sind, z. B. bei Blennorrhöe der Bindehaut, ebenso die Chemosis bei Glaukom oder bei Iritis, Zyklitis usw. Ferner gehört hierher der Exophthalmus, wenn demselben entzündliche Anschwellung, Wucherung oder Ödem des retrobulbären Zellgewebes zugrunde liegt, daher bei Inflammatio textus cellulosi orbitalis, namentlich bei der chronischen Form, und zwar auch ohne Exophthalmus, ebenso bei mutmaßlichen retrobulbären Blutergüssen, nicht minder bei Morbus Basedowii. Wenngleich bei letzterer Erkrankung der Druckverband nicht üblich und es zweifelhaft ist, ob er je angewendet wurde, so kann es doch keinem Bedenken unterliegen, auf denselben zu reflektieren; er wird sicherlich Nutzen stiften, insbesondere in jenen Fällen, in denen der Prozeß als solcher nahezu oder gänzlich abgelaufen ist und nur von ihm herrührende Residuen hinterlassen hat. Als ein solches Residuum ist der Exophthalmus anzusehen, welches Symptom dann durch Druckverband sicherlich wirksam zu bekämpfen ist.

Ad 2. Hierher gehören das Ektropium (Ektropium luxurians), insoferne dasselbe ohne operativen Eingriff überhaupt zu beheben ist, nicht minder das Entropium, und zwar namentlich die beiden Formen: Entropium spasticum und Entropium senile sowie auch jene Fälle, in denen der ganze Augapfel aus der Orbita herausfällt und vor die Lidspalte zu liegen kommt (Luxatio bulbi).

Endlich wären noch die Fälle von Prolapsus bulbi nach Neurotomia optico-ciliaris zu erwähnen, jener Operation, welche — ein Ersatz für die Enukleation des Augapfels, wenn diese zur Bekämpfung sympathischer Erkrankung gemacht werden sollte — so vorgenommen wird, daß außer einem oder zwei geraden Augenmuskeln der Sehnerv durchtrennt wird, und bei welcher der Bulbus naturgemäß vorfällt und durch starken Bluterguß nur schwer wieder in seine Lage gebracht werden kann.

Ad 3. Außer den sub 2 genannten Fällen gehören hierher sämtliche, eine absolute Ruhelage erfordernde Zustände, wie Geschwürsprozesse der

Kornea von großer Ausdehnung oder von solcher Beschaffenheit, daß diese zur Perforation Anlaß geben könnte, sowie sämtliche operative Verrichtungen, bei denen ein wichtiger Bestandteil der Nachbehandlung im Druckverband besteht. Aber auch das Bestreben, ektatische Zustände (Hornhaut- oder Narbenstaphylom u. dgl.) durch Druckverband zu beseitigen, hat hier genannt zu werden.

Ad 4. Dieser Punkt umfaßt sämtliche zufällige oder operative Verletzungen.[1])

2. Die orthopädisch-mechanischen Muskelübungen.

Wenn eine Augenmuskellähmung eine Zeitlang bestanden hat und keine Neigung zeigt, sich zu bessern, und zwar weder auf Elektrizität noch auf entsprechende Allgemeinmittel, so hat für diese Fälle *Michel* die mechanische Behandlung vorgeschlagen. Dieselbe ist auch dann am Platze, wenn ein gewisser Grad von Besserung erzielt wurde, dieselbe aber nur sehr langsame Fortschritte macht. Die in Rede stehende Art der mechanischen Behandlung ist buchstäblich zu verstehen. Der kranke Muskel wird danach durch die Conjunctiva bulbi mit der Fixierpinzette gefaßt und der Bulbus an dieser Handhabe in jene Richtung bewegt, welche sonst die Aktionssphäre des kranken Muskel ist, und dann wieder zurück rotiert, und dies wird etwa 4—6mal wiederholt. Eine solche Prozedur, einmal in 24 Stunden vorgenommen, genügt und hat nach einiger Zeit eine Stärkung des Muskels bis zur normalen Vollkraft zur Folge. Eine mäßige Kokainisierung unterstützt das nicht ganz schmerzlose Verfahren in sehr angenehmer Weise. Irgendwelche Bedenken oder Gefahren walten dabei keineswegs ob.

Will man jedoch strenge Kritik über den Leistungswert des Verfahrens äußern, so wird dieselbe keineswegs sehr günstig für dasselbe lauten, so daß es scheint, daß die *Michel*sche Methode allerdings eine Vermehrung unserer Heilmittel bedeutet; ob auch eine Bereicherung, das mag noch immer unbeantwortet bleiben.

3. Die Massage.[2])

Genau genommen ist die Massage nichts anderes als wiederholter Druck; sie unterscheidet sich daher vom Druckverbande dadurch, daß bei letzterem der Druck ein kontinuierlicher und gleichmäßiger,

[1]) Wie oben erwähnt, ist hier überall nur vom Druckverbande stricto sensu die Rede, nicht vom Verbande überhaupt. Kontraindikationen des Druckverbandes sind gegeben durch so große Schmerzhaftigkeit, daß der Druck nicht ertragen wird. Dagegen sind die Gegenanzeigen des Verbandes überhaupt keineswegs auch solche für den Druckverband. Letzterer kann namentlich notwendig und auch anzuwenden sein trotz bestehender Sekretionssteigerung, nur erfordert letztere den häufigeren Wechsel des Verbandes.

[2]) Nach Berichten glaubwürdiger Autoren (*Hirschberg* u. a.) kannte und übte man schon im klassischen Altertum die Augenmassage, doch war sie so gut wie in Vergessenheit geraten, und unabhängig hiervon ist *Donders* als Urheber dieser Behandlung anzusehen, während man *Pagenstecher* dem Jüngeren ihre eigentliche Einführung in die Praxis zu danken hat.

der Massagedruck ein diskontinuierlicher ist und zu verschiedenen Zeitmomenten auf verschiedene Teile einwirkt. Denn die Massage besteht in eigentümlichen, mit leichtem, auf den Augapfel ausgeübten Fingerdruck gepaarten reibenden Bewegungen.

Die Massage des Auges unterscheidet sich von jener, durch welche andere Körperteile getroffen werden, fast gar nicht, falls die Lider oder die sonstige Umgebung der Gegenstand derselben sind, jedoch sehr wesentlich, wenn der Bulbus selbst es ist. Beim Augapfel darf kein intensiver Druck stattfinden; der Bulbus wird nur leicht palpierend gerieben. Auch berührt der Finger dabei den Augapfel meistens nicht direkt, sondern durch das Lid hindurch. Die Massage darf keineswegs schmerzhaft sein. Die mechanische Irritation muß so geringfügig sein, daß der an sich schmerzlose Augapfel auch durch diese Manipulation keine Schmerzempfindung erfährt. Ein an sich schmerzendes Auge aber, welches schon durch einfache Berührung empfindsam wird, noch mehr durch selbst leisen Druck oder durch Reibung, ist kein geeignetes Objekt für das in Rede stehende Heilverfahren. Auf die Umgebung des Augapfels findet dieses schonende Prinzip — wie erwähnt — keine Anwendung.

Ausführung: Bezüglich der Richtung der Bewegungen, welche man hierbei ausführt, unterscheidet man die radiäre und die zirkuläre Massage. Bei ersterer erfolgt eine Verschiebung der Lider über dem Augapfel in querer (horizontaler) Richtung, wobei also der reibende Finger nach rechts und links sich bewegt, oder auch (dies freilich seltener) in vertikaler Richtung, d. h. Bewegung nach oben und unten; bei letzterer werden kreisförmige Bewegungen gemacht. Die Bewegungen sind ziemlich schnell und der Finger berührt den Bulbus nur leicht, oberflächlich, er gleitet sanft über ihn hinweg.

Die Dauer einer solchen Verrichtung wird stets nur nach Minuten bemessen, wobei die geringste etwa 2, die größte Dauer etwa 5 Minuten beträgt, nur selten mehr.

Die Massage wird in dieser Weise gewöhnlich nur einmal in 24 Stunden vorgenommen, nur ausnahmsweise zweimal täglich. In vielen Fällen genügt es, jeden anderen Tag zu massieren, ja zuweilen wird nur ein- bis zweimal in der Woche massiert.

Diese Art zu verfahren ist die entsprechende, wenn Erkrankungen des Augapfels selbst Gegenstand der Behandlung sind. Sollen aber die Augenlider massiert werden, so tritt eine Modifikation ein. Es erfolgen dann die Streichungen vom Canthus internus der Lidspalte zum Canthus externus, und zwar am Lidrande und längs des konvexen Tarsusrandes, wobei sie nach Einfettung der Lidhaut mit der eingefetteten, flach aufliegenden Zeigefingerkuppe oder einem fest zusammengedrehten, ebenfalls gut eingefetteten Wattebäuschchen ausgeführt werden, während die Lidhaut gleichzeitig mit dem Daumen der anderen Hand stark nach oben (beim Oberlid) ausgespannt wird. Vom Canthus externus aus laufen die Reibungen in leichtem Bogen nach unten auf der Wange aus, entsprechend dem Verlaufe der Verbindungsäste mit der Vena facialis anterior *(Pfalz)*. Die anatomische Grundlage findet der Urheber dieser Streichungsart in dem Umstande, daß die Hauptsammelgebiete des venösen und des Lymphgefäßsystemes der Lider eben am freien Lidrande und am hinteren Tarsusrande angeordnet sind, weshalb diese Gegenden als die geeignetsten Angriffspunkte des Verfahrens erscheinen. Aber auch hierbei muß stärkerer Druck vermieden werden, einerseits insofern der Bulbus als Unterlage dient, andrerseits weil die zarte Beschaffenheit der Lidhaut und der Konjunktiva und die oberflächliche Lage ihrer Gefäße solchen Druck überflüssig machen.

Eine anders geartete Modifikation *(Costomyris)* besteht darin, daß die Lider umgestülpt und in dieser Lage durch Daumen und Zeigefinger der linken Hand gehalten werden, und daß man hierauf mittelst eines Pinsels, Spatels oder Löffels oder mit dem benetzten Finger auf die Konjunktiva eine sehr dichte Lage feinen Pulvers (z. B. Borax, s. unten) ausbreitet und am besten mit dem kleinen Finger der rechten Hand die Konjunktiva der Lider, den Fornix, die Karunkel frottiert, indem man den Patienten nach verschiedenen Richtungen blicken läßt, um dann noch die Kornea und den Limbus, wenn die Hornhaut von der Erkrankung mit ergriffen ist, leicht zu streifen. Diese sogenannte direkte Massage des Kornealrandes und der Kornea, welche, falls man nicht mit dem Finger bis zu ihr gelangen kann, mit einem Goldring oder Sondenknopf ausgeführt wird, ist allerdings viel energischer als die indirekte (durch die Lider hindurch), aber nach *Costomyris* auch viel wirkungsvoller, ja angeblich von glänzender Wirkung. Nach der Massage wird das Auge gewaschen, d. h. mit Borlösung abgespült.

Zweckmäßiger als diese Art ist wohl nach der Erfahrung des Verfassers die Verwendung eines glatten, runden Glasstabes oder des schaufelförmig plattgedrückten Endes eines solchen (auch *Elschnig*). Der Stab oder die Schaufel werden zwischen Lid und Bulbus geschoben und bei Abhebung des Lides vom Augapfel — behufs Schonung des letzteren — das Lid über der Glasunterlage hin- und herbewegt. Hierbei ist ein stärkerer Druck zulässig. Das Glasstabende kann auch mit einem eingefetteten Baumwollstückchen umwickelt sein.

Bezüglich der direkten Abreibung der umgestülpten Lider vermittelst Baumwolle siehe weiter unten.

Eine freilich mitunter schwieriger zu vollführende Art der Massierung der Konjunktivalfläche der Lider oder auch dieser selbst ist jene, bei welcher die beiden Lider mit ihren Bindehautflächen aneinander gelegt und so übereinander verschoben werden. Auch hierbei ist eine gewisse Energie erlaubt, ja notwendig.

Wesentlich different ist die sogenannte Vibrationsmassage (*Makakloff*, *Priesbergen* u. a.). Benutzt wird hierzu eine *Edison*sche Feder, welche einen kleinen Elektromotor darstellt, der einen mit feiner Nadel endigenden Zeiger in ganz gleichmäßige Bewegung setzt; die Stöße erfolgen in gleichen Intervallen, 9000 in der Minute. Wählt man statt der Nadel andere Einsätze (Elfenbeinkügelchen, Metallplatten), so kann man angeblich sehr überraschende und befriedigende Resultate erzielen. Indes sind nicht alle Fachmänner von der Vibrationsmassage so extrem begeistert. Wir selber besitzen keinerlei Erfahrung über dieselbe, möchten ihr aber als Anwendungsgebiet die Erkrankungen der tieferen und tiefsten Teile zuweisen (Glaskörperblutungen, Netzhauterkrankungen). Sehr merkwürdig klingt eine Angabe von *Darier* und *Domec*, nach welcher es gelungen wäre, durch Vibrationsmassage die Hypermetropie herabzusetzen. Kopfschütteln der Fachgenossen ist eine begreifliche Folge solcher Äußerungen. So sehr die Vibrationsmassage theoretisch zu schätzen ist, so ist es bisher nicht gelungen, sie praktisch auszunutzen. Selbst die neuesten mechanischen Behelfe erweisen sich als wenig wertvoll.

Nebenbehelfe: Diese bestehen in der Benutzung von mancherlei medikamentösen Stoffen und haben den Zweck, entweder nur die Verschiebung der Lider leichter zu gestalten oder gleichzeitig eine heilende Wirkung in gleichem Sinne zu entfalten wie die Massage selbst; der Effekt der letzteren soll also durch jene erhöht und unterstützt werden.

Solche Stoffe sind:

1. Reines Fett, am besten Vaseline wegen der größeren Verläßlichkeit seiner indifferenten Eigenschaften, oder auch Unguentum simplex oder emolliens, Lanolin etc.

2. Salben, deren wirksamer Hauptbestandteil ein Reizmittel ist, also ein den Stoffwechsel anregendes Prinzip repräsentiert. Das Gebräuchlichste ist hierbei Quecksilber, und zwar in Form von gelbem oder weißem Präzipitat von verschiedener Konzentration (2—5%).

3. Kalomel, als Pulver in der gewöhnlichen Art eingestreut.

4. Jodkali in folgender Zusammensetzung: Kali jodati 1·0, Natr. bicarb. 0·5, Vaselin 10·0 *(Heisrath)*.

5. Borsäure mit Vaseline als Salbe oder sehr fein pulverisierter Borax, als Pulver eingestreut *(Costomyris)*.

Physiologische Wirkung der Augenmassage. Die Erklärung für die Wirkungsweise der Massage des Auges ist nach *Pagenstecher* darin zu suchen, daß durch dieselbe die angehäuften Exsudate und organisierten Entzündungsprodukte zerrieben und direkt in die Öffnungen der für die Flüssigkeitsaufsaugung bestimmten Bahnen hineingedrückt werden. Da die Öffnungen der Hauptabzugskanäle für die intraokulären Flüssigkeiten im Kammerfalze, d. i. in der Gegend der Sklero-Kornealgrenze sich befinden, begreift es sich auch, daß gerade das Reiben in radiärer Richtung von Wichtigkeit ist, denn hierdurch sollen „Blut- und Lymphgefäße einige Zeit hindurch bis in ihre feinsten Verzweigungen im Kornealrande und in das Kornealgewebe hinein vollständig entleert werden"; durch diese Entleerung aber werden sie naturgemäß zur Aufsaugung vorhandener Exsudatmassen geeigneter. So kann man sich vorstellen, daß auf einfach mechanische Weise die abgelagerten Krankheitsprodukte in den Kreislauf eingeführt und auch aus dem Auge selbst ausgeschieden werden. *Pagenstecher* nimmt aber außer diesem mechanischen Effekt gleichzeitig auch einen auf das vasomotorische Nervensystem ausgeübten Reiz an, durch welchen die Gefäße zur besseren Kontraktion angeregt werden, was ja den gangbaren physiologischen Vorstellungen keineswegs widerspricht. Da diese Erklärungsweise mit dem gegenwärtigen Stande der Wissenschaft im Einklang steht, so wird dadurch die Massage zu einer eminent rationellen Heilmethode erhoben.

Zum Beweise dafür, daß der angeführte Einfluß der massierenden Reibung auf die Blut- und Lymphgefäße kein vorübergehender ist, sondern daß durch sie wirklich eine gewisse Menge von Flüssigkeit aus dem Auge hinausgeschafft wird und einige Zeit lang auch hinausgeschafft bleibt, beruft sich *Pagenstecher* auf die nach vollzogener Massage nicht selten eintretende geringere Spannung des Bulbus selbst. Diese schon a priori von dem Verfahren zu erwartende Herabsetzung des intraokulären Druckes dürfte sich auch nach anderer Richtung verwerten lassen, und das Gesagte erscheint um so plausibler, als doch schon sehr oft ein selbst kurze Zeit währender leiser Fingerdruck, noch mehr ein längere Zeit einwirkender Druckverband ausreicht, eine unzweifelhafte Spannungsabnahme zu bewirken, wie man dies ja täglich beobachten kann.

Am intensivsten läßt sich durch die Massage, wie *Pagenstecher* angibt, auf die skleralen und subkonjunktivalen Gefäße einwirken; ihre volle Entleerung gelingt augenscheinlich in leichter und unzweifelhafter Weise, während ihr Einfluß auf die Konjunktivalgefäße, besonders auf die oberflächlichen konjunktivalen Venen, meist ein sehr unbedeutender ist. Es ist dies leicht begreiflich, da die oberflächlichen Bindehautgefäße sehr bald wieder gefüllt werden, während die tiefer liegenden Gefäße mit größerem Seitendruck und minder zahlreichen Verbindungen einer raschen Nachfüllung einigen Widerstand entgegensetzen.

So leitet *Pagenstecher* die doppelte Wirkungsweise der Massage ab, indem er annimmt, daß sie in dem einen Falle rein depletorisch wirke, während im anderen mehr ihre Wirkung als Reizmittel in den Vordergrund trete. Die letztere Art erscheint besonders wichtig bei torpiden Prozessen, weil es auf diese Weise gelingt, die Gefäßbildung anzuregen und so direkt zur Resorption von Exsudaten beizutragen.

Man kann sich leicht vorstellen, daß die der Massage zugeschriebene Wirkung recht häufig ihr auch wirklich gelingt, wenn man bedenkt, daß es sich in sehr vielen Fällen von chronischer Entzündung oder von Zuständen, welche die dauernden und wenig oder gar nicht veränderlichen Überreste nach solchen Entzündungen darstellen, behufs Herbeiführung besserer Verhältnisse um nichts anderes handelt, als um die künstliche und gewaltsame Durchbrechung eines Circulus vitiosus. Eine Entzündung mit massiger Produktion bringt Stoffe zur Ablagerung, die ihrerseits einen neuen Entzündungsreiz schaffen, dessen weitere Folge frische Entzündungsmassen sind, usf. Es müssen also letztere weggeschafft werden, und die Retablierung vollzieht sich dann von selbst, sobald nur sämtliche verstopften Stomata wieder wegsam gemacht wurden.

Den anderen gebräuchlichen Heilmethoden gelingt ja dies auch das eine und das andere Mal, und es ist nicht die Massage allein, die das Wunder vollbringt, aber in manchen Fällen bleiben jene wirkungslos, während diese zum Ziele führt.

Was soll man z. B. mit einem ständig gewordenen Pannus beginnen, namentlich wenn die Bindehautgranulationen so gut wie fehlen? Die gebräuchlichen Mittel lassen im Stich; sie sind samt und sonders fast völlig wirkungslos. Bloß die Inokulation blennorrhoischen Sekretes (bezw. die Jequirity-Ophthalmie) genügt einigermaßen den physiologischen Postulaten; sie schafft neue Abflußwege oder eröffnet die alten, unwegsam gewordenen. Sie bedeutet aber eine förmliche Revolution im Haushalte des Auges und bringt dieses in höchste Gefahr, zerstört es wohl auch zuweilen, ihr Indikationskreis ist daher ein beschränkter und ganz bestimmter.

Ganz anders verhält es sich mit der Massage. Sie ist nicht einfach ein Reizmittel nach Art der Zerstäubungen, Bestreichungen usw., sondern sie eröffnet tatsächlich die Abflußbahnen und durchbricht so den fehlerhaften Kreis. Sie ist dabei ein meistens gefahrloses, ein schonendes, den Kranken wenig belästigendes, ein schmerzloses und überaus oft ein schnell wirkendes Verfahren und daher in mehrfacher Beziehung den anderen gebräuchlichen Maßnahmen vorzuziehen. Um so wertvoller ist sie aber dann, wenn sie, weil alles Andere bereits erfolglos versucht wurde, das letzte Auskunftsmittel bleibt.

Unmittelbar nach beendigter Massageprozedur ist häufig, aber durchaus nicht in allen Fällen, eine leicht erhöhte Reizung, namentlich stärkere Gefäßfüllung, also vermehrte Röte, zu beobachten; eine halbe bis eine ganze Stunde später aber ist dieses Reaktionssymptom schon geschwunden und die früheren Verhältnisse greifen Platz, wenn nicht schon sogar leise Zeichen einer Rückbildung bemerkbar werden.

In den Fällen, in welchen nur jeden zweiten Tag massiert wird, kann man oft die merkwürdige Beobachtung machen, daß am Tage nach der Pause der Zustand unverändert, also derselbe ist wie 24 Stunden früher, während am Tage nach der Massierung eine unzweifelhafte Besserung zu konstatieren ist.

Bezüglich der Frage, welche der beiden Bewegungsarten bei der Massage, die radiäre oder die zirkuläre, die wirkungsvollere sei, läßt sich schwer einer der beiden ein bestimmter Vorzug geben. Nur da, wo die Krankheitsprodukte ringsherum abgelagert sind, scheint es nach unseren Erfahrungen, daß die Kreistour angezeigter ist, während bei zirkumskriptem, isoliertem Krankheitsherde die radiäre Bewegung besser passen dürfte.

Hier ist nur eine allgemeine Betrachtung über die Art der Wirkungsmöglichkeit der Massage gegeben. Spezielles folgt noch bei Besprechung der einzelnen Erkrankungsformen, zu deren Heilung sie herangezogen wird.

Indikationen.

Aus der im vorhergehenden besprochenen physiologischen Wirkungsweise der Augenmassage ergibt sich die ganze Reihe jener Krankheitsformen, in denen sie wirkungsvoll anzuwenden ist. Nominell angeführt, lauten die einzelnen wie folgt:

A. Im Bereiche der Augenlider und der Tränenorgane.

1. Substantives Ödem der Lider, wobei in Verbindung mit Druckverband oder ohne solchen massiert wird.

2. Blutige Suffusion der Lider (gleichfalls mit oder ohne Druckverband).

3. Die hypertrophierenden Formen von Lidrandentzündung mit Verdickung des Lidrandes. Die Anwendung erfolgt in Verbindung mit anderen Maßnahmen (erweichende Kataplasmen und Salben) oder ohne solche. Jedenfalls erfordert die Reibung der Lidhaut eine vorherige Befettung, sei es auch nur mit reinem Fett oder mit Präzipitatsalbe.

4. Das Chalazion. Ausnahmsweise darf es Versuchsgegenstand für die Massage sein, welche zweifelsohne hie und da erfolgreich ist, besonders wenn das Chalazion sehr klein ist, und in jenen Fällen, in welchen es sich bereits erfahrungsgemäß spontan zurückgebildet hat und an gleicher oder benachbarter oder entfernter Stelle neuerdings sich bildete. Multiple Chalazia sind, weil deren operative Behandlung hie und da auf schwer überwindliche Schwierigkeiten stößt, ein vorzugsweise geeignetes Objekt für die Massage. Auch ein Hordeolum kann im ersten und letzten Stadium mitunter der Massagebehandlung wenigstens versuchsweise zugeführt werden.

5. Blepharospasmus ohne materielle Erkrankung der Lider oder des Bulbus, auch Entropium spasticum des Unterlides.

6. Dakryozystitis, im ersten Stadium, in welchem noch eine Zerteilung ohne Eiterung möglich ist, freilich unter der Bedingung geringer, wenn nicht fehlender Schmerzhaftigkeit, jedenfalls aber im Schlußstadium, wenn sie im Abklingen ist, besonders bei stärkerer Verdickung und selbst mitunter bei fungöser Beschaffenheit der Haut und des subkutanen Zellgewebes, desgleichen Ägilops, aber auch Tränensackblennorrhöe versuchsweise nach erfolgter Entleerung des Tränensackes, besonders wenn dieser atonisch ist.

7. Dakryoadenitis kommt überhaupt sehr selten vor. Verfasser dieses war einmal in der Lage, bei einer hypertrophierenden chronischen Form dieser Art, die jeglicher Therapie widerstand, durch Massage in kurzer Zeit volle Heilung zu erreichen.

B. Im Bereiche der Bindehaut.

1. Conjunctivitis phlyctaenulosa. Es versteht sich von selbst, daß nur jene Fälle hier in Betracht kommen können, in denen überhaupt

ein reizendes Verfahren angezeigt ist, die also sonst mit Kalomel oder gelber Präzipitatsalbe behandelt würden, welche Mittel übrigens neben der Massage auch beibehalten werden können. Die Massage ist indes in Fällen dieser Art keine sehr dringende, da man meistens auch ohne sie das Ziel erreicht. Es ist aber interessant, daß die Massage zuweilen ohne die genannten Mittel ganz dasselbe leistet, und es wird dadurch ein eigentümliches Licht auf die Wirkungsweise z. B. des Kalomel geworfen.

2. Substantives Ödem der Conjunctiva bulbi (Chemosis). Ohne irgendwelche nachweisbare Ursache oder als Folge von Allgemeinstörungen, z. B. Arthritis urica u. dergl. m., vorkommend, ist es ganz rationell durch Massage zu behandeln.

3. Blutige Suffusion der Conjunctiva bulbi, Ecchymoma subconjunctivale, blutige Chemosis, mag der Zustand spontan auftreten oder die Folge eines Trauma sein. Massage beschleunigt wesentlich die Resorption.

4. Der sog. „Frühlingskatarrh" *(Sämisch, Vetsch)*, Conjunctivitis marginalis hypertrophica *(Pagenstecher)*, Conjunctivitis hypertrophica recurrens *(S. Klein)*. Dieses Leiden, welches zu den hartnäckigsten Augenkrankheiten gehört und fast jeder Medikation in souveräner Weise zu widerstehen pflegt, ist gleichwohl der Massage gegenüber weniger renitent. Fast alle sonst bei hypertrophierenden Konjunktivalerkrankungen üblichen Medikamente erweisen sich als wirkungslos oder nur wenig wirksam, während die Massage doch erhebliche Besserungen aufweist. Am geeignetsten sind jene Fälle, in denen die Wucherung den Limbus oder die marginale Korneapartie, eventuell die der Kornea benachbarte Partie der Conjunctiva bulbi, befällt, während die eigentümlichen Papillarwucherungen ebensowenig durch die gewöhnliche Art der Massage als durch medikamentöse Stoffe (Lapis, Kuprum) zu beeinflussen sind. Dagegen paßt hier jene Modifikation der Massage, welche in der Trachomtherapie mitunter so glänzende Erfolge aufzuweisen hat und sofort besprochen werden soll.

5. Das Trachom. Zweifelsohne kann man, wie überhaupt Gewebswucherungen der Konjunktiva, Verdickungen derselben durch entzündliche Produkte, Massenzunahme der Bindehaut auch infolge von chronischem Katarrh, so auch das Trachom in gewöhnlicher Weise durch Massieren behandeln, wobei einfach das Lid durch Verschiebung über dem Bulbus auf dem letzteren als Unterlage gerieben wird. Ob dies aber auch von Erfolg begleitet sein wird, mag billig bezweifelt werden. Die Erfahrung ist keineswegs aufmunternd.

Kaum viel anders dürfte es sich verhalten bei der Conjunctivitis follicularis, jener Form von Bindehautentzündung, welche dem Trachom so außerordentlich nahesteht, daß die beiden Formen oft nicht zu unterscheiden sind und daß viele Augenärzte sie ihrer Wesenheit nach überhaupt identifizieren. Für diese Follicularis nun hat *Heisrath* die direkte Massage der ektropionierten Konjunktiva empfohlen und wendet sie auch, wie es scheint, noch immer an. Er benutzt dabei eine Jodkaliumsalbe (s. pag. 289) und erwähnt neben dem heilenden Effekt besonders die Erhöhung der Widerstandsfähigkeit der Konjunktiva gegen äußere Schädlichkeiten *(Pfalz)*, wobei indes wieder nicht klar genug ist, ob der gerühmte Effekt mehr der Salbe oder der Massage zuzuschreiben ist. Vorzuziehen, und zwar mehr noch bei der schweren Form (echtem Trachom) als bei dieser Follicularis (der leichten Trachomform), dürfte die massierende Verschiebung der beiden Lider mit ihren Bindehautflächen übereinander sein, mit oder ohne Salbe. Manche Fachmänner singen der Trachombehandlung durch Massage wahre Hymnen (*Feuer, Elschnig* u. a.), mag sie auf die eben erwähnte oder auf andere Weise geschehen, worüber sofort näheres folgt.

Anders verhält es sich mit einer anderen Art mechanischer Behandlung, welche, wenn man will, auch als Massage bezeichnet werden mag, sich aber von dem, was am Auge als Massage üblich ist, wesentlich unterscheidet. Sie besteht darin, daß die Konjunktiva der umgestülpten Lider mit einem in Sublimatlösung getauchten und gut durchtränkten Wattabausch abgerieben wird (*Keining*sche Methode). Man kann Sublimatlösungen verschiedener Konzentration dazu verwenden, von der schwächsten (1 : 5000) bis zu der noch zulässig stärksten (1 : 500), wobei bezüglich der Wahl der Konzentration das individualisierende Prinzip entscheidet. Diese Behandlungsart ist zweifellos in manchen Fällen wirksam und hat sich uns in einigen Fällen sehr bewährt; in einzelnen Fällen waren die Erfolge geradezu glänzend und besonders überraschend durch die Raschheit, mit welcher das Ziel erreicht wurde. Die Wirkung war um so auffallender, als die lange Zeit hindurch geübte althergebrachte Behandlungsweise so gut wie gänzlich versagte. Das Verfahren ist einfach und, wiewohl einigermaßen schmerzhaft, leicht durchführbar, auch ambulatorisch möglich, weil es durch Kokainisierung der Bindehaut sehr wesentlich erleichtert wird. Auch hier dauert die Manipulation nur kurz, 1—2 Minuten, selbst weniger ($^1/_2$ Min.), selten länger. Natürlich richtet sich die Dauer und Stärke der Anwendung nach dem Grade der Hyperämie und Schwellung der Konjunktiva, sowie nach der Zahl und Derbheit der Follikel, aber auch nach der individuellen Verträglichkeit und den eben bestehenden Reizzuständen. Am häufigsten wurde eine Lösung von 1:2000 verwendet.

Je gefäßarmer die Schleimhaut, je kräftiger die Follikel, desto stärker soll man reiben. Nicht selten blutet die Konjunktiva unter der Reibung, was nicht abschreckend ist, aber zur Mäßigung mahnen soll. Die Verwundung des Gewebes soll nicht zu weit getrieben werden. Blutige Färbung der nassen Baumwolle ist noch nicht erschreckend.

Die geschilderten Behandlungsarten sind hier noch keineswegs völlig erschöpfend besprochen, nur stehen die mancherlei Modifikationen, denen sie noch unterzogen zu werden pflegen, keineswegs immer in Beziehung zur mechanischen Behandlung, vielmehr gehören sie in eine andere Rubrik, nämlich in die der „Sublimattherapie", daher sie hier nicht weiter verfolgt werden sollen. Doch ist wohl zu beachten, daß, wenn stärkere Reizzustände, namentlich das Hinzutreten von Iritis oder das Vorhandensein von Kornealgeschwüren, Mäßigung der irritierenden Verrichtungen erheischen, wir uns darauf zu beschränken pflegen, die trachomatöse Konjunktiva mit dem Sublimatbausch bloß zu befeuchten, sie gleichsam damit abzutupfen, und überdies die durch obige Zustände angezeigte spezielle Therapie in ihre Rechte treten zu lassen.

Auch die *Elschnig*sche Art, den in Hydrargyrum oxycynatum (1:4000) eingetauchten oder bei sehr vulnerabler Schleimhaut mit Vaselin-Lanolin befetteten Baumwollbausch um ein Glasstabende zu wickeln und über demselben, nachdem es zwischen Bulbus und Lid geschoben wurde, letzteres kräftig reibend zu verschieben, möge hier hervorgehoben werden. Von hervorragender Wichtigkeit bei allen diesen Prozeduren ist, daß man in geeigneten Fällen der Abreibung oder der Massage die Ausquetschung der Follikel vorausschickt.

C. Im Bereiche des Bulbus.

a) Der Cornea.

1. Keratitis parenchymatosa. Es ist hier zunächst die Rede von der typischen interstitiellen Keratitis ohne Rücksicht auf deren ätiologische Grundlage, welche letztere ihre naturgemäße Berücksichtigung in der Therapie im Wege einer Allgemeinbehandlung erfordert. Die Massage entspricht nur der örtlichen Therapie und ist im letzten Stadium der Erkrankung am Platze, wenn Injektion und sonstige Reizsymptome geschwunden sind, also nachdem der Prozeß seine Höhe überschritten hat und die Produkte in Rückbildung begriffen sind. Da dies gewöhnlich sehr langsam erfolgt, so gilt es, die Aufhellung der Cornea zu beschleunigen, und zu dieser Leistung ist die Massage berufen.

Doch gibt es auch Fälle der in Rede stehenden Art, welche vom Anfange her unter sehr geringfügigen, fast verschwindenden Reizerscheinungen verlaufen und so während der ganzen Krankheitsdauer bleiben. Ja es gibt auch, freilich extrem rare, Fälle von Keratitis parenchymatosa, in welchen jede Injektion fehlt, das Auge ganz blaß ist und auch sonstige Reizsymptome absolut fehlen, so daß es aussieht, als ob ein altes totales Leukom vorläge. In Fällen dieser zuletzt erwähnten beiden Kategorien ist es gestattet, von vornherein mit der Massage vorzugehen, und man wird gewiß häufig genug befriedigende Resultate erzielen. Jedoch muß immer der jeweilige, immerhin etwas schwankende Reizzustand aufmerksam beobachtet und bei etwaiger Steigerung desselben die Massagebehandlung sofort unterbrochen werden. Es kann freilich sehr bald der Zeitpunkt für ihre Wiederaufnahme kommen. In einzelnen Fällen mag man selbst bei intensiverem Reizzustande die Massage versuchen, und die Folge dürfte lehren, daß man keine Ursache zur Reue hat. So ist ja Verfasser dieses der erste gewesen, der bei Keratitis parenchymatosa auf der Höhe der Erkrankung massierende Therapie einleitete, ohne durch die Konsequenzen desavouiert zu werden. Es muß sets die nachfolgende Reaktion genau kontrolliert werden.

Wichtig ist für die Indikation der Massage das Fehlen florider Iritis. Abgelaufene Regenbogenhautentzündung mit selbst sehr bedeutenden Iritisprodukten (zahlreichen Synechien, Membranbildung) ist keine unbedingte Kontraindikation.

Die nicht typischen Formen von parenchymatöser Keratitis fallen bezüglich der Massagebehandlung unter die gleichen Gesichtspunkte, wie eben erörtert, und können deshalb um so eher der in Rede stehenden Behandlungsart zugeführt werden, als sie meistens minder stürmisch, unter viel geringeren Reizsymptomen verlaufen. So die Keratitis punctata profunda *(Mauthner)* und die ihr verwandten Formen (*Schweigger* u. a.).

2. Pannus corneae. Sowohl der auf Basis phlyktänulärer Ophthalmie entstehende sogenannte Pannus, richtiger Keratitis vasculosa superficialis diffusa, als auch der gleiche durch Trachom bedingte Zustand geben ein günstiges Objekt für die in Erörterung stehende Therapieart ab, vorausgesetzt, daß überhaupt in den speziellen Fällen Reizmittel am Platze sind,

daß also namentlich keine Schmerzen vorhanden sind, keine erheblichen Substanzverluste der Kornea, vor allem keine Iritis. Ja, man kann sagen, der Pannus ist geradezu ein Paradigma jener pathologischen Zustände, welche durch Massage einer Besserung entgegengeführt werden.

3. Alte Trübungen der Kornea. So wenig es auch gelingt, solche durch irgendeine Therapie zu beeinflussen, so sehr mag, wenn überhaupt irgend etwas bei Anwesenheit alter Entzündungsresiduen zur Beseitigung derselben unternommen werden soll, zunächst an die Massage als an das unschädlichste und das jedenfalls relativ am ehesten Erfolg verheißende Mittel gedacht werden.

4. Herpes corneae. So heißt bekanntlich jener Zustand, bei welchem Blasen auf der Kornea sichtbar werden. Die Blasenhülle besteht bloß aus Epithel, und diese Blasen sind deshalb nicht mit den dickwandigen Hohlräumen bei der sogenannten Keratitis bullosa zu verwechseln. Auch ist hier nicht der *v. Stellwag*sche Herpes corneae, identisch mit Keratitis phlyctaenulosa, gemeint. Dies sei zur Klarstellung der Sachlage betont. Der hier gemeinte Herpes tritt als Herpes febrilis *(Horner)*, als Nachkrankheit nach Infektionskrankheiten (Influenza) auf oder steht mit mancherlei Neurosen in Verbindung, namentlich mit Trigeminusneuralgien. In zweierlei Art kann nun dieser Zustand durch die Massage günstig beeinflußt werden, einmal, weil die gereizten Nervenenden durch die Reibung, wie es scheint, beschwichtigt werden; ist es doch eine Erfahrungssache, daß neuralgische Schmerzen auch an anderen Körperstellen durch Massage gemildert, selbst beseitigt werden (vgl. Kap. XI). Dann aber hat die Massage den Effekt, daß durch sie die Blasen zum Platzen gebracht werden, und ist dies geschehen, so ist der Schmerz kupiert und der Prozeß nimmt seinen natürlichen Abschluß.

5. Keratitis punctata superficialis. Es ist dies jene zuerst von *v. Stellwag*, später am zutreffendsten von *Fuchs* beschriebene Form oberflächlicher, ohne Gefäßbildung ablaufender Hornhautentzündung, welche auch andere Namen führt und die durchaus nicht mit der tiefliegenden *Mauthner*schen Keratitis punctata syphilitica zu verwechseln ist. Die oberflächliche punktierte Hornhautentzündung hat mit Syphilis absolut nichts zu tun. Da nun bei dieser die punktförmigen Produkte lange Zeit hartnäckig persistieren und da im späteren Stadium der Krankheit jegliche Reizerscheinung fehlt, so ist es angezeigt, jene durch Massage zum Schwinden zu bringen oder wenigstens den Versuch dazu zu machen, um so mehr als die tiefen Teile stets reizfrei sind und namentlich Iritis immer fehlt, das Auge auch fast ausnahmslos völlig blaß ist.

b) Im Bereiche der Sklera und Episklera.

1. Episkleritis. Ein häufig, aber doch meist sporadisch, indessen zeitweilig auch epidemisch vorkommendes Krankheitsbild, dessen Diagnose unschwer, dessen Prognose günstig, dessen Verlauf aber sehr oft hartnäckig protrahiert ist und dessen Therapie nicht immer sehr erfolgreich sich gestaltet. Gerade bei diesem Leiden hat sich die Massage so ausgezeichnet bewährt, daß es heutzutage nicht mehr notwendig ist, früher andere Mittel in Gebrauch zu ziehen und die Massage nur als ultimum refugium, welches keineswegs schaden kann, versuchsweise anzuwenden. Man kann allsogleich mit der Massage beginnen und wird gewöhnlich mit dem Erfolge zufrieden sein. Dies gilt namentlich von jener Form von Episkleritis, die ohne Knotenbildung

einhergeht und auch sonst keine Komplikationen aufweist. (Eine gewöhnliche Komplikation ist Konjunktivalkatarrh, unter dessen Bestande die Massage nicht sehr gut vertragen zu werden pflegt.) Trotzdem darf sie selbst in solchen Fällen vorsichtig angewendet werden, ebenso wie es gestattet ist, in Fällen mit Knotenbildung auf sie zu reflektieren, mögen die Knoten klein oder groß sein; nur wird dann jedenfalls aufmerksame Beobachtung der Reaktion geboten sein.

2. Skleritis vera. Auch Lederhautentzündung, mag die Ätiologie welche immer sein, ist ein passendes Objekt für Massage, vorausgesetzt, daß keine komplizierende Iritis, Zyklitis oder Chorioiditis besteht. Dagegen ist eine gleichzeitige sklerosierende Keratitis, welche eine häufige Begleiterin der Skleritis ist, durchaus keine Gegenanzeige. Leider muß man das Geständnis ablegen, daß die Massage in der Skleritis kein sehr dankbares Gebiet findet, und diesbezüglich besteht zwischen wirklicher Skleritis und Episkleritis ein gar gewaltiger Unterschied. Der Umstand, daß der Erfolg sich nicht sehr bald einstellt, muß indes noch kein Fingerzeig sein, allsogleich von der weiteren Massage abzusehen, weil der ungemein langwierige Verlauf ein rasches Resultat nicht erwarten läßt.

3. Tenonitis. Eine ziemlich seltene Erkrankung, deren Erscheinungsweise am anschaulichsten durch folgende Symptome definiert wird: Leichte Schmerzen, Ödem der Conjunctiva bulbi bis zu mäßiger Chemosis ringsherum, bei Blässe der Augapfelbindehaut. Auch fehlt jegliche Ziliarinjektion. Palpation des Bulbus sehr schmerzhaft, ebenso sind die Bewegungen des Auges an sich zwar ungestört, d. h. mit normaler Exkursionsfähigkeit ausführbar, aber mit Schmerzen verbunden. Die Lider sind ganz leicht ödematös, besonders das Oberlid, aber nicht gerötet. Das Sehvermögen ist völlig normal und die Kornea und die sonstigen Gebilde des Auges zeigen nicht die geringsten objektiven Veränderungen; auch das Allgemeinbefinden ist meistens tadellos. Die Erscheinungen steigern sich einige Tage lang, namentlich nimmt die Chemosis zu, auch die Schmerzhaftigkeit bei Bewegungen des Auges nimmt zu. Beiläufig nach einer Woche zeigen alle Erscheinungen eine Abnahme, und nach etwa 10 oder 14 Tagen ist der ganze Prozeß abgeschlossen unter Reintegration des Normalzustandes. Therapie besteht in den ersten Tagen in Eisumschlägen, im weiteren Verlaufe in Massage. Beiderlei wird sehr gut vertragen.

c) Im Bereiche der tieferen Teile des Bulbus.

1. Hypopium. Eiter in der Vorderkammer ist ebensowenig eine Krankheit, wie z. B. Husten oder Diarrhöe, sondern nur ein Symptom wie diese beiden Beispiele; deshalb ist es um so sonderbarer, daß gegen ein einzelnes Symptom direkt ein therapeutisches Verfahren eingeleitet wird von der Wirkungsweise der Massage. Freilich wird die Resorption des Eiters angestrebt, doch ist dies nur möglich unter Besserung des Grundzustandes, und jeglicher anderen Therapie, die eine Rückwirkung auf das Hypopium aufweist, gelingt dies nur deshalb und insofern, weil und als sie das Grundleiden (Keratitis, Iritis, Zyklitis) beeinflußt. Insofern also von der Massage bei den in Rede stehenden Zuständen eine günstige Wirkung zu erwarten steht, mag sie im Hinblick auf die Anwesenheit von Hypopium Verwendung finden. Doch ist dies wohl selten der Fall. Dennoch wurde gerade für die

Förderung der Aufsaugung eines Hypopiums die Massage vorgeschlagen und auch ausgeführt (*Just* u. a.) und angeblich mit Erfolg (?).

2. Linsenerkrankungen. Bei diesen spielt die Massage eine wesentlich andere Rolle als jene, die in dem bisherigen Gegenstand der Besprechung war. Zunächst wurde ihr die Aufgabe zuteil, Stare, die noch nicht völlig reif sind, der Reife entgegenzuführen. Dies wird ihr dadurch möglich, daß, ehe sie zur Anwendung gelangt, ein operativer Akt vorausgeht, welcher mit Abfluß des Kammerwassers verbunden ist. Eine solche Operation könnte auch eine einfache Punktion sein, doch da bei der Staroperation ohnehin die Iridektomie gemacht wird oder doch in Erwägung kommt, so ist es natürlich, diese der Extraktion vorauszuschicken und sie als Mittel zur Beschleunigung der Starreifung zu benutzen. Es scheint, daß die Iridektomie schon an sich das Erwartete zu leisten vermag, und zwar dadurch, daß gelegentlich des Abflusses des Kammerwassers das Linsensystem vorrückt und gelegentlich dieser Lokomotion eine Lockerung der Rindenschichten und damit raschere Trübung erfolgt. In der Tat begnügt man sich in Anstrebung des gedachten Zweckes meistens mit der Ausführung der Iridektomie allein. Indessen liegt dem Verfahren die Idee zugrunde, daß nach vollbrachter Iridektomie das Auge leicht mit dem *Daviel*schen Löffel oder mit dem Finger zu massieren sei, um durch die Reibung den Zusammenhang der Linsenteile zu stören, gleichsam letztere zu zerreiben (Kortextritur). Die Erfahrung spricht zugunsten dieses Vorgehens, welches als *Förster*sche Maturation Bürgerrecht erworben hat. Diese Leistung der Massage, bestehend in Zerreibung von Linsenteilchen, ist auch von anderen Gesichtspunkten aus zu verwerten, indem nämlich bei quellendem Star infolge von operativer Diszission oder bei traumatischer Katarakt die Zerkleinerung der Linsenteile erreicht und so die Resorption derselben gefördert und unterstützt wird (*Chodin*), und in diesen Fällen ist die Leistung der Massage auch eine wichtigere und höher zu veranschlagende, weil der Aufsaugungsprozeß nach Diszission sich regelmäßig sehr langwierig gestaltet.

3. Das Glaukom. Das glaukomatöse Auge kann Gegenstand der Massagebehandlung sein in verschiedenen Stadien des glaukomatösen Prozesses und von verschiedenen Gesichtspunkten aus. — Zunächst ist es das Prodromalstadium, bei welchem der einzelne Anfall durch Massage abgekürzt, vielleicht kupiert werden kann. Namentlich die glaukomatöse Korneatrübung als Symptom ist es, die ebensowohl im Prodromalstadium als auch in anderen Stadien des Prozesses augenscheinlich durch die Massage beeinflußt wird.

Besonders geeignet für die Massage ist das Glaukoma absolutum sowie das hämorrhagische Glaukom, deswegen, weil bei diesen Formen die operativen Verrichtungen, die sonst gegen Glaukom so wohltätig sich bewähren, nur sehr bedingt in Betracht kommen können oder direkt ausgeschlossen sind, und hierbei sind es die glaukomatösen Schmerzen, welche durch Massage gemildert oder völlig beseitigt werden. Überhaupt sind es zunächst die Schmerzen, welche die wichtigste Indikation abgeben für die Massage glaukomatöser Augen, weil alle sonstigen Symptome auch durch anderweitige Mittel mehr weniger bekämpft werden können oder irrelevant sind, auch wenn deren Bekämpfung nicht gelingt. Die glaukomatösen Schmerzen aber sind ein Symptom, welches dringend eine Therapie fordert, selbst wenn das Sehvermögen unwiederbringlich erloschen ist, und da für diese Schmerzen sonst nur in der Operation ein mehr weniger verläßliches

Mittel gegeben ist, diese aber zuweilen gar nicht in Betracht kommen kann, so ist die Massage das letzte Auskunftsmittel, ehe man sich zur radikalen Hilfe, zur Enucleatio bulbi, entschließt. Es ist nicht zu übersehen, daß die Massage nur ein symptomatisches Mittel ist und also nur eine palliative Wirkung hat, ebenso wie manche Medikamente (die Myotika) bloß vorübergehende Erleichterung bringen. Eine dauernde Heilung, eine Beeinflussung des ganzen glaukomatösen Prozesses ist weder von diesen noch von jener zu erwarten; aber wenn in manchen speziellen Fällen die Myotika bezüglich der Schmerzen erfolglos bleiben, da zeigt sich nicht selten gerade in diesen Fällen ein überraschend wohltätiger Effekt der Massage. Nicht also in der Herabsetzung des intraokularen Druckes liegt der erwünschte Effekt, denn dieselbe ist gleichgültig und höchstens von physiologischem Interesse, gelingt überdies auch durch andere Maßnahmen, wohl aber in der Bekämpfung der Schmerzen, welche als Selbstzweck höher zu stellen ist als alles andere, welche aber auch von nachhaltigerer Wirkung ist und, wie schon hervorgehoben, unter Umständen durch kein anderes Mittel außer durch Enukleation zu erreichen ist. In dieser Richtung liegt die Kennzeichnung der Stellung der Massage im Verhältnis zum Glaukom.

4. Embolie der Arteria centralis retinae. Schon gelegentlich der ersten bekannt gewordenen Fälle von Embolie der Zentralarterie machte *Mauthner* die Beobachtung, daß öfters der bleibenden Erblindung durch Embolie eine vorübergehende Erblindung vorausgehe. Mit Erklärungsversuchen für dieses Vorkommen beschäftigt, gelangte *Mauthner* zu folgender Anschauung: Die vorübergehende Erblindung sei, so folgerte er, nichts anderes als eine transitorische Embolie, um so eher, als bei derselben genau der gleiche Augenspiegelbefund sich ergebe. Die transitorische Embolie, so schloß er weiter, sei aber nur so denkbar, daß der Pfropf an der Stelle, wo die Arteria centralis von der Arteria ophthalmica in spitzem Winkel sich abzweigt, in die erstere hineingelange, sie verstopfend und mit dem hinteren Ende in das Lumen der Ophthalmika hineinragend. Ist dieses Ende lang genug, so wird es durch die in der Achse der Ophthalmika an ihm vorbeischießende Blutwelle gerieben und so wird der Pfropf bei andauernder Reibung schließlich ganz aus der Zentralis herausgerissen und in der Bahn der Ophthalmika weiter getrieben. In letzterer ist der Pfropf wegen der zahlreichen Anastomosen nicht gefährlich. Nur in der Zentralis, die eine Endarterie im Sinne *Cohnheims* ist, führt er zu völliger Aufhebung der Funktion. Durch den geschilderten Vorgang wird die Zentralis wieder frei und wegsam, und das Sehvermögen kehrt wieder. Auf diese so erklärte Spontanheilung baute *Mauthner* eine eigene Therapie auf, bestehend in Druck auf den Bulbus im Beginne, also bei frischer Erblindung durch Embolie, hingegen in Parazentesis, beziehungsweise in Sklerotomie bei nicht ganz frischer Embolie, d. h. wenn die Erblindung schon mehr als 12 Stunden gedauert hat. Sein Raisonnement ist folgendes: Steckt der Pfropf in der Zentralis, an ihrer Abgangsstelle ins Lumen der Ophthalmika ragend, ohne vorwärts zu können, so wird dies noch weniger möglich, wenn der intraokuläre Druck gesteigert wird und dadurch dem eindringenden Blute größere Widerstände bereitet werden. Die Steigerung des Binnendruckes ist leicht zu bewerkstelligen durch Fingerdruck. Wird daher im Momente, da bei plötzlicher Erblindung mit dem Augenspiegel Embolie diagnostiziert wird, der Bulbus durch den aufgelegten Finger gedrückt und so der Binnendruck

erhöht, so findet der Embolus noch größere Widerstände, er kann nicht vorwärts, er wird gleichsam zurückgedrängt, und ragt er mit dem hinteren Ende in das Lumen der Ophthalmika, so hat die Reibung durch die Blutwelle leichteren Erfolg. Der Vorgang also, der nach *Mauthners* Vorstellung die Spontanheilung bewirkt, findet im Fingerdruck Unterstützung, und dieser ist das Mittel zur Genesung. Bleibt jedoch der Fingerdruck erfolglos, etwa deswegen, weil der Embolus mit seinem hinteren Ende nicht aus der Zentralis hinaus-, in die Ophthalmika hineinragt, so muß getrachtet werden, den Pfropf vorwärts zu treiben. Auch das weitere Vordringen des Pfropfes ist ein Ereignis, welches, wie es scheint, mitunter von selbst sich einstellt und so eine Art partieller Spontanheilung repräsentiert. Auf diese Weise gelangt nämlich der Pfropf aus dem Stamme in einen Ast der Zentralis, ein Teil der Netzhaut erhält wieder normale Blutzufuhr und die Funktion wird teilweise wieder hergestellt. Das Mittel hierzu ist die Sklerotomie, welche *Mauthner* anrät, weil durch diese der intraokuläre Druck momentan aufgehoben wird und so die Widerstände auf ein Minimum herabgesetzt werden. Ob das Raisonnement richtig ist, das zu untersuchen gehört nicht hierher; *Mauthner* hat tatsächlich mit dieser seiner Therapie in einem Falle einen glänzenden Heilerfolg erzielt, und Verfasser dieses hat in einem gleichen Falle, dem zweiten also dieser Art, ebenfalls fast völlige Heilung bewirkt. Diese Erklärung mußte hier Platz finden, um verstehen zu machen, wieso man auf mechanischem Wege bei Embolie Hilfe bringen kann. Die mechanische Therapie ist, wie oben gezeigt, der Fingerdruck und paßt nur für ganz frische Embolien, also etwa in den ersten 12 Stunden ihres Bestehens. Dieser Fingerdruck wirkt allerdings mechanisch, ist aber keine Massage. Merkwürdigerweise wurde er als Massage aufgefaßt; *Mauthner* ist mißverstanden worden. Doch hatte das Mißverständnis eine eigentümliche Folge. In der Idee, daß *Mauthner* bei Embolie zu massieren vorschlage, wurde nun wirklich die Massage ausgeübt, und da wurde das Merkwürdige erlebt, daß sich die Massage des Bulbus wirklich als heilsam erwies *(R. Fischer, Hirschberg, Mules, Hilbert, Wood-White).* Die Erklärung für die Wirkung der Massage bei Embolie könnte zunächst darin gesucht werden, daß die deutliche und unzweideutige Herabsetzung des Binnendruckes durch die Massage den gleichen Effekt hervorbringt wie die Punktion, d. h. sie hat das Vorwärtsdringen des Embolus zur Folge. Die Erfahrung hat dabei gelehrt, daß der Pfropf nicht bloß vorwärts rückt, was schon hinlänglich Nutzen wäre, weil aus Stammembolie Ast- beziehungsweise Zweigembolie würde, sondern daß er dabei zerklüftet, in immer kleinere Teilchen zerfällt und fast die gesamte Arterienverzweigung wegsam und von Blut durchflossen wird. Und dieser Umstand zwingt, eine andere Erklärungsart zu suchen, und die wäre, daß die Massage direkt durch die Reibung des Bulbus eine Zerteilung des Embolus bewirkt, und daß eben durch dessen Zersplitterung er vorwärts dringen kann und dadurch der Stamm und in weiterer Reihe auch die Teilungsäste usf. wegsam werden.

Die Massage bei Embolie unterscheidet sich in ihrer Ausführung nicht von der Art, wie sie bei sonstiger (oberflächlicher) Bulbuserkrankung geübt wird, wohl aber in der Dauer ihrer Anwendung, denn *R. Fischer* hat 3 Stunden lang mit nur geringen Unterbrechungen und darüber hinaus massiert, und dieses nachhaltige Reiben ist offenbar Bedingung des Erfolges. So hat die Massage auch bei Embolie Bürgerrecht erworben, und ihre segensreiche Verwendung hängt nur noch von ferneren Beobachtungen ab.

In einem etwa 36 Stunden alten Falle von Embolie mit gänzlicher Erblindung hat Verfasser, da er von der Punktion nichts erwartete, sehr gehäufte, aber doch nicht kontinuierliche Massage geübt, deren einziger Effekt Ziliarinjektion, Schmerzen und bald danach Etablierung von hinteren Synechien war. Die Massage mußte aufgegeben werden. Versuchsweise vorgenommene Sklerotomie nach 4 Tagen wurde zwar gut vertragen, blieb aber im übrigen ohne Erfolg.

Für die Netzhautembolie scheint gerade die Vibrationsmassage speziell und vorzugsweise geeignet.

5. Glaskörpertrübungen, speziell Hämorrhagien, wären durch Vibrationsmassage versuchsweise zu behandeln.

Wert und Leistung der Augenmassage.

Es bedarf keiner weitläufigen Beweisführung, daß die Augenmassage eine wertvolle Errungenschaft ist. Sie bedeutet nicht nur eine Vergrößerung der Zahl der dem Augenarzte zur Verfügung stehenden Heilmittel, sie ist ein wirklicher Gewinn, und ihre eigentliche Bedeutung liegt darin, daß sie oft gerade dort Hilfe bringt, wo ohne sie die Situation so gut wie hoffnungslos ist. Um die Massage nach ihrem wahren Wert würdigen zu können, muß man sich von zweierlei Extremen fernhalten. Man darf nicht auf der einen Seite glauben, daß sie alles leistet; sie ist eben kein Universalmittel. Man darf aber auf der anderen Seite den Skeptizismus nicht so weit treiben, zu meinen, daß die Massage ganz unnütz ist. Es muß vielmehr die Indikation genau gestellt und jeder Fall speziell auf seine Eignung geprüft werden; das Individualisieren, wie es eine der wichtigsten Aufgaben in der Therapie überhaupt ist, führt auch hier allein zum gewünschten Ziele.

Was die Leistung der Massage in den einzelnen Krankheitskategorien anlangt, so ist im allgemeinen festzuhalten, daß sie die schönsten Resultate dort erwarten läßt, wo vermöge der Trägheit des Stoffwechsels eine Anregung desselben besonders dringend erscheint, daher die torpid verlaufenden Formen von Keratitis parenchymatosa ein dankbares Gebiet abgeben. Auch die Lederhautentzündungen sind deswegen vorzugsweise geeignet für die Massage, weil es kein zweites Gewebe im Auge mit gleicher Trägheit der En- und Exosmose gibt wie die Sklera, und wenn die Episklera wohl etwas lebhafteren Stoffwechsel bekundet, so hat doch die Erfahrung gelehrt, daß bei Episkleritis, und zwar nicht nur bei der chronischen Form, sondern auch bei ganz frischen Fällen *(Pedraglia)* mit und ohne Knotenbildung glänzende Erfolge (*Pagenstecher, S. Klein* u. a.) durch Massage erreichbar sind, welche nach ihrem wahren Werte dadurch zu beurteilen sind, daß für Episkleritis mit Knotenbildung und großer Hartnäckigkeit eingreifende operative Verrichtungen, wie Ausschaben und

Auskratzen des Herdes *(Wickerkiewicz)*, in Betracht kommen können und solche durch Massage überflüssig werden können.

Nicht so überaus glänzend gestalten sich die Erfolge der Massage beim Frühlingskatarrh, welcher ihr sowie allen anderen Mitteln sehr widersteht, immerhin aber mitunter ihr etwas nachgibt. Bei der phlyktänulösen Entzündung ist die Massage keineswegs dringend, weil die anderen Mittel nicht schlechtere Resultate geben. Auch beim Pannus bleibt die Massage nicht gar selten steril. Geradezu verwerflich ist es, bei Iritis, Zyklitis u. dergl. m. auf die Augenmassage zu reflektieren. Die Beseitigung eines Hypopiums durch Massage grenzt an Fabel und der Kammereiter ist kein geeignetes Terrain zur Betätigung derselben. Um so schätzenswerter ist die Massage als Starreifungsmittel, als Kortextritur, sowie auch als resorptionsförderndes Mittel bei Diszission. Bei Hämophthalmus externus und ödematösen Zuständen der Lider und der Bindehaut ist sie vollkommen verläßlich. Ihre Wirkung bei Liderkrankungen schien dem Verfasser dieses früher etwas problematisch, allein seitherige eigene Erfahrungen lehren ihn diese Wirkung weit höher schätzen; sie ist bei mancher Blepharitis geradezu erstaunlich.

Auch bezüglich des Trachoms hat Verfasser seine Ansicht geändert. Die *Keining*sche Abreibung mit Sublimat hatte er auch früher als wertvoll anerkannt und sie scheint ihm geradezu glänzend bewährt, doch ist es hierbei fraglich, ob es mehr die chemische (ätzende?) Wirkung des Sublimats ist, welche nützt, oder die mechanische des Reibens. Wahrscheinlich ist der Erfolg der Vereinigung der beiden zu danken. Doch auch die wirkliche Trockenmassage mit Hilfe eines Glasstabes oder eines eingefetteten Baumwollbausches leistet, wie aus den Darlegungen bewährter Fachmänner hervorgeht, bei geeigneten Trachomfällen Vorzügliches.

Geradezu als ein Triumph der Massage wäre ihr Effekt bei Netzhautembolie, falls er konstant und verläßlich wäre, zu bezeichnen; diese Krankheit, welche als verlorener Posten angesehen wurde, erscheint seit *Mauthners* Vorschlag und seit den Massageversuchen keineswegs mehr völlig trostlos. Auch bezüglich der Erfolge bei Glaskörpertrübungen darf man hoffnungsvoll in die Zukunft blicken.

Zweifellos wird das Geltungsgebiet der Massage noch manche Erweiterung erfahren. Je aufmerksamer die Beobachtung und je genauer der eigentliche Wirkungskreis der Massage umschrieben sein wird, um so mehr wird man Grund haben, das Gute an ihr zu schätzen, und um so weniger Anlaß, durch sie etwa verursachte Nachteile zu beklagen.

KAPITEL XV.
Ohrenkrankheiten.

Von Dr. **A. Eitelberg** (Wien).

Die Massage und seit jüngster Zeit auch die Hörgymnastik nehmen einen breiten Raum in dem otiatrischen Heilschatze ein. Wir bedienen uns ihrer je nach der Natur des Leidens, dem wir zu begegnen haben, teils als ausschließlicher, teils als andere Behandlungsmethoden wirksam unterstützender therapeutischer Agentien. Wo aber die Massage bei der Bekämpfung von Ohrerkrankungen mit anderen Mitteln in Konkurrenz tritt, da neigt sich gar oft die Wage des Erfolges zu ihren Gunsten. Nicht selten freilich wird auch ihr Wert verkannt und das gewonnene Resultat irgend einem Medikamente gutgeschrieben, welches wohl in ehrlichem Glauben verordnet worden, an der Sache jedoch vollkommen unschuldig ist. So verhält es sich bei vielen in der Ohrgegend vorzunehmenden Einreibungen und bei ähnlichen Prozeduren, auf die wir gelegentlich noch zurückkommen werden.

Die verborgene Lage der wichtigsten Teile des Hörorganes läßt es selbstverständlich erscheinen, daß diese nicht direkt angegangen werden können. Man hat daher mannigfache Methoden ersonnen, um sie auf instrumentellem Wege zu erreichen. Eine solche Methode ist beispielsweise die Bougierung der Ohrtrompeten. Und wenn sie noch immer nicht jener Verbreitung unter den Ohrenärzten sich erfreut, die ihr gebühren würde, so mag dies im Interesse der Patienten zu bedauern sein, kann aber ihre innere Berechtigung nicht abschwächen. Der Effekt jedoch, den sie erzielt, muß gleichfalls auf Rechnung der Massage gesetzt werden. Im weiteren Verlaufe dieses Kapitels werden wir noch mehrerer Behandlungsweisen zu gedenken haben, die alle in den gleichen Bereich gehören. Die voranstehenden Bemerkungen dürften indes genügen, um unseren Standpunkt klarzulegen, und wir wollen uns jetzt der Detailbesprechung des Gegenstandes zuwenden.

Wir beginnen naturgemäß mit der Erörterung jener Erkrankungsformen des Ohres, welche vermöge ihres Sitzes oder ihrer nutritiven Verhältnisse der Massage mittelst unbewaffneter Hand zugänglich sind. Da wären vor allem die Affektionen der Ohrmuschel, und unter diesen an erster Stelle das Othämatom zu nennen, gegen welches *Wilhelm Meyer* Streichen und Kneten der Geschwulst (zwei- bis dreimal täglich) empfahl. Unterstützt wird das Verfahren durch einen Verband, welcher in der Zwischenzeit die erkrankte Partie unter einem kontinuierlichen, nicht zu starken Drucke erhält. Auf die Weise gelingt es oft, die Ohrmuschel vor einer Mißstaltung zu bewahren, welche das Othämatom so gerne zu hinterlassen pflegt. Man wird einen um so sicheren Erfolg erhoffen dürfen, je frischer der Fall in unsere Behandlung gelangt. Denn, hat einmal der Bluterguß unter das Perichondrium und zwischen die Knorpellamellen eine größere Ausdehnung gewonnen oder bereits eine pathologische Umwandlung erfahren, dann ist nur noch von einem operativen Eingriffe die Heilung zu erwarten, allerdings mit der im Hintergrunde lauernden, recht abscheulichen Entstellung der Aurikula.

Eine andere, nicht minder verunzierende Erkrankung der Ohrmuschel, die chronische ekzematöse Verdickung derselben, hat uns *Zaufal* nach der nämlichen Methode zu meistern gelehrt. Dieser Autor brachte auch ein paar Male im Gefolge von chronischer, eiteriger Mittelohrentzündung aufgetretene harte Infiltrationen unter dem Sternokleidomastoideus und der tiefen, seitlichen Halsmuskulatur mit Hilfe der Massage zur Resorption.[1])

Die Massage der seitlichen Halsgegenden, die wir soeben erwähnt haben, wird uns später noch einmal beschäftigen, und wir behalten uns vor, die Methode, nach welcher sie geübt wird, an geeigneter Stelle des Näheren auseinanderzusetzen.

Eine Affektion, bei welcher der Arzt durch eine konsequent durchgeführte Massagebehandlung viel Nutzen stiften, ja bei der sie sich unter Umständen als unentbehrlich erweisen kann, ist die zirkumskripte Entzündung des äußeren Gehörganges. Sie wird hier in Gestalt eines kontinuierlichen Druckes auf die Gehörgangswände geübt. *Gruber* verfährt in der Weise, daß er nach einer vorausgeschickten Skarifikation der erkrankten Stelle durch Einführung eines feuchten Bourdonnets eine gleichmäßige Kompression der Wände des Gehörganges anstrebt. Doch rät er, des Guten nicht zu viel zu tun, „da zu starke Kompression dem Kranken große Schmerzen verursachen und die Krankheit auch steigern kann".

Noch besser bewährt sich das Einlegen von Drainröhrchen, welche, dem jeweiligen Lumen des Gehörganges entsprechend, anfangs dünn, später dicker gebraucht werden. Was besonders beachtet werden muß, ist die Länge des verwendeten Drains; sie soll der des Meatus aud. ext. konform sein. Berücksichtigt man das nicht und benutzt ein zu langes Röhrchen, so wird dasselbe beim Liegen des Patienten auf dem kranken Ohre oder auch bei einer zufälligen unsanften Berührung tiefer in den Gehörgang geschoben und erzeugt durch Druck auf das Trommelfell einen äußerst heftigen Schmerz, welcher den Patienten zwingt, es ehetunlichst wieder zu entfernen. Da die Länge des Gehörganges durchschnittlich 24 *mm* beträgt, so wird man rationell verfahren, wenn man das Drainröhrchen sogar noch etwas kürzer schneidet. Keinesfalls darf es den Rand der Koncha überragen, weil auch an dieser Stelle jedweder Druck sehr schmerzhaft empfunden wird. Daß das einzuführende Drain aseptisch sein muß, bedarf kaum einer ausdrücklichen Erwähnung. Man kann es übrigens vor der Einführung noch mit irgend einem aseptischen Fette bestreichen, wodurch die im Beginne immerhin lästige Prozedur sich milder gestaltet. Die Fälle, in welchen das Drain nicht vertragen wird, sind selten. Es ereignet sich zwar, daß die Einführung desselben einen bisweilen selbst erheblichen Schmerz hervorruft; allein dieser pflegt schon nach einigen Minuten zu verschwinden und einer unter solchen Umständen doppelt angenehm empfundenen Euphorie Platz zu machen.

---

[1]) Von kulturgeschichtlichem Interesse ist die Mitteilung *Zaufals*, daß an einzelnen Orten Böhmens, so in Schwarzkosteletz, eigene Masseure für das Ohr existieren.

Das Verfahren an und für sich ist höchst einfach. Mittelst einer stumpfwinkelig abgebogenen Pinzette wird das Röhrchen langsam und mit zarter Hand allmählich in den Gehörgang vorgeschoben, wo es durch 24 Stunden belassen wird. Hat man es am nächsten Tage herausgezogen, so pflegt sich fast immer das Lumen beträchtlich weiter zu präsentieren. Man vertauscht nunmehr das erste Röhrchen mit einem etwas weiteren und beobachtet den gleichen Modus procedendi. Das wiederholt sich noch ein- oder zweimal, womit in vielen Fällen die Angelegenheit erledigt ist. Binnen 3—4 Tagen erscheint also ein Leiden behoben, das zu seiner Heilung in der Regel einen weit längeren Zeitraum in Anspruch zu nehmen pflegt. Dieses Verfahren bietet nicht nur den Vorteil, daß das Übel gleichsam im Keime erstickt wird, sondern auch den vielleicht noch höher anzuschlagenden, daß es den Patienten schmerzfrei zur Genesung hinübergeleitet.

In letzterer Zeit wende ich auch bei der furunkulösen Entzündung des äußeren Gehörganges die direkte Massage wieder häufiger an.

Im ersten Augenblick goutieren die Kranken die Behandlungsmethode nicht, was leicht zu begreifen ist. Steigert doch schon die leiseste Berührung der affizierten Gegend den immanenten Schmerz bis zur Unerträglichkeit. Man merkt von selbst, daß die ersten Striche sanft geführt werden müssen, wenn der Widerstand des Patienten nicht geweckt werden soll. „Die zarte Hand“, die wir für das Einführen des Drains postulierten, sie ist hier noch unerläßlicher. Hat man den Anfang überwunden, so werden energischere Striche und Druckwirkungen gut vertragen, und der gelinderte Schmerz flößt dem Kranken volles Vertrauen ein. Es ist ein Gebot der Vorsicht, bei schwächlichen Individuen die Kräfte nicht aufs äußerste zu spannen und die Prozedur an ihnen vorzunehmen, während sie in liegender Stellung verharren. Man schützt sich hierdurch vor unliebsamen Überraschungen, wie etwa vor Ohnmachten u. dergl.

In der Zwischenzeit lasse ich in 5%iges Karbolglyzerin getauchte Wattetampons einlegen und vor und hinter dem Ohre Umschläge mit Liquor Burowi applizieren. Nun könnte man mit Recht einwenden, daß an dem günstigen Verlaufe auch diese Heilmittel ihr Teil beanspruchen dürfen. Gewiß, aber die Massage spielt hierbei die Hauptrolle. Die Probe auf das Exempel ist nicht schwer. Man braucht nur Parallelversuche mit und ohne Massage anzustellen und wird bald über die Stichhältigkeit der Angaben belehrt sein.

Nun, eine Panazee gegen den mißliebigen Dekursus aller umschriebenen Entzündungen des äußeren Gehörganges birgt auch die Massage in der einen oder anderen Form nicht in sich, und jene mögen bisweilen auch unter ihrem Regime sich ungebührlich in die Länge ziehen. Noch mehr, man muß ausdrücklich davor warnen, sie dort forcieren zu wollen, wo durch einzelne Versuche konstatiert wurde, daß der Organismus gegen dieses Verfahren sich sträube. Der rationelle Arzt verfährt eben niemals nach einer Schablone, und nur die Fähigkeit zu individualisieren erhebt ihn zum Künstler. Die Massage vermag, gleich den besten therapeutischen Maßnahmen, sich manche Einschränkung gefallen zu lassen, ohne deshalb an ihrem wahren Werte etwas einzubüßen.

Wir haben bisher bloß die idiopathische zirkumskripte Entzündung des äußeren Gehörganges im Auge gehabt. Nun müssen wir aber noch einen Blick auf jene Form der genannten Erkrankung werfen, welche nicht selten die eiterige Mittelohrentzündung kompliziert und dadurch eine erhöhte Bedeutung erlangt. Es ist klar, daß bei vorhandener Paukeneiterung aus der Verschwellung des Gehörganges eine ernste Gefahr selbst für das Leben des Patienten erwachsen kann. Ist dem im Cavum tympani angesammelten Sekrete der freie Abfluß nach außen verwehrt, so wird es notgedrungen andere Wege einschlagen, sich durch den Aditus ad antrum in dieses ergießen oder bei bestehender Dehiszenz im Paukendache die Dura mater bespülen und schließlich streckenweise abheben. Oder aber der Eiter stagniert in der Paukenhöhle, zersetzt sich und infiziert in raschem Laufe den ganzen Organismus, der häufig schon in kürzester Zeit der Attacke erliegt. So düster das Bild erscheint, es ist doch nur zu treu nach der Natur gezeichnet.

Es gilt also bei solcher Sachlage, der drohenden Gefahr einer Eiterretention um jeden Preis vorzubeugen und die Schwellung der Gehörgangswände so schnell als möglich rückgängig zu machen. Und da hilft uns wieder die Massage. Das durch den Gehörgang bis zur Trommelfellücke vorgeschobene Drainrohr kann hier in des Wortes wahrstem Sinne lebensrettend werden. Es wird dann der doppelten Indikation gerecht: mittlerweile dem Eiter einen Abflußweg zu bahnen und gleichzeitig durch den Druck auf die Gehörgangswände diese zur Abschwellung zu bringen. Aber auch wenn das Gehörgangslumen den Eiterabfluß noch gestattet, die Besichtigung der tieferen Partien und des Trommelfelles jedoch unmöglich ist, so wird man zu dieser Methode seine Zuflucht nehmen, um die Chancen einer gründlichen Untersuchung, der Kardinalbedingung für eine zweckmäßige Therapie, nach und nach zu bessern.

Indessen liegen die Dinge nicht immer so einfach. Die Verengerung des Gehörganges kann nämlich einen so hohen Grad erreicht haben, daß auch das dünnste Drainrohr keinen Platz findet. In derlei Fällen muß der Einführung eines Drains durch das Einlegen eines entsprechend zugeschnittenen Preßschwammkeiles vorgearbeitet werden. Nach beiläufig 12 Stunden kann man den Preßschwammkeil durch ein Drainröhrchen ersetzen, ein Vorgehen, wie es zuerst von *Gottstein,* welcher das eingelegte Preßschwammstückchen auch zweistündlich durch einige Tropfen Wasser anfeuchten läßt, beobachtet wurde.

In nachahmenswerter Weise verfährt *Pomeroy* beim Einführen eines Drains in Fällen von eiteriger Mittelohrentzündung mit Verengerung des Gehörganges. Er führt das dem Lumen des Gehörganges angepaßte Gummiröhrchen mittelst einer Sonde ein, über welche es so gedehnt wird, daß sein Querschnitt möglichst klein ausfällt. Ist das Röhrchen bis zur Trommelhöhle vorgedrungen, so wird die Sonde entfernt und das erstere nimmt seine normale Weite an. Nach 24 Stunden ist die Abschwellung der Gehörgangswände derart vorgeschritten, daß das Röhrchen nunmehr locker im Gehörgange sitzt und durch ein dickeres ersetzt werden muß. Vermag der Gehörgang bereits ein stärkeres Röhrchen aufzunehmen, so ist dadurch die Gelegenheit geboten, das Ohr bequem zu reinigen und ein geeignetes Arzneimittel zu applizieren. Behufs Drainierung der Paukenhöhle sind nach dem Vorschlage von *Knapp* auch feine, biegsame, durchbohrte Silberröhrchen im Gebrauch. *Pomeroy* gelang es, durch den kontinuierlichen Druck, welchen das Drainröhrchen ausübt, sogar Polypen an den Gehörgangswänden zur Atrophie zu bringen. Schon vor *Pomeroy* hat *Toynbee* mit Erfolg versucht, Polypen in der Paukenhöhle dadurch auszurotten, daß er bei großem Defekte des Trommelfelles einen Tampon direkt in die Paukenhöhle schob und ihn gegen das Gewächs vorsichtig, aber energisch drückte. Desgleichen konnte einmal *Urbantschitsch* einen von der inneren Paukenwand stammenden, stets rezidivierenden Polypen mittelst dieser Methode binnen kurzer Zeit endgültig beseitigen.

Nichtsdestoweniger wird man behufs Zerstörung von Polypen sich erprobterer Methoden bedienen, weil die feste Tamponade einer eiternden Paukenhöhle immerhin ein gewagtes Unterfangen bleibt und höchstens riskiert werden darf, wenn der Patient unter dauernder Kontrolle gehalten wird.

Die Behandlung mittelst Preßschwammes und Drainröhrchen hat auch dort statt, wo es im Verlaufe einer chronischen Mittelohreiterung zu einem membranösen Verschluß des äußeren Gehörganges gekommen ist. Selbstverständlich muß zuvor durch einen Kreuzschnitt überhaupt ein Lumen geschaffen werden. Das Offenerhalten desselben besorgt ein eingeschobener Preßschwammkeil und später ein Drain. Es ist dies ein mühseliges Werk, welches die Geduld des Arztes wie des Patienten auf eine harte Probe stellt, da fortwährend die Tendenz besteht, in den alten Zustand zurückzufallen. Wohl vergehen viele Monate, ehe das Resultat als ein gesichertes zu betrachten ist, aber durch Konsequenz und Ausdauer ist das Ziel denn doch zu erreichen.

Nur in parenthesi sei noch bemerkt, daß sich mir bei der phlegmonösen Tympanitis die zeitweilige Kompression des äußeren Gehörganges als ein die sonstige Behandlung günstig unterstützendes Moment erwiesen hat.

Eine große Erkrankungsgruppe, bei welcher die Fingermassage sich als ein ausgezeichnetes Adjuvans bewährt, bilden die akuten und subakuten exsudativen Mittelohrkatarrhe. Ich streiche und drücke abwechselnd mit (befettetem) Daumen und Zeigefinger der einen oder der anderen Hand die Gegend des Warzenfortsatzes in der Richtung der Ansatzlinie der Aurikula. Eine Sitzung dauert nie länger als 8 Minuten, einerseits weil diese Gegend wegen der geringen Weichteillage empfindlicher ist, andrerseits aber auch, weil wegen des kleinen Terrains der Akt für den Masseur sich sehr ermüdend gestaltet. Es genügt täglich eine Sitzung.

Zaufal hat in einer Sitzung des Prager ärztlichen Vereines einen Vortrag über Massagebehandlung bei Ohrerkrankungen gehalten und seine Methode eingehender mitgeteilt.

Der Arzt steht hinter dem auf einem niederen Stuhle sitzenden, bis zur Brust entkleideten Patienten. Der Kopf desselben ist ein wenig nach der entgegengesetzten Seite geneigt. Der Arzt legt die eine der mit Vaselin gut befetteten Hände flach auf den Warzenfortsatz, die andere auf die Parotisgegend derart, daß der Zeigefinger der einen Hand die Wurzel der Ohrmuschel, der der anderen Hand den vorderen Rand des Tragus berührt. Nunmehr werden anfangs leichte, später immer energischere Streichungen nach abwärts bis zum Schlüsselbein und zum Schulterblatt ausgeführt. Der Druck mittelst der Zeigefinger soll besonders in der Unterkiefergrube und in der Gefäßfurche vor dem inneren Rande des Sternokleidomastoideus einwirken. Die Sitzung dauert 3—5 Minuten, und werden täglich 3 Sitzungen zu je 3 oder 2 Sitzungen zu je 5 Minuten empfohlen.

Wie man sieht, ist die *Zaufal*sche Methode weit ausgiebiger als meine, und ich nehme gar keinen Anstand, ihr im ganzen auch eine größere Heilwirkung zu vindizieren. Daß sie, zumal beim weiblichen Geschlechte, des öfteren auf Hindernisse stoßen dürfte, tangiert ihren eigentlichen Wert nicht im geringsten.

Neuerdings treten *Reinhard* und *Ludewig*, auf einer in der *Schwartze*schen Klinik gesammelten reichen Erfahrung fußend, sehr warm für die Anwendung der Massage zur Resorption von akuten und chronischen Exsudaten des Mittelohres ein. Ihre Methode gipfelt in Streichbewegungen vom Planum mostoideum aus hinter dem Ohre abwärts bis auf die Schulter im Verlauf der Hauptlymphbahnen des Halses, morgens und abends je 5—10 Minuten lang auszuführen. Die genannten Autoren rühmen der Massage nach, daß sie in Verbindung mit der Luftdusche oft noch eine rasche Heilung in Fällen förderte, in denen wiederholte Parazentese mit nachfolgender mechanischer Entfernung des Exsudates erfolglos blieb.

Nach meinen im Jahre 1883 publizierten Beobachtungen erstreckt sich der heilsame Einfluß der Massage auch auf die den Mittelohrkatarrh häufig konkomitierenden Symptome, wie Schwindel, Kopfschmerz und zuweilen Schlingbeschwerden. Dagegen entziehen sich die subjektiven Gehörsempfindungen — vom akuten Katarrh des Mittelohres und beim chronischen etwa von einer vorübergehenden Erleichterung abgesehen — mehr weniger ihrem Wirkungskreise. Allerdings kommt es ausnahmsweise vor, daß man beim Ohrensausen just mit der Massagebehandlung reüssiert, während uns der Katheterismus und die Bougierung der Ohrtrompete im Stiche ließen.

Politzer redet der Massage auch das Wort bei der Otalgie und dem Tubenkatarrh. Er äußert sich hierüber: „In mehreren Fällen, wo der Schmerz die ganze Ohrgegend betraf und namentlich beim Druck auf die Gegend zwischen Unterkieferast und dem Warzenfortsatz, entsprechend dem Verlaufe der knorpeligen Ohrtrompete, gesteigert wurde, beobachtete ich nach mehrmaliger Massage eine bedeutende Besserung, sogar gänzliches Schwinden der Otalgie nach mehreren Tagen. Dieses Verfahren an der genannten Stelle wende ich jetzt auch bei Tubenkatarrhen, selbstverständlich in Kombination mit Lufteintreibungen nach meinem Verfahren oder dem Katheterismus, mit entschiedenem Nutzen an."

Wie erfolgreich die Massage gerade bei den vom Ohre bis in die entferntesten Bezirke des Körpers ausstrahlenden Schmerzen einzugreifen vermag, konnte ich vor kurzem besonders genau beobachten.

Es handelte sich um einen geringfügigen rechtsseitigen Mittelohrkatarrh post influenzam. Die Schmerzen aber, die ihn in Paroxysmen begleiteten, waren über alle Maßen heftig. Der Schmerz setzte blitzartig ein, zuckte durchs Ohr, den Kopf und die rechtsseitige Ohrtrompetengegend und einmal sogar durch den rechten Ober- und Vorderarm bis in die Fingerspitzen, und hinterließ in der gleichnamigen Hand ein Kriebeln, das 1½ Stunden anhielt. Ich muß es mir versagen, die weitläufige Krankengeschichte an dieser Stelle zu wiederholen. Genug, wo alle therapeutischen Maßnahmen machtlos blieben, hat die Massage einen glänzenden Triumph gefeiert.

Der Vollständigkeit halber sei hier noch die Beobachtung *Toynbees* notiert, daß „gegen eigentümliche, durch das Gift der Gicht veranlaßte Erscheinungen, vorzüglich gegen das Gefühl von Leere im Kopfe, ein Druck auf die im äußeren Gehörgange enthaltene Luft sofort Erleichterung verschaffe"; ferner sei der Angabe von *Urbantschitsch* Erwähnung getan, daß in manchen Fällen von Schwerhörigkeit und Ohrensausen durch die Massage des N. auriculo-temporalis und des N. supraorbitalis trigemini eine Besserung wie sonst durch keine Behandlungsart erzielt werden konnte. Die Prozedur besteht in Streichungen von der Stirngegend bis zum Tragus und in verschieden starker Druckeinwirkung an den Austrittsstellen des

Nerv. supra- und infraorbitalis und insbesondere am Tragus im Gebiete des N. auriculo-temporalis.

Erinnere ich noch daran, daß *Zaufal* bei den entotischen oder objektiv wahrnehmbaren Geräuschen und der Autophonie, dem lästigen Widerhallen der eigenen Stimme beim Sprechen, die Fingermassage des intratympanalen Tubenteiles, d. h. des Ost. pharyng. tubae und der medialen Tubenplatte, sowie der Tubengaumenmuskulatur mit gutem Erfolge in Anwendung bringt, und füge die historische Reminiszenz bei, daß eigentlich *Gerst* es war, der im Jahre 1879 als der erste die Aufmerksamkeit auf die Wichtigkeit der Massage bei Ohrerkrankungen gelenkt hat, so dürften wir so ziemlich alles erschöpft haben, was sich nach dieser Richtung über die Massage sagen ließe.

Wir haben uns hier auch mit jenen Arten der Massage zu beschäftigen, welche nur mit Zuhilfenahme von **Instrumenten** durchführbar erscheinen. Wir werden ihrer mehrere kennen lernen, obenan aber stellen wir die Bougierung der Ohrtrompeten, weil sie unter allen Formen der instrumentellen Massage — wenn der Ausdruck gestattet ist — in der Tat das meiste zu leisten vermag. Der Begründer dieser Behandlungsmethode war der Berliner Ohrenarzt *Kramer*. *Urbantschitsch* war es, welcher diese der Vergessenheit verfallene Methode nach einem halben Jahrhundert gleichsam neu erfunden und jedenfalls außerordentlich vervollkommnet hat. Die Bougierung der Ohrtrompeten erweist sich in zweifacher Beziehung wirksam: sie allein ist imstande, chronische Verengerungen der Tub. Eust., respektive des Isthmus tub. zu beheben oder doch zum großen Teile wettzumachen; andrerseits vermag sie mittelst eines von den sensitiven Tubenästen auf die akustischen Zentren ausgelösten Reflexes die Symptome von Ohrensausen und Schwerhörigkeit in bedeutendem Maße zu bessern.

Über die Einführung der Bougie nur einige Worte. Sobald der Katheter in der richtigen Lage, im Ost. pharyng. tubae, sich befindet, wovon man sich mittelst der Auskultation bei geübter Lufteintreibung überzeugt hat, wird durch denselben die Bougie (Fig. 179), von welcher 4 Nummern ($^4/_3$, $^3/_3$, $^2/_3$ und $^1/_3$ *mm* stark) im Gebrauche sind, bis zum Isthmus und endlich über diesen hinaus vorgeschoben. Das Passieren des Bougieknöpfchens durch den Engpaß der Ohrtrompete gibt sich dem Operateur durch den größeren Widerstand, der jetzt zu überwinden ist, dem Patienten gewöhnlich durch einen Stich im Ohre kund. Der Anfänger und der minder Versierte sollen es niemals unterlassen, an der zu benutzenden Bougie zwei Markierungen anzubringen, wovon die eine die Länge des Katheters angibt und die andere — zirka 3 *cm* hinter der ersten — die äußerste Grenze andeutet, welche beim Vorschieben der Bougie nicht überschritten werden darf. Der mit der Methode Vertraute kann dieses Hilfsmittels leicht entraten, weil ihn sein Handgefühl hierbei sicher leitet. Auf die feinere Indikationsstellung und die technischen Details kann hier nicht näher eingegangen werden.[1])

Ist die Bougierung gelungen, so verharrt der Katheter ohne jede sonstige Fixierung in seiner Lage; der Patient verspürt beim Herunterschlucken des Mundspeichels gar keine Beschwerden und kann, während die Bougie in der Tuba weilt, vollkommen

---

[1]) Seitdem mir das unliebsame Ereignis begegnet ist, daß das Knöpfchen der Bougie beim Zurückziehen derselben abbrach und in der Ohrtrompete liegen blieb, aus welcher es allerdings durch einen heftigen Niesakt wieder herausgeschleudert wurde, benutze ich fast ausschließlich nur noch konisch abgerundete Bougies.

frei sich gehaben: sprechen und lachen, letzteres allerdings nicht zu temperamentvoll. Nur ein heftiger Niesakt pflegt den Katheter mitsamt der Bougie aus der Nase zu schleudern. Bloß wenn das Bougieknöpfchen zu locker im Isthmus sitzt, der Katheter also eines Haltes entbehrt, gleitet er allmählich nach außen und zieht die Bougie mit sich fort.

Ist das Bougieknöpfchen nach seiner Entfernung aus dem Tubenkanal blutig tingiert, so muß wegen der drohenden Gefahr eines Emphysems von der dem Bougieakte sonst nachfolgenden Luftdusche Abstand genommen werden. Aber auch wo dieses Warnungszeichen nicht ausgesteckt erscheint, soll die der Bougierung nachgeschickte Lufteintreibung nur mit großer Vorsicht ausgeführt und der Patient instruiert werden, die etwa hierbei sich einstellenden Halsbeschwerden sofort zu melden, in welchem Falle selbstredend die Luftinsufflation nicht fortgesetzt werden darf. Desgleichen hat die Lufteintreibung nach der Bougierung wegzubleiben, sobald eine totale oder auch nur eine partielle Erschlaffung des Trommelfells konstatiert worden ist, begreiflichermaßen aus dem Grunde, weil hieraus zweifellos eine weitere Verschlimmerung des pathologischen Zustandes resultieren würde.

Fig. 179.

Besteht jedoch für die nachträgliche Luftdusche keine Kontraindikation, so wird man aus dem differierenden Auskultationsergebnis vor und nach der Bougierung die hohe Bedeutung dieser letzteren für die Ventilation der Paukenhöhle bald erkennen. Der Unterschied ist ein so eklatanter, daß er von jedermann wahrgenommen werden muß. Zwar hat auch diese Regel ihre Ausnahmen, und es trifft sich zuweilen, daß umgekehrt der Luftstrom nach der Bougierung schwerer als zuvor per tubam in die Paukenhöhle eindringt. Allein man weiß ja, daß Ausnahmen die Regel nur bestätigen. Durch die Bougie mag vielleicht ein Schleimpfropf in zusammengedrängterem, verdichtetem Zustande, überdies noch bis an eine verengte Stelle des Tubenkanals vorgeschoben worden sein, oder der durch die Bougierung bewirkte Reiz führt eine momentane Schwellung der Tubenschleimhaut und somit eine Verengerung des Tubenkanals herbei; beide Erklärungen sind plausibel genug, um eines weiteren Kommentars entraten zu können. Nichtsdestoweniger ist auch bei solcher Bewandtnis oft eine Besserung der subjektiven Gehörsempfindungen und des Hörvermögens zu verzeichnen, und was die reaktive Schwellung anbetrifft, so ist gewöhnlich am nächsten Tage nichts mehr von ihr zu merken.

Auch der Umstand, daß in vereinzelten Fällen das Gehör gerade jener Seite sich als das bessere darstellt, auf welcher die vorgeschrittenere Tubenverengerung vorliegt, braucht nicht zu beirren. Neben der Tubenstenose, die in einer großen Reihe von Fällen gewiß den Ausgangspunkt für spätere pathologische Veränderungen bildet, spielen bei der Gehörsherabsetzung und dem Ohrensausen noch andere krankhafte Zustände des Mittelohres und auch des inneren Ohres eine Rolle. Wir können uns aber über diesen Gegenstand nicht weiter verbreiten und müssen uns hier mit dem leisen Hinweis bescheiden.

Eine Frage allgemeiner Natur drängt sich indes jedermann auf: *Wie oft soll bougiert werden, und wie lange darf man die Bougie jedesmal im Tubenkanal belassen?*

Die Antwort lautet: Das ist individuell verschieden. Das eine Mal kann man jeden Tag die Bougierung vornehmen, ein anderes Mal ist es ratsam, eine ein- bis zweitägige Ruhepause einzuschalten. Dies hängt hauptsächlich von der Reaktion ab, welche der Bougierungsakt hervorruft. Fühlt sich der Patient durch denselben stärker angegriffen und findet man am nächsten Tage die Ohrtrompete für den Luftstrom und die Bougie schwerer durchgängig, so ist das ein deutlicher Fingerzeig, daß nur in Intervallen von einem oder zwei Tagen bougiert werden darf. Auch ein rein praktisches Moment hat da mitzureden, wenngleich erst in zweiter Linie. Oft ist ja die Zeit, welche der Kur gewidmet werden kann, eine engbegrenzte, zumal bei Leuten, die aus entlegenen Orten zugereist und wegen einer spezialistischen Behandlung gezwungen sind, auf den häuslichen Herd und die Ausübung des Lebensberufes wochenlang zu verzichten. Da muß jeder Tag möglichst ausgenutzt werden. Bei den Einheimischen hingegen liegt im Durchschnitte doch nicht gar so viel daran, ob die Kur ein paar Wochen mehr oder weniger in Anspruch nimmt.

Was der Frage zweiten Teil aber anbelangt, so läßt man die Bougie in der Regel 3—5 Minuten im Isthmus verweilen. Man kann indessen bis auf 10—15 Minuten, selbst eine halbe Stunde und darüber, steigen. *Suarez de Mendoza*[1]) läßt die Bougie sogar bis 24 Stunden an Ort und Stelle liegen und den gekürzten Katheter samt der Bougie durch eine Vorrichtung fixieren. Das sicherste Prinzip ist immerhin: Festina lente; des Guten nicht zuviel auf einmal! Man beginnt am besten zunächst mit dem Katheterismus, damit die Nasen-Rachenschleimhaut sich allmählich gegen den ungewohnten Reiz abstumpfe. Ist dies geschehen, dann ruft auch die Bougierung keinerlei nennenswerte Reaktion hervor.

Schon in seiner ersten Arbeit über die Bougierung hatte *Urbantschitsch* betont, daß der durch diese Behandlungsmethode erzielte Effekt nicht auf Rechnung der mechanischen Erweiterung der Ohrtrompeten allein zu setzen ist, sondern zum großen Teile der von den Trigeminusfasern auf die Hörzentren ausgelösten Reflexwirkung zugeschrieben werden müsse. In der Tat läßt sich eine Hörverbesserung und ein Schwächerwerden der subjektiven Gehörsempfindungen nachweisen zu einer Zeit, wo von einer Dilatation des Ohrtrompetenkanals sich noch keine Spur zeigt. Es spricht hierfür auch der Umstand, daß diese Besserung oft bereits eintritt, während das Lumen der Ohrtrompete durch die in ihr noch verweilende Bougie schier gänzlich aufgehoben ist. Daß es sich in vielen, mit Erfolg bougierten Fällen ohne Widerrede um eine Reflexwirkung handelt, beweist auch die Tatsache, daß sehr oft auch das andere, einer Behandlung gar nicht unterzogene Ohr günstig beeinflußt wird.

Diese Reflexwirkung wird in noch höherem Maße durch eine Behandlungsmethode ausgelöst, welche *Urbantschitsch* unter dem Namen der Massage des Isthmus tubae in die ohrenärztliche Praxis eingeführt hat. Statt des beharrlichen Druckes der im Isthmus ruhig lagernden Bougie kommen bei dieser Methode Streichungen des Isthmus in Anwendung. Der Bougieknopf passiert den Engpaß, wird aber gleich zurückgezogen, um im nächsten Augenblicke wieder über den Isthmus vorgeschoben zu werden. Solcher Wanderungen hin und retour vollzieht die Bougie 150—250 in der Minute. Die Bougie muß so gewählt werden, daß ihr Knöpfchen beim Passieren des Isthmus nur einen geringen Widerstand erfährt. In der ersten Sitzung genügt eine bloß eine halbe Minute andauernde Massage. In den späteren Sitzungen

[1]) Internat. Kongr. zu Paris 1889.

kann man die Bewegungen 3—5 Minuten lang fortsetzen, wenn nicht etwa auftretende Reaktionserscheinungen einen früheren Abbruch heischen. Eine ansteigende Empfindlichkeit des Ohres ist immer als ein Wink zur Unterbrechung der Massage zu betrachten. Und auch wo sie vertragen wird, muß dem Isthmus zwischen den einzelnen Minuten eine kurze Ruhepause gestattet werden.

Mittelst dieser Behandlungsmethode hat *Urbantschitsch* noch eine Besserung des Hörvermögens und der subjektiven Gehörsempfindungen erreicht, wo ihm dies durch die einfache Bougierung nicht gelungen war. Die Methode ist, da ihre Wirkung eine rein reflektorische, auch in Fällen verwendbar, in denen der Isthmus die normale Weite besitzt. Um diese immerhin heikle Methode der Ohrtrompetenmassage auch Mindergeübten zugänglich zu machen, hat *Urbantschitsch jun.* einen für diesen Zweck sehr geeigneten Apparat ersonnen, der auf dem Prinzipe der von *Perezasi* und *Breitung* behufs Massage der Nasenschleimhaut konstruierten Instrumente beruht. In vielen Fällen empfiehlt es sich, mit der Friktionsmassage der Ohrtrompete die von *Breitung* angegebene äußere Vibrationsmassage zu verbinden, welche mittelst einer bald über dem Warzenfortsatze, bald vor dem Tragus durch einen Motor in Bewegung gesetzten Pelotte geübt wird.

Der Massage der Schleimhaut des Nasenrachenraumes, von *Braun* in Triest zuerst ausgeführt, hat *Laker* eingehende wissenschaftliche Arbeiten gewidmet. In denselben zitiert er auch die Tubenmassage nach *Urbantschitsch* und tritt für eine noch schnellere, namentlich vibrierende Bewegung ein (vgl. Kap. VIII, pag. 148 u. f.).

Eine Massagebehandlung des schalleitenden Apparates, welche in der Ohrenheilkunde bereits festen Fuß gefaßt hat, ist die mittelst der *Lucae*schen Drucksonde. Zunächst wollte sie *Lucae* besonders auf jene Fälle beschränkt wissen, in denen neben anderen vorhandenen Symptomen einer nicht eiterigen Erkrankung des Mittelohres bei stark herabgesetztem Hörvermögen für die Sprache der *Rinne*sche Versuch negativ ausfällt (Überwiegen der Knochen- über die Luftleitung). Einem später gehaltenen Vortrage über die Behandlung mittelst der federnden Drucksonde hat *Lucae* 46 Fälle zugrunde gelegt, in welchen der objektive Befund es unentschieden ließ, ob eine periphere oder eine Nervenerkrankung bestand, und aus den mit dieser Behandlungsmethode erzielten Resultaten gewisse Anhaltspunkte für die Diagnose und Prognose deduziert. Dabei ergab sich überraschenderweise, daß durch die federnde Drucksonde gerade die Fälle mit positivem Ausfalle des *Rinne*schen Versuches (Überwiegen der Luft- über die Knochenleitung) bis auf einen Ausnahmsfall durchweg gebessert wurden, während unter einer beiläufig gleichen (hier 18, dort 20) Anzahl von Fällen mit negativem Rinne nur 12 gebessert wurden, die übrigen 6 Fälle aber unverändert blieben. In 3 Fällen, in welchen der *Rinne*sche Versuch auf dem einen (besseren) Ohre positiv, auf dem anderen (schlechteren) negativ ausfiel, gab sich nach der Behandlung mittelst der Drucksonde eine weit beträchtlichere Gehörsverbesserung zugunsten des Ohres mit positivem Ausfalle des *Rinne*schen Versuches kund. Nimmt man an, daß in der ersten Gruppe von Fällen wenigstens ein Teil derselben der Akustikusaffektion zugehörte, so könnte man „die günstige Einwirkung der Drucksonde sich durch die auf die Kontenta des Labyrinthes ausgeübte massierende Pendelbewegung erklären“.

Die Technik der Methode ist folgende: Das Knöpfchen einer kurzen Sonde, welche in einer dünnen Hülse einer gewundenen, elastischen Feder aufruht, ist leicht ausgehöhlt, damit es sich dem Processus brevis des Hammergriffes bequemer anschmiege. Das Instrumentchen (Fig. 180) kann ganz gut dem gemeinsamen Griffe angepaßt und in einem kleinen Etui für Ohrinstrumente untergebracht werden. Unter ausgiebiger Beleuchtung mittelst eines Stirnreflektors wird die Drucksonde durch einen möglichst großen Ohrtrichter bis an den Processus brevis geleitet, und nun werden einige stempelartige Bewegungen vorgenommen.

Die Anzahl der in einer Sitzung auszuführenden Bewegungen hängt im allgemeinen von der Empfindlichkeit des Patienten ab und soll bei der erstmaligen Behandlung nur eine geringe sein. Es findet aber mit der Zeit eine Abstumpfung auch gegen diese im Beginne sehr schmerzhafte Operation statt. Geht man gleich anfangs etwas brüsk vor, so kann man das Entstehen einer Myringitis und möglicherweise sogar einer Tympanitis erleben. So ernste Zufälle habe ich bei der Anwendung der Drucksonde — eine leichte Form der Myringitis etwa ausgenommen — niemals beobachtet. Ich sah einige Male Ekchymosen am Trommelfelle auftreten, welche jedoch auch bei fortgesetzter Benutzung der Drucksonde sich bald zurückbildeten, und einmal an der Druckstelle eine kleine Granulation aufschießen, die schon am zweitnächsten Tage wieder verschwunden war.

Fig. 180.

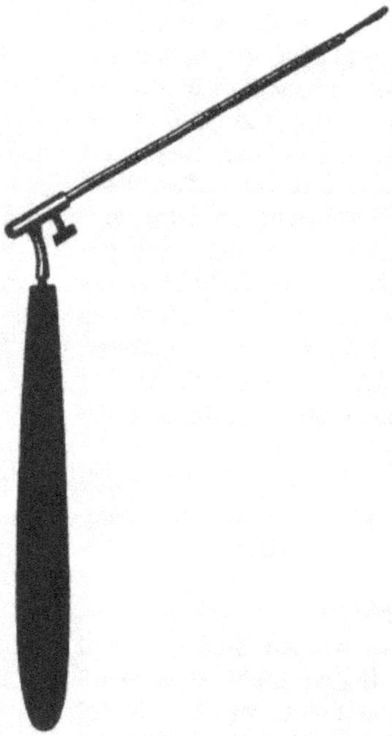

Da das Wesen dieser Behandlungsmethode in der mechanischen Behebung der Starrheit der Gehörknöchelchenkette sich ausdrückt, so ist die Ausführung zahlreicherer Stöße, wo sie vertragen wird, eigentlich der rationellere Vorgang. Bis an die äußerste Grenze des Erlaubten geht wohl *Walb*, indem er die Drucksonde bis zu 100 Stößen einwirken läßt. Auch hier kann man die Stoßbewegungen durch elektrische Apparate bewirken. Doch ziehe ich überall dort, wo es nur angeht, wegen der sicheren Kontrolle jedesmal den Handbetrieb vor.

Die Resultate, welche durch die Behandlung mittelst der *Lucae*schen Drucksonde gewonnen wurden, sind im Übrigen nicht als besonders glänzende zu bezeichnen. Dessenungeachtet würde man sie nicht gerne in der therapeutischen Rüstkammer vermissen. Denn sie leistet als ein das sonstige Behandlungsregime unterstützender Eingriff ganz achtbare Dienste. Selbst bei der akuten Tympanitis, die wir ja oben als gefürchtete Konsequenz der Drucksondenbehandlung genannt haben, hat sie sich mir mitunter bewährt, allerdings unter der Voraussetzung, daß es noch nicht zur eiterigen Schmelzung des Gewebes gekommen sei. Viele, den chronischen Mittelohrkatarrh komplizierende Symptome, wie der Kopfschmerz, das Ohrensausen, erfahren durch die Anwendung der *Lucae*schen Drucksonde eine, wenn auch zumeist nur vorübergehende Besserung. Bezüglich der subjektiven Gehörsempfindungen hat sich die interessante Tatsache ergeben, daß der Effekt oft von auffallend kurzer Dauer zu sein pflegt, sobald er unmittelbar nach Applikation der Drucksonde eingetreten ist, desto andauernder aber sich erweist, je länger er auf sich selbst hat warten lassen.

Den Schwindel, gleichfalls ein häufiges Symptom des chronischen Mittelohrkatarrhs, beeinflußt die Drucksonde durchaus nicht vorteilhaft. Im Gegenteile pflegt oft deren Anwendung ihn erst hervorzurufen. Die Attacke setzt in der Regel heftig ein, hält aber niemals lange aus.

Die Mobilisierung der starr gewordenen Gehörknöchelchenkette ist in einer erklecklichen Zahl von Erkrankungen des Schalleitungsapparates der springende Punkt aller therapeutischen Maßnahmen. Denn in der aufgehobenen Schwingbarkeit der Gehörknöchelchenkette, zumal der Steigbügelplatte, beruht der letzte Grund der Schwerhörigkeit und der subjektiven Gehörsempfindungen. Schon der Katheterismus der Ohrtrompeten, die *Politzer*sche Luftdusche etc., steuern oft auf dieses Ziel los. Es ist nicht immer ihr einziger, aber jedesmal mit ein die drohende Starrheit der Knöchelchenkette abwehrender Zweck. Wollte man den Begriff der Massagebehandlung weiter fassen, so könnte man ihr auch die in Rede stehenden Methoden angliedern, womit freilich die Sache zu sehr auf die Spitze getrieben würde. Übrigens sind sie veralteten Prozessen gegenüber häufig zu schwach, um an das begehrte Ziel zu gelangen. Da leistet, von diesem Gesichtspunkte betrachtet, die abwechselnd geübte Luftverdichtung und Luftverdünnung im äußeren Gehörgange viel mehr. Bei der Luftverdichtung wird das Trommelfell samt der Kette der Gehörknöchelchen nach einwärts gedrängt, bei der Luftverdünnung findet eine Lokomotion der gedachten Gebilde im entgegengesetzten Sinne statt. Nimmt man diese Prozedur in rascher Folge mehrmals hintereinander vor, so werden dadurch das Trommelfell und der Gehörknöchelchenapparat unstreitig zu recht kräftigen Exkursionen veranlaßt, und auf diese Weise wird der Unbeweglichkeit der Gehörknöchelchenkette gewiß energischer entgegengearbeitet als durch Lufteintreibungen per tubam.

Es gibt aber auch Fälle, in denen diese Methode die allein anwendbare ist, weil ein narbiger Verschluß, wie er sich nicht selten nach diphtheritischen, syphilitischen und noch anderen Prozessen etabliert, die Ohrtrompete für alle Zeiten unwegsam gemacht hat.

Daß die Mobilisierung der Gehörknöchelchenkette, wo sie indiziert erscheint, mit einer gewissen Energie durchgeführt werden muß, braucht nicht erst gesagt zu werden. Doch darf man den Bogen nicht allzu straff spannen. Abgesehen von der Zerreißung des Trommelfelles, welche hierbei zustande kommen kann, ist noch die durch eine öftere Wiederholung dieser Prozedur nahegerückte Möglichkeit einer Relaxation des Trommelfelles im Auge zu behalten, eines Zustandes, der von nicht minder üblen Folgen begleitet ist als das Grundleiden selbst, und dem gegenüber die otiatrische Kunst bisher ohnmächtig dasteht. Tritt doch bisweilen eine Erschlaffung des Trommelfelles schon ein, wenn die Lufteintreibung nach *Politzers* Verfahren dem freien Ermessen des Patienten anheimgegeben wird.

Um so sorgfältiger muß der Arzt die Wirkung der viel eingreifenderen Methode der Mobilisierung überwachen. Ich erachte es daher für bedenklich, dem Laien einen Apparat auszuliefern, dessen äußerst simple Handhabung ihn zum häufigen Gebrauche desselben geradezu verlockt.

Solche Instrumente, welche zur Luftverdichtung und Luftverdünnung im äußeren Gehörgange dienen, sind von mehreren Autoren angegeben worden, das zweckmäßigste wohl von *Delstanche*[1]), welches er Masseur du tympan

---

[1]) Internat. Kongr. zu Paris 1889.

benannt hat. *Breitung* rühmt die hochfrequente Erschütterung vermittelst der elektromotorischen Luftpumpe. Doch benutze ich zu gleichem Zwecke noch immer am liebsten den *Siegle*schen Trichter (Fig. 181). Dieser ist als diagnostischer Behelf dem Ohrenarzte unentbehrlich geworden. Mittelst desselben vermag er die Beweglichkeit des Trommelfelles und des Hammers, erschlaffte Partien, Adhäsionen usw. zu erkennen. Mittelst desselben läßt sich aber auch die Massage der Gehörknöchelchenkette in der vorteilhaftesten Weise durchführen, weil sie unter steter Kontrolle des Auges geschieht. Je nach Bedarf kann der Operateur mit größerem oder geringerem Kraftaufwande arbeiten, indem er, sobald der Trichter in den Gehörgang luftdicht eingefügt ist, den durch einen Gummischlauch mit dem Trichterlumen

Fig. 181.

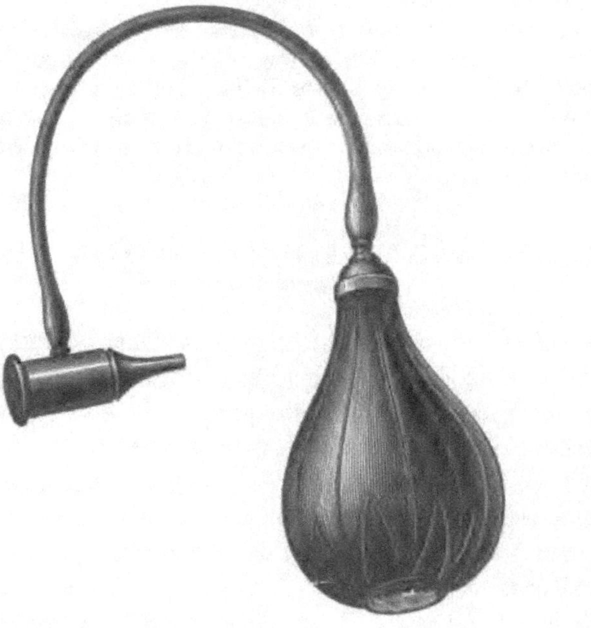

kommunizierenden mittelgroßen Ballon stärker oder schwächer komprimiert und sich wieder entfalten läßt. Es genügt, wenn täglich einmal massiert und — dem zu behandelnden Falle entsprechend — in jeder Sitzung die geschilderte Manipulation 5—10mal ausgeführt wird. Eins jedoch darf nicht übersehen werden: die hier gemeinte Massagebehandlung wird nur insolange von Nutzen sein, als es nicht zu knöchernen oder derb membranösen Verwachsungen, z. B. des Hammerkopfes mit der Hammer-Amboßnische, seltener mit dem Paukendache oder der Steigbügelplatte und der Nische des ovalen Fensters gekommen ist. Unter solchen Verhältnissen ist die Anwendung dieser Behandlungsmethode a priori aussichtslos, und kann nur noch bisweilen — bei derben Adhäsionen der Steigbügelplatte — das Messer helfend eingreifen.

Von manchen dünnen Surrogaten der Massage, wie sie vorgeschlagen wurden, will ich gar nicht reden, da ihr Nutzen ein höchst problematischer ist. Oder soll man wirklich den Vorschlag ernst nehmen, daß infolge eines befetteten, 24 Stunden lang im äußeren Gehörgang belassenen Wattetampons es zur Resorption der Luft kommen und die so im Gehörkanal entstandene Luftverdünnung einen hinreichenden Zug auf das Trommelfell und die Gehörknöchelchen ausüben würde? Auch die Methode, das Steigbügelköpfchen direkt mit der Sonde anzugehen, um so das ganze Knöchelchen zu mobilisieren, kann ich hier nur streifen, weil der Angriffspunkt zumeist erst durch eine kleine Operation freigelegt werden muß.

Hingegen muß ich die *Hommel*sche „Traguspresse" mit einigen Worten schildern. Durch das rasch hintereinander (120 bis 150mal in einer Minute) folgende Andrücken des Tragus gegen den Ohreingang und Freilassen desselben wird die Luft im Gehörgange abwechselnd verdichtet und verdünnt, wobei Trommelfell und Gehörknöchelchenkette bald nach einwärts gedrängt, bald nach außen (gegen den Gehörgang) gezogen werden. Der Patient erhält die Weisung, die „Traguspresse" 4—6mal täglich in der Dauer von je 1—1½ Minuten anzuwenden. Dieses Heilverfahren bewährt sich in minder schweren Fällen von chronischem Mittelohrkatarrh und kann, ja muß dessen Gebrauch dem Laien anvertraut werden. Wenn das Ohr von Zeit zu Zeit fachmännisch untersucht wird, so können die Nachteile, welche aus einem Übereifer etwa erwachsen würden, leicht hintangehalten werden.

Heilgymnastik des Hörnerven mittelst methodischer Hörübungen.

Will man sich eine halbwegs richtige Vorstellung von dem großen Werte methodischer akustischer Übungen für den Taubstummen machen, so beachte man die Veredlung seiner Aussprache schon beim Erwachen bloß des Vokalgehörs. Diese, bis dahin hart, monoton und silbenklaubend, gewinnt plötzlich an Modulation, wird weich und wohllautend wie beim Vollsinnigen. Und wenn gar ein Individuum, das aus der menschlichen Gesellschaft verbannt war, in diese kraft der Perzeption von, wenn auch nur laut Gesprochenem eingeführt wird, wer kann die Freude des so Beglückten vollwichtig nachempfinden! Für wieviele ist ferner das Verstehen schon der lauten Sprache gleichbedeutend mit der Möglichkeit, sich eine menschenwürdige Existenz zu schaffen!

Freilich gehört enorme Geduld dazu, um diesem sterilen Acker eine lohnende Ernte abzugewinnen, eine Geduld, die in einer nie ermüdenden Begeisterung für das Edle wurzeln muß. Denn eine lange, harte Arbeit ist erforderlich, geistig und physisch gleich anstrengend. Über Wochen und Wochen, über viele Monate und — wer weiß? — in einzelnen Fällen vielleicht über Jahre dehnt sich die mühevolle Bahn, ehe ihr der Sieg leuchtet. Wer aber den durch nichts zu beirrenden Aposteleifer nicht in sich fühlt, der lasse lieber ab von solchem Beginnen und gehe der Versuchung aus dem Wege, durch ein falsches Urteil die eigene Unzulänglichkeit maskieren zu müssen.

Ich kann im engen Rahmen eines Kapitels den Gegenstand nicht erschöpfen, muß mich vielmehr auf die Wiedergabe der hier in Betracht kommenden allgemeinen Gesichtspunkte — nach *Urbantschitsch*, dem Begründer dieser Methode — beschränken.

Zu den methodischen Hörübungen können Kinder unter einem bestimmten Alter, also etwa bis zum vierten oder fünften Lebensjahre und noch später, nicht herangezogen werden. Man soll aber auch bei im zartesten Alter ertaubten Kindern durch die Benutzung starker Schallquellen, durch die Harmonika, gegeneinander angeschlagene Blechinstrumente u. dgl. m., auf den torpiden Hörnerven einzuwirken suchen, um ihn auf die nachher einzuleitenden sprachlichen Hörübungen vorzubereiten.

Diese beginnt *Urbantschitsch* mit dem lauten und gedehnten Hineinrufen eines Vokales, gewöhnlich des a oder o, in das Ohr der taubstummen Person, welche bereits vom Munde abzulesen versteht. Gelingt es weder bei den genannten Vokalen noch bei einem anderen, eine Gehörsempfindung zu erregen, so versucht er, die nämlichen Vokale durch einen mit den Hohlhänden geformten Trichter, also unter stärkerer Schalleinwirkung, dem Ohre zuzuleiten. Nicht selten bleibt aber auch dieser Versuch erfolglos. Nun tritt die Harmonika in Aktion, indem man einen, dem gewählten Übungsvokale entsprechenden Harmonikaton durch mehrere Minuten einwirken läßt. *Urbantschitsch* bedient sich eines Instrumentes, welchem „die Töne in einer Skala von 6 Oktaven (E^1 bis e^4) einzeln oder behufs Einübung eines unterschiedlichen Hörens auch paarweise aufgesteckt werden, die bei Druck auf den aufgezogenen großen Windkasten anhaltend und nach Belieben sehr stark oder leise zum Tönen zu bringen sind“. Zum Zwecke feinerer Untersuchungen armiert man den Windkasten mit einem Manometer, welches, eine Druckdifferenz zwischen $^1/_{10000}$—$^1/_{10}$ Atmosphärendruck anzeigend, den zum Hervorrufen eines stärkeren oder schwächeren Tones angewendeten Druck zu bestimmen und so einen Maßstab für die Hörempfindlichkeit zu gewinnen ermöglicht.

In manchen Fällen gelingt das Auslösen der ersten Gehörsempfindungen nur bei einer gleichzeitig auf beiden Ohren stattfindenden Schalleinwirkung, sei es, daß diese durch einen T-förmigen Hörschlauch den beiden Ohren gleichzeitig zugeleitet wird, oder daß zwei Personen gleichzeitig denselben Vokal in beide Ohren des tauben Individuums rufen.

Nach Einübung der Vokale wird zu den Konsonanten übergegangen, wobei die akustische Beibringung ähnlich lautender Buchstaben: b und p, d und t, g und k usw. große Schwierigkeiten bereitet und eine nie erlahmende Geduld von Seite des Einübenden erfordert. Ist auch diese Etappe überwunden, so kommen einzelne Wörter an die Reihe. Um die Hörübungen für den Taubstummen interessanter zu gestalten, kann man schon zu leicht faßlichen Wörtern übergehen, bevor noch sämtliche Konsonanten richtig nachgesprochen werden. Aus pädagogischen Gründen empfiehlt es sich, anfangs die Bezeichnungen der Körperteile: Auge, Nase, Lippen etc. zu wählen. Das betreffende Wort muß der tauben Person erst mitgeteilt werden, weil das zum ersten Male ins Ohr gerufene Wort in der Regel vom Taubstummen nicht verstanden wird, auch wenn er die einzelnen Buchstaben, aus denen es sich zusammensetzt, bereits zu perzipieren vermag. Bei weiterem Fortschreiten der Hörempfindung kann und soll man sogar Wörter untermengen, die durch das Wegbleiben eines Buchstaben sinnlos geworden sind, um zu prüfen, ob der akustische Eindruck sich ganz mit dem vorgesprochenen Worte deckt.

Daß die Hörübungen stets bei abgewendetem Kopfe des Tauben vorzunehmen sind, versteht sich von selbst; nicht minder, daß sie nicht forciert werden dürfen. Es ist zweckdienlicher, mehrere Male des Tages zu üben, als die einmalige Sitzung gar zu lange auszudehnen. Die Ermüdung prägt sich auf dem Gesichte des Tauben nur zu deutlich aus, und es gehört zu den wesentlichen Bedingungen des Gelingens, ihr Rechnung zu tragen.

Hat man es an der nötigen Ausdauer nicht ermangeln lassen, so ist die Hörfähigkeit des Taubstummen oder Tauben allmählich so weit gestiegen, daß man es mit Sätzen versuchen kann. Selbstredend sind es die banalsten, aber naheliegenden Dinge, welche in ebenso bescheidene Sätze gekleidet werden: „Wie heißen Sie?" — „Wie geht es Ihnen?" — „Heute ist ein schöner Tag!" usf. Nach einiger Zeit etwa: „Die Grille zirpt." — „Der Bauer pflügt." — „Die Mühle klappert." Hat das geübte Individuum nur ein Wort des ihm bereits geläufigen Satzes verstanden, so holt es das Übrige aus dem Gedächtnisse und spricht den ganzen Satz nach. Es ist ja eine bekannte Tatsache, daß hochgradig Schwerhörige häufig aus einem oder zwei aufgefangenen Worten den Rest hinzukombinieren. Wenn man sich daher überzeugen will, ob der Taube jedes einzelne Wort gehört hat, so schüttelt man die Wörter verschiedener Sätze kaleidoskopisch durcheinander: „Die Grille pflügt." — „Der Bauer zirpt" usw. Wird auch da noch richtig wiederholt, so ist der Beweis erbracht, daß jedes Wort für sich das ihm entsprechende Hörbild geweckt hat.

Versteht der Taube oder Taubstumme laut ins Ohr Gesprochenes in befriedigendem Grade, so setzt man die Hörübungen in mittellauter Sprache, schließlich mit akzentuierter Flüstersprache und eventuell auf einige Entfernung hin fort. Wer mit den feineren Nuancen der methodischen Hörübungen vertraut zu werden wünscht, der sehe *Urbantschitschs* Werk (s. Literaturverzeichnis) ein.

Es ist bereits gesagt worden, daß die Hörübungen auch bei hochgradig Schwerhörigen indiziert sind. Sie sind es aber auch bei der psychischen Taubheit, welche von *Heller* als das Unvermögen definiert wird, ein perzipiertes Wortklangbild mit der dazu gehörigen Vorstellung zu verbinden, obwohl das physische Hören vorhanden ist. Psychisch taube Kinder reagieren prompt auf Musik, haben sich eine eigene Sprache gebildet und weisen mitunter deutliche Sprachreste auf, wie man sie bei wirklich Taubstummen niemals antrifft. Ein pädagogischer Unterricht kann in solchen Fällen oft schon nach kurzer Zeit auffallend günstige Resultate erzielen.

Noch häufiger kommt die psychische in Verbindung mit der physischen Taubheit vor, und hier bahnen die methodischen Hörübungen sowohl eine Gehörentwicklung als auch ein Gehörverständnis an, und der allmählich sich erweiternde Hörkreis umfaßt das psychische Hören just so wie das physische.

Man kann über die psychische Taubheit nicht schreiben, ohne jenes Autors zu gedenken, welcher in deren Wesen am tiefsten eingedrungen ist. Ich muß es mir hier versagen, *Benedikts* geistvolle Interpretationen dieses merkwürdigen Zustandes ausführlich wiederzugeben. Ich erwähne bloß: „Manche Patienten können die artikulierten Laute, deren Kombination ja die Sprache ausmacht, wohl hören, aber nicht verstehen, weil sie die Kombination der artikulierten Laute mit bestimmten Vorstellungen und Begriffen entweder nie erlernt oder schon vergessen haben. Man wird ihnen also ihr Vermögen, für die Sprache hörfähig zu sein, nur durch Erziehung, wie es bei Kindern unwillkürlich geschieht, zurückgeben können, indem man ihnen die Worte so häufig als möglich vorsagt oder vorschreit und ihnen auf irgendeine Weise beibringt, daß wir damit bestimmte Begriffe verbinden."

Wir meinen, so skizzenhaft unsere Auseinandersetzungen über den Wert methodischer Hörübungen bleiben mußten, für den humanen Arzt und Forscher dürften sie trotzdem zum Ansporn werden, den ausgedehntesten Gebrauch von einem Heilverfahren zu machen, welches auch dort noch zu ausgezeichneten Erfolgen verhilft, wo bis vor kurzem die äußerste Grenze menschlichen Könnens aufgerichtet schien.

KAPITEL XVI.

Erkrankungen der Geschlechts- und Harnorgane.

A. Genitalerkrankungen.

Es ist das bleibende Verdienst des schwedischen Gymnasten *Thure Brandt*, der mechanischen Heilmethode das Gebiet der **Gynäkologie** eröffnet zu haben, in welcher teils vor, teils unabhängig von ihm die Massage von einzelnen Ärzten (*Asp, Bunge, Bandl, Chrobak, Heitzmann, Prochovnick* u. a.) nur in seltenen Fällen und technisch minder vollkommen versucht worden ist. Die für einen Empiriker bewundernswerte Beobachtungsgabe *Brandts* im Vereine mit hochausgebildeter manueller Fertigkeit zeitigten therapeutische Erfolge, die endlich auch die Aufmerksamkeit der Fachgelehrten erregten.[1])

So wurde denn im letzten Dezennium Massage und Gymnastik in die Therapie der Frauenkrankheiten im engeren Sinne nicht nur, sondern auch

---

[1]) Wir danken es *Profanter*, der *Th. Brandt* bewogen hat, seine Methode unter den kritischen Augen *Schultzes* in Jena zu demonstrieren, daß die Gynäkologen Deutschlands, Österreich-Ungarns und Frankreichs den anfänglich selbst von den schwedischen Ärzten belächelten Gymnasten *Brandt* ernst nahmen und Frauenkrankheiten mit Massage und Gymnastik zu behandeln anfingen. Derzeit wird die Methode wohl an allen gynäkologischen Kliniken Europas geübt.

in die Behandlung von Störungen der Funktion der Harnorgane, von Lageveränderungen der Niere und des untersten Darmabschnittes aufgenommen, die Angaben *Brandts* sorgfältig nachgeprüft, auf physiologische Basis gestellt, seine Technik zum Teil modifiziert, das Nebensächliche amoviert, die Indikationen und Kontraindikationen der Methode kritisch gesichtet. Die folgende Darstellung bildet den Versuch, den derzeitigen Stand der mechanischen Behandlung gynäkologischer Erkrankungen, deren Technik, Anzeigen und Gegenanzeigen auf Grund von *Brandts* Anleitung, auf der Basis persönlicher Erfahrung und mit Berücksichtigung der reichen einschlägigen Literatur zu schildern.

Zwei Erkrankungsgruppen sind es, bei welchen *Brandt* die mechanische Behandlung empfohlen und teils mit positivem, teils mit ungleichmäßigem Resultate geübt hat, die chronischen Entzündungen der Beckenorgane, des Beckenbindegewebes und seines Peritonealüberzuges, beziehungsweise die Residuen dieser Entzündungen und die Lageveränderungen der Beckenorgane. Seine Methode verfolgt demgemäß einerseits den Zweck, die Resorption von Entzündungsprodukten anzuregen, adhärente Organe schonend zu isolieren und Fixationen zu dehnen, andrerseits die Absicht, jene Teile, welche die Beckenorgane in situ erhalten, zu kräftigen. Wir werden aus der Darstellung der Leistungen der Methode ersehen, daß deren Schwerpunkt in der Erfüllung der erstgenannten Indikationen zu suchen ist, während die „tonisierende" Wirkung der *Brandt*schen Therapie ihrer resorptiven und direkt mechanischen Leistung nachsteht.

Die von *Brandt* geübte, seither nur wenig modifizierte

Technik[1]) der mechanischen Behandlung gynäkologischer Erkrankungen

besteht aus 1. Massage in Form von zart ausgeführten Zirkelreibungen, 2. in Dehnung abnormer Adhäsionen und Fixationen, 3. in Hebungen („Lüftungen") des Uterus.

Pat. liegt in Steinschnittlage („krumm-halbliegend") mit angezogenen Schenkeln und möglichst nach vorn und unten geschobenem Gesäß auf einem kurzen Sofa oder der Massagebank. Der Arzt sitzt zu Füßen der Kranken, und zwar an der linken Seite derselben, etwa in der Höhe ihrer Kniegelenke, und führt den befetteten linken[2]) Zeigefinger oder, falls

[1]) Es ist selbstverständlich einem, das gewohnte Ausmaß einhaltenden Handbuche nicht möglich, in die allen Indikationen anzupassenden technischen Details einzugehen. Wir müssen uns daher darauf beschränken, die wichtigsten Regeln für die mechanische Behandlung von Frauenkrankheiten zu verzeichnen. Nur längere Beschäftigung mit dieser Methode, welche die volle Beherrschung der gynäkologischen Diagnostik voraussetzt, gleichzeitig aber die Entwicklung der palpatorischen Diagnose wesentlich fördert, ermöglicht es dem Arzte, die Handgriffe und gymnastischen Bewegungen dem vorliegenden Falle anzupassen und entsprechend zu variieren.

[2]) Selbstverständlich haben diese Vorschriften seitens der Gynäkologen mannigfache Änderungen erfahren. Viele üben die Massage zwischen den abduzierten und leicht flektierten Oberschenkeln der auf dem Untersuchungstische liegenden Patientin stehend aus und benutzen nach *Dührssen* als „innere" Hand diejenige, welche der ungleichnamigen Beckenseite der Patientin entspricht *(O. Frankl).*

er nicht über einen sehr langen Finger verfügt, diesen und den Mittelfinger unterhalb des linken Knies der Patientin in die Vagina, eventuell in das Rektum ein. Der Daumen der linken (inneren) Hand steht nach oben oder liegt, falls der Zeigefinger in das Rektum eingeführt worden, in der Vagina, die drei (resp. zwei) übrigen Finger liegen in der Analfalte, die linke Hinterbacke umgreifend, wobei der Ellenbogen des Arztes auf dessen linken Oberschenkel oder die Massagebank gestützt werden kann. Die andere (äußere) Hand liegt flach auf den entblößten, mit den gelösten Kleidern wieder bedeckten, nicht befetteten Bauchdecken und beschreibt, zumal mit den Spitzen und den Volarflächen der Finger[1]), teils oberflächliche, teils tiefer eindringende Zirkelreibungen nicht auf, sondern mit den vorgeschobenen Bauchdecken, welche, um möglichste Zartheit zu sichern, mit der im Finger-, Hand- und Ellbogengelenke steif gehaltenen Extremität aus dem Schultergelenke vorgenommen werden. Die innere Hand drängt hierbei die zu massierenden Teile der äußeren Hand gerade so wie bei der kombinierten gynäkologischen Untersuchung entgegen. Behufs Vermeidung geschlechtlicher Reizung bleibe der linke Zeigefinger stets an der hinteren Vaginalwand. Während der Zirkelreibungen überwindet die äußere Hand die Spannung der Bauchdecken immer mehr und dringt langsam, die Darmschlingen vorschiebend, der inneren Hand entgegen in die Tiefe. Die schon über den Bauchdecken beschriebenen Kreise werden, je tiefer die Hand eindringt, immer kleiner, um sich schließlich der zu massierenden Partie zu akkommodieren. Bei Exsudaten wird zunächst deren periphere Partie in Angriff genommen, um die Gefäße zu entleeren und Platz für Aufnahme neuer Entzündungsprodukte aus der Mitte zu schaffen. Der Uterus wird womöglich nur an seiner Rückseite gerieben, und zwar geht die Richtung der Reibung beim Cervix nach oben, beim Fundus nach unten. Die Ovarien und Tuben massiert man von der Seite her gegen den Uterus zu. Die einzelnen Massagebewegungen müssen, der Empfindlichkeit der Organe entsprechend, äußerst zart und gelenkig ausgeführt werden, so daß sie der Kranken nur leichtes Unbehagen, nicht Schmerzen verursachen. Sie werden womöglich täglich, auch während der Menstruation (s. u.), durch 5—10 Minuten, welche durch kurze Pausen unterbrochen werden können, vorgenommen. Der Schluß der Massagesitzung soll nicht brüsk, sondern in der Art erfolgen, daß die Zirkelreibungen mit allmählich abnehmendem Drucke und unter Beschreibung immer größerer Kreise vorgenommen werden.

Während in der Regel der innere (resp. die inneren) Finger lediglich dazu dient, die zu massierenden Teile der äußeren massierenden Hand entgegenzudrücken, kann er dort, wo bimanuelle Manipulation nicht möglich ist, z. B. in dem „Cul de sac" genannten Abschnitte des Douglas, zur direkten Massage verwendet werden. Der innere, mit der Tastfläche nach hinten gekehrte Finger führt in diesem Falle streichende Bewegungen aus, die den Strichen mit einem Malerpinsel gleichen, von *Brandt* deshalb „Malen" (Målning) genannt werden.

Dehnung von Adhäsionen wird in Verbindung mit leichten Zirkelreibungen vorgenommen, indem die an der Seite des zu dehnenden Bandes angesetzten Finger beider Hände den Uterus langsam in die entgegengesetzte

---

[1]) Wo es sich um größere Flächen (z. B. eine voluminösere Haematocele retrouterina) handelt, kann der Daumenballen zur Zirkelreibung verwendet werden.

Richtung ziehen. Fig. 182 (nach *Ziegenspeck*) illustriert die Stellung der Hände des Arztes bei Dehnung einer rechten, hinteren Fixation. Nach ausgeführter Dehnung erfolgen abermals Zirkelreibungen der Teile. Auch die Dehnungen müssen überaus zart und allmählich vorgenommen werden. Jeder Versuch, rasch zum Ziele zu gelangen, rückt dasselbe weiter hinaus.

Zur Reposition des retroflektierten Uterus, welche den einleitenden Akt jeder gegen die Retrodeviation gerichteten Behandlung darstellt, gibt *Brandt* folgende Methoden an:

a) Die „Umwerfung“, welche nur bei starrem, aber nicht fixiertem Uterus gelingt: Durch die Bewegung der Portio vaginalis uteri mittelst des linken Zeigefingers nach hinten und unten wird der Fundus nach vorn und oben bewegt, worauf die rechte Hand den Fundus vollständig nach vornüber legt. *b)* Die „Klemmung“ wird aus-

Fig. 182.

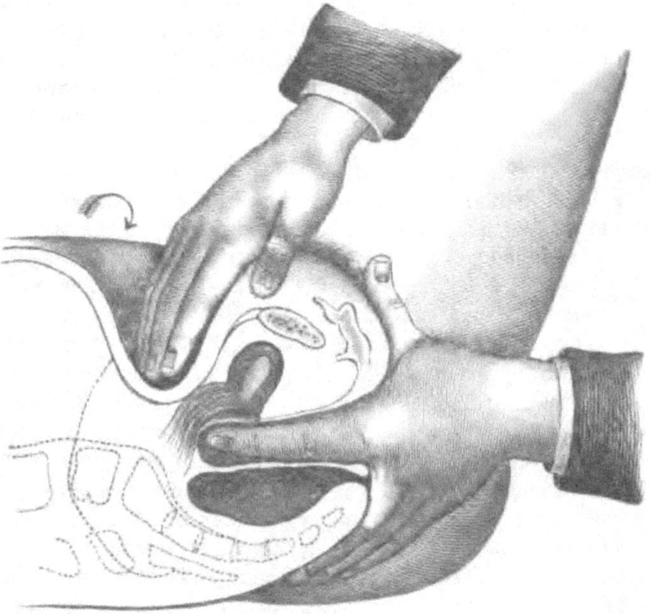

geführt, indem die Fingerspitzen der rechten Hand mit dem Handrücken nach vorn über und hinter dem Fundus, der linke Zeigefinger im vorderen Scheidengewölbe eingesetzt und der Uterus vor der Rückenfläche der äußeren Hand emporgeschoben wird. *c)* Die „Einhackung“, bei weicher und biegsamer Gebärmutter angezeigt, wird vorgenommen, indem die Fingerspitzen der äußeren Hand hinter die rechte Tubenecke zu gelangen trachten, und der innere Finger, im hinteren Scheidengewölbe angesetzt, den Uteruskörper empordrängt. So wird zuerst die rechte, dann die linke Tubenecke nach vorn umgelegt. *d)* Der „Redressionsdruck“, der auch bei sehr biegsamem Uterus, tiefliegendem Fundus, kurzer Portio und engem Scheidengewölbe zum Ziele führt, wird folgendermaßen ausgeführt: Während der innere Finger den Fundus im hinteren Scheidengewölbe emporhebt, werden die Fingerspitzen der äußeren Hand von den Bauchdecken aus von vorn nach hinten gegen den Knickungswinkel angesetzt und nach hinten bewegt, hierauf diese Stelle gegen das Kreuzbein angedrückt und so lange in dieser Lage gehalten, bis der innere Finger aus dem hinteren in das vordere Scheidengewölbe gewandert und gleichfalls vorn angesetzt ist. Nun bewegen beide Hände den an die vordere Kreuzbeinfläche angedrückten Uterus nach oben, bis sein Fundus über den Beckeneingang hervorragt. Nunmehr wird die äußere Hand oberhalb des Uterus aufgesetzt und der Fundus durch Massagebewegungen nach vorne gebracht. *e)* Bei der „Ventro-vaginal-rectal-Redressierung“, welche bei hoch oben und hinten liegendem Uterus angewendet wird, führt man den linken Zeigefinger hoch hinauf in das Rektum, den Daumen in die Vagina und drückt die Portio nach rückwärts. Der linke Zeigefinger schiebt den Fundus nach vorn, die äußere Hand bewegt ihn unter Zirkelreibungen und Zitterbewegungen (s. u.) nach vornüber. Gelingt die Redressierung nicht in Rückenlage der Kranken, so ist sie im Stehen derselben zu versuchen. Ist der Uterus in Retroflexion fixiert, so muß der Reposition die Dehnung der Fixation vorhergehen.

Die Hebung („Lyftning“) des Uterus, welche nach *Brandt* die erschlaffte Vaginalmuskulatur und jene der Lig. rotunda kräftigen soll, wird

Fig. 188.

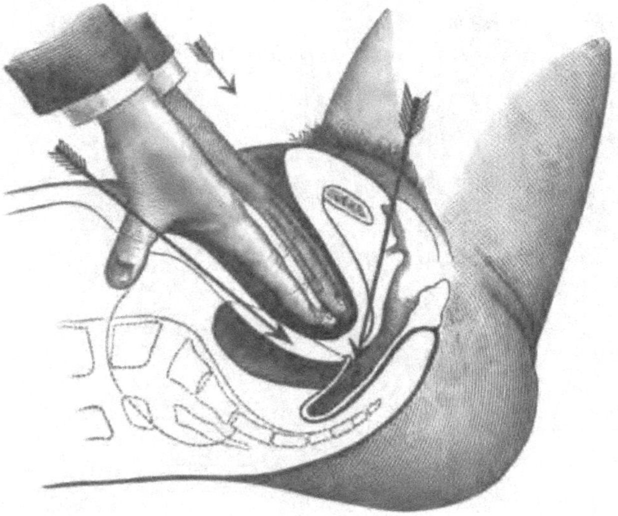

von einem Assistenten ausgeführt, während der Arzt die Kontrolle übt. Stellung der Patientin und des Arztes wie bei der Massage (s. o.). Letzterer schiebt nach Reponierung des in Anteflexionsstellung gebrachten Uterus mit dem im vorderen Scheidengewölbe angesetzten linken Zeigefinger die Portio kräftig nach hinten und oben, die rechte Hand über dem Hemde auf die Bauchdecken legend. Die Fingerspitzen der äußeren Hand, welche dem Assistenten als Führer dienen sollen, damit dieser seine Hände gewiß unterhalb des Uterus ansetze, liegen in der Excavatio vesico-uterina und tasten der inneren Hand entgegen. Der Assistent stellt sich nun zu Füßen der Patientin, sein Gesicht dem ihren zugewendet. Während der rechte Fuß des Assistenten hart neben dem Lager auf dem Boden steht, wird sein linkes Knie möglichst nahe dem Becken der Kranken nach außen von deren rechtem Fuße auf das Lager aufgesetzt. Hierauf setzt der Assistent seine beiden supinierten Hände dicht unterhalb der rechten Hand des Arztes so auf das Abdomen der Kranken auf, daß die Ulnarränder sich berühren und die Volarflächen dem Gesichte der Patientin zugekehrt sind, und beugt sich mit seinem Oberkörper so weit über die Patientin, daß sein Kopf ihr Gesicht beinahe berührt. Die Hände des Assistenten, dessen Ellbogengelenke gestreckt bleiben, liegen den Bauchdecken glatt auf, die Ballen nach oben, die Fingerspitzen gegen die Symphyse gewendet. (Fig. 183 illustriert das Ergreifen des Uterus durch die Hände des Assistenten [nach *Ziegenspeck*]. Die langen Pfeile deuten die Stellen an, wo die Hände des Arztes sich befinden.) Je weiter sich der Assistent über die Patientin beugt, desto weiter biegt er die an seinen Unterleib angelehnten Schenkel derselben und begünstigt hierdurch die Erschlaffung der Bauchdecken. Während die Patientin nun mit offenem Munde ruhig atmet, drückt der Assistent die Finger beider Hände tiefer und tiefer gegen den Beckeneingang, wobei der kontrollierende Arzt im vorderen Scheidengewölbe die Finger des Assistenten tiefer und tiefer eindringen fühlt. Ist dies ad maximum erfolgt, so richtet sich der Assistent langsam

Fig. 184.

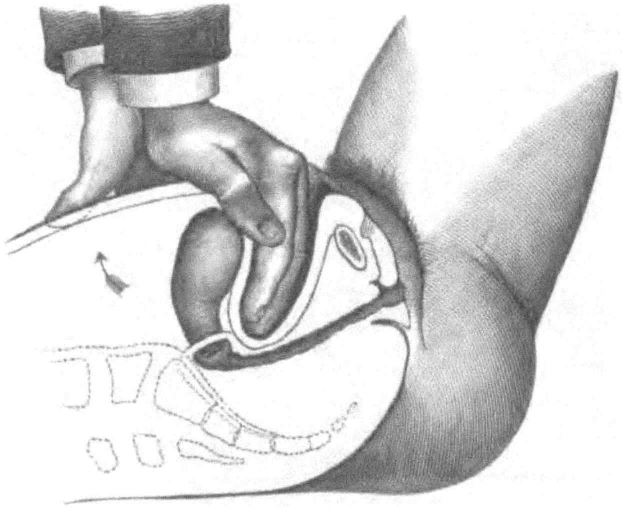

auf, krümmt gleichzeitig seine Finger- und Ellbogengelenke leicht aufwärts und hebt den Uterus unter Zitterbewegung nach oben (s. Fig. 184 nach *Ziegenspeck*). Handelt es sich um Behandlung einer Retroflexion, so läßt *Brandt* die Hebung des reponierten Uterus nur so weit fortsetzen, bis die Teile sich anspannen, welche vom Ostium internum nach beiden Seiten und gegen das Schambein nach vorne ziehen, gebietet dem Assistenten Halt und läßt nach einer Pause von 1—2 Sekunden diesen auf ein zweites Kommando die Hände allmählich in der Richtung nach oben (vorn) entfernen. Hierbei schwankt der Fundus und berührt die tastenden Finger. Bei Prolaps wird die Uterushebung ohne Rücksicht auf die Ligamente möglichst weit fortgesetzt und der Uterus, stets nach vorn und oben andrängend, langsam losgelassen. Bei seitlicher Abweichung des Uterus muß mit der auf dieser Seite befindlichen Hand stärker gehoben werden.

Gottschalk und *Dührssen* nehmen die Uterushebung ohne Assistenz vor. Ersterer beschreibt die hierbei geübten Handgriffe wie folgt:

Nach manuellem Redressement des retroflektierten Uterus drängen die in die Scheide eingeführten linken Zeige- und Mittelfinger die Portio kräftig nach hinten. Gleichzeitig dringt die ausgestreckte rechte Hand zwischen Schamfuge und vorderer Gebärmutterwand so in die Tiefe, daß die vordere Uteruswand ganz auf der Rückenfläche der Hand ruht, die Hohlhand also nach vorn sieht. Den so fixierten Uterus hebt man nun mit beiden Händen nach oben in gerader Richtung aus dem Becken heraus, wodurch die Vagina ad maximum gedehnt wird, der Fornix verstrichen, die Plica vesico-uterina peritonei stark gezerrt und die runden Mutterbänder kräftig gespannt werden. In dieser Stellung wird der Uterus möglichst lange erhalten. Hierauf verläßt die äußere (rechte) Hand die Vorderfläche des Uterus und umgreift, während die in der Scheide liegenden Finger denselben in der Elevationsstellung fixieren, mit der Vola manus die hintere Fläche der Gebärmutter. Nun wird das Corpus uteri durch kombinierte Handgriffe nach vorn oben gebracht, worauf der Uterus allmählich in das kleine Becken hinabgleitet. Durch diese Bewegung werden die Lig. sacro-uterina und die Plica recto-uterina stark gedehnt. Schließlich wird der Uterus — behufs Behandlung der Retroflexion — in forcierte Anteflexionsstellung gebracht und massiert.

Neben diesen Manipulationen verwendet *Brandt* noch Nervendrückungen, zumal solche des N. pudendus und Plexus hypogastricus. Bei Drückung des N. pudendus setzt der Arzt die Spitzen der beiden Daumen einwärts von den Tubera ischii auf und drückt so kräftig nach oben, daß leichtes Schmerzgefühl hervorgerufen wird. Bei der Hypogastrikusdrückung dringt der Arzt mit beiden, eventuell übereinander gesetzten, mit der Handfläche lateral gestellten Händen in der Richtung nach der Articulatio sacro-iliaca tief in das kleine Becken ein und drückt, die Finger palmarwärts krümmend, stark gegen die seitliche hintere Beckenwand.

Die „Kreuzbeinklopfung“, welche tonisierend auf die erschlafften Mutterbänder und blutzuführend wirken soll, hat folgende Technik: Die Patientin steht mit geschlossenen Fußspitzen und voneinander entfernten Fersen dicht nach vorn gebeugt („stützgegenstehend“), mit den Händen an die Wand gestützt. Der zur linken Seite stehende Arzt appliziert nun mit der halbgeschlossenen rechten Faust je 5—6 Schläge zu beiden Seiten der Kreuzwirbel, die Patientin mit seiner Linken umfassend.

Von den teils zur Kräftigung des Beckenbodens bestimmten, teils als zu- und ableitende bezeichneten

gymnastischen Bewegungen,

welche *Brandt* vor und nach der Lokalbehandlung anwendet, seien einige Beispiele beschrieben:

1. Muskelkräftigende Bewegungen:

a) Knieteilung. P in krumm-halbliegender Stellung, wie bei Massage (s. o.), erhebt das Kreuzbein, sich auf die Ellbogen stützend. A an der unteren linken Ecke des Lagers. Ausgangsstellung: Knie geschlossen. A setzt den Ballen der linken Hand auf die Innenseite des rechten Knies, umfaßt mit den Fingern der rechten die Innenseite des linken Knies und entfernt, indem P Widerstand leistet, die Knie der Kranken in der Weise voneinander, daß er mit dem linken Arm das rechte Knie nach rechts, mit dem rechten das linke Knie nach links drängt. Hierauf nähert P ihre Knie einander unter Widerstand des A (Adduktorenübung).

b) Knieschließung. Dieselbe Stellung beider Teile. Ausgangsstellung: Knie geöffnet. A legt seine rechte Hand an die Außenseite des linken, seine linke an die Außenseite des rechten Knies und drückt, während P mit erhobenem Kreuzbein Widerstand leistet, die Knie zusammen. Hierauf öffnet P unter Widerstand des A die Knie (Abduktorenübung).

Zu den aktiven, muskelkräftigenden Übungen gehört die „Knippningara“ genannte Anweisung, mit überschlagenen Beinen, das Kreuz gegen einen Tischrand gelehnt, stehend, den Levator ani zu innervieren, als ob man den Stuhl zurückhalten wollte. Diese, auch liegend mit erhöhtem Kreuz ausführbare Bewegung soll morgens und abends je 10mal vorgenommen werden.

2. Ableitende Bewegungen (nach *Berczeller*):

a) Streckneigspaltsitzend Armbeugung. P sitzt mit gestrecktem Oberkörper ein wenig nach vorn geneigt, die Knie auseinander gespreizt (spaltsitzend). Sie streckt den Arm nach vorn und oben, also schief aus. A steht vor ihr auf einem Stuhl und faßt ihre Hände. Nun muß P, während A Widerstand leistet, die Arme im Ellbogen gebeugt zurückziehen, und dann zieht sie A, während P Widerstand leistet, wieder nach vorn. P soll die Ellbogen immer nach Möglichkeit stark nach hinten führen.

b) Streckspaltsitzend Rumpfdrehung unter Rückendrückung. P sitzt, den Rumpf gestreckt, die Knie auseinander, die Arme gerade in die Höhe. A steht auf einem Stuhle hinter P, faßt ihre Hände, setzt das rechte Knie an den Rücken der P und dreht sie, indem sie Widerstand leistet, nach links, dann leistet A den Widerstand und P kehrt in die Ausgangsstellung zurück. Dieselbe Bewegung nach rechts.

c) Streckneigspaltsitzend Rumpfwechseldrehung. P sitzt mit gestrecktem Körper, etwas nach vorn geneigt, die Knie auseinander, die Arme im Ellbogen gebeugt, Oberarme in Schulterhöhe wagrecht, Unterarme und Hände nach oben gerichtet. A steht vor P, faßt ihre Hände und dreht sie, indem sie Widerstand leistet, nach der linken Seite, dann leistet A Widerstand und P kehrt in die Ausgangsstellung zurück. Nun wird sie, indem sie Widerstand leistet, nach rechts gedreht und kehrt unter Widerstand des A zurück.

d) Geneigtgegensitzend Rumpfbeugung. P sitzt nach vorn gebeugt, A gegenüber. Er legt seine Hände auf die Schulter der P und zieht diese, indem sie Widerstand leistet, nach vorn, dann leistet A Widerstand und P kehrt in die Ausgangsstellung zurück. Nun legt man die linke Hand auf die rechte Schulter, die rechte Hand führt man unter dem linken Arm der P auf das Schulterblatt und zieht dieselbe unter Widerstand nach rechts (zur Rechten des A), und sie erhebt sich unter Widerstand des A. Dann wechselt man die Hände und dreht P nach links, zum Schluß wieder nach vorn.

e) Stützstehend Beinabhebung und Anziehung. P steht aufrecht an die Wand gelehnt, Hände an den Hüften; der Arzt steht an ihrer rechten Seite, legt die rechte Hand auf ihren Unterleib, um sie zu stützen, und hebt mit der linken unter Widerstand der P das rechte Bein derselben in die Höhe; sie zieht es unter Widerstand des A zurück. Hierauf wird mutatis mutandis das linke Bein gehoben.

f) Neigfallend Beinniederdrückung. P stützt sich mit den Händen an einen festen Gegenstand und streckt die Beine stark nach hinten. A legt die eine Hand auf ihr Abdomen, um es zu stützen, mit der anderen, welche an die Ferse gesetzt wird, leistet er Widerstand gegen das Aufheben des Beines und drückt es dann unter Widerstand der P nieder. Stark soll der Widerstand des A nicht sein, sonst müßte sich P übermäßig anstrengen. Man macht die Bewegung abwechselnd mit jedem Beine.

g) Gestreckt liegend Beinabduktion. P liegt mit gestreckten Beinen auf der Massagebank; A faßt die Füße, und nun muß P unter Widerstand des A die Beine abduzieren, worauf sie A unter Widerstand der P aneinanderbringt.

3. Zuleitende Bewegungen:

a) Kniend Rumpf-Vor- und Seitwärtsziehung. P kniet mit auseinandergehaltenen Knien. A steht hinter ihr, führt die Hände hinter der Schulter nach vorn an die Brust. Nun fällt P nach hinten, so daß sie sich am Knie des A stützt. A leistet Widerstand und P zieht sich nach vorn; das macht sie dreimal; dann bleibt die linke Hand unter der Schulter, die rechte wird über die Schulter gelegt; so zieht sich P dreimal nach der linken Seite zu; jetzt wechselt man die Hände, die rechte ist unter dem Arm an die Brust geführt, die linke über die Schulter gelegt, und P zieht sich nach rechts. Zum Schluß noch einmal nach vorn.

b) Halbliegend Fußbeugung und -Drehung. P liegt oder besser sitzt stark zurückgelehnt. A sitzt an ihrer Seite; sie legt das Bein auf sein Knie. Nun legt A die Hand auf den Fuß, drückt auf ihn unter Widerstand der P, so daß er gestreckt wird, und P beugt ihn unter Widerstand des A wieder. Dann wird der Fuß einige Male im Kreise nach rechts gedreht, dann einige Male nach links, zum Schlusse wieder die Fußbeugung. Dasselbe geschieht mit dem anderen Fuße.

c) Gespanntstehend Schenkelrollung. P steht, die Hände auf zwei senkrecht stehende Stangen (Türpfosten) gestützt, und hebt das im Knie gebeugte Bein. A faßt es beim Fuß und unter dem Knie und dreht es in der Richtung von innen nach außen, so daß der Oberschenkel bei seiner Bewegung ungefähr einen Kegel beschreibt, dessen Spitze der Schenkelkopf ist. Dann zieht man das Bein unter Widerstand der P nach auswärts und ebensooft zieht es P unter Widerstand des A an. Dieselbe Übung mit dem anderen Bein.

d) Gestrecktstehend Neigung. P steht aufrecht, die Hände nach oben ausgestreckt. A steht hinter ihr auf einem Stuhle und faßt ihre Hände. P stützt den einen Fuß auf den Stuhl. Nun kommandiert A 1, hierauf erhebt sie sich auf die Fußspitze; auf 2 hockt sie nieder, indem sie A auch auf die Hände drückt; auf 3 erhebt sie sich in einem nach vorn gerichteten Bogen; auf 4 kehrt sie in die Ausgangsstellung zurück.

e) Halbliegend Knieaufdrückung. P hat die halbliegende Lage oder sitzt auf einem Sofa stark zurückgelehnt. Sie beugt das Bein im Knie, zieht es an, A faßt es am Fuß und am Knie und stößt es gegen das Becken. Dann streckt er es unter Widerstand der P, und sie beugt es unter Widerstand des A. Dasselbe mit dem anderen Beine.

Behufs Dehnung des N. obturatorius, bei der nicht allzu seltenen Neuralgie des Nerven analog der Ischiadikusdehnung (s. pag. 198 u. f.) angezeigt, empfiehlt *Brandt* folgende Bewegung:

P steht mit in den Hüften fixierten Händen („hüftenfest") vor einem Schemel, an welchen sie die Fußspitze des schmerzhaften, ad maximum nach hinten gestreckten Beines stützt, und macht Kniebeuge, von welcher sie sich wieder erhebt. Die täglich zweimal je zehnmal auszuführende Übung kann durch Annäherung und Erniedrigung des Schemels, sowie durch Erheben der die Kniebeuge vornehmenden P an den emporgestreckten Armen erleichtert, durch größere Entfernung und Erhöhung des Schemels, sowie durch Leistung entsprechenden Widerstandes im Momente des Erhebens aus der Kniebeuge erschwert werden.

Die Bedeutung der mechanischen Behandlung für die Gynäkologie[1]) gipfelt, wie erwähnt, einerseits in ihrer resorptiven

---

[1]) Die erste Bedingung für eine objektive Beurteilung des Wertes der Mechanotherapie in der Gynäkologie ist wohl vollständige Beherrschung ihrer Technik. „Nur derjenige vermag die Leistungsfähigkeit der Methode zu beurteilen und ohne Schaden für den Erfolg und die Gesundheit der Patientin das Verfahren zu modifizieren, der sich vollständig in den Geist derselben eingelebt hat" *(Arendt).*

Wirkung auf Ergüsse, zumal aber auf Residuen abgelaufener Entzündungsprozesse in der Umgebung der Genitalorgane sowie auf chronische Schwellungen dieser selbst, andrerseits in der Mobilisierung adhärenter Organe, vor allem des fixierten Uterus, durch allmähliche Dehnung der Fixationen, Anzeigen, die aus den bekannten Leistungen der Massage und Gymnastik abgeleitet werden können. Hingegen ist die Mechanotherapie der nicht fixierten Lageanomalien der Organe, zumal des Prolapsus uteri et vaginae, von den anatomischen Verhältnissen des Beckenbodens und Perineum abhängig (s. u.), kann daher nicht schlankweg als für alle Fälle von Prolaps indiziert, beziehungsweise aussichtsvoll bezeichnet werden.

Die nur mangelhafte Fixation des Uterus an seinen Ligamenten (Lig. lata, rotunda, sacro-uterina, pubo-vesico-uterina) und am Peritoneum bedingt neben der relativen Leistungsfähigkeit seines Aufhängeapparates Intaktheit seines Stützapparates *(Kleen)*, des Beckenbodens, dessen Muskulatur, zumal der Levator ani, der Transversus perinei profundus, ferner das perivaginale Bindegewebe, Vagina und Uterus in situ erhalten. Insuffizienz der den Beckenboden bildenden Muskulatur inklusive der die Sphinkteren des Introitus vaginae (Constrictor cunni) und des Anus (Sphincter ani externus) konstituierenden Muskelfasern leistet der Neigung der Vagina und des Uterus zu Deszensus um so geringeren Widerstand, je stumpfer der Winkel ist, den Uterus und Scheide bilden, je mehr daher die physiologische Anteflexion sich vermindert. Die mechanische Behandlung des Deszensus und Prolaps der Scheide und Gebärmutter hat daher ihre Angriffspunkte in der Kräftigung des Beckenbodens zu suchen, eine Indikation, welcher sie allerdings zu entsprechen vermag, falls der Zustand der Muskulatur eine Wiederherstellung des verloren gegangenen Tonus überhaupt noch erwarten läßt und das Perineum nicht ganz oder zum größten Teile verloren gegangen ist *(Heitzmann)*. Mit *Preuschen*, der durch genaue Exploration während der Adduktorenübung feststellen konnte, daß bei den Widerstandsbewegungen der Oberschenkel sich die Muskulatur des Beckendiaphragma kräftig mit kontrahiert, möchten wir daher den Hauptwert auf die Kräftigung des Levator ani durch die Übung der Adduktoren (s. pag. 325) legen, während *Brandts* Uterushebung, die selbstredend erst nach Beseitigung der hier so häufigen Retrodeviation vorgenommen werden darf, sowohl die definitive Heilung einer solchen Deviation wie die Lösung abnormer Fixationen zwischen Uterus und Blase zu begünstigen scheint.[1])

---

[1]) Leichter verständlich ist die Wirkung der von *Brandt* zur Behandlung des Prolapsus recti angegebenen Methode, durch deren prompten Effekt in einem ihm zufällig begegneten Falle er zur manuellen Therapie des Uterusvorfalls angeregt worden ist. Der „S romanum-Hebung“ genannte Handgriff wird in „krummhalbliegender“ Stellung

Brandt und mit ihm *Profanter* u. a. suchen die günstige Beeinflussung des Descensus uteri durch die Methode in der Weise zu erklären, daß die Uterushebung „auf die Halteteile der Gebärmutter eine stärkende Wirkung ausübt, die mit der stärkenden Wirkung aktiver Bewegungen auf die quergestreiften Muskeln zu vergleichen ist“. *Sielski,* der gleichfalls der (von ihm mittelst einer Scheibensonde geübten) Uterushebung die größte Bedeutung für die Therapie des Deszensus beimißt, vergleicht dieselbe mit der der Reposition eines Gelenkes vorhergeschickten Extension und hebt den Wert der Koaptation der hinteren Vaginalwand mit der vorderen Rektalwand hervor, durch welche die vor dem Deszensus respektive Prolapsus bestandenen anatomischen Verhältnisse wieder hergestellt werden.

Unserer Erfahrung nach bildet die Prolapsbehandlung nach *Thure Brandt*, wie auch *Ziegenspeck* rückhaltlos erklärt, „die schwächste Seite des ganzen *Brandt*schen Heilverfahrens“. Ihre Indikationen zu präzisieren, vor allem zu bestimmen, ob ein vorliegender Fall mit besserer Aussicht auf Heilung dem mechanischen oder operativen Verfahren überlassen werden soll, ist sehr schwierig. Im großen und ganzen kann man wohl dem Ausspruche *Ziegenspecks* beipflichten, nach welchem bei vorderer Fixation der Zervix und Retroflexion mechanisch behandelt, bei zu weiter Öffnung im Beckenboden operiert werden soll.[1]) In keinem Falle aber solle zur Operation geschritten werden, bevor nicht eine Zeitlang das *Brandt*sche Verfahren versucht worden, da dasselbe etwa vorhandene Begleiterscheinungen zu beseitigen geeignet ist. Sicherlich ist dasselbe als Vor- und Nachkur der Operation zu empfehlen *(Kleen).*

.Dies vorausgeschickt, seien nunmehr die wichtigsten Anzeigen und Gegenanzeigen der *Brandt*schen Methode der Gynäkotherapie erörtert.

Dieselbe ist zu empfehlen bei allen intraperitonealen und parametralen Exsudationen und Blutungen, beziehungsweise ihren

---

des Kranken in der Weise vorgenommen, daß die im linken Hypogastrium (medianwärts von der Crista ilei) des Patienten tief in das Becken eingeschobene rechte Hand des Arztes, die Flexura sigmoidea mit den leicht gekrümmten Fingerspitzen erfassend, an dieser den Mastdarm unter leichten Schüttelbewegungen nach aufwärts zieht. Außer der Mastdarmhebung empfiehlt *Brandt* „Kreuzbeinklopfung“ (behufs Erregung der Beckennerven) und „Knippningarna“, sowie Knieteilung unter Kreuzhebung (s. pag. 325). Die Mastdarmhebung ist wohl als Gymnastik des Levator ani, der Sphinkteren und der vom Rektum zum Steißbein ziehenden Muskeln aufzufassen, während die „Knippningarna“ als spezielle Levator ani-Übung, die Knieteilung als Gymnastik des Beckenbodens (s. o.) zu betrachten ist. Die Angaben *Brandts* über die Wirksamkeit seiner Methode wurden zunächst von *F. Kumpf* in zwei Fällen bestätigt, und verdient zumal der von *Kumpf* mitgeteilte, einen 5jährigen, wegen Atresia ani operierten Knaben betreffende Fall ganz besonderes Interesse, weil es sich hier um den Prolaps eines Anus praeternaturalis handelte, bei welchem die Sphinkteren sowohl wie die Verbindung des Rektums mit dem Levator ani fehlten, die kräftigende Wirkung der Mastdarmhebung daher nur auf die Muskulatur des Rektums selbst in Betracht zu ziehen ist *(Kumpf). J. Csillag* sah die Methode in mehreren Fällen der Kinderpraxis sich vollkommen bewähren.

[1]) *v. Braun-Fernwald* und *Kreisl* erklären sich für die Operation bei hochgradiger Muskelatrophie, bei abgemagerten, dekrepiden und senilen Individuen, bei Vorhandensein perinealer Defekte und bei bedeutender Zervixhypertrophie, sowie in jenen Fällen, die nach 3wöchentlicher mechanischer Behandlung nicht gebessert worden sind.

Residuen, so bei chronischer Pelveoperitonitis *(Heitzmann)* und ihren Einzelformen (Perimetritis, Perioophoritis, Perisalpingitis, Perizystitis und Periproctitis chron.), bei chronischer Parametritis, chronischer Oophoritis, bei Haematocele retrouterina, bei Lageveränderungen des Uterus und der Adnexe sowie der Vagina, von welchen die fixierten Deviationen besonders dankbare Objekte der mechanischen Behandlung (langsame Lösung der Fixationen) darstellen.

Relative Anzeigen bieten der Deszensus und Prolapsus vaginae et uteri (s. o.), deren Prognose durch den Zustand der Beckenmuskulatur und des Dammes bestimmt wird, ferner die chronische Metritis und Endometritis, bei welchen die mechanische Behandlung nicht selten die subjektiven Beschwerden erheblich zu mildern vermag und teils selbständig, teils neben anderen therapeutischen Maßnahmen Berücksichtigung verdient. Amenorrhöe und Dysmenorrhöe werden durch beckenzu- beziehungsweise ableitende Bewegungen günstig beeinflußt (Wirkung auf die Gefäßfüllung und Verminderung des durch dieselbe bedingten Druckes auf die metritisch veränderte Uterusmuskulatur? [*Schultze, Preuschen*]).

Die Beseitigung von Residuen chronischer Entzündungsprozesse einerseits und die Heilung von Lageveränderungen andrerseits durch Massage und Gymnastik werden begreiflicherweise gegebenen Falles Konzeption bedingen, wo dieselbe vorher wegen eines Genitalleidens der Frau nicht möglich war. In diesem Sinne ist daher Sterilität der Frau als Indikation für eine Methode aufzufassen, welche nach *E. Bumm* auch imstande ist, durch Massage des engen Scheidengewölbes und der reflektorisch abnorm erregbaren Bauchdecken (und der Bauchpresse) dem unmittelbar nach der Kohabitation eintretenden unwillkürlichen Spermaabfluß vorzubeugen.[1])

Die Kontraindikationen seiner Methode präzisiert *Brandt* durch die Worte: Eiter und Krebs. Selbstverständlich wird ein Heilverfahren, dessen Wirkungen zum großen Teile auf Begünstigung der Resorption zurückzuführen sind, dort als ausgeschlossen betrachtet werden müssen, wo die Gefahr einer Infektion des Organismus besteht (vergleiche pag. 112). Deshalb sind neben malignen Neoplasmen und suppurativen Pro-

---

[1]) *Bumm* empfiehlt außerdem Massage der bei sterilen Frauen häufig verdickten und verhärteten Mucosa cervicis mittelst bougieartiger Instrumente (Uterusdilatatorien) in Verbindung mit Dilatation der Zervix. — *Malengreau* berichtet über einen Fall von habituellem Abortus, bei welchem die Massage eines der Hinterwand des Uterus aufsitzenden Tumors dessen Verkleinerung und physiologische Beendigung der bald darauf eingetretenen Gravidität bewirkt haben soll, sowie über einen zweiten, mit Latero- und Retroversio uteri einhergehenden Fall von wiederholter vorzeitiger Fruchtausstoßung, bei welchem manueller Lösung der den Uterus fixierenden Adhäsionen gleichfalls die Geburt einer lebenden, reifen Frucht am Ende der nächsten Gravidität gefolgt ist.

zessen[1]) auch gonorrhoische Affektionen jeder Art als Kontraindikationen zu betrachten. Dasselbe gilt von Erkrankungen, bei welchen jede mechanische Reizung die Gefahr einer Schädigung involviert, also von akuten Entzündungen der Beckenorgane (akute Pelveoperitonitis, akute Metritis etc.).

Während die Menstruation nicht nur keine Gegenanzeige für die Ausführung der Massage abgibt, sondern nach *Brandt, Jenzer* u. a. gerade die Hyperämie und Auflockerung der Gewebe während der Menses einen günstigen Boden für die zart ausgeführte, resorptive Massage darstellt[2]), bei Dehnungen jedoch zu großer Vorsicht mahnt *(Ziegenspeck)*, perhorreszieren wir im Gegensatze zu anderen Autoren die Anwendung der Mechanotherapie bei Schwangerschaft, von dem Grundsatze des „Nunquam nocere!" geleitet. Darüber, ob bei habituellem Abortus gegebenen Falls die manuelle Behandlung intra graviditatem indiziert ist, wie *Brandt* mitteilt, fehlt uns jede Erfahrung.

Einzelne Handgriffe finden ihre relativen Gegenanzeigen. So muß die Uterushebung bei Adnexschwellung vermieden werden und setzt im übrigen physiologische Vorwärtsbeugung des Uterus voraus.

Hochgradige Fettablagerung in den Bauchdecken, welche zwischen die äußere und innere Hand eine die Palpation erheblich erschwerende Schichte interkaliert, ist unter die relativen Gegenanzeigen zu zählen. Auch einzelne Fälle pathologisch gesteigerter Erregbarkeit des Nervensystems können ein unüberwindliches Hindernis manueller Genitalbehandlung abgeben.

Der Wert der heilgymnastischen Bewegungen, der von *Brandt* den als „Massage" bezeichneten Handgriffen ebenbürtig an die Seite gestellt wird, ist von den seine Methode übenden Gynäkologen in der Folge bezweifelt und die Gymnastik teils vernachlässigt, teils vollständig über Bord geworfen worden. Wir glauben mit Unrecht. Wenn auch nicht geleugnet werden kann, daß die Bedeutung der blutableitenden und -zuleitenden Bewegungen von den Schweden einigermaßen überschätzt wird (vergl. pag. 98), so ist einerseits die muskelkräftigende Wirkung der Gymnastik, zumal auf den Beckenboden bei Deszensus etc. (s. o.), durchaus nicht gering anzuschlagen, und andrerseits kann man fast regelmäßig beobachten, wie Frauen mit chronischen Genitalerkrankungen bei zweckentsprechender Gymnastik die lang entbehrte Euphorie wiederfinden (rasches Schwinden der „Reflexsymptome" [*Ziegenspeck*]), bevor

---

[1]) Das Kunststück der manuellen Expression der Pyosalpinx durch das Ostium uterinum *(Ziegenspeck)* bleibt wohl ausschließlich technischen Virtuosen vorbehalten, welche die Verantwortung für solche Encheiresen zu tragen den Mut besitzen.

[2]) In unseren Landen scheitert der Versuch, intra menses zu massieren, fast regelmäßig an der Abneigung der Patientinnen, zu dieser Zeit das Verfahren fortsetzen zu lassen. Auch perhorreszieren viele Gynäkologen die Erhöhung der während der Menstruation bestehenden Reizung der Frau durch intravaginale Manipulationen. Wir können im übrigen außerhalb der Menses durch Heißwasserapplikation und andere thermische Agentien vor der Massage Hyperämie erzeugen *(O. Frankl)*, deren Vorhandensein erfahrungsgemäß die Wirksamkeit mechanischer Behandlung unterstützt.

das Grundleiden auch nur gebessert wurde, ihre Angst vor jeder Bewegung des täglichen Lebens verlieren, arbeits- und genußfähiger werden. — Es empfiehlt sich daher trotz des unleugbaren Mehraufwandes an Mühe und Zeit, den die Ausführung der gymnastischen Bewegungen dem Arzte auferlegt, im Anschlusse an die Massagebehandlung zwei bis drei der Indikation entsprechende Übungen anzureihen und die Patienten zur Selbstübung anzuhalten.

Auch Störungen der Milchabsonderung sollen, wie *Mensinga* und *K. Schultz* mitteilen, durch zentrifugale (in der Richtung gegen die Brustwarze geübte) Massage der Brüste behoben worden sein. Der erstgenannte Autor berichtet ferner über gute Resultate der Massagebehandlung von Hohlwarzen.

Mechanische Behandlung von Störungen im Gebiete der **männlichen Geschlechtsorgane** ist früher nur von wenigen Ärzten *(Estlander, Rütte, Wohl, Welty, Ebermann)* versucht worden. In neuerer Zeit empfehlen und üben die Urologen die von *Brandt* zuerst ausgeführte Massagebehandlung bei chronischer Prostatitis, sobald Suppuration ausgeschlossen werden kann, beziehungsweise den Residuen der parenchymatösen Entzündung der Vorsteherdrüse.

Patient in Rückenlage mit leicht erhöhtem Oberkörper und in den Hüftkniegelenken gebeugten und abduzierten Unterextremitäten. Der Arzt sitzt an der rechten Seite des Patienten, bringt den rechten, wohlbefetteten (wegen der Notwendigkeit genauer Palpation nicht kondomierten) Zeigefinger mit nach oben gerichteter Volarfläche langsam, möglichst hoch in den Anus ein und führt nun mit der Endphalange zarte Zirkelreibungen, Glättungen (nach Art des in der gynäkologischen Massage üblichen „Målning"; s. o.), leichte, analwärts gerichtete Streichungen und bei leichter Beugung der beiden distalen Phalangen zarte, gelenkige Erschütterungen der Drüse aus. Diese Manipulationen müssen überaus zart und vorsichtig tastend vorgenommen werden; der Ersatz des palpierenden Fingers durch Stäbe *(Feleki)* oder Erschütterungsapparate *(F. Kornfeld)* ist daher nicht zu empfehlen.

Technisch muß ernstlich davor gewarnt werden, bei der mechanischen Behandlung der relativ leicht erreichbaren Prostata, die dem palpierenden und massierenden Finger nicht auszuweichen vermag, die Handgriffe der Körperoberfläche anzuwenden und dieses Organ etwa kräftig zu streichen und zu reiben. Solchen Eingriffen folgen prompt Reizsymptome — Dysurie, Tenesmus, Schmerzen. Die Massage der chronischen Prostatitis entspricht der kausalen Indikation; sie soll die durch Überdehnung insuffizient gewordenen Drüsengänge durch häufig wiederholten, wohldosierten mechanischen Reiz wieder kontraktionsfähig machen, analog der mechanischen Therapie der Darmatonie. Nur zarte, gelenkig und vorsichtig ausgeführte Manipulationen sind hier geboten.[1])

Die akute und subakute Prostatitis und die Prostatahypertrophie — Erkrankungen der Vorsteherdrüse, die erfahrungsgemäß selbst auf zarte Manipulationen durch erhebliche Reizzustände reagieren — sollten nicht als Objekte der Prostatamassage betrachtet werden.

---

[1]) Die Expression der chronisch inflammierten Drüse, deren Ausführung einzelnen Ärzten als Hauptzweck mechanischer Prostatatherapie erscheint, ist ein Vorgang, der nicht im Interesse der Behandlung, sondern lediglich zu diagnostischen Zwecken ab und zu geübt wird.

Auch die Residuen nach gonorrhoischer Epididymitis wurden (von *Colombo*) zum Objekte einer Massagebehandlung gemacht und empfiehlt *Colombo*, dieselbe nicht später als etwa 6 Wochen nach Ablauf der akuten Symptome vorzunehmen, da späterhin der Erfolg: „Resorption der den Anfangsteil des Vas deferens verschließenden und sohin Sterilität bedingenden Exsudatmassen“ fraglich werde.

Die in neuerer Zeit von *Zabludowski* unentwegt propagierte mechanisch-pneumatische Behandlung der Impotentia virilis in Form von künstlich (mittelst Luftpumpe) bewirkter Erektion, Knetung der Hoden, Massage der Leistengegend und Analerschütterung (behufs Förderung der allgemeinen Ernährung und „Hebung des Selbstvertrauens des Patienten“) ist wohl als eine „Methode“ aufzufassen, deren Ausführung nicht jedem Arzte zugemutet werden kann. Auch wir überlassen sie ohne Bedauern der „Berliner Schule“.

B. Erkrankungen des uropoetischen Systems.

Von den der Hand zugänglichen Organen des harnbereitenden und -leitenden Apparates ist es zunächst die Wanderniere, welche seit *Thure Brandt* eine relativ dankbare Indikation mechanischer Behandlung bildet. Die Nephroptose, deren Zusammenhang mit der abnormen Beweglichkeit anderer Unterleibsorgane (Dickdarm, Magen, Leber, Milz) erst kürzlich erkannt (*Glénards* Enteroptose) und auf gemeinsame Ursachen (Erschlaffung der Bauchmuskulatur, Konsumption des viszeralen Fettgewebes[1]) zurückgeführt wurde, gelangt dank der Ausgestaltung der palpatorischen Untersuchungsmethoden nunmehr weitaus häufiger als früher zur Kenntnis des Arztes und damit zur Behandlung.

Die von *Thure Brandt* bei Wanderniere geübte Technik besteht in leichten Erschütterungen der reponierten Niere in Verbindung mit Gymnastik der Bauchmuskulatur.

P „krummhalbliegend“; A sitzt — eine rechtsseitige Wanderniere vorausgesetzt — an der rechten Seite des Lagers, sein Gesicht dem der P zugewendet. Zunächst wird die Niere während einer Exspirationsbewegung der P bimanuell reponiert, hierauf setzt A die Spitzen seiner dem Abdomen flach aufgelegten rechten Hand (bei linksseitiger Wanderniere der linken Hand) an den unteren Nierenpol und übt eine elastische Vibrationsbewegung („Unternierzitterdrückung“ *Brandts*) aus, die er nach kurzer Pause, während welcher die Fingerspitzen den Nierenrand nicht verlassen, noch 2—3mal wiederholt. Die Ausführung dieser Bewegung wird durch Erhebung des Kreuzes seitens der P erleichtert. P wird aufgefordert, die Selbstreponierung der tiefstehenden Niere abends vor dem Einschlafen zu versuchen, was bei einigem guten Willen der Kranken unschwer gelingt. — Weiters empfiehlt *Brandt* auch hier die „Kreuzbeinklopfung“ (s. pag. 325), welche auf die zum Becken leitenden Nerven erregend wirken soll, und neben anderen, in Kap. X eingehend geschilderten, der Kräftigung der Bauchmuskulatur

[1]) Für die Nephroptose muß wohl zunächst das Schwinden des perirenalen Fettes, des ferneren aber auch Extravaganzen der Kleidung (Schnüren, zu festes Binden der Röcke, hohe Schuhabsätze), ferner häufiges, durch die in der Ätiologie des Tiefstandes der Unterleibsorgane überhaupt eine wichtige Rolle spielende Atonie der Bauchdecken bedingtes Pressen bei der Defäkation (extremer Tiefstand des Zwerchfells) herangezogen werden (*C. Keller*).

dienenden Übungen folgende, „neigreitsitzende Wechseldrehung“ genannte, mit Vorwärtskrümmung des Rumpfes verbundene Bewegung:

P reitet auf der „hohen Bank“ mit durch Lederstrippen fixierten Füßen, eventuell auf einem Stuhle, in welchem Falle die Füße irgendwie festgestellt werden müssen, vornüber geneigt mit gekrümmtem Rücken, Hände hüftenfest, A steht hinter P, faßt ihre beiden Achseln von unten her und dreht durch Zurückziehen einer Schulter den Oberkörper der P unter deren Widerstand nach der der Nephroptose entsprechenden Seite. Im zweiten Tempo dreht P unter Widerstand des A den Oberkörper wieder in die Ausgangsstellung.

So verständlich die gegebenen Falles durch Bauchmassage zu unterstützende Wirkung der Gymnastik auf die Wiederherstellung des Tonus der Bauchdecken ist, deren Erschlaffung wir als eines der ätiologischen Momente der Wanderniere kennen gelernt haben und deren Kräftigung sicherlich von großer Bedeutung für die Therapie der Nephroptose ist, so schwierig ist die Erklärung des Effektes der Nierenerschütterung auf die Lageveränderung des Organes. Von einer „Tonisierung“ des die verlängerten Nierengefäße einhüllenden Bindegewebes im Sinne *Brandts* kann ja nicht die Rede sein. Es bleibt daher nur die Annahme übrig, daß durch die häufig wiederholte Manipulation der „Unternierzitterdrückung“ subakute, zirkumskripte Entzündungen im perirenalen Gewebe erzeugt werden, welche zu Schrumpfung des perirenalen Zellgewebes und Adhäsionsbildung an der hinteren Bauchwand führen.

Die Resultate der mechanischen Behandlung der Wanderniere sind nach den Angaben einzelner Autoren sowohl bezüglich der anatomischen Restitution wie im Hinblick auf das subjektive Befinden der Patienten befriedigende. Nach unseren Erfahrungen ist die erstere durchaus nicht als der häufigere Ausgang der Mechanotherapie zu bezeichnen; unleugbar aber ist das häufige Zustandekommen einer höheren Fixation der Niere sowie ein eklatanter Erfolg bezüglich der subjektiven Empfindungen der Patienten. Wie bei zahlreichen Genitalerkrankungen der Frauen, scheint die mechanische Behandlung auch hier Euphorie durch Beseitigung der „Reflexsymptome“ (vergl. pag. 331) zu bewirken, die nicht selten als „Heilung“ imponiert.

Von den von mir mechanisch behandelten 33 Fällen von Wanderniere (25 rechtsseitige, 4 linksseitige, 4 beiderseitige, 31 Frauen, 2 Männer betreffend) kann ich nur 7 als „geheilt“ bezeichnen, da bei diesen nach 4- bis 9wöchentlicher täglicher oder fast täglicher Behandlung die Niere nicht mehr unter dem Rippenbogen erschien, und auch perkutorisch die anatomische Restitution nachgewiesen werden konnte. Keiner von diesen Fällen zeigt seit der vor Monaten bis Jahren beendeten Behandlung ein Rezidiv. Von den übrigen 26 Fällen sind 10 auszuscheiden, die sich der Therapie frühzeitig entzogen haben; ein Fall blieb ungeheilt, 9 Fälle zeigten nach 3—5wöchentlicher Behandlung Euphorie trotz des nur teilweisen anatomischen Effektes und befinden sich, soweit eruierbar, auch heute, nach Jahren, noch vollständig wohl (kein Anfall von „Niereneinklemmung“). Die restlichen 6 Fälle zeigten relative Euphorie trotz Fortbestandes der Nephroptose nach mehrwöchentlicher Behandlung und waren mit dem erreichten Resultate zufrieden.

Atonische Zustände der Blase werden von einzelnen Mechanotherapeuten durch manuelle (beziehungsweise maschinelle) Erschütterungen der Blase günstig beeinflußt.

Auch Incontinentia urinae der Frauen wurde, und zwar von *Narich*, in 4 Fällen mit Erfolg mechanisch behandelt; er führt den Zeigefinger in die Vagina ein und massiert zunächst durch leichte Pendelbewegungen des Fingers die Umgebung des Blasenhalses, drückt hierauf mit dem Zeigefinger unter Vibrationsbewegungen den Blasenhals und die benachbarten Partien der Blase an die Symphyse und massiert endlich die Urethra durch drückende „antero-posteriore" Bewegungen.

Behufs Anregung der Resorption von periurethralen, submukösen Infiltrationen, aus welchen Harnröhrenstrikturen hervorgehen, empfiehlt *G. Antal* die Anwendung der Massage vom Perineum aus, welche nach Markierung der infiltrierten Partie mittelst der Sonde vorgenommen wird. Hierher gehören auch die Versuche, kallöse Strikturen durch Bewegungen der eingeführten Bougies, Sonden etc. zu verdünnen, ein Verfahren, das von mehreren Autoren gleichfalls „Massage" genannt wird, oder die Kallositäten auf den eingeführten Instrumenten von außen her zu kneten.

Schließlich sei der von einzelnen Ärzten empfohlenen mechanischen Behandlung der Enuresis nocturna Erwähnung getan, deren Aufgabe es ist, durch Setzung eines mechanischen Reizes („Zitterdrückung") die mangelhafte Innervation, beziehungsweise den Schwächezustand des Sphincter vesicae *(Ultzmann)* zu bekämpfen. Der in die Vagina (bei Virgines und Knaben in das Rektum) eingeführte linke Zeigefinger sucht unterhalb der Symphyse die Urethra abzutasten und ihrem Verlaufe gegen den Blasenhals zu folgen. Hier wird mit dem gegen das Schambein gerichteten Finger 5—6mal ein leichter Zitterdruck ausgeübt. Die Fingerspitzen der rechten Hand tasten, hinter der Symphyse in das Becken eindringend, dem inneren Finger entgegen: sobald sich äußere und innere Fingerkuppen berühren, erfolgt die Zitterdrückung. — In Verbindung mit die Kräftigung des Beckenbodens (s. o.) intendierender Gymnastik haben *Csillag* und *Rawikowitsch* in zusammen 11 Fällen und in je 7—14 Sitzungen befriedigende, zum Teil überraschende Resultate erzielt. Auch ich war mit dem Resultate dieser Behandlung in 3 Fällen zufrieden. *Herbsmann* nimmt sie in Knieellenbogenlage vor.

KAPITEL XVII.

Allgemein-Krankheiten.

Aus dem physiologischen Teile (s. Kap. V und VI) dieses Handbuches hat der Leser den Einfluß der Massage und Heilgymnastik auf den Gesamtorganismus[1]), den Stoffwechsel, die Blutverteilung und den

[1]) Methodische Muskelübung scheint die Entwicklung des wachsenden Körpers günstig zu beeinflussen. Wir sehen nämlich nicht selten, daß im Wachstum zurückgebliebene, zart organisierte Kinder nach längerem, regelmäßigem Besuche des Gymnastiksaales nicht nur muskelkräftiger und robuster werden, sondern auch relativ rascher zu wachsen scheinen. Sicherlich spielt hier neben der Kräftigung der Bewegungsorgane die Steigerung der Appetenz und des Stoffwechsels eine bemerkenswerte Rolle.

Blutdruck, die Respiration, ja selbst auf die Körpertemperatur kennen gelernt, soweit beweiskräftige Untersuchungen bisher vorliegen. Wenn auch nicht geleugnet werden kann, daß die Forschung auf diesem Gebiete über die ersten Anfänge nicht hinausgekommen ist (s. pag. 86), so gestattet doch schon das relativ Wenige, das wir wissen, im Vereine mit der klinischen Erfahrung die Aufstellung ganz bestimmter Indikationen für die mechanische Behandlung einzelner sogenannter konstitutioneller Erkrankungen.

Die Vermehrung der Stickstoffausscheidung durch die allgemeine Körpermassage, ein Effekt, der von *Bendix* wohl mit Recht auf die Anregung der Zelltätigkeit und die Steigerung des Eiweißzerfalles infolge Beschleunigung der Zirkulation zurückgeführt wird (s. pag. 86), erklärt uns den günstigen Einfluß dieser Encheirese im Vereine mit methodischer Muskelbewegung (Gymnastik) auf abnorme Fettleibigkeit. Die „Vermehrung der Ausgaben" im Haushalte des Organismus ist das Prinzip der mechanischen Behandlung der Adipositas *(Reibmayr)*, zum Unterschiede von den diätetischen Entfettungskuren, welche ausnahmslos Verringerung der Einnahmen — zumal der Kohlenhydrate — und damit Schwächung des Körpers zur Folge haben, deren deletäre Wirkung besonders bei Nerven- und Herzkranken beobachtet werden kann. Neben der Vermehrung der Stickstoffausscheidung durch allgemeine Körpermassage, deren diuretische Wirkung *(Bum, Le Marinel, Hirschberg, Polubinski)* wir pag. 86 besprochen haben, kommt hier die Anregung der bei Adipösen so häufig darniederliegenden Darmperistaltik durch die Massage des Abdomens, die Steigerung der Perspiratio insensibilis der Haut durch die grobmechanische Wirkung der Streichung (s. pag. 74), sowie die Vermehrung der CO_2-Ausscheidung und der Sauerstoffaufnahme durch die Lungen durch die Atmungsgymnastik (s. pag. 106) zur Geltung. Wesentlich gefördert wird die Wirkung der Vermehrung der Ausgaben des Organismus durch die Muskelbewegung und Muskelkräftigung seitens der Gymnastik (und der Muskelknetung), deren Einfluß auf die Zirkulation in diesem Handbuche (vergl. pag. 102 u. ff.) eingehende Würdigung gefunden hat. — Die mechanische Behandlung der die Fettleibigkeit so oft begleitenden Anämie wird unten besprochen.

Technisch sei bemerkt, daß wir dem Fettleibigen zunächst Bewegungen mit Widerständen verordnen, die unter dem Mittelwerte seiner dynamometrisch festgestellten Muskelleistung liegen; wir suchen die einzelnen Muskelgruppen der oberen und unteren Extremitäten sowie des Rumpfes abwechselnd zu aktivieren, indem wir sie in genauest vorgeschriebenem und überwachtem Tempo arbeiten lassen, und schalten, des Wertes eingedenk, den Förderungsbewegungen in Form von Rollungen und anderen Bewegungen der Gelenke für die Begünstigung des venösen Blutstromes sowie der Lymphbewegung besitzen, solche Bewegungen von genau präzisierter Dauer, ferner passive, teils gleichfalls Roll- und Kreisbewegungen, teils Erschütterung und Klopfung des Thorax und Abdomens besorgende Apparate ein. Auch die einerseits der Übung der Antagonisten, andrerseits der Herz- und Gefäßinnervation dienenden „Selbsthemmungsapparate“ finden bei Arteriosklerose und bei Fettherz Anwendung. Endlich wird die Atmung sorgfältig überwacht, mit den sonstigen Bewegungen in Einklang gebracht und bei der Aufstellung des heilgymnastischen Rezeptes auf jene Apparate, die Tiefatmen vermitteln, besondere Rücksicht genommen. Zwischen die in Gruppen angeordneten Bewegungen eingeschaltete, genau vorgeschriebene Pausen verhüten jede Überanstrengung des Patienten, bei welchem es niemals zu bemerkenswerter Schweißbildung kommt, so daß hier die Wasserverluste keine Rolle spielen. In schwereren Fällen wird die gymnastische Behandlung durch methodische Massage zumal der Extremitäten und des Halses unterstützt. Allmählich werden die Widerstände erhöht, die Zahl der an einem Apparate vorzunehmenden Bewegungen wie die Zeitdauer der passiven Einwirkungen vergrößert und stets unter sorgfältiger Beobachtung des Einzelfalles und genauer Kontrolle desselben mittelst Tonometers, Dynamometers, Meßbandes und Wage vorgegangen.

Bezüglich der Anwendung der Sportbewegungen bei Adipösen muß daran erinnert werden, daß in der Hand des Unverläßlichen die Sportbewegung in Gestalt des Bergsteigens, Ruderns, Schwimmens und Radfahrens durchaus nicht als gleichgültig anzusehen ist. Bei vorhandenen Zirkulationsstörungen und anderen Komplikationen der Obesitas bildet die unkontrollierte, zum großen Teil ja unkontrollierbare Sportbewegung eine eminente Gefahr; für den sonst gesunden Fetten ist gerade durch die so naheliegende Möglichkeit der Überanstrengung des Herzens bei unvernünftiger Anwendung der Bewegung die Eventualität der Erzeugung von Komplikationen, zumal seitens des Zirkulationsapparates, gegeben. Der Organismus von Fetten ist als minderwertig zu betrachten. Ist jede Übertreibung körperlicher Bewegung auch beim vollständig gesunden, widerstandsfähigen Individuum zu widerraten, so muß dieselbe bei Personen, die der Stoffwechselalteration der Obesitas unterworfen sind, mit großer Sorgfait verhütet werden. Leider ist die Neigung gerade Fettleibiger, die sich endlich zu methodischer Körperbewegung entschlossen haben, zu Übertreibungen eine sehr verbreitete. Dem Sport kann daher ein Platz unter den therapeutischen Methoden der Obesitas nicht eingeräumt werden. Bei intaktem Zirkulationsapparate und bei Fehlen sonstiger Komplikationen ist derselbe jedoch immerhin als häufig wünschenswertes Surrogat streng methodischer mechanischer Behandlung zu betrachten und unter entsprechenden, gegen jede Übertreibung gerichteten Kautelen auch ärztlich zu empfehlen. Bei Komplikationen der Fettsucht seitens des Zirkulationsapparates ist von den Sportbewegungen lediglich das bezüglich Tempo und Arbeitspausen entsprechend modifizierte Bergsteigen in der guten Jahreszeit als die sonstigen mechanischen Applikationen zeitweilig ablösendes Verfahren zu betrachten und unter sorgfältiger Beobachtung des Patienten zu gestatten, jede andere Art der sportlichen Bewegung zu untersagen.

Von einer lokalen Wirkung der Massage der Anhäufung von Fettgewebe gegenüber, wie sie zumal von Laien dieser Heilmethode nachgerühmt wird, kann wohl nur mit Reserve gesprochen werden. Lange Zeit hindurch fortgesetzte Streichung, Reibung und Knetung solcher Partien des Körpers regt wohl die Fettresorption zweifellos an, wie man gelegentlich bei der Bauchmassage Fettleibiger erfahren kann, doch ist diese lediglich kosmetische Wirkung der Methode eine rasch vorübergehende.

Seitens mehrerer Mechanotherapeuten (u. a. v. *Kleen* und *J. R. Mitchell)* wurde eine günstige Beeinflussung des Befindens bei Anämie und Chlorose durch allgemeine Körpermassage beobachtet, die bei den in dieser Richtung untersuchten Fällen mit Zunahme des Hämoglobingehaltes[1]) einherging. Die Zahl der beobachteten Fälle ist jedoch zu gering, um aus denselben Schlüsse auf die Wirkungsweise der Massage bei Anämie ziehen zu können. Sicherlich hat der günstige Einfluß der Abdominalmassage auf die Darmfunktion, zumal bei Chlorose, keine geringe Bedeutung.

Eingehender studiert ist der Einfluß vermehrter Muskelarbeit, sowie der passiver Muskelübung gleichzustellende Effekt der allgemeinen Körpermassage auf die Zuckerausscheidung bei Diabetes mellitus. *Finkler* und *Brockhaus* haben an 14 Fällen (5 Fällen von schwerem, 6 Fällen von mittelschwerem Diabetes und 3 Fällen einfacher Glykosurie) Verminderung zunächst der Harnmenge, dann des Zuckergehaltes bei gleichzeitiger relativer Euphorie (Nachlaß des Durstgefühls), Vermehrung des Körpergewichtes und der Transpiration beobachtet. Schon früher haben sowohl *Bouchardat* als *Külz*, letzterer durch sehr exakte Versuche, nachgewiesen, daß vermehrte Muskelarbeit ceteris paribus den Verbrauch des Zuckers steigert und dessen Ausscheidung erheblich herabsetzt. Zumal fette Diabetiker werden sich zur mechanischen Behandlung eignen. Bei der Ausübung der Massage ist jedoch die erhöhte Vulnerabilität der Gewebe sowie die hochgradige Empfindlichkeit der Haut der Zuckerkranken zu berücksichtigen, welche Momente zu vorsichtiger und minder kräftiger Anwendung der Manipulationen auffordern.

Der therapeutische Wert der Mechanotherapie bei der Arthritis urica wird teils überschätzt, teils geleugnet. Die Wahrheit dürfte auch hier in der Mitte liegen. Wer in der Massage und Gymnastik ein Spezifikum gegen die Gicht erblickt, wird zahllose Enttäuschungen erleben; wer der mechanischen Behandlung einen immerhin hervorragenden Platz im therapeutischen Armamentarium dieser Erkrankung einräumt, ohne „Wunderkuren“ zu erhoffen, dürfte in der Mehrzahl der Fälle — eigene und der Kranken Geduld vorausgesetzt — von den Leistungen dieser Methode befriedigt sein.

Die Zahl der Theorien über die Pathogenese der Gicht ist größer als die ihrer Formen. *Garrods* Erklärung der gichtischen Vorgänge beruht bekanntlich auf dem von ihm herrührenden Befunde einer Vermehrung der

[1]) *Afanassjews* Untersuchungen bei mit Massage und Hydrotherapie (Wannenbädern von 28—32° R, kalten Übergießungen und Fächerdusche) behandelten Skorbutkranken haben ergeben, daß nach der Massage die an Zahl ohnehin verringerten roten Blutkörperchen in noch größerer Menge zugrunde gehen und nun bedeutendere Mengen Hämoglobins aus den zerfallenen Blutkörperchen gefunden werde. Bald (?) aber beginne die Zahl der roten sich zu vergrößern. — Siehe auch *Mitchells* Untersuchungen und seine, wenngleich hypothetische Schlußfolgerung pag. 74.

Harnsäurebildung als Folge sehr reichlicher, zumal eiweiß- und fettreicher Ernährung bei mangelhafter Körperbewegung (unvollständiger Stoffwechsel). Infolge einer schon in den frühen Stadien der Krankheit vorhandenen Insuffizienz der Nieren und der hierdurch bedingten Verminderung der Harnsäureausscheidung durch den Urin kommt es zu Harnsäurestauung im Blute und in den Körpersäften, deren Steigerung das Herausfallen der harnsauren Salze aus dem Blute und Gewebssaft in die Gewebe bedingt. Der akute Gichtanfall entsteht durch Reizung und Entzündung dieser Gewebe durch die harnsauren Salze. — Nach *Ebstein*, der die in den Gewebssäften gelösten neutralen Urate (nicht, wie *Garrod* die kristallinisch ausgeschiedenen sauren Urate) als die lokale Schädlichkeit betrachtet, ist es nicht die gesteigerte Bildung von Harnsäure allein, die den Gichtanfall veranlaßt. Die Anfälle sind vielmehr durch die Annahme einer lokalisierten Harnsäurestauung zu erklären, die in der Umgebung der Bildungsstätten der Harnsäure durch eine Störung der Saftbewegung entsteht. Diese lokalen Stauungen liegen nach *Ebstein* mehr den akuten Gelenksaffektionen, die allgemeine Harnsäurestauung mehr der chronischen und viszeralen Gicht zugrunde.

Trotz neuerer Untersuchungen, welche dauernd oder in bestimmten Stadien der Gicht keine Abnahme der Harnsäureausscheidung nachweisen konnten und die fundamentale Bedeutung des Harnsäure-Stoffwechsels für die Erklärung der Gichtsymptome zu erschüttern drohen, wird die Gicht nach wie vor als eine Allgemeinkrankheit aufgefaßt, bei welcher in verschiedenen Geweben entzündliche und nekrotisierende Herde in Verbindung mit Ablagerungen harnsaurer Salze sich bilden, welche letztere anscheinend die Folge eines vermehrten Gehaltes des Blutes an Harnsäure sind (*Riess*[1]). Das wichtigste Moment, welches die Lokalisierung der Gicht an ihren Lieblingsstellen begünstigt, scheint die Langsamkeit der Blut- und Säftebewegung an den betreffenden Stellen zu sein, wie sie an der Peripherie der Extremitäten, in den weniger gefäßreichen Gelenkteilen (zumal dem Knorpel) physiologisch ist. Bestätigung findet die Annahme der Abhängigkeit der Uratausscheidung von der Schnelligkeit des Blut- und Säftestromes durch *Charcots* Beobachtung, daß in gelähmten, der Muskelbewegung entbehrenden Körperteilen sich die Gicht mit Vorliebe lokalisiert.

Nach allen im vorstehenden flüchtig berührten Theorien bestehen Harnsäuredepots; ob nun die Gicht durch Überproduktion von Harnsäure und deren Ablagerung hauptsächlich in hierzu anatomisch prädestinierten Körperteilen (mit Blut schlecht versorgter Knorpel etc.) entsteht, ihr Symptomenbild daher eine sekundäre Erscheinung darstellt, oder aber ob die Zirkulations-, vielleicht auch eine Gewebsveränderung in gewissen Regionen das Primäre ist und diese Veränderungen sekundär eine Ablagerung von Harnsäure nach sich ziehen, ist für die Therapie nicht bestimmend. Zweifelsohne werden alle therapeutischen Maßnahmen, welche die Saftbewegung fördern, Störungen derselben hintanhalten und den Übergang der primären Gichtstoffe *(Klemperer)* in das Gefäßsystem und damit deren Ausscheidung begünstigen, die Lokalerschei-

---

[1]) S. Artikel „Gicht" in *Eulenburgs* Real-Enzyklopädie d. gesamten Heilkunde, 3. Aufl., IX. Bd., pag. 219.

nungen der Gicht erfolgreich zu bekämpfen vermögen. Unter den Mitteln, die in diesem Sinne wirken, steht die Massage widerspruchslos an erster Stelle.[1])

Wir werden daher die Massage zur Behandlung arthritischer Gelenke nicht nur bei Vorhandensein palpabler gichtischer Veränderungen (Tophi), sondern auch bei harnsaurer Diathese gleichsam prophylaktisch anwenden, wenn Prodrome den Ausbruch eines Gichtfalles befürchten lassen. — Die allgemeine Körpermassage und Gymnastik hat weiters insofern therapeutischen Wert der Arthritis urica gegenüber, als ihre wiederholt betonte stoffwechselbefördernde und diuretische Wirkung einer kausalen Indikation (unvollständiger Stoffwechsel, Mangel an Körperbewegung) zu genügen geeignet ist.

Die Mitteilungen *Silfverskiölds* über den günstigen Einfluß der Massage der Muskulatur und des Periosts auf das objektive und subjektive Befinden bei Rachitis sind wohl mit derselben Reserve aufzunehmen wie *Afanassiews* Berichte über Massagebehandlung des Skorbuts, aus welchen uns lediglich die Begünstigung der Resorption skorbutischer Infiltrate und Hautödeme durch mechanische Behandlung plausibel erscheint.

Die Heranziehung der Massage für die Behandlung von Intoxikationen ist vom theoretischen Standpunkte aus als berechtigt zu erklären, obgleich klinische Erfahrungen in dieser Richtung kaum vorliegen. Wenn wir von den bei akuten Vergiftungen üblichen exzitierenden Encheiresen (Frottierungen, Flagellationen etc.) als in den Rahmen der Vorlage nicht gehörig absehen, ist der allgemeinen Körpermassage in der Therapie der chronischen Vergiftungen (Morphinismus, Kokainismus, Alkoholismus etc.) dank ihrem Einfluß auf Stoffwechsel und Kreislauf Raum zu gönnen, während passive Bewegungen in Verbindung mit Muskelknetung die hochgradige Muskelschwäche der Abstinenzperiode zu bekämpfen geeignet sind. Breitere Verwendung findet schon heute die Mechanotherapie in der Behandlung der toxischen Lähmungen nach Metallvergiftungen (Blei, Quecksilber).

---

[1]) Ob neben dem mechanischen Effekte der Massage hier auch an eine Art chemischer, die Alkaleszenz der Gewebe durch Schaffung normaler Zirkulation in denselben erhöhender Wirkung der Massage gedacht werden kann, ist eine derzeit offene Frage.

Literatur.

Nach Materien und chronologisch geordnet.*

Historisches. — Lehr- und Handbücher. — Physiologie. — Technik.

H. Mercurialis, De arte gymnastica. Venetiis 1569. — *C. M. Adolphus*, De morborum per manuum attrectatum curatione. Aus seinem: Trias diss. med. chir. Lipsiae 1730. — *F. Fuller*, Medical gymnastique. London 1740. — *Gereke*, De gymnastica veteris inventoribus. Helmstadt 1748. — *Boerner*, De arte gymnastica nova. Helmstadt 1748. — *C. J. Tissot*, Gymnastique médico-chirurgicale. Paris 1780. — *Piorry*, Massage. Dict. sc. méd. Paris 1819. — *Londe*, Gymnastique médicale. Paris 1821. — *J. Bacot*, Observations on the use and abuse of friction; with some remarks on motion and rest, as applicable to the cure of various surgical diseases. London 1822. — *Delpech*, De l'orthomorphie par rapport à l'espèce humaine. Paris 1829. — *Koch*, Das Turnen vom Standpunkte der Diätetik und der Physiologie. Magdeburg 1830. — *M. Retzius*, Några ord. om värdet af friktioner. Tidskr. f. Läkar. o. Pharm. Stockholm 1833. — *H. L. Ungefug*, De arte tornaria quantum ad medicinam pertinet. Halle 1837. — *Sonden*, Über Gymnastik. Skandinav. Naturf.-Versamml. 1840. — *Philostratei* libri de gymnastica, quae supersunt. Ed. *Kayser*, Heidelberg 1840. — *F. Indebeton*, Therapeutic manipulations on med. mechanics. London 1840. — *B. Dreyfuß*, De quelques agents thérapeutiques non usités en France et particulièrement du Massage. Revue méd. franc. et étrang. 1841. — *Pinette*, Précis de la gymnastique moderne. Paris 1842. — *H. E. Richter*, Die nationale und die medizinische Gymnastik in Schweden. Ber. d. Versamml. D. Naturf. und Ärzte. 1845. — *H. P. Ling*, Schriften über Leibesübungen. Aus dem Schwedischen von *Maßmann*. Magdeburg 1847. — *Georgi*, Cinésithérapie. Paris 1847. — *Hartwig*, Die peripathetische Methode. Düsseldorf 1847. — *Rothstein*, Die Gymnastik nach dem System *Ling*. Berlin 1848. — *N. Laisné*, Gymnastique pratique. Paris 1850. — *Roth*, The prevention and cure of many chronic cases by movement according to *Lings* system. London 1851. — *A. Mayer*, Note sur la massothérapie. Gaz. méd. de Paris. 1852. — *B. Dreyfuß*, Du massage. Bull. société méd. prat. de Paris. 1852. — *Branting*, Gymnastique médicale. Berlin 1852. — *B. C. Neumann*, Die Heilgymnastik. Berlin 1852. — *J. M. F. Blundell*, Medicina mechanica. London 1852. — *Berend*, Die medizinische Gymnastik. 1853. — *Heidler*, Die Erschütterung als diagnostisches und Heilmittel. Braunschweig 1853. — *E. Friedrich*, Die Heilgymnastik in Schweden und Norwegen. Dresden 1853. — *M. Eulenburg*, Die schwedische Heilgymnastik. Versuch einer wissenschaftlichen Begründung derselben. Berlin 1853. — *H. Richter*, Bericht über neuere Heilgymnastik. *Schmidts* Jahrb. 1853, LXXXI; 1854, LXXXII; 1857, XCVI; 1858, XCVIII. — *J. W. F. Blundell*, Cases of scrofula, neuralgia, rheumatism, obstinate and habitual constipation etc., successfully treated by the swedish mode of practice. London 1856. — *F. P. Confeld*, Die Grundidee der *Ling*schen Gymnastik. Würzburg 1856. — *J. L. Pichery*, Gymnase de chambre. Paris 1857. — *Hermann Meyer*, Über die neuere Gymnastik und deren therapeutische Bedeutung. Zürich 1857. — *N. Dally*, Cinésialogie. Paris 1857. — *C. T. Taylor*, The movement cure with cases. New-York 1858. — *Girard*, Sur les frictions et le massage etc. Gaz. hebd. de méd. et chir. 1858, Nr. 46. — *Auerbach*, Über Muskelkontraktionen durch mechanische Reizung am lebenden Menschen. Allgem. med. Zentral-Ztg. 1860, Nr. 87. — *Nitzsche*, Die duplizierten Widerstandsbewegungen. Dresden 1861. — *T. Rayner*, Practical remarks upon the treatment of various diseased states by mani-

* Am 16. Mai 1906 abgeschlossen.

pulation. Malvern 1862. — *E. Du Bois-Reymond*, Über das Barrenturnen und über die sog. rationelle Gymnastik. Berlin 1862. — *M. De Pedro*, De lamasamiento de los organos. Siglo med. Madrid 1864. — *H. Cotin*, Le Massage. Revue de thérap. méd. chir. Paris 1864. — *Chancerel*, Historique de la gymnastique méd. Paris 1864. — *Schildbach*, Bericht über neuere Heilgymnastik und Orthopädie. *Schmidts* Jahrb. 1865, CXXVII. — *Jackson*, Finger- und Handgelenkgymnastik. Leipzig 1866. — *J. L. Pichery*, Gymnastique de l'opposant, uniquement fondée par l'anatomie et la physiologie de l'homme. Paris 1867. — *N. Laisné*, Du massage, des frictions et manipulations appliqués à la guérison de quelques maladies. Paris 1868. — *Chernowitz*, Maçadura. Gaz. med. da Bahia 1869. — *H. Perussell*, Du massage, son application à la thérapeutique de quelques affections internes. Paris 1869. — *C. E. O. Neumann*, Die Massage. Leipzig. — *H. Kronecker*, Über die Ermüdung und Erholung der quergestreiften Muskeln. Ber. ü. d. Verhandl. d. kön. sächs. Gesellsch. d. Wissensch. 1871, pag. 718. — *E. Dally*, Manipulations thérap. Paris 1871. — *L. Faye*, Nogle Bemerkninger om Massage. Norsk Magazin f. Laegevidensk. 1872. — *P. Winge*, Om Dr. *Mezgers* Behandling af Forskjaellige Sygdoms ormer ved. Massage. Ibid. 1872. — *B. Weiß*, Die Massage etc. Wiener Klinik. 1872. — *Phélipeaux*, Contribution à la vulgarisation du massage, ou mémoire essentiellement clinique sur cette méthode thérapeutique. Annal. Soc. de méd. d'Anvers. 1872. — *Nicolaysen*, Om Massage som Helbredelsesmiddel. Norsk Magazin f. Laegevidensk. 1873. — *A. A. Berglind*, Über die Massage. St. Petersburger med. Zeitschr. 1873. — *G. Berghman*, och *U. Helledey*, Anteckningar om Massage. Nordisk med. Ark. 1873, Nr. 7. — *D. Graham*, Massage. Med. and Surg. Reporter. Philadelphia 1874. — *Glatter*, Allgemeine Betrachtungen über den Wert der Heilgymnastik. Wiener med. Presse. 1875, Nr. 8, 9, 11. — *Gassner*, Erfolge der Massage. Münchener ärztl. Intelligenzbl. 1875, Nr. 35. — *H. F. Witt*, Über Massage. Arch. f. klin. Chir. 1875. — *F. W. Westerland*, Tio Fall af Massage. Finska läk.-sällsk. handl. Helsingfors 1875. — *Th. Billroth*, Zur Massage. Wiener med. Wochenschr. 1875. — *Huillier*, Quelques remarques etc. Arch. méd. belgiques. 1875, Heft 7. — *v. Mosengeil*, Über Massage, deren Technik, Wirkung und Indikationen dazu, nebst experimentellen Untersuchungen darüber. Verhandl. d. deutschen Gesellsch. f. Chir. Berlin 1875; Arch. f. klin. Chir. 1876. — *W. Wagner*, Die Massage und ihr Wert für den praktischen Arzt. Berliner klin. Wochenschr. 1876, Nr. 45 u. 46. — *Cederschjöld*, Über die schwedische Heilgymnastik mit besonderer Berücksichtigung der mechanischen Nervenreize. *Virchows* Jahresber. 1876. — *E. Kormann*, Bericht über die Leistungen auf dem Gebiete der Heilgymnastik und Orthopädie aus den Jahren 1865 bis 1877. *Schmidts* Jahrb. 1876, CLXX; 1878, CLXXIX, CLXXX. — *v. Ziemssen*, Massage mit warmer Dusche im warmen Bade. Deutsche med. Wochenschr. 1877, Nr. 34. — *E. W. Wretlind*, Något om Massage. Eira, Göteborg 1877. — *Treichler*, Gymnastik und Stabturnen in der Hand des Arztes. Korrespondenzbl. f. Schweizer Ärzte. 1877, Nr. 4. — *Podratzky*, Über Massage. Wiener med. Presse. 1877, Nr. 10. — *W. S. Playfair*, Treatment by massage. Lancet. II, pag. 794. — *Moeller*, Du massage, son action physiologique, sa valeur thérapeutique, spécialement au point de vue du traitement de l'entorse. Bruxelles 1877. — *M. R. Levi*, Della flagellazione. Venezia 1877. — *Körner*, Die Massage und ihre Anwendung, besonders für den Militärarzt. Deutsche Zeitschr. f. prakt. Med. 1877, Nr. 26. — *Le Blond*, Manuel de gymnastique. Paris 1877. — *Bruberger*, Über Massage und ihre Anwendung im Militärlazarett. Deutsche militärärztl. Zeitschr. 1877, Heft 7. — *S. Herrmann*, Über den praktischen Wert der Massagebehandlung. Pester med.-chir. Presse. 1877, Nr. 50. — *Starke*, Die physiologischen Prinzipien bei der Behandlung rheumatischer Gelenkentzündungen. Charité-Annal. 3. Jahrg.; Zentralbl. f. Chir. 1878, Nr. 35. — *J. Putmann*, Physic. exercise for the sick. Boston med. and surg. Journ. 1878. — *D. Prince*, Bathing, cupping, electricity, massage; a comparison of the therapeutic effects of bathing, or cupping, or atmospheric exhaustion, of electricity in the form of galvanism and faradism, and of massage, in the treatment of debilities, deformities and chronic diseases. Amer. Pract. Louisville 1878. — *P. Niehans*, Über Massage. Korrespondenzbl. f. Schweizer Ärzte. 1878, Nr. 7. — *Knight*, Treatment by massage. Dublin Journ. LXXXIII, pag. 381. — *Cederschjöld*, Über passive Bewegungen. *Virchows* Jahresber. 1878. — *D. Graham*, The history of massage. Med. Record. New-York 1879. — *Gerst*, Über den therapeutischen Wert der Massage, Würzburg 1879. — *G. Zander*, Die *Zander*sche Gymnastik und das mechanisch-heilgymnastische Institut in Stockholm. Stockholm 1879. — *V. Stybe*, Klinik for Svensk Sygegymnastik og Massage paa Klampenborg. Ugesk. f. Läger. Kjöbenhavn 1879. — *Cronfeld*, Mitteilung mehrerer chronischer Fälle, welche mittelst der Massage mit Erfolg behandelt worden sind. Berliner klin. Wochenschr. 1879. — *J. Gautier*, Du massage ou Manipulation appliquée à la thérapeutique et à l'hygiène. Le Mans. 1880. — *Weißen-*

berg, Über den Nutzen der Massage in Solbädern. Berliner klin. Wochenschr. 1880, Nr. 19. — *Vogt,* Moderne Orthopädik. Stuttgart 1880. — *Tigerstedt,* Studien über mechanische Nervenreizungen. Helsingfors 1880. — *W. Secgiyama,* Rijno Taigaischin. (Die Indikationen der Akupunktur und Massage.) Tokio 1880. — *W. Secgiyama,* Igaku setsuyo shiu. (Die Praxis der Shampooing [Massage].) Tokio 1880. — *Schildbach,* Kinderstubengymnastik. Leipzig 1880. — *Leroy,* Un mot sur le massage. Bull. soc. de méd. de la Sarthe. 1880. — *Lassar,* Ödem und Lymphstrom bei der Entzündung. *Virchows* Archiv. XLIX, pag. 158. — N. *Laisné,* Applications de la gymnastique à la guérison de quelques maladies, avec des observations sur l'enseignement actuel de la gymnastique dans les hôpitaux. Paris 1880. — *K. Klemm,* Die Muskelklopfung, eine aktiv-passive Zimmergymnastik für Kranke und Gesunde. Berlin 1880. — *A. Hitzigrath,* Die Massage mit oder ohne Kaltwasserbehandlung. Ems 1880. — *P. Haufe,* Über Massage, ihr Wesen und ihre therapeutische Bedeutung. Frankfurt a. M. 1880. — *C. Gussenbauer,* Erfahrungen über Massage. Prager med. Wochenschr. 1881. — *M. Zettler,* Methodik des Turnunterrichtes. Berlin 1881. — *M. Eulenburg,* Artikel über Heilgymnastik in der Real-Enzyklopädie der gesamten Heilkunde von *A. Eulenburg.* Wien und Leipzig 1881, VI. — *A. S. Weber,* Traité de la massothérapie. Paris 1881. — *J. I. Tucker,* Massage. Chicago med. Journ. and Exam. 1881. — *T. G. Smith,* A brif outline of Dr. *Zanders* Mechanico-therapeutical Institution in Stockholm. The Lancet. 1881. — *F. Ritterfeld-Confeld,* Die Massage. Wiesbaden 1881. — *Post,* Elektromassage. New York med. Record. 1881. — *W. Krampe,* Das Mädchenturnen. Ein Wort zur Anregung und Aufklärung an Eltern und Erzieher. Breslau 1881. — *W. J. Karlsiae,* Facts in regard to the swedish movement cure. Philadelphia med. Times. 1880, 1881. — *W. Calwell,* Massage and Electricity. Dublin Journ. LXXXVIII. — *J. Butter,* Elektromassage. Philadelphia 1881. — *G. Delhaes,* Über die gleichzeitige Anwendung der Massage beim Gebrauch der Teplitzer Thermen. Deutsche med. Wochenschr. 1881, Nr. 13. — *G. Nicolich* jr., Del massaggio e delle sue applicazioni. Gazz. med. ital. prov. venete. Padova 1882. — *J. F. Little,* Medical rubbing. Brit. med. Journ. 1882. — *H. Averbeck,* Die medizinische Gymnastik. Stuttgart 1882. — *A. H. Buck,* Über den Nutzen der gymnastischen Behandlung. Brit. med. Journ. 1882. — *F. Busch,* Allgemeine Orthopädie, Gymnastik und Massage. *Ziemssens* Handb. d. allg. Therapie. II, 2. Leipzig 1882. — *D. Graham,* Massage, its mode of application and effects. Pop. Sc. Month. New York 1882. — *J. Zabludowski,* Materiali k voprosu o deistvii massaga na zdorovnich livudei. (Massage als ein Beförderungsmittel der Gesundheit.) Vajeno med. Journ. St. Petersburg 1882. — *L. Pagliani,* Sull'massaggio. Collez. ital di lett. sc. med. Milano 1882. — *A. Heilbrunn,* On massage, its effects and indications. Med. News. Philadelphia 1883. — *J. Zabludowski,* Über die physiologische Bedeutung der Massage. Zentralbl. f. d. med. Wissensch. Berlin 1883. — *J. Zabludowski,* Über die Bedeutung der Massage für die Chirurgie und deren physiologische Grundlagen. Arch. f. klin. Chir. 1883, XXIX. — *G. H. Taylor,* New York med. Times. 1883—1884. — *Th. Stein,* Über elektrische Massage und elektrische Gymnastik. Wiener med. Presse. 1883, Nr. 1. — *S. Smolenski,* Kilka slow o miesieniu (Massage). Medycyna. Warszawa 1883. — *A. Selitzki,* K voprosu o primienii massaja v gospitalnoi praktikie. (Massage in der Hospitalpraxis.) Voyennosan. dielo. St. Petersburg 1883. — *J. Samuely,* Über Massage. Wien 1883. — *v. Mosetig-Moorhof,* Über Massage. Zeitschr. f. Therap. Wien 1883. — *F. H. Martin,* Massage, its application. Chicago med. Journ. and Exam. 1883. — *K. Klemm,* Die ärztliche Massage, ihre Wissenschaft, Technik und praktische Anwendung. Riga 1883. — *E. M. Kirchengeßner,* Massage. Boston 1883. — *J. Althaus,* The risks of Massage. Brit. med. Journ. London. June 1883. — *E. R. v. Aigner,* Die Anwendung der Massage in den Akratothermen. Wiener med. Presse. 1883, Nr. 21. — *Beuster,* Über Massage. Deutsche med. Wochenschr. 1883; Wiener med. Blätter. 1883. — *R. Bressanin,* Considerazioni intorno al massaggio. Gazz. med. ital. prov. venete. Padova 1883. — *T. L. Brunton* and *F. W. Tunnicliff,* On the effects of the kneading of muscles upon the circulation, local and general. Journ. of physiol. XVII, pag. 364. — *Hikosaka-Koshichiro,* Der medizinische Wert des Shampooing (Massage). Iji Shinshi. Tokio 1883, Nr. 285. — *C. Hentschel,* A massage e a sua importencia therapeutica. Rio de Janeiro 1883. — *B. Lee,* Massage; the latest handmaid in Medicine. Tr. med. Soc. Penn. Philadelphia 1884. — *N. Ausländer,* O massazu czyli miesioniu jako metodzie leczniczej. Medycyna. Warszawa 1884. — *A. Augustoni,* Alcuni buoni risultati del massaggio. Arch. di orthop. Milano 1884. — *J. Dollinger,* Masszolással kezelt koresetek. (Massage bei Behandlung von Krankheiten.) Orvosi hetilap. Budapest 1884; Pester med.-chir. Presse. 1884. — *J. Estradère,* Du massage, son historique, ses manipulations, ses effets physiologiques et thérapeutiques. Paris 1884. — *Hoffmann,* Über Erfolge der Massage etc. Repert. d. Tierhk. Stuttgart 1884. — *S. E. Henschen,*

Über Heilgymnastik als Lehrgegenstand für Ärzte und ihr Verhältnis zur Klinik. Upsala läkareföreu förh. XX, 2, pag. 134. — *L. Henry*, Massage. Austral. med. Journ. Melbourne 1884. — *D. Graham*, A practical treatise on massage, its history, mode of application and contraindications, with results in over fourteen hundred cases. New York 1884. — *E. Vogel*, Die Massage, ihre Theorie und praktische Verwertung in der Veterinärmedizin. Stuttgart 1884. — *G. Thermes*, Du massage au point de vue historique, technique, physiologique. Revue méd. et scient. d'hydrol. Toulouse 1884. — *W. B. Sprague*, Massage. Detroit Lancet. 1884/5. — *J. Schreiber*, Traité pratique de massage et de gymnastique médicale. Paris 1884. — *Resch*, Über mechanische Heilgymnastik. Ärztl. Mitteilungen aus Baden. XLIII, 2. — *A. Reibmayer*, Die Aktivbewegungen im Anschluß an die Massage. Wien 1884. — *E. T. Osbaldestone*, Massage with rational gymnastics. New York 1884. — *R. E. Roth*, Massage. Austral. med. Gaz. Sydney 1884/5. — *Aal*, Über mechanische Heilgymnastik. Tidsskr. f. prakt. Med. 1885, V, 22. — *J. Block*, Massage, an effective mechanical treatment, employed in modern therapeutics. New York 1885. — *T. S. Bullock*, Massage in the treatment of disease. Louisville med. News. 1885. — *A. S. Eccles*, Observations on the physiological effects of massage. Proc. Royal med. and chir. Soc. London 1885—1887. — *J. Zabludowski*, Physiologische Wirkungen der Massage und allgemeine Betrachtungen über dieselbe im Dienste der Chirurgie. Arch. f. klin. Chir. 1885, XXXI. — *C. Schlegel*, Erschütterungsschläge, ein neues Hilfsmittel der mechanischen Therapie. Allg. med. Zentral-Ztg. 1885, Nr. 40. — *C. Roux*, Sur le massage. Revue méd. de la Suisse rom. Genève 1885. — *P. J. Pogojev*, Mestnoe raspredielnie arter krovi vo vremja idiomuskul. sokratschenii pri cheiroterapii. Laitop. khirurg. obsh. v. Mosk. 1885. — *Macgowan*, On the movement cure in China. Shanghai 1885. Reprint from China. Imp. Customs med. Rep. Nr. 29, 42—52. — *H. Klemm*, Die ärztliche Massage und das Heilturnen. Riga und Leipzig 1885. — *W. W. Keen*, Note as to the comparative effects of active voluntary exercise and of passive exercise by massage on the production of albuminuria. Med. and Surg. Reporter. Philadelphia 1885. — *J. Kiaer*, Bidrag till Bedömmelsen om Mekanotherapiess Betydning (Massagebehandlingen) i Ojenlaegevidenskaben. Kjöbenhavn 1885. *E. Gopadze*, Vlijanie massaga na azotobmien i usvoenie azot chastei pitshi. (Wirkung der Massage auf Stickstoffmetamorphose und die Assimilation stickstoffhaltiger Nahrung.) St. Petersburg 1886. Auch Wratsch, 1885, Nr. 43—45. — *Flashar*, Apparate zur Massage. Zentralbl. f. Chir. 1886, Nr. 43. — *G. Berne*, Recherches sur les modifications de la température locale sous l'influence du massage. Bull. soc. méd. prat. de Paris 1886. — *G. Hünerfauth*, Geschichte der Massage. Deutsche Med.-Ztg. 1886, 58—62. *J. Dollinger*, Massage-zsal kezelt koresetek. (Methode der Massagebehandlung.) Orvosi Hetilap. Budapest 1886. — *L. Ewer*, Die Anwendung des Lanolins bei der Massage. Deutsche med. Wochenschr. 1886. — *Barwinski*, Die Gymnastik als Erziehungs- und Heilmittel. Weimar 1886. — Lady *John Manners*, Massage. Nineteenth Cent. London 1886. — *C. K. Mills*, Proper and improper methods of performing massage. Polyclinic. Philadelphia 1886/87. — *W. Murrell*, Massage as a therapeutic agent. Brit. med. Journ. London 1886. — *J. L. M. Willis*, Massage. Tr. Maine M. Ass. Portland 1886. — *G. Zander*, Die Apparate für mechanische Heilgymnastik und deren Anwendung. Stockholm 1886. — *J. Zabludowski*, Zur Massagetherapie. Berliner klin. Wochenschr. 1886. — *F. Hünerfauth*, Handbuch der Massage. Leipzig 1887. — *T. Cramer*, Zur Massagetherapie. Deutsche med. Wochenschrift. 1887, Nr. 48. — *Dujardin-Beaumetz*, De la massothérapie. Bull. gén. de thérap. etc. Paris 1887. — *J. Dollinger*, Mittelst Massage behandelte Krankheitsfälle. Orvosi Hetilap. 1887, Nr. 43. — *A. Larsen*, Om Massagebehandling saerlig i Landpraxis. Ugeskr. f. Laeger. Kjöbenhavn 1887. — *E. Madsen* og *V. Budde*, Massorer som Kvaksalvere. Ugeskr. f. Laeger. Kjöbenhavn 1887. — *H. Nebel*, Briefe aus Schweden. (Heilgymnastik.) Deutsche med. Wochenschr. 1887, Nr. 41—44. — *H. Nissen*, On the swedish movement and massage treatment. Maryland M. S. Balt. 1887—1888. — *J. G. Sallis*, Die Massage und ihre Bedeutung als Heilmittel. Leipzig 1887. — *W. Schnee*, Heilgymnastik, Massage und Elektromassage bei gleichzeitigem Bädergebrauch. Hamburg 1887. — *J. Schreiber*, Artikel „Massage" in *Eulenburgs* Real-Enzyklopädie. Wien und Leipzig 1887, XII, 2. Aufl. — *J. Schreiber*, A manual of treatment by massage and methodical muscle exercise. Philadelphia 1887. — *I. Stabrowski*, Wirkung der Massage auf Exkretion der Lungen und Haut. St. Petersburg 1887. — *F. E. Steward*, The increased efficacy of massage in combination with the electro-vapour bath. Philadelphia 1887. — *H. Tibitts*, Massage ad its applications. London 1887. — *J. Zabludowski*, Przyczynki do techniki i noskazan dea miesienia. (Technik und Indikationen der Massage.) Gaz. lek. Warszawa 1887. — *J. Garbowski*, Uwagi o miesienu czyli massazu, oparte na wtasnem doswiadczeniu kliniczem. (Wirkung der Massage auf Muskeln, auf Grund klinischer Experimente.) Gaz. lek. Warszawa 1887. — *J. Z. Gopadz*,

Einige Worte über Massage. Med. Sbornik. Tiflis 1887, Nr. 44. — *F. Heiligenthal*, Die Apparate für mechanische Heilgymnastik etc. Baden-Baden 1887. — *D. Grant*, On massage. Edinburgh med. Journ. 1887—1888. — *M. F. Rabinovitsch*, Massagebehandlung. Chir. Westnik. St. Petersburg 1888. — *H. Nebel*, Beiträge zur mechanischen Behandlung. Wiesbaden 1888. — *H. Nebel*, Über Heilgymnastik und Massage. *Volkmanns* Samml. klin. Vortr. Nr. 286. — *A. Bum*, Über den Einfluß der Massage auf die Harnsekretion. Zeitschr. f. klin. Med. 1888, XV, 3. — *E. Kleen*, Über den Einfluß mechanischer Muskel- und Hautreizung auf den arteriellen Blutdruck beim Kaninchen. Nord. med. Ark. 1888, XX, 10. — *E. Angerstein* und *G. Eckler*, Hausgymnastik für Gesunde und Kranke. Berlin 1888. — *L. Bernardo*, Della terapia meccanica e del massagia con resocanto di alcuni casi clinici. Giorn. med. d. r. esercito etc. Roma 1888, pag. 1233—1283. *M. K. Barsoff*, Elemente der Gymnastik und Massage als Teil eines Programmes der Massagebehandlung nach den Regeln der medizinischen Departements. Moskva 1888. — *A. Bum*, Der gegenwärtige wissenschaftliche Standpunkt der Mechanotherapie. Wiener med. Presse 1889, Nr. 44 u. f. — *A. Comstock*, Massage therapy; a clinical record; with some comments. Therap. Gaz. Detroit 1888. — *Cecil*, Massage sèche. London 1888. — *J. Dollinger*, Kasuistische Beiträge zur Massagetherapie. — Wiener med. Wochenschr. 1888. — *A. S. Eccles*, Über die Wirkung der Massage auf die Körpertemperatur. Brit. med. Journ. August 1888. — *Dujardin-Beaumetz*, L'hygiène thérapeutique, gymnastique, massage, hydrothérapie, aérothérapie, climatothérapie. Paris 1888. — *Faesebeck*, Die Methode der Bettgymnastik in Verbindung mit Massage. Braunschweig 1888. — *Frithiof Gustafson*, Om massage, dess ütöfvande och användning; populär framställning efter utländska och svenska källor utarbetad. Stockholm 1888. — *Grünfeld*, Die Massage. Berlin 1888. — *M. Greve*, Massage imod den venöse Blodström. Norsk Mag. f. Laegevidensk. Christiania 1888. — *T. G. Gary*, Massage as a curative agent. The Lancet. 1888. — *B. Fromm*, Zimmergymnastik. Berlin 1888. — *E. Williams*, The revived ancient art of massage. London 1888. — *C. Werner*, Die Massage, ihre Technik, Anwendung und Wirkung. Berlin 1888. — *J. Schreiber*, Praktische Anleitung zur Behandlung durch Massage und methodische Muskelübung. — Wien und Leipzig 1888. 3. Aufl. — *H. A. Ramdohr*, Über die maschinelle Heilgymnastik Dr. *Zanders* und einige Bemerkungen überhaupt. *Schmidts* Jahrb. 1888, CCXVII. — *K. Franks*, Reports on Massage. Dubl. Journ. of med. sc. 1889. — *Günther*, Die Stellung der *Zander*schen Heilgymnastik zur Massage. Korrespondenzblatt f. Schweizer Ärzte. 1889, Nr. 15. — *F. Heiligenthal*, Mitteilungen aus dem großherzogl. Friedrichsbad in Baden-Baden. Beil. zu den ärztl. Mitt. aus Baden. Karlsruhe 1889. — *K. Hasebroek*, Das Hamburger mediko-mechanische Institut im Jahre 1889. — *A. Volpe*, Il massaggio e le sue applicazione terapeutiche. Napoli 1889. — *Vadzinsky*, O massage. Rusk. med. St. Petersburg 1889. — *J. A. Stuckey* and Mrs. *A. Bealert* (Compiled by), Brief description of the swedish movement, massage and mechanical vibration for the treatment of diseases. Lexington Kentucky 1889. — *L. Strecker*, Das Geheimnis der alten Massage, mit besonderer Berücksichtigung des neuen Systems des Dr. *Mezger*. Darmstadt 1889. — *V. A. Stange*, Anteil des lymphatischen Systems an dem Studium der Massage. St. Petersburg 1889. — *Mary Spink*, Massage. Indian. med. Journ. 1889 bis 1890. — *B. Schmidt*, Die unbewaffnete Hand, das wertvollste Werkzeug des Chirurgen. *Schmidts* Jahrb. 1899, CCXXII. — *A. Reibmayr*, Die Massage und ihre Verwertung in den verschiedenen Disziplinen der praktischen Medizin. Leipzig und Wien 1889. — *R. Preller*, Die Massage und verwandte Heilmethoden. Leipzig 1889. — *B. N. Posse*, The therapeutic applications of med. gymnastics. Boston med. and surg. Journ. 1889. — *A. A. Polubinski*, Wirkung der Bauch- und Lendenmassage auf die Urinsekretion. St. Petersburg 1889. — *H. Nissen*, A manual of instruction for giving swedish movement and massage treatment. Philadelphia und London 1889. — *H. Nebel*, Bewegungskuren mit schwedischer Heilgymnastik und Massage. Wiesbaden 1889. — *W. Murrell*, Massage as a mode of treatment. 4. edit., London 1889. — *J. A. Korteweg*, Welke is de therapeutische waarde der Massage? Handel v. h. Nederl. Nat.- en Geneesk.-Congr. Leyden 1889. — *B. Kijanowski*, Theorie der Massage des Abdomens. Einfluß der Bauchmassage auf die Assimilation von Stickstoff und Fett der Nahrung und auf den Stickstoff-Stoffwechsel beim Gesunden. St. Petersburg 1889. — *A. Kellgren*, Vorträge über Massage. Wien 1889. — *H. Keller*, Über den Einfluß der Massage auf den Stoffwechsel des gesunden Menschen. Korrespondenzbl. f. Schweizer Ärzte. 1889, Nr. 13. — *A. Kahn*, Massierapparat. Zentralbl. f. chir. und orthop. Mechanik. Berlin 1889. — *Buschmann*, Eine auffallende Wirkung der allgemeinen Körpermassage. Wiener med. Presse. 1889. — *Despretz*, Du Massage etc. à Brides et Salins. Savoie Mont. 1889. — *Einhorn*, Massagebehandlung. Medizina. St. Petersburg 1889. — *R. Hirschberg*, Influence du massage sur la digestion stomacale et sur la diurèse. Compt. rend. d. trav. de lab. de Thérap. de l'hôp.

Cochin. 1889. — *G. Wolzendorff*, Die Massage in ihrer Bedeutung für den praktischen Arzt. Hamburg 1890. — *A. Wemann*, Die schwedische Heilgymnastik und Massage. Erfurt 1890. — *G. Terrari*, Alcuni buoni resultati di massaggio. Cremona 1890. — *Kurre Oström*, Massage etc. Philadelphia 1890. — *W. Murrell*, Die Massotherapie. Berlin 1890. — *J. G. Milo*, Heilgymnastik etc. Schoonhaven 1890. — *A. Martin*, Massage etc. New Zeal. med. Journ. 1890—1891. — *Le Marinel*, De l'action du massage sur la secrétion urinaire. Annal. de méd. et de chir., publ. par le cercle d'études méd. de Bruxelles. 1890. — *A. Kellgren*, The technic of *Lings* system. London 1890. — *Kapeller*, Beiträge zur Kenntnis der Massagewirkung. Fortschr. d. Med. 1890, Nr. 7. — *F. Bähr*, Allgemeine Indikationen für Bewegungskur nach Dr. *Zander*. Ärztl. Mitt. aus und für Baden. 1890, Nr. 10. — *V. F. Buschueff*, Present use of massage in the baths of Druskenif kach. St. Petersburg 1890. — *J. Dollinger*, Die Massage. Stuttgart 1890. — *K. Hasebroek*, Mitteilungen aus dem Hamburger mediko-mechanischen Institut vom Jahre 1890 und 1891. — *K. Hasebroek*, Die Erschütterungen in der *Zander*schen Heilgymnastik in physiologischer und therapeutischer Beziehung. Hamburg 1890. — *A. Reibmayr*, Die Technik der Massage. Wien 1890. — *M. Gilles*, La pratique du massage. Paris 1890. — *D. Graham*, Recents developments in massage. St. Louis med. and surg. Journ. 1890. — *D. Graham*, A treatise on massage. New-York 1890. — *T. J. Hartelius*, Lehrbuch der schwedischen Heilgymnastik. Deutsche Ausgabe. Leipzig 1890. — *E. M. Hartwell*, Mechanotherapy in Sweden and Norway. Maryl. med. Journ. 1890. — *J. Zabludowski*, Zur Technik der Massage. Arch. f. klin. Chir. 1891. — *C. Vanazzi*, Massaggio etc. Milano 1891. — *G. H. Taylor*, Automassage etc. New York med. Journ. 1891. — *L. Stahr*, Anwendung der Massage bei Kindern. Arch. of pediatrics. 1891. — *H. Nebel*, Die Behandlung mittelst Bewegungen und Massage. Wiesbaden 1891. — *G. Norstöm*, Traité théorique et pratique du massage. Paris 1891. — *H. Nebel*, Einiges über die Würdigung der schwedischen Heilgymnastik in der deutschen „Massage"-Literatur. *Schmidts* Jahrb. 1891, CCXXX. — *C. Mordhorst*, Über Erfolge mit elektrischer Massage. Therap. Monatsh. 1891, Nr. 5. — *A. Maggiora*, De l'action phys. du massage sur les muscles de l'homme. Arch. ital. de biol. Turin 1891—1892. — *F. Lagrange*, De l'exercise chez les adultes. Paris 1891. — *A. Kühner*, Dr. *G. Zanders* Apparate in ihrer diätetischen, prophylaktischen und therapeutischen Bedeutung. Der ärztliche Praktiker. 1891, Nr. 21. — *A. Krüche*, Die schwedische Bewegungskur. Berlin 1891. — *Castex*, Étude expérimentale sur le massage. Arch. gén. de méd. 1891. — *A. Bum*, Mechanodiagnostik. Wiener med. Presse. 1891, Nr. 40. — *Corval*, Art. „Heilgymnastik" in *Eulenburgs* Enzyklop. Jahrb. 1891, I. — *Green*, Massage etc. Prov. med. Journ. Leicester 1892. — *J. Zawadski*, Über den Einfluß der Massage auf die Resorptionsgeschwindigkeit. Wratsch. 1892. — *M. Weiß*, Zur elektrischen Massage. Allgem. Wiener med. Ztg. 1892, Nr. 44. — *G. S. Vinaj*, Il massaggio. Milano 1892. — *G. H. Taylor*, Massage at rapid or vibratory rates. New York med. Journ. 1892. — *M. J. Roßbach*, Lehrbuch der physikalischen Heilmethoden. Berlin 1892. — *G. Müller*, Die Widerstandsgymnastik. Leipzig 1892. — *G. Müller*, Die hygienische und therapeutische Bedeutung der schwedischen Heilgymnastik. Der ärztl. Praktiker. 1892, Nr. 42 und 43. — *A. Maggiora*, Untersuchungen über die Wirkung der Massage etc. Arch. f. Hygiene. München 1892. — *A. Maggiora*, Ricerche sopra Vazzione del massaggio etc. Arch. p. l. Scienz. med. Torino 1892. — *A. Levertin*, *G. Zanders* mediko-mechanische Gymnastik. Stockholm 1892. — *E. Kurdumoff*, Die Anwendung der Massage im Moskauer Militärhospital. Vozenno med. Journ. St. Petersburg 1892. — *A. Kühner*, Neue Beiträge zur Massage. Balneol. Zentralbl. 1892. — *K. Beerwald* und *G. Brauer*, Das Turnen im Hause. Leipzig 1892. — *P. Buchheim*, Die Bedeutung der Erschütterungen und das Verhältnis derselben zu den übrigen Handgriffen der Massage. Deutsche Zeitschr. f. Chir. 1892. — *L. Ewer*, Kursus der Massage mit Einschluß der Heilgymnastik. Berlin 1892. — *D. Graham*, Die diagnostische Bedeutung der Massage bei Muskelrheumatismus. The Amer. Journ. of the med. sciences. 1893. — *H. A. Ramsdohr*, Die Heilgymnastik. Leipzig 1893. — *G. Müller*, Widerstandsgymnastik. Deutsche Med.-Ztg. 1893, Nr. 31. — *A. Bum*, Zur physiologischen Wirkung der Massage auf den Stoffwechsel. Wiener med. Presse. 1893, Nr. 1. — *A. Bum*, Mechanotherapie. Therap. Lexikon. Wien und Leipzig 1893. — *E. Ernst*, Die Gymnastik der Hand. Leipzig 1893. — *H. Hughes*, Lehrbuch der Atmungsgymnastik. Wiesbaden 1893. — *A. Hoffa*, Technik der Massage. Stuttgart 1893. — *J. Mitchell*, Über die Wirkung der Massage auf die Blutbeschaffenheit. Vortrag, gehalten im „College of physicians of Philadelphia". Pester med.-chir. Presse. 1894, Nr. 15. — *A. Landerer*, Mechanotherapie. Leipzig 1894. — *A. Kellgren*, Nouveaux mouvements dans le traitement manuel. Soc. de pract. de France. 1894. — *G. Berne*, Le massage. Paris 1894. — *B. Bendix*, Der Einfluß der Massage auf den

Stoffwechsel des gesunden Menschen. Zeitschr. f. klin. Med. 1894, XXV. — *O. Thilo*, Apparate für Fingergymnastik. Deutsche med. Wochenschr. 1895, Nr. 16. — *O. Thilo*, Fingerübungen. St. Petersburger med. Wochenschr. 1895, Nr. 33. — *G. Norström*, Formulaire du massage. Paris 1895. — *E Kleen*, Handbuch der Massage. Leipzig 1895. — *A. Kellgren*, Zur Technik der schwedischen manuellen Behandlung. Berlin 1895. — *A. Kellgren* et *C. Colombo*, Du rôle que jouent les lymphatiques et les veines dans l'absorption des exsudations. Compt. rend. de la soc. de biol. 1895, Nr. 21. — *W. v. Bechterew* und *N. Tschigajew*, Über den Einfluß der durch Stimmgabelschwingungen herbeigeführten Erschütterungen auf den menschlichen Organismus. Neurol. Zentralbl. 1895, Nr. 5. — *C. Colombo*, Ricerche sperimentali sopra l'influenza che esercita il massaggio sull'attivita della secrezione ghiandolare. Lo Sperimentale. 1895, Nr. 4. — *A. Dolega*, Die Massage, ihre Technik und Anwendung in der praktischen Medizin. Leipzig 1895. — *H. Hughes*, Lehrbuch der schwedischen Heilgymnastik. Wiesbaden 1896. — *O. Thilo*, Ergänzungen zu meinem Aufsatze „Fingerübungen". Monatsschr. f. Unfallheilk. 1896, Nr. 5. — *H. Leber* und *Stüve*, Über den Einfluß der Muskel- und Bauchmassage auf den respiratorischen Gaswechsel. Berliner klin. Wochenschr. 1896, Nr. 16. — *H. Krukenberg*, Lehrbuch der mechanischen Heilmethoden. Stuttgart 1896. — *O. Krummacher*, Drei Versuche über den Einfluß der Muskelarbeit auf die Eiweißzersetzung. Zentralbl. f. die med. Wissensch. 1896, Nr. 32. — *G. Kann*, Über manuelle und maschinelle Heilgymnastik. Deutsche Med.-Ztg. 1896, Nr. 40. — *C. Clar*, Erschütterung und Diurese. Bl. f. klin. Hydroth. 1897. — *A. Bum*, „Mechanotherapie" in *Eulenburgs* Real-Enzyklopädie d. ges. Heilk. Wien und Leipzig 1897. — *A. Wide*, Handbuch der med. Gymnastik. Wiesbaden 1897. — *Dolega*, Über die Anwendung der Massage bei der Behandlung innerer Krankheiten. Münchener med. Wochenschr. 1898, Nr. 2. — *J. Gad*, Die Übung in ihren therapeutischen Beziehungen. Zeitschr. f. diätet. und physikal. Therap. 1898, I, 2. — *L. Zuntz*, Über den Gaswechsel und Energieumsatz des Radfahrens. Arch. f. d. ges. Physiol. 70. Bd., 1898. — *A. Eulenburg*, Neues zur Haus- und Zimmergymnastik. Zeitschr. f. Krankenpflege. April 1898. — *Grimbail*, La thérapeutique nouvelle par les agents physiques et naturels.[1] Ref. in Zeitschr. f. diätet. u. phys. Therap. 1898, II, 1. — *E. Palier*, Exercice and diseases. The New York med. Journ. 28. Juli 1898. — *F. Peterson*, Vibratory therapeutics. Med. News. 25. Jänner 1898. — *S. Goliakowsky*, Zur Technik der Massage. Wratsch. 1898, Nr. 12. — *E. Borischpolsky*, Die vibratorische Behandlungsmethode und die dabei gebräuchlichen Apparate. Therap. Westnik. 1898, Nr. 1. — *Saquet*, De la trépidation mécanique ou vibration. Bullet. gén. de thérap. 1898, 14. Lief. — *J. E. Marfort*, Traité théorique et pratique du massage et de la gymnastique médicale suédoise. Odessa 1898. — *A. Frey*, Über den Einfluß der Venenausstreichung auf den Blutfluß im Kapillargebiete. Zeitschrift für diätetische und phys. Therap. 1899, III, 7. — *R. Zander*, Die Leibesübungen und ihre Bedeutung für die Gesundheit. Leipzig 1899. — *B. Tschlenoff*, Die mechanische Heilgymnastik, deren physiologische Wirkung und Indikationen. Zeitschr. f. diät. und phys. Therap. 1899, III, 4. — *M. Herz*, Neue Prinzipien und Apparate der Widerstandstherapie. Wiener med. Presse. 1898, Nr. 14—16. — *A. Bum*, Über Muskelmechanik. Wiener med. Presse. 1898, Nr. 27. — *D. Falk*, Über neue heizbare Massageapparate. Therap. Monatsh. 1898, Nr. 7. — *G. Zander*, Einige Bemerkungen zu der von Privatdozent Dr. *Max Herz* in Wien verfaßten Arbeit „Neue Prinzipien und Apparate der Widerstandsgymnastik". Wiener med. Presse. 1898, Nr. 40. — *Funke*, Ein neuer Universalarbeitssteller „Dynamostat". Prager med. Wochenschr. 1898, Nr. 1—5. — *A. Goldscheider*, Über Thermomassage. Zeitschr. f. diät. und physik. Therap. 1898, I. Bd., 3. Heft. — *B. Tschlenoff*, Über die Beeinflussung des Blutdruckes durch hydriatische Prozeduren und durch Körperbewegungen. Zeitschr. f. diät. und physik. Therap. 1898, I, 3 und 4. — *Milchner*, Zur Massage im Altertum. Deutsche med Wochenschr. 1899, Nr. 46. — *Ad. Schmidt*, Einfluß der gesteigerten Körperbewegung und Darmperistaltik auf die Magenverdauung. Inaug.-Diss. Erlangen 1899. — *Jessen*, Über diagnostische Massage. Zeitschr. f. prakt. Ärzte. 1899, Nr. 6. — *S. Kornfeld*, Über den Einfluß physischer und psychischer Arbeit auf den Blutdruck. Wiener med. Blätter. 1899, Nr. 30—32. — *F. Grebner*, Die mechanotherapeutische Beeinflussung der Reaktionsfähigkeit der Hirnzentren. Wiener klin. Wochenschr. 1899, Nr. 38 und 39. — *F. Grebner* und *R. Grünbaum*, Über die Beziehungen der Muskelarbeit zum Blutdruck. Wiener med. Presse. 1899, Nr. 49. — *M. Herz*, System der gymnastischen Heilpotenzen. Zeitschr. f. diät. und physik. Therap. 1899, III, 3. — *M. Herz* und *A. Bum*, Das neue System der maschinellen Heilgymnastik. Wiener Klinik. 1899, 4. und 5. Heft. — *A. Bum*, Die Fortschritte der Mechanotherapie in neuester Zeit. Monatsschr. f. Unfallheilk. 1899. — *M. Herz*, Zur Indikationsstellung der maschinellen Heilgymnastik. Therap. d. Gegenwart. August 1899. — *Lazurski*,

Über den Einfluß der Muskelbewegung auf die Blutzirkulation in der Schädelhöhle. Hospitalzeitung von *Botkin*, 1900, Nr. 29, 30. — *O. Preiß*, Massagebäder. Ztschr. f. diät. u. phys. Therap. 1900/1901, IV, 3. — *Achert*, Über die instrumentelle Vibrationsmassage mit Elektromotorenbetrieb. Ibidem, IV, 5. — *H. Krukenberg*, Über das neue System der maschinellen Gymnastik. Ztschr. f. orth. Chir. 1900, VII, 2 u. 3. — *Dolega*, Die physiol. Grundlagen der Massage und Mechanotherapie mit Hinblick auf ihre therapeutische Verwendung in der internen Medizin. — Deutsch. Arch. f. klin. Med. 1900, 64. Bd. — *H. Nebel* und *G. Zander*, Über das sogenannte neue System der maschinellen Heilgymnastik des Doz. Dr. *M. Herz*. Ztschr. f. diätet. u. phys. Ther. 1900/1901, IV, 4. — *M. Herz* und *A. Bum*, Der Kampf gegen unser neues System der maschinellen Heilgymnastik. Ztschr. f. diätet. u. phys. Ther. 1900/1901, IV, 6. — *A. Kellgren* et *Ch. Colombo*, Du rôle des lymphatiques et des veines dans l'absorption sous l'influence du massage. Revue internat. de thérap. physique. 1900, Nr. 3 u. 4. — *A. Loebel*, Prinzipien und Indikationen der maschinellen Heilgymnastik. Klin.-therap. Wochenschr. 1901, Nr. 31 bis 33. — *A. Goldscheider* und *P. Jacob*, Handbuch der physikalischen Therapie. I, 1. u. 2. Leipzig 1901. — *P. Jacob*, Ein neues Zimmerfahrrad. Ztschr. f. diätet. u. phys. Therap. 1901/1902, V, 1. — *N. Zuntz*, Bemerkungen zur therap. Verwertung der Muskeltätigkeit. Ztschr. f. diät. u. phys. Therap. 1901/1902, V, 2. — *A. Loebel*, Prinzipien und Indikationen der maschinellen Heilgymnastik. Klin.-therap. Wochenschr. 1901, Nr. 31—33. — *E. Ekgren*, Untersuchungen und Beobachtungen über den Einfluß der abdominalen Massage auf Blutdruck, Herztätigkeit und Puls. Ztschr. f. diät. u. phys. Therap. 1901/1902, V, 3. — *Ruge*, Die physiol. Wirkung der Massage auf den Muskel. Arch. f. Anat. u. Phys. 1901. Phys. Abt., pag. 466. — *Friedel Pick*, Über den Einfluß mechanischer und therm. Einwirkungen auf Blutstrom und Gefäßtonus. 20. Kongr. f. inn. Med. 1901. — *A. Ekgren*, Das Verhalten der Leukozyten im menschlichen Blute unter dem Einfluß der Massage. Deutsche med. Wochenschr. 1902, Nr. 29. — *A. Dagron*, Massothérapie. Bullet méd. 1901, Nr. 65, 69. — *O. Vulpius*, Ein neuer Bewegungsapparat. Münch. med. Wochenschr. 1902, Nr. 35. — *Ruge*, Physiologisches über Muskelmassage, nebst einigen therap. Bemerkungen. Ztschr. f. diät. u. phys. Ther. 1902/1903, VI, 3. — *Saquet*, Action dynamogénique ou inhibitoire du massage léger. Rev. intern. d. thér. phys. 1903, Nr. 15. — *A. Hoffa*, Technik der Massage. Stuttgart 1903. — *A. Bum*, Massage. Deutsche Klinik. 1903, I. — *R. Zander*, Die Leibesübungen und ihre Bedeutung für die Gesundheit. Deutsche med. Wochenschr. 1903, Nr. 27. — *Max Herz*, Lehrbuch der Gymnastik. Berlin und Wien 1903. — *K. Colombo*, Die moderne Massagetherapie und ihre physiol. Begründung. Ztschr. f. diät u. phys. Ther. 1903/1904, 10 u. 11. — *Ziegelroth*, Die Massage im Kaukasus. Arch. f. phys.-diät. Ther. 1904, Nr. 8. — *Kouindjy*, La massothérapie. Revue du Kinés. 1904, Nr. 12. — *Kellermann*, Über den Einfluß heilgymnastischer Arbeiten auf den Kreislauf. Ztschr. f. diät. u. phys. Ther. VIII, H. 3. — *R. Ledermann*, Über die Verwendung der Vibrationsmassage zur Ausführung von Schmierkuren. Deutsche med. Wochenschr. 1904, Nr. 42. — *Zabludowski*, Der Massageunterricht an der Universität Berlin. Int. Kongreß f. Physioth. zu Lüttich 1905. — *Grandi*, Il massagio abdominale come diuretico. Riv. internazion. di terapia fisica. 1905, Nr. 3. — *Beyer*, Einfluß des Radfahrens auf das Herz. Münch. med. Wochenschr. 1905, Nr. 30 u. 31. — *A. Bum*, Der Unterricht und das Kurpfuschertum in der Physiotherapie in Österreich. Int. Kongreß f. Physioth. zu Lüttich 1905. — *Solé y Forn*, Traitement de l'obstruction intestinale par le massage. Nouvelle méthode de technique. Intern. Kongreß f. Physioth. zu Lüttich 1905. — *F. Guermonprez*, Recherches historiques sur les fluctuations dans la part faite au massage et à la mobilisation pendant le traitement des fractures des membres. Paris 1905. — *Eggebrecht*, Massageausübung durch Blinde. Med. Reform. 1905, Nr. 29. — *A. Bum*, Physiologie und Technik der Massage. Stuttgart 1906. — *A. Bum*, Aphorismen über Massage. Wr. med. Presse. 1906, Nr. 7.

Erkrankungen der Respirations- und Zirkulationsorgane.

Mezger, Die Behandlung der Teleangiektasien mittelst subkutaner Gefäßzerreißung. Arch. f. klin. Chir. 1871, XIII. — *Bicking*, Die Gymnastik des Atmens. Berlin 1872. — *Gerst*, Krankheiten der Nase, des Kehlkopfes und der Luftröhre. *Virchows* Jahresber. 1879, II. — *B. Weiß*, Kasuistische Mitteilungen über die Anwendung der Massage bei Laryngitis catarrhalis und crouposa. Arch. f. Kinderhk. 1880. — *E. Dally*, De l'exercise méthodique de la respiration dans ses raports avec la conformation thoracique et la santé générale. Paris 1881. — *Freund*, Mitteilungen über die Behandlung der Laryngitis crouposa et catarrhalis vermittelst der Massage. Prager med. Wochenschr. 1881, Nr. 47. — *M. Heitler*, Über akute Herzerweiterung. Wiener med. Wochenschr. 1882. — *Kochmann*,

Nutzen der Massage gegen Phlegmasia alba dolens. Allgem. med. Zentral-Ztg. 1883, Nr. 16. — *M. J. Oertel*, Handbuch der allgemeinen Therapie der Kreislaufstörungen. Leipzig 1885. — *A. Schott*, Die Bedeutung der Gymnastik für Diagnose, Prognose und Therapie der Herzkrankheiten. Verhandl. d. Gesellsch. D. Naturforscher u. Ärzte in Straßburg 1885 u. Zeitschr. f. Therap. 1885. — *R. Murray*, Auf welche physiologische Tatsachen stützt sich eine richtige gymnastische Behandlung von chronischen Herzkrankheiten? Tidskr. i. Gymn. 1887, II, 10. Heft. — *Schoppe*, Zur Diätetik der Stimme. Studie über die Einwirkung der Massage auf den Kehlkopf. Bonn 1887. — *H. Averbeck*, Die Kehlkopfmassage. Deutsche Med.-Ztg. 1888, Nr. 33 u. 34. — *H. Nebel*, Die mechanische Behandlung der Kreislaufstörungen. Beiträge zur mechanischen Behandlung. I. Wiesbaden 1888. — *H. Nebel*, Terrain- und Bergsteigapparate. Deutsche med. Wochenschr. 1888. — *A. Kellgren*, A case of post-diphteritic paralysis treated according to the system of Ling. — Med. Press and Circular 1888. — *F. Betz*, Zur mechanischen Behandlung der Lungenblutungen. Memorab. 1889. — *M. J. Oertel*, Die diätetisch-mechanische Behandlung der chronischen Herzerkrankungen. Klin. Zeit- und Streitfragen. 1889, 1 u. 2. — *M. J. Oertel*, Über Massage des Herzens. Münchener med. Wochenschr. 1889. — *Cederschjöld*, Über lokale Massage der Schleimhaut der Nase, des Nasenrachenraumes, des Rachens und der Tuba Eust. Allg. med. Zentral-Ztg. 1890. — *Th. S. Dowse*, On massage and respiration etc. Med. Press and Circular. London 1900. — *J. Herzfeld*, Die Massage bei Hals- und Nasenleiden. Deutsche Med.-Ztg. 1890, Nr. 89. — *Höffinger*, Über Vibrationen der Nasen- und Rachenschleimhaut. Allgem. Wiener med. Ztg. 1890, Nr. 48, 49, 50. — *Cramer*, Die Massage in der Behandlung akuter Katarrhe der Halsorgane. Deutsche med. Wochenschr. 1891, Nr. 22. — *Vulpius*, Streichmassage der Nasenmuscheln. Arch. f. Ohrenhk. XXXVI. — *Boschetti*, Delle tremolo terapia nell' uomo e negli animali. Parma. — *Berthold*, Verein für wissenschaftliche Heilkunde zu Königsberg. Wiener klin. Wochenschr. 1891, Nr. 8. — *H. Pierce Norval*, A brief communication on nasal vibration (massage) with report of cases. Journ. of the Amer. Assoc. Chicago, 10. Oktober 1891. — *Demme*, Über Ozaena. Deutsche med. Wochenschr. 1891, Nr. 46. — *C. Laker*, Die Heilerfolge der inneren Schleimhautmassage bei den chronischen Erkrankungen der Nase, des Rachens, des Ohres und des Kehlkopfes. Vortrag im Verein der Ärzte Steiermarks. Österr. ärztl. Vereinsztg. 1891. — *Goebel*, Die mechanische Behandlung des Asthma. Deutsche med. Wochenschr. 1892, Nr. 14. — *C. Poli*, Le massage dans quelques maladies de la gorge. Gaz. degli ospedali. 1892. — *Felici*, Il massagio nella terapia oto-rino-laringologica. Il sordomuto. Rom 1892, Nr. 1. — *C. Laker*, Die Heilerfolge der inneren Schleimhautmassage bei den chronischen Erkrankungen der Nase, des Rachens, des Ohres und des Kehlkopfes. Graz 1892. — *H. Lahmann*, Die innere Nasenmassage. Allg. med. Zentral-Ztg. 1892, Nr. 38 u. 39. — *C. Laker*, Innere Schleimhautmassage und Pinselungen. Wiener med. Presse. 1892, Nr. 47 u. 48. — *O. Chiari*, Entgegnung auf Dr. *Lakers* Erwiderung. Wiener med. Presse. 1892, Nr. 50. — *O. Chiari*, Über Massage, Vibrationen und innere Schleimhautmassage der oberen Luftwege, nach *M. Braun* und *Laker*, Wiener klin. Wochenschr. 1892, Nr. 36. — *M. Braun*, Erwiderung an Professor *O. Chiari* in Wien. Wiener klin. Wochenschr. 1892, Nr. 40. — *O. Chiari*, Erwiderung an Herrn Dr. *M. Braun* in Triest. Wiener klin. Wochenschr. 1892, Nr. 42. — *H. Lahmann*, Die innere Nasenmassage. Allg. med. Zentral-Ztg. 1892, Nr. 38. — *Massuci*, I risultati curativi del massagio delle mucose nelle croniche affezioni del naso, della faringe, dell orecchio e della laringe. Secondo gli studii del *Laker* di Graz. Rassegno critico internazionale delle malattie del Naso etc. Napoli 1892. — *M. Braun*, Massage, beziehungsweise Vibration der Schleimhaut der Nase, des Nasenrachenraumes und des Rachens. Verhandl. d. X. internat. med. Kongresses in Berlin 1892. — *G. Storch*, Om Slimhindemassage, e saerdelles hed ved Behandling af Ozaena. Forhandl. ved. 14. Skandinaviske Naturfoerskermode. Kjöbenhavn 1892. — *Masucci*, Contribution au traitement local des troubles hypocinétiques du larynx. Revue internat. de rhin. etc. 1893, Nr. 1. — *Daly*, Massage vibratoire dans les affections du nez et de la gorge. Med. Mirror 1892. — *Garay*, Massage of the sound conducting apparatus of the ear by the means of vibratory force. Journ. of ophth., otol. and laryng. 1892. — *P. Garnault*, Le massage vibratoire et électrique des muqueuses du nez, du pharynx et du larynx. Semaine méd. 1892, Nr. 45. — *Demme*, Analyse critique du mémoire de *Laker*. Internat. Zentralbl. für Laryngol. etc. 1892. — *Astley Lewin*, Beitrag zur Kenntnis der Wirkung der heilgymnastischen Bewegungen auf den Rhythmus bei organischen Herzfehlern. Vortr. 12. Nov. 1892, übers. von *G. Weltz*. St. Petersb. med. W. 1897, Nr. 31. — *F. Heligenthal*, Über die Behandlung von Herzkrankheiten durch mediko-mechanische *Zander*-Gymnastik. Vortrag, gehalten auf dem Schwarzwald-Bädertag in Baden-Baden am 7. Oktober 1893. — *St. Szuman*, Ein Beitrag zur Massagebehandlung des Kropfes. Münchener med. Wochenschr. 1893,

Nr. 31. — *Felici*, Du massage vibratoire appliqué à l'oto-rhino-laryngologie. Revue internat. de rhinol. etc. — 1893, Nr. 3. — *Garnault*, L'ozène et son traitement. Semaine méd. 1893. — *Garnault*, Le massage vibratoire des muqueuses dans le traitement des maladies des voies respiratoires supérieures. Communication faite à la société de méd. prat. le 20. avril 1893. — *L. Ewer*, Die Schleimhautmassage. Therap. Monatsh. 1893, Nr. 3. — *Demme*, Die Schleimhautmassage der oberen Luftwege. Wiener klin. Wochenschr. 1893, Nr. 21. — *Freudenthal*, Die innere Massage bei Nasen- und Rachenkrankheiten. New-Yorker med. Monatsschr. 1893. — *O. Chiari*, Vibrations des muqueuses des voies aériennes supér. Revue internat. de rhinol. etc. 1893, Nr. 6. — *Freudenthal*, Internal massage in diseases of the nose and of the throat. New York med. Record 1893. — *Garnault*, Pathogén. et traitement de l'ozène par le massage vibratoire. Clinique française. 1893, Nr. 33. — *A. Bogdan*, Adatots a rezgö massage tértéséhez. Gyógyaszat 1893. — *Zwillinger*, Bemerkungen zu vorstehender Arbeit. — Gyógyaszat 1893. — *J. Dumont*, Du massage thoracique. Bull. méd. du nord. Octobre 1894. — *M. Heitler*, Über die Wirkung thermischer und mechanischer Einflüsse auf den Tonus des Herzmuskels. Zentralbl. f. d. ges. Therap. 1894. — *H. Hughes*, Die Atmungsgymnastik bei der Lungentuberkulose. Blätter f. klin. Hydrotherap. 1894, Nr. 8. — *Th. Schott*, Zur Behandlung des Fettherzens. Deutsche med. Wochenschr 1894, Nr. 27 u. 28. — *Dionisio*, Nouvelle méthode du massage vibratoire. Congrès méd. internat. à Rome. April 1894. — *Blondian*, Du massage vibratoire dans les affections nasales. Revue internat. de rhin., otol. et lar. 1894, Nr. 12. — *C. Laker*, Zur Lehre von der inneren Schleimhautmassage. Vortrag am medizinischen Kongresse in Rom. April 1894. — Wiener med. Presse. 1894, Nr. 24. — *G. M. Black*, Nouvel instrument pour le massage vibratoire de la muqueuse nasale. New York med. Journ. 1894. — *Garnault*, Vortrag am internationalen Kongresse in Rom. April 1894. — *M. Braun*, Massage, beziehungsweise Vibrationen der Schleimhaut der oberen Luftwege. — Internat. med. Kongr. in Rom. April 1894. — *A. Bogdan*, Beiträge zur inneren Schleimhautmassage. Wiener med. Presse. 1894, Nr. 2. — *Rayser*, Bericht über die 1891—1892 in der Prof. *Gottstein*schen Privatklinik für Hals-, Nasen- und Ohrenkrankheiten behandelten Krankheitsfälle. Monatsschr. f. Ohrenhk. 1894, Nr. 2 u. 3. — *Helme*, Une nouvelle application de l'électricité à la rhinologie; trépanation et massage électrique. Méd. moderne 1894, Nr. 99. — *Freudenthal*, Electrovibratory massage of the ear, nose and throat. New York med. Journ. 1895. — *Garnault*, Le traitement des affections du nez, de la gorge et des oreilles par les mouvements du massage rhythmé ou vibratoire. Acad. de méd. 21. Mai 1895. — *P. Pissier*, Le massage vibratoire en rhinologie. Ann. des malad. de l'oreille etc. 1895, Nr. 4. — *Bleyer*. Elektrische Vibrationsmassage der Nasenmuscheln. Rev. internat. de rhinol., d'otol. etc. 1895, Nr. 21. — *E. F. Kemper*, Traitement de la pleurésie par le massage. Vorgetragen in der Petersburger medizinischen Gesellschaft. Ref. in La méd. moderne. 1895, Nr. 53. — *Schwidop*, Über die lokale instrumentelle Massage der Schleimhäute der Nase, des Nasenrachenraumes und des Rachens. Allg. med. Zentral-Ztg. 1895, Nr. 28. — *Lucae*, Über Massage der Nasenschleimhaut. Arch. f. Ohrenhk. 1895, XXXV. — *A. Lorand*. Über die manuelle Behandlung der Herzkrankheiten. Wiener med. Presse. 1896, Nr. 40 u. 41. — *K. Hasebroek*, Über die gymnastische Widerstandsbewegung in der Therapie der Herzkrankheiten. Leipzig 1895. — *Stapfer*, Einfluß der Bauchmassage auf abdominale Zirkulation und auf Herzbewegung. Soc. de Biol. 1895. — *A. Bum*, Die mechanisch-gymnastische Behandlung von Kreislaufstörungen. Wiener med. Presse. 1896, Nr. 8 u. 9. — *J. Zabludowski*, Massage bei chronischen Herzkrankheiten. Berl. klin. Wochenschr. 1896, Nr. 20. — *Th. Schott*, Über Veränderungen am Herzen durch Bad und Gymnastik, nachgewiesen durch Röntgenstrahlen. Deutsche med. Wochenschr. 1897, Nr. 14. — *Groedel*, Zur mechanisch-gymnastischen Behandlung der chronischen Kreislaufstörungen. St. Petersb. med. Wochenschr. 1897, Nr. 13. — *Garnault*, Le massage vibratoire des muqueuses dans les affections des voies respiratoires et de l'oreille. L'indép. méd. 1897, Nr. 27. — *M. Braun*, Über Vibrationsmassage der Schleimhaut der oberen Luftwege mittelst Sonden. Wiener med. Blätter. 1897, Nr. 39. — *J. Sedziak*. Über die Anwendung der Vibrationsmassage bei den Krankheiten der Nase, des Rachens, des Kehlkopfes und der Ohren. Novin. lekarsk. 1897, Nr. 7—10. — *E. Barié*, Le traitement des maladies du coeur par la gymnastique suédoise. La sem. méd. 1897, Nr. 52. — *Jankau*, Eine neue Methode der Vibrationsmassage der Nase. Monatsschr. f. Ohrenhk. etc. 1897, Nr. 5. — *Browicz*, Vibrationsmassage der Nasenrachenschleimhaut. Przegl. lekarsk. 1898, Nr. 20. — *Löhnberg*, Über einen Apparat zur Vibrationsmassage des Trommelfelles und der Nasenschleimhaut für den Selbstgebrauch des Patienten. Monatsschr. f. Ohrenhk. 1898, Nr. 8. — *E. Zalessowa*, Vibrationsmassagekur bei den Erkrankungen der Nase, des Nasenrachenraumes, Rachens und der Ohren. Petersburg 1899. — *Cautru*, Du massage abdominel dans les différents cas d'hypertension artérielle. Traitement de l'angine de poitrine. Bull. gén. de thérap., Bd. CXXXVIII, Lief. 19 (1899). — *Sansom,* On the treatment of affections of the heart and the circulation by baths, exercises and climate. Ref. in Zeitschr. f. diätet. u. phys. Therap. 1898, I, 2. — *H. v. Reyher,* Über Herzmassage und Herzgymnastik. Zeitschr. f. diätet. u. phys. Therap. 1898, I, 3. — *A. Frey,* Zur Behandlung der Kreislaufstörungen. Deutsche Med.-Ztg. 1898, Nr. 36, 37. — *E. Langerhans,* Die Behandlung chronischer Lungenkrankheiten mit methodischen Atemübungen. Zeitschr. f. diätet. u. phys. Therap. 1898, II, 1. — *Gräupner,* Die Störungen des Kreislaufes und ihre Behandlung mit Bädern und Gymnastik. Zeitschr. f. diätet. u. phys. Therap. 1898, I, 4. — *Piatol,* La technique du massage dans les affections cardiaques. Le Scalpel; 1898, 11. Sept. — *A. A. G. Guye,* Over Bronchial-Asthma en Ademhalingsgymnastik. Weekbl. van het Nederl. Tijdsch. voor geneesk. 1898, Nr. 2. — *S. Palma,* Over „Asthma bronchiale". Ibid 1898, Nr. 11. — *Th. Schott,* Zur akuten Überanstrengung des Herzens und deren Behandlung. Wiesbaden 1898. — *S. Landmann,* Über freiwilliges tiefes Atmen. Hygiea. 1898, 15. Juli. — *G. Reutner,* Die Expektoration bei allgemein erhaltener Zwerchfellsatmung. St. Petersb. med. Wochenschr. 1898. — *Th. Str. Dowse,* On the technology of mechano-therapy and resistance movements in the treatment of heart disease. Bristol 1898. — *Litten,* Über die Körperbewegung von Herzkranken als therapeutisches Agens. Zeitschr. f. Krankenpflege. 1898, Nr. 4. — *Th. Schott,* Über die Behandlung chron. Herzkrankheiten mittelst Bäder und Gymnastik. St. Petersb. med. Wochenschr. 1898, Nr. 16. — *M. Herz,* Zur heilgymnast. Behandlung von Zirkulationsstörungen. Wiener med. Presse. 1899, Nr. 15. — *A. Webster,* The Laryngoscope. April 1899. — *E. H. Kisch,* Radfahren bei Herzinsuffizienz. Zeitschr. f. diätet. u. phys. Therap. 1899, II, 4. — *J. Roth,* Über die mechanische Behandlung der Herzkrankheiten. Ung. med. Presse. 1899, Nr. 8. — *J. Roth,* Kasuistische Mitteilungen über mechanische Behandlung der Herzkrankheiten. Petersb. med.-chir. Presse. 1900, Nr. 13, 14. — *M. Braun,* Über Vibrationsmassage der oberen Luftwege mit spezieller Berücksichtigung der Vibration der Nase bei Stirnhöhlenkatarrh und der Tuba bei Schwerhörigkeit. Klin.-ther. Wochenschr. 1900, Nr. 45. — *Preis,* Direkte Herzkompression bei Asphyxie. Wiener klin. Wochenschr. 1900, Nr. 20 u. 21. — *Coudié,* For chronic. catarrh. N. J. Med. News. 1900, 3. Febr. — *O. Müller,* Einiges über die Tonsillen und Tonsillenbehandlung. Ärztl. Rundschau. 1901, Nr. 24. — *Maag,* Herzkompression. Arch. f. Chir. 1901, Nr. 1. — *M. Siegfried,* Über Vibrationsmassage, insbes. bei Herzkrankheiten. Deutsche Med.-Ztg. 1901, Nr. 41. — *Batsch,* Massage bei Lymphangitis. Wiener klin. Rundschau. 1901, Nr. 8. — *M. Siegfried,* Apparatotherapie bei Herzkrankheiten. Monatsschr. f. orthop. Chir. 1903, Nr. 5. — *J. Mjöen,* Methodische Körperbewegung bei Lungentuberkulose. Petersb. med. Wochenschr. 1903, Nr. 5. — *D. Wark,* Vorteile mechanischer Behandlung im Verein mit medikamentöser Therapie bei der Lungentuberkulose. The New York med. Journ. 1903, Nr. 1. — *Moritz Schmidt,* Die Krankheiten der oberen Luftwege. Berlin 1903. — *Richard Tauna,* Schöne Stimme und Sprache. Leipzig 1903. — *O. Seifert,* Was leistet die heutige Laryngologie? Internat. Zentralbl. f. Laryngol., Rhinol. und verwandte Wissenschaften. 1903, Nr. 8. — *D. G. Zesas,* Über Massage des freigelegten Herzens beim Chloroformkollaps. Zentralbl. f. Chir. 1903, Nr. 22. — *K. Colombo,* Zur mechan. Behandlung der Ödeme. Wiener med. Presse. 1904, Nr. 40. — *W. Hinkle,* Eine Betrachtung über den Wert lokaler Behandlung der oberen Luftwege. (A consideration of the value of topical application to the upper air tract.) Therapeutic. Gazette. 15. Mai 1904. — *Gross* und *Sencert,* Die Massage des Herzens im Chloroformkollaps. Arch. gén. de méd. 1905, Nr. 36. — *Rochard,* Du massage du coeur dans les syncopes chloroformiques. Bull. gén. de thér. August 1905. — *Smith* und *Daglish,* Herzmassage in der Chloroformsynkope. Brit. med. Journ. 18. Nov. 1905. — *Gray,* Subdiaphragmatic transperitoneal massage of the heart as a mean of resuscitation. Lancet, August 1905. — *Cautru,* Über die Wirkung der Massage der Herzgegend bei Herzkrankheiten. Int. Kongreß f. Physioth. zu Lüttich 1905. — *Tövölgyi,* Über Kehlkopferkrankungen der Sänger. Orvosi Hetilap. 1905, Nr. 23. — *Springer,* Instrument zur Massage der Tonsillen und zur Kompression derselben nach Tonsillotomie. Prager med. Wochenschr. 1905, Nr. 22. — *Imhofer,* Tonsillitis chronica. Wiener med. Wochenschr. 1905, Nr. 13. — *Max Herz,* Eine einfache Methode der pneumatischen Therapie von Erkrankungen der Respirationsorgane. Wiener med. Wochenschr. 1905, Nr. 37. — *Bayer,* Über die Rolle der Lymphgefäße und Lymphdrüsen des Halses in der Pathogenie der Ohren-, Nasen- und Pharyngolaryngealaffektionen etc. (Du rôle des ganglions des vaisseaux lymphatiques du cou dans la pathogénie des affections oto-rhino-pharyngo-laryngiennes etc.) Journal Méd. de Bruxelles. 1905, Nr. 43. — *A. Denker,* Zur Behandlung des Heufiebers. Münch. med. Wochenschr. 1905, Nr. 9. — *Imhofer,* Zur Behandlung der Tonsillitis chronica. Prager med. Wochenschr. 1905, Nr. 22. — *K. Hase-*

broek, Über die Behandlung der Angina pectoris und verwandter Zustände durch Heilgymnastik und Massage des Thorax. Deutsches Arch. f. klin. Med. 1906, LXXXVI.

Erkrankungen der Digestionsorgane.

M. Eulenburg, Die Heilung der chron. Unterleibsbeschwerden durch schwedische Heilgymnastik, auf Wissenschaft und Erfahrung begründet. Berlin 1856. — *C. Streubel,* Über Erkennung und Behandlung der inneren Darmeinklemmung. Prager Vierteljahrschr. 1858. — *S. W. Garrod,* Behandlung der Hämorrhoiden. The Clinik. 1878. — *Serbsky,* Ein Fall von Darmverschließung. St. Petersburger med. Wochenschr. 1878, Nr. 12. — *Quinart,* Massage der hypertrophischen Mandeln. Journ. de méd. et chir. 1879. — *Busch,* Massage gegen Ileus durch Koprostase und Invagination. *Virchow-Hirsch,* Jahresber. 1880, II. — *Durand-Fardel,* Du massage de foie dans l'engorgement hépatique simple. Bull. gén. de thérap. 1881. — *Gillote,* Erfolgreiche Anwendung von Chloroformnarkose und Massage bei Intussuszeption. New York med. Journ. 1882. — *Bitterlein,* Darmverschluß, Koterbrechen, Massage, Heilung. L'Union méd. 1882, Nr. 37. — *J. R. Ryley,* Remarcables effects of massage on gastric assimilation and nervous debility. The Lancet. London 1883, I, 946. — *P. Niehans* jun., Über die Behandlung der habituellen Konstipation mit Massage und schwedischer Gymnastik. Korrespondenzbl. f. Schweizer Ärzte. 1884, Nr. 6. — *F. Kapper,* Zur Therapie der Darminvagination und der chronischen Konstipation. Allg. Wiener med. Ztg. 1885, Nr. 2. — *G. Hünerfauth,* Über die habituelle Obstipation und ihre Behandlung mit Elektrizität, Massage und Wasser. Wiesbaden 1885. — *H. Averbeck,* Über Massagebehandlung bei Leberleiden. Allg. Wiener med. Ztg. 1885. — *W. B. Cheadle,* The treatment of intussusception by inflation and massage. Lancet. 23. Oktober 1886. — *J. G. Sallis,* Die chronischen Verdauungsstörungen und ihre Behandlung durch Massage. Straßburg 1886. — *F. Betz,* Die Behandlung des akuten inneren Darmverschlusses durch Morphium und Massage. Memorabilien. 1886. — *H. Sahli,* Über die Massage des Unterleibes mittelst Eisenkugeln. Korrespondenzbl. f. Schweizer Ärzte. 1887, Nr. 19. — *Leubuscher,* Über Behandlung der chronischen Stuhlverstopfung. Zentralbl. f. klin. Med. 1887, Nr. 25. — *Hirschberg,* Massage de l'abdomen. Étude physiologique et thérapeutique. Bull. gén. de thérap. 30. September 1887. — *A. S. Eccles,* Massage as a means of treatment in chronic dyspepsia and in sleeplessness. Brit. med. Journ. London 1887. — *G. Berne,* Über die Behandlung der Konstipation durch Massage des Abdomens. Journ. de méd. de Paris. 1887, Nr. 1. — *A. O. Karnitzky,* Bauchmassage an Kindern bei Stuhlverstopfungen. Arch. f. Kinderheilk. 1888. — *Bueler,* Zur Therapie der Obstipatio chronica. Korrespondenzbl. f. Schweizer Ärzte. 1888, Nr. 6. — *J. Csyrnianski,* Beiträge zur Diagnostik und Therapie der Magenkrankheiten. Wiener med. Wochenschr. 1889, Nr. 27, 28, 33. — *J. S. Gopadse,* Zur Frage des Einflusses der Massage des Unterleibes auf die Eigenschaften des Magensaftes bei chronischem Magenkatarrh. St. Petersburger med. Wochenschr. 1889, Nr. 47. — *J. A. Comingor,* Erfolgreiche Behandlung der Gallensteine mittelst Massage. Virgin. med. Monthly. 1889. — *H. Nothnagel,* Vortrag über die habituelle Obstipation. Wiener med. Presse. 1890, Nr. 10—12. — *Korn,* Zur Behandlung der Darminvagination. Therap. Monatsh. 1890, Nr. 10. — *G. Hünerfauth,* Über die Massagebehandlung der chronischen Typhlitis und Perityphlitis. Münchener med. Wochenschr. 1890, Nr. 20. — *J. Cséri,* Die mechanische Behandlung des Magens. Wiener med. Wochenschr. 1890, Nr. 31. — *W. F. Rehfuß,* The massage in dental pathol. conditions. Int. dent. Journ. New York 1890. — *Feilchenfeld,* Zur mechanischen Behandlung der habituellen Obstipation. Deutsche Med.-Ztg. 1891. — *N. Warman,* Ein Todesfall durch Massage bei einer akuten Darmatonie. Therap. Monatsh. 1891, Nr. 3. — *Pürkhauer,* Zur mechanischen Behandlung des Icterus catarrhalis und der Gallensteinkrankheit. Münchener med. Wochenschr. 1891, Nr. 35. — *C. Schwartzkoff,* Zur Therapie der Zahn- und Zahnfleischleiden; Massage. Monatsschr. f. Zahnhk. IV. — *W. Semblinow,* Massage bei Parotitis. Wratsch. 1891. — *V. Eltz,* Über die physiologische Wirkung der Darmmassage. Wiener klin. Wochenschr. 1892, Nr. 15. — *F. Kumpf,* Zur Technik und Wirkungsweise der Mechanotherapie bei chronischer Obstipation. Wiener klin. Wochenschr. 1892, Nr. 26. — *A. Bum,* Die physiologische Wirkung der Bauchmassage bei habitueller Obstipation. Wiener med. Presse. 1892, Nr. 46. — *V. Eltz,* Über die physiologische Wirkung der Mechanotherapie bei Konstipation. Wiener klin. Wochenschr. 1893, Nr. 15. — *A. Rose,* Bauchmassage mittelst Kanonenkugeln. New-Yorker med. Monatsschr. 1893, Nr. 1. — *Ewald,* Massage bei Obstipation. Deutsche med. Wochenschr. 1893, Nr. 9 u. 10. — *Harder,* Die manuelle Reposition von Darminvaginationen durch Massage. Berliner klin. Wochenschr. 1893, Nr. 49. — *Hippius,* Massage in der Behandlung von Hämorrhoiden bei Kindern. Der Kinderarzt. 1893. — *J. K. Wechsler,* Lebermassage bei Icterus catarrhalis. Wratsch. 1893, Nr. 19. — *J. Loos,*

Behandlung der Obstipation bei Kindern. Ärztl. Zentr.-Anz. 1893, Nr. 7. — *Maiss*, Du massage dans le traitement d'invagination intestinale chez l'enfant. Semaine méd. 20. Dezember 1893. — *Cautru*, Du massage stomacal dans les dyspepsies. Ibid. 1894, pag. 88. — *A. Schirmer*, Zur Kasuistik der Mechanotherapie. Deutsche Monatsschr. f. Zahnhk. 1894, Nr. 7. — *J. Hagen*, Ein durch Massage geheilter Fall von Dysphagie. Wratsch. 1894, Nr. 20. — *J. Cséri*, Die Massage des vollen Magens. Pester med.-chir. Presse. 1894, Nr. 49 und 1895, Nr. 3. — *N. Reich*, Kritische Bemerkungen zu *J. Cséris* „Massage des vollen Magens". Ibid. 1895, Nr. 1. — *J. Sümegi*, Die Massage des Magens. Ibid. — *Romanc*, Du massage abdominal. Revue des sciences méd. Oktober 1895. — *Gagueu-Tarn*, Behandlung der Dysphagie mit Massage. Gaz. de Botkine. 1895, Nr. 20. — *J. Schreiber*, Verläßliche Methode der arzneilosen Behandlung der chronischen Obstipation. Wiener med. Presse. 1895, Nr. 21 u. 22. — *Kümmerling*, Beitrag zur Technik der Bauchmassage. Wiener med. Wochenschr. 1895, Nr. 49. — *A. Bum*, Zur Technik der Bauchmassage. Ibid. Nr. 50. — *A. Massy*, Consid. cliniques sur l'emploi thérap. de l'électricité et du massage dans la dilatation de l'estomac. La revue méd. 1896, Nr. 96. — *B. Vas* und *G. Gara*, Einfluß der Massage auf die Verdauung. Vortr. auf dem X. ung. balneol. Jahreskongreß. Mai 1897. — *N. v. Savelieff*, Einige mechanische Faktoren bei der Behandlung der Magen- und Darmkrankheiten. Therap. Beil. d. deutschen med. Wochenschr. 1897, Nr. 10 u. 11. — *H. Huchard*, Traitement des dyspepsies par le massage de l'estomac. Journ. de prat. 1897, Nr. 38. — *J. Geoffroy*, Du massage dans les vomissements incoercibles des femmes enceintes. Bull. gén. de thérap. 1897. — *Kantorowicz*, Behandlung der Tonsillenhypertrophie mit innerer Massage. Deutsche Med.-Ztg. 1898, Nr. 63. — *C. Cattaneo*, Die Behandlung der chron. Stuhlverstopfung bei Kindern durch die Bauchmassage. Jahrb. f. Kinderhk. 1898. — *P. Moebius*, Über Lebermassage. Münch. med. Wochenschr. 1899, Nr. 10. — *A. Bum*, Bemerkungen über habituelle Obstipation. Wiener med. Presse. 1899, Nr. 52. — *Vermeulen*, Methodische Übungen bei Hernien. Presse méd. 1899, Nr. 28. — *C. Wegele*, Über Massage von Magen und Dickdarm nach Einführung medikamentöser Flüssigkeiten. Zeitschr. f. diät. und phys. Ther. 1899, II, 3. — *H. Illoway*, Die Behandlung der Obstipation durch mechanische Hilfsmittel. Med. Record. 1899, 8. April. — *Cantin*, Action du massage sur le chimisme gastrique. Bull. de la soc. de thér. 1900, Nr. 2. — *G. Frumerie*, Le massage direct du foie. Thèse de Paris 1900. — *Saquet*, Action trophique locale du massage abdominal léger. Gaz. méd. de Nantes. 1900. — *L. Ewer*, Indikationen und Technik der Bauchmassage. Berliner Klin. 1901, Heft 154. — *Fürbringer*, Radfahren bei Magenkrankheiten. Zeitschr. f. diät. u. phys. Ther. 1901/1902, V, 1. — *K. Walz*, Über Beeinflussung der Leber durch das Zwerchfell und über Lebermassage. Münch. med. Wochenschr. 1902, Nr. 19. — *G. Norström*, Massage des Magens. Bull. gén. de thér. 1903, 8. Mai. — *Luzenberger*, Die Behandlung der chron. Stuhlverstopfung. Zeitschr. f. diät. u. phys. Ther. 1903/04, H. 6. — *A. Neumann*, Über die Wirkung der gebräuchlichsten phys. Heilmethoden auf die Magenfunktion. Zeitschr. f. diät. u. phys. Ther. 1903/04, 10 u. 11. — *Mitulescu*, Behandlung der atonischen Verstopfung durch elektrische Vibrationsmassage. Spitalul 1905, Nr. 8.

Erkrankungen des Nervensystems.

G. Sée, La chorée et les affections nerveuses. Paris 1851. — *Becquerel*, Du traitement de la chorée par la gymnastique. Gaz. des hôp. 1851. — *Blache*, Du traitement de la chorée par la gymnastique. Moniteur des hôp. 1854. — *Haupt*, Der Schreibekrampf. Wiesbaden 1860. — *Rossander*, Ein Fall von Schreibekrampf geheilt mit Massage und Strychnininjektion. Deutsche Klinik. November 1873. — *D. Graham*, Massage in writers and allied affections. New York med. Record. 1876. — *D. Graham*, Schreibekrampf, Klavierspielkrampf etc. Ibid. 1877. — *A. Tiedemann*, Heilung eines Falles von langwieriger Chorea mittelst Heilgymnastik. Norsk Magazin f. Laegevidensk. 1878. — *Roth*, Behandlung der Kinderlähmung. Brit. med. Journ. 1879. — *E. Dally*, Traitement de la paralysie infantile. Journ. de thérap. 1879. — *G. M. Beard*, Über Schreibekrampf. New York Med. Record. 1879. — *J. Schreiber*, Die Behandlung der schweren Formen von Neuralgien und des Muskelrheumatismus mittelst Massage und methodischer Muskelübungen. Wiener med. Presse. 1881, Nr. 48—51. — *J. Schreiber*, Massage als Mittel gegen die bei Tabes auftretende Anästhesie. Ibid. 1881, Nr. 10. — *M. Boudet*, Traitement de la douleur par les vibrations mécaniques. Paris 1881. — *J. M. Granville*, Nerve vibration as a therapeutic agent. The Lancet. 1882. — *Vigouroux*, Du traitement de la crampe des écrivains. Progrès méd. 1882. — *Th. Schott*, Die Behandlung des Schreib- und Klavierspielkrampfes. Deutsche Med.-Ztg. 1882, Nr. 9. —

Granville, A note on the treatment of locomotor ataxy by precise nervevibration. Brit. med. Journ. 1882. — *Goodhart* und *Phillips*, Über Behandlung der akuten Chorea. Ibid. 1882. — *Th. Stein*, Die Behandlung des Schreibekrampfes. Berliner klin. Wochenschr. 1882, Nr. 34. — *A. Eulenburg*, Über einige neuere Behandlungsversuche chronischer Rückenmarkskrankheiten, namentlich der Tabes dors. Österr. Badezeitung. 1882, Nr. 13. — *A. Stauber*, Beiträge zur Massagebehandlung. Wiener med. Blätter. 1883. — *O. Binswanger*, Zur Behandlung der Erschöpfungsneurosen. Allg. Zeitschr. f. Psych. 1883. — *Nußbaum*, Einfache und erfolgreiche Behandlung des Schreibekrampfes. München 1883. — *J. Schreiber*, Erfahrungen über Mechanotherapie. Wiener med. Presse. 1884, Nr. 19 u. 21. — *W. H. Neale*, Perkussion des N. facialis bei Neuralgie. The Practitioner. 1884. — *Beuster*, Über den therapeutischen Wert der Massage bei zentralen und peripheren Nervenkrankheiten. Deutsche med. Wochenschr. 1884. — *H. Averbeck*, Die physiologische Bedeutung der Heilgymnastik und Massage in der Behandlung gewisser Nervenleiden. Allg. Wiener med. Ztg. 1885, Nr. 2—4. — *G. Norström*, Traitement de la migraine par le massage. Paris 1885. — *Roth*, The treatment of writer's cramp. London 1885. — *M. Schüller*, Über Massagebehandlung der Ischias. Deutsche med. Wochenschr. 1886, Nr. 24. — *Th. S. Dowse*, The modern treatment of disease by the system of massage; three lectures on this subject delivered at the West-End-Hospital for nervous diseases etc. London 1887. — *A. Giacomo*, Il massaggio nella mogigrafia e nelle forme nervose consimili. Annal. clin. d. osp. incur. Napoli 1887. — *R. v. Limböck*, Zur Therapie des Schreibekrampfes. Prager med. Wochenschr. 1887, Nr. 51. — *W. Winternitz*, Entstehung und Heilung von Neuralgien. Internat. klin. Rundschau. 1887, Nr. 2. — *J. Zabludowski*, Zur Massagebehandlung von Nervenkrankheiten. Deutsche Med.-Ztg. 1887, Nr. 27. — *Alafberg*, Ein Fall von Ischias, durch Massage geheilt. Münchener med. Wochenschr. 1888, Nr. 20. — *D. Baynes*, Auxiliary methods of cure. The *Weyr-Mitchell* system. Massage. *Ling's* swedish movement. The hot water cure. Electricity. London 1888. — *A. Bum*, Die Massage in der Neuropathologie. Wiener Klinik. 1888. — *J. Schreiber*, Zur Behandlung gewisser Formen von Neurasthenie und Hysterie durch die *Weyr-Mitchell*-Kur. Berliner klin. Wochenschr. 1888, Nr. 52. — *H. Tibitts*, Massage and allied methods of treatment. London 1888. — *W. H. White*, On massage and the *Weyr-Mitchell* treatment. Guy's Hosp. Report. London 1888. — *G. Guicciardi*, Massage bei Geisteskrankheiten. Arch. ital. p. l. mal. nervose etc. 1889. — *L. Leguy*, Du massage (traitement d. paralysies). Paris 1889. — *Stieler*, Kasuistische Beiträge zur *Weyr-Mitchell*-Kur. Sitzungsbericht der Gesellsch. f. Gyn. in München 1889. — *Th. Jürgensen*, Mechanische Therapie bei inneren Krankheiten. Neurol. Zentralbl. 1889. — *A. Volpe*, Behandlung der Ischialgien mit Massage. Giorn. internat. d. scienze med. 1890, Nr. 2. — *G. Wolzendorff*, Massage bei Nervenkrankheiten. Der ärztl. Praktiker. 1890, Nr. 4 und 5. — *C. Mordhorst*, Zur Behandlung der Ischias und anderer Neuralgien. Therap. Monatsh. 1890, Nr. 6. — *G. Norström*, Céphalalgie et massage. Paris 1890. — *S. Frenkel*, Die Therapie ataktischer Bewegungsstörungen. Münchener med. Wochenschr. 1890, Nr. 52. — *K. Hasebroek*, Über die Nervosität und den Mangel an körperlicher Bewegung in der Großstadt. — Ein Beitrag zur hygienischen Bedeutung der mediko-mechanischen Institute. Hamburg 1891. — *Tiberghien*, Migräne, abhängig von Muskelverhärtungen, und ihre Behandlung durch Massage. Annal. de Méd. et de Chir. 1891, Nr. 3. — *Charcot*, La médecine vibratoire. Progrès méd. 1892. — *v. Leyden*, Über die Behandlung der Tabes dors. Berliner klin. Wochenschr. 1892, Nr. 17. — *E. Morselli*, Über mechanische Vibrationen in der Behandlung nervöser und Geisteskrankheiten. Gaz. d. osped. August 1892. — *Natvig*, Kasuistik der Massage. Norsk Magazin f. Laegevidensk. 1893, Nr. 12. — *R. Hirschberg*, Traitement mécanique de l'ataxie locomotrice. Bull. gén. de thérap. 1893. — *R. Neale* et *J. Bays*, Behandlung der Neuralgien und der Migräne mittelst des Perkuteurs. The Lancet. 1893. — *A. Neisser*, Die mechanische Behandlung der Nervenkrankheiten. Fortschr. d. Krankenpflege. Januar 1894. — *Schumann*, Zur Anwendung der Massage bei Reflexkrämpfen im Kindesalter. Ther. Monatsh. 1894, Nr. 3. — *O. Nägeli*, Therapie von Neuralgien und Neurosen durch Handgriffe. Basel u. Leipzig 1894. — *O. Ammann*, Über Therapie von Neuralgien und Neurosen durch Handgriffe nach Dr. *Otto Naegeli*. Münchener med. Wochenschr. 1894, Nr. 34. — *v. Bechterew*, Die Bedeutung der *Frenkel*schen Methode der Behandlung von Tabes dors. Neurol. Zentralbl. 1894, Nr. 18. — *A. Pick*, Zur Pathologie und Therapie der Beschäftigungsneurosen. Wiener med. Wochenschr. 1894, Nr. 39. — *F. Petersen*, Zur Frage der Gelenkneurose. Zentralbl. f. Chir. 1895. — *S. Frenkel*, Die Behandlung der Ataxie der oberen Extremität. Zeitschr. f. klin. Med. 1895. — *A. Bum*, Die mechanische Behandlung der Hemikranie. Wiener med. Presse. 1895, Nr. 20. — *C. Negro*, Du traitement de la sciatique par la compression des points douloureux. Semaine méd. 1896, Nr. 2. — *P. Buchheim*, Zur Entstehung der Behandlung des Schreibekrampfes. Leipzig 1896. — *Behagou*, Traitement mécan. de l'ataxie. Arch. gén. de méd. Février 1896. — *S. Frenkel*, De „l'exercise cérébral", appliqué au traitement de certains troubles moteurs. Sem. méd. 1896, Nr. 19. — *Raymond*, La reéducation des muscles chez l'ataxie locomotrice. Rev. internat. de thérap. 1896. — *J. Zabludowski*, Fall von *Friedreich*scher Ataxie. Besserung durch Massage. Berliner klin. Wochenschr. 1896, Nr. 34. — *Gilles de la Tourette* und *Chipault*, Die wirkliche Dehnung des Rückenmarks und ihre Anwendung zur Behandlung der Tabes dors. Ther. Wochenschr. 1897, Nr. 19. — *A. Eulenburg*, Über Bewegungstherapie bei Gehirn- und Rückenmarkskrankheiten. Deutsche Med.-Ztg. 1897, Nr. 36, 37. — *Fedorow*, Massagebehandlung bei Chorea. Obosrjen. psychiatr. 1897, Nr. 4. — *A. Eulenburg*, Über den gegenwärtigen Stand der Behandlung der Tabes dors. 1897, Nr. 44. — *S. Frenkel*, Meine Methode der Behandlung der Ataxie durch Wiedereinübung der Koordination. Wiener klin. Wochenschr. 1897, Nr. 43. — *A. Bum*, Die mechanische Behandlung d. tab. Ataxie. Wiener med. Presse. 1897. — *Monnier*, Über die Behandlung von Nervenkranken und Psychopathen durch nützliche Muskelbeschäftigung. Zeitschr. f. Hypnot. 1897, VII, 3. — *Goldscheider*, Über Bewegungstherapie bei Erkrankungen des Nervensystems. Deutsche med. Wochenschr. 1898, Nr. 4 u. 5. — *P. Jacob*, Über die kompensatorische Übungstherapie bei der Tabes dorsalis. Deutsche med. Wochenschr. 1898, Nr. 8—10. — *O. Thilo*, Zur Behandlung der Gelenkneuralgien. St. Petersb. med. Wochenschr. 1898, Nr. 6. — *J. Gad*, Die Übung in ihren therapeutischen Beziehungen. Zeitschr. f. diätet. u. physikal. Ther. 1898, I. Bd., 2. Heft. — *N. Buccelli*, Su alcuni metodi speciali di cura della nevralgia sciatica. Clin. med. italien. 1898, Nr. 11. — *O. Vogt*, Über Beschäftigungstherapie bei funktionellen Nervenkrankheiten. Psych. Wochenschr. 1899, Nr. 27. — *O. Naegeli*, Nervenleiden und Nervenschmerzen, ihre Behandlung und Heilung durch Handgriffe. Jena 1899. 2. Aufl. — *A. Goldscheider*, Anleitung zur Übungsbehandlung der Ataxie. Leipzig 1899. — *L. Vorstädter*, Über einige neue Übungsarten zur präzisen und systematischen Bewegungstherapie der tabischen Koordinationsstörungen. Zeitschr. f. diät. u. phys. Ther. 1899, III, 6. — *C. Colombo*, Trattam. delle corea col massaggio e la gimnastica. Bull. della R. accad. med. di Roma. 1899, XXV, 7. — *Kouindjy*, Le traitement de la paralysie obstétricale. Arch. des malad. des enfants. Décembre 1899. — *P. Frétin*, Traitement mécanique de la névralgie sciatique. Bull. gén. de thér. 1899. — *R. Funke*, Ein Beitrag zur Behandlung der Astasie-Abasie. Zeitschr. f. diät. u. phys. Ther. 1899, II, 3. — *P. Jacob*, Über Extensionsbehandlung der Rückenmarkskompression nebst Bemerkungen über bahnende Übungstherapie. Zeitschr. f. diät. u. phys. Ther. 1899, III, 1. — *J. Zabludowski*, Zur Therapie der Impotenta virilis. Zeitschr. f. diät. u. phys. Ther. 1899, III, 7. — *M. Herz*, Über die heilgymnastische Behandlung von Erkrankungen des Zentralnervensystems. Wiener med. Presse. 1900, Nr. 14. — *F. Mazzone*, La psico-gimnastica nella terapia di alcune malattie dell'asse cerebrospinale. Ann. di necrolog. XVI, 4 u. 5. — *Geigel*, Zur Verhütung sekundärer Kontraktur bei Hemiplegie. Die ärztl. Praxis. 1900, Nr. 8. — *A. Bum*, Die spinale Ataxie und ihre kompensatorische Bewegungsbehandlung. Wiener med. Presse. 1900, Nr. 6. — *F. Buttersack*, Der Wert der Beschäftigung in der Krankenbehandlung. Zeitschr. f. diät. u. phys. Ther. 1900, III, 8. — *O. Vogt*, Zur Indikation der Beschäftigungstherapie bei funktionellen Nervenkranken. Wiener klin. Rundsch. 1900, Nr. 2 u. 3. — *H. S. Frenkel*, Die Behandlung der tabischen Ataxie mit Hilfe der Übung. Leipzig 1900. — *H. Stadelmann*, Beiträge zur Übungstherapie. Wiener med. Presse. 1900, Nr. 27. — *A. Hoffa*, Die Orthopädie im Dienste der Nervenheilkunde. Jena 1900. — *A. Eulenburg*, Zur Therapie der Ischias. Ther. d. Gegenw. 1900, Nr. 10. — *H. Rose*, Behandlung der Coccygodynie mit Massage vom Rektum aus. Zeitschr. f. diät. u. phys. Ther. 1900/1901, IV, 1. — *O. Kohnstamm*, Über Koordination, Tonus und Hemmung nebst Bemerkungen zur Bewegungstherapie. Zeitschr. f. diät. u. phys. Ther. 1900/1901, IV, 2. — *F. Bähr*, Tennisschmerzen, Musikerkrampf. Zeitschr. f. diät. u. phys. Ther. 1900/1901, IV, 3. — *G. Marinesco*, Les troubles de la marche dans l'ataxie locomotrice progressive, étudiés à l'aide du cinématographe. Sem. méd. 1901, pag. 113. — *J. Zabludowski*, Über Schreiber- und Pianistenkrampf. *Volkmanns* Sammlung, Nr. 290/291, 1901. — *A. Frank*, Wie wird in Heiden die Übungstherapie von *Frenkel* gehandhabt? Verein d. Ärzte Prags. Sitzung vom 18. Oktober 1901. Ref. Wiener klin. Wochenschr. 1901, pag. 1249. — *M. Siegfried*, Die Dreiradgymnastik im Dienste der Bewegungstherapie. Zeitschr. f. diät. u. phys. Ther. 1901/1902, V, 3. — *P. Lazarus*, Die Bahnungstherapie der Hemiplegie. Zeitschr. f. klin. Med. 1902, H. 3 u. 4. — *F. Grebner*, Die kompensatorische Übungstherapie bei initialer Tabes. St. Petersb. med. Wochenschr. 1902, Nr. 8. — *S. Auerbach*, Der Knötchen- oder Schwielenkopfschmerz und seine Behandlung. *Volkmanns* Sammlung. 1903, Nr. 361. — *Faure*, Résultats de la rééducation dans le traitement des troubles du mouvement. Paris 1903. — *A. G. Naumann*, Behandlung der

Schlaflosigkeit durch Massage des Halses. Skalpel. 1903, Nr. 28. — *Kouindjy*, Die Massage bei Tabes dors. Zeitschr. f. diät. u. phys. Ther. 1903/04, H. 10 u. 11. — *Massy*, Massage dans la dyspepsie nerveuse. Revue de Cinésie. 1901, Nr. 20. — *Zabludowski*, Überanstrengung beim Schreiben und Musizieren. Zeitschr. f. diät. u. phys. Ther. 1903/04, H. 11 u. 12. — *Friedländer*, Bewegungstherapie bei Paralysis agitans. Wiener med. Presse. 1904, Nr. 17. — *Fürbringer*, Über Zyklotherapie der sexuellen Neurasthenie. Ther. d. Gegenw. 1905, Nr. 5. — *Kann*, Über Bau und Einrichtung von Räumen zur Behandlung von Gehstörungen. Deutsche med. Wochenschr. 1905, Nr. 26. — *Kouindjy*, Les indications du massage méthodique dans le traitement des névrites et des polynévrites. Intern. physioth. Kongreß zu Lüttich. 1905. — *Hammer*, Über die Heilung der Astasie-Abasie. Ther. d. Gegenw. 1905, Nr. 4. — *Lasarew*, Ein Fall von Schüttellähmung, durch Übungstherapie gebessert. Zeitschr. f. diät. u. phys. Ther. 9. Bd., 8. Heft.

Erkrankungen und Verletzungen des Bewegungsapparates (mit Einschluß der Orthopädie).

W. Balfour, Illustrations of the power of compression and percussion in the cure of rheumatism, gout and debility of the extremities and in promoting health and longevity. Edinburgh 1819. — *W. Balfour*, Illustration of the efficacity of compression and percussion in the cure of rheumatism and spains etc. London med. and phys. Journ. 1824, II. — *Maignien*, Behandlung der Distorsionen durch Reiben in Verbindung mit Kneten. Gaz. méd. de Paris. 1836, Nr. 50. — *Martin*, Du traitement de quelques affections musculaires. Lyon 1837. — *Récamier*, Über die Streckung, Knetung (Massage) und gradweise gesteigerte Perkussion bei Behandlung der Muskelkontrakturen. Revue méd. 1838. — *Froriep*, Die rheumatische Schwiele. Weimar 1843. — *Bonnet*, Traité de thérap. des malad. articulaires. Paris et Lyon 1853. — *Gibert*, Koxalgie mit passiven Bewegungen erfolgreich behandelt. Gaz. des hôp. 1859, Nr. 30. — *Piorry*, Sehr alter Muskelschmerz, geheilt durch Massage. Gaz. des hôp. 1860, Nr. 49. — *Elleaume*, Du massage dans l'entorse. Ibid. 1860. — *Rizet*, Du traitement de l'entorse par le massage. Arras 1862. — *A. Bianchi*, Delle manipulazioni nelle rotture musculari, distorsioni, lussazioni recenti, antichi, nelle contusioni e nel reumatismo. Firenze 1863. — *Rizet*, Du massage dans les ecchimoses et les contusions. Gaz. méd. de Paris. 1864, Nr. 50. — *Rizet*, De la manière de pratiquer le massage dans l'entorse. Arras 1864. — *A. Millet*, Du massage comme traitement de l'entorse. Bull. gén. de thérap. 1864. — *Rizet*, Emploi du massage pour la diagnostique de certaines fractures. Paris 1866. — *Runge*, Natur und Behandlung des Hexenschusses (Lumbago). Deutsche Klinik. 1867, Nr. 8. — *Béranger-Ferrand*, Du massage dans l'entorse. Bull. de thérap. 1867. — *Cabasse*, Observations pour servir au traitement de l'entorse par le massage. Gaz. des hôp. 1871. — *M. Fontaine*, Die Massage bei Behandlung der Distorsionen. Arch. méd. belge. 1874. — *C. Berghman*, Über die Behandlung akuter traumatischer Gelenkskrankheiten durch Massage. Nord. med. Ark. VII; Zentralbl. f. Chir. 1875, Nr. 52. — *Grasser*, Massage bei Gelenkkontrakturen und Distorsionen. Allg. med. Zentral-Ztg. 1875, Nr. 71. — *Mullier*, Quelques remarques sur le traitement de certaines affections chirurgicales par le massage local. Arch. méd. belge. 1875. — *G. Berghman* och *U. Helledey*, Om de akuta travmatiska ledångsskadornas behandling med massage. Nord. med. Ark. Stockholm 1875, Nr. 13. — *H. Saubert*, Die Massage, ein wichtiges chirurgisches Hilfsmittel. Ansbach 1876. — *Nycander*, Du massage, son application dans le traitement de l'entorse. Bruxelles 1877. — *Mullier*, Du massage, son action physiologique et sa valeur thérap., specialement au point de vue du traitement de l'entorse. Bruxelles 1877. — *W. K. Sturge*, Klemm on muscle beating. London med. Record. 1878. — *E. Johnsen*, Bidrag till massagebehandlingens statistik. Hosp. Tid. Kjöbenhavn 1878. — *Rossander*, Massage bei Fraktur des Oberarmes. — *Virchows* Jahresber. 1879, II. — *Rossander*, Fraktur der Patella. Hygiea 1879. — *Mezger*, Patellarbruch, geheilt durch Massage. *Schmidts* Jahrbücher. 1879, CXXXIV. — *Giese*, Myositis acuta et chronica. Deutsche Zeitschr. f. Chir. 1879. — *Bolin*, Fraktur der Patella, behandelt durch Massage. Nord. med. Ark. 1880. — *J. M. Craith*, Lumbago, Ischias und ähnliche Affektionen. Med. Times and Gaz. 1880. — *Schildbach*, Zur Therapie der Skoliose. Ärztl. Vereinsbl. 1881, Nr. 11. — *A. Reibmayr*, Behandlung der Ankylosen und Kontrakturen mit Massage und elastischem Zug. Wiener med. Wochenschrift. 1885, Nr. 25 u. 26. — *V. A. Chuchkin*, K. vopr. o. primienenii massaga k. chirurgii. Med. Obozr. Moskva 1885. — *A. Landerer*, Die Behandlung der Skoliose mit Massage. Deutsche Zeitschr. f. Chir. 1886, XXXIII. — *P. Niehans* jun., Über die Behandlung fungöser Gelenkentzündungen durch Massage. Korrespondenzbl. f. Schweizer Ärzte. 1886, Nr. 15. — *Schildbach*, Die Behandlung der Skoliosen im elterlichen Hause. Jahrb. f.

Kinderheilk. 1886. — *J. Schreiber*, Die mechanische Behandlung der Lumbago. Wiener Klinik 1887. — *v. Mosengeil*, Behandlung der skoliotischen Wirbelsäulenverkrümmungen. *Gerhardts* Handbuch der Kinderkrankheiten. Tübingen 1887, VI, 1. Abt. — *A. Landerer*, Vorschriften für die Behandlung von Rückgratsverkrümmungen mit Massage. Leipzig 1887. — *A. Bum*, Der schnellende Finger. Wiener med. Presse. 1887, Nr. 43 u. 44. — *V. v. Wagner*, Über Massagebehandlung querer subkutaner Patellarfrakturen. Wiener med. Presse. 1887, Nr. 35. — *N. V. Gilschenk*, Massage in gewissen chirurgischen Fällen. Med. Sbornik. Tiflis 1887, Nr. 44. — *A. Reibmayr*, Über Massage bei Muskelerkrankungen. Wiener med. Wochenschr. 1887, Nr. 51—53. — *Schreber*, Ärztliche Zimmergymnastik. Leipzig 1887. — *F. Beely*, Skoliosebarren zur Gewichtsbehandlung der Skoliose nach *Fischer*. Zentralbl. f. orthop. Chir. u. Mechanik. 1888. — *E. Fischer*, Eine neue Behandlungsmethode der seitlichen Rückgratsverkrümmung. Berliner klin. Wochenschr. 1888. — *P. Niehans*, Über Behandlung falscher Fingerankylosen mittelst Massage und forcierter passiver Bewegungen. Korrespondenzbl. f. Schweizer Ärzte. 1888, Nr. 14. — *C. Mordhorst*, Der Rheumatismus und seine Behandlung mittelst elektrischer Massage. Deutsche med. Wochenschr. 1888, Nr. 17 u. 18. — *A. Grimm*, Massagebehandlung einer subkutanen Querfraktur des Olekranon. Wiener med. Presse. 1888, Nr. 33. — *A. Hoffa*, Die neueren Forschungen über Pathologie und Therapie der Skoliose. *Schmidts* Jahrb. 1888, CCXVII. — *A. Landerer*, Über Massage bei Muskel- und Nervenaffektionen. Berliner klin. Wochenschr. XXII. — *Laperenche*, Massage bei juxtaartikulären Frakturen. Med.-chir. Rundschau. 1888, Nr. 17. — *J. Lucas-Championnière*, Conditions d'application du massage aux fractures. Bull. méd. 1888, Nr. 79. — *J. Schreiber*, Wesen und mechanische Behandlung des Muskelrheumatismus. Deutsche med. Wochenschr. 1889, Nr. 9 u. 10. — *H. Nebel*, Zum Wesen und zur Behandlung des Muskelrheumatismus. Deutsche med. Wochenschr. 1889, Nr. 32. — *Lucas-Championnière*, Le massage et la mobilisation dans le traitement des fractures. Paris 1889. — *A. Selenkow*, Zur Behandlung der Fractura simplex. St. Petersburger med. Wochenschr. 1889, Nr. 6. — *Harbordt*, Eine neue Schiene zur Behandlung von Oberschenkelbrüchen ohne dauernde Bettlage. Deutsche med. Wochenschr. 1889, Nr. 37. — *Heusner*, Die Behandlung der Oberschenkel- und Oberarmbrüche im Barmer Krankenhause. Arch. f. klin. Chir. 1889, XLII. — *Hönig*, Mitteilungen über die Erfolge der mechanischen Behandlung nach Unfällen. Breslau 1889. — *A. Landerer*, Die Behandlung des schmerzhaften Plattfußes mit Massage. Berliner klin. Wochenschr. 1889, Nr. 47. — *V. v. Wagner*, Über Kniescheibenbrüche und ihre Behandlung. Wiener Klinik. 1889. — *L. Seeger*, Pathologie und Therapie der Rückgratsverkrümmungen. Wiener Klinik 1889. — *J. Brennsohn*, Über den heutigen Stand der Skoliosentherapie. St. Petersburger med. Wochenschr. 1890, Nr. 1. — *Hönig*, Über Funktionsstörungen nach geheilten Verletzungen und deren mechanische Behandlung. Breslau 1890. — *G. Schütz*, Mediko-mechanische Institute. Zweck und Bedeutung für die Berufsgenossenschaften. „Kompaß" (Organ der Knappschaft-Berufsgenossenschaft für das Deutsche Reich). 1890, Nr. 10. — *G. Hünerfauth*, Rheumatismus und Gicht und deren Behandlung mit Elektrizität, Massage und Wasser. Wiesbaden 1890. — *A. Landerer*, Über Behandlung der Knochenbrüche. Vortrag in der medizinischen Gesellschaft zu Leipzig. *Schmidts* Jahrb. 1890, CCXXVII. — *A. Massy*, Du rôle de la massothérapie en chirurgie. Journ. de méd. de Bordeaux. 1890. — *Heusner*, Über Behandlung der Oberschenkelbrüche im Umhergehen. Deutsche med. Wochenschr. 1890, Nr. 38. — *J. Lumniczer*, Beitrag zum Heilverfahren bei Knochenbrüchen. Ungar. Arch. f. Med. II, 2. Heft. — *A. Landerer*, Die Behandlung des Plattfußes. Münchener med. Wochenschr. 1891, Nr. 4. — *A. Landerer*, Die Behandlung der Knochenbrüche. Sammlung klin. Vortr. 1891, N. F. Nr. 19. — *Hönig*, Über Simulation und Übertreibung der Unfallverletzten und deren Bekämpfung. Breslau 1891. — *K. Franks*, Über Massage bei Behandlung von Knochenbrüchen, Verrenkungen und Verstauchungen. The Dublin Journ. of med. sc. 1891, Nr. 11. — *F. Krause*, Zur Behandlung der Knochenbrüche der unteren Gliedmaßen im Umhergehen. Deutsche med. Wochenschr. 1891, Nr. 13. — *P. Niehans*, Über die Resultate der Behandlung fungöser Handgelenksentzündungen mit Massage. Festschrift zum *Kocher*-Jubiläum. 1891. — *M. Schüller*, Chirurgische Mitteilungen über die chronisch-rheumatischen Gelenksentzündungen. Arch. f. klin. Chir. 1891, XLV. — *K. A. Schultz*, Die Massage bei Behandlung subkutaner Knochenbrüche. Inaug.-Dissert. St. Petersburg 1891. — *W. Serenin*, Die Behandlung der Knochenbrüche mit Massage. Chir. Ljetopissj. III, 4. Heft. — *K. Zmigrodski*, Die Grenzen der Immobilisierung und der Nutzen von Bewegungen bei der Behandlung von Frakturen. Memorab. 1891. — *Postuckow*, Behandlung der Patellarfrakturen. Arbeiten der Gesellschaft russischer Ärzte in Moskau. 1892. — *Krecke*, Über Massage und Mobilisierung bei Knochenbrüchen. Münchener med. Wochenschr. 1892, Nr. 3. — *Deroubaix*, Sur le traitement des fractures par le massage et l'immobilisation.

Semaine méd. 1892, Nr. 56. — *Lebrun*, Sur le traitement des fractures par le massage et l'immobilisation. Ibidem. — *L. Ewer*, Einige Bemerkungen über den chronischen Muskelrheumatismus. Berliner Klinik. 1892. — *P. Klemm*, Zur Therapie der Kniescheibenbrüche. St. Petersburger med. Wochenschr. 1892. — *Korsch*, Über die Behandlung der Unterschenkelbrüche im Umhergehen. Charité-Annalen. 1892, XVII. — *E. Rotter*, Die Knöchelbrüche. München 1893. — *Lucas-Championnière*, Traitement des fractures de l'extrémité supérieure de l'humérus par le massage. Journ. de méd. et de chir. prat. 1893. — *P. Bruns*, Über den Gehverband bei Frakturen und Operationen an den unteren Extremitäten. Beitr. z. klin. Chir. 1893, X. — *Gerstein*, Beiträge zur Behandlung der Knochenbrüche. Ges. Beitr. a. d. Geb. d. Chir. u. Med. Wiesbaden 1893. — *Liermann*, Über die Behandlung von Knochenbrüchen und schweren Erkrankungen der unteren Extremitäten im Umhergehen. Deutsche med. Wochenschr. 1893, Nr. 32. — *H. Schmidt*, Die Behandlung der Frakturen der unteren Extremität. Zentralbl. f. Chir. 1893, Nr. 32. — *v. Mosetig-Moorhof*, Bursitis intertubercularis. Wiener med. Presse. 1893, Nr. 30. — *W. v. Noorden*, Zur akuten Entzündung der langen Bizepssehne und ihrer Scheide. Berliner klin. Wochenschr. 1893, Nr. 35. — *Körte*, Behandlung der Patellarbrüche. Deutsche Med.-Ztg. 1893, Nr. 28. — *P. Klemm*, Zur Behandlung der Gelenkbrüche. *Volkmanns* Samml. klin. Vortr. 1893, N. F. Nr. 78. — *H. Krukenberg*, Die Behandlung von Gelenksteifigkeiten mittelst meiner Pendelapparate. Deutsche med. Wochenschr. 1893, Nr. 52. — *W. Sachs*, Beitr. zur Behandlung der Olekranonfrakturen. Monatsschr. f. Unfallhk. 1894, Nr. 1. — *Albers*, Über Gehverbände bei Brüchen der unteren Gliedmaßen. Arch. f. klin. Chir. 1894. XLVIII. — *F. Bähr*, Über Patellarfrakturen. *Volkmanns* Sammlung klin. Vortr. 1894, N. F., Nr. 107. — *v. Bardeleben*, Über frühzeitige Bewegung der gebrochenen Glieder mit besonderer Rücksicht auf die untere Extremität. Deutsche med. Wochenschr. 1894, Nr. 17. — *Choux*, Des troubles functionnels consécutifs aux fractures anciennes de la rotule. Revue de chir. 1894. — *J. Dollinger*, Ein einfacher Gipsverband zur ambulatorischen Behandlung der Oberschenkelfrakturen. Zentralbl. f. Chir. 1894, Nr. 1. — *J. Dollinger*, Ein Schienenstiefel zur ambulanten Behandlung der Unterschenkelfraktur. Ibid. Nr. 10. — *Korsch*, Die Behandlung der Knochenbrüche im Umhergehen. Therap. Monatsh. 1894, Nr. 7 u. 8. — *Leser*, Zur Schlaffheit des Gelenksapparates. Berliner Klinik. 1894. — *Liermann*, Zur ambulatorischen Behandlung der Oberschenkelfrakturen. Zentralbl. f. Chir. 1894, Nr. 8. — *E. Michon*, Traitement des fractures par le massage. Gaz. méd. de Paris. 1894, Nr. 10. — *P. Niehans*, Über die sogenannten rheumatischen Schwielen und deren Behandlung. Korrespondenzbl. f. Schweizer Ärzte. 1894, Nr. 19. — *O. Romich*, Zur Diagnose und Therapie des Plattfußes. Wiener med. Presse. 1894, Nr. 34. — *A. Hoffa*, Zur Therapie des Plattfußes. Zentralbl. f. Chir. 1895. — *Stubbendorff*, Die Behandlung von Gelenksteifigkeiten und Ankylosen durch Mechanotherapie. Monatsschr. f. Unfallheilk. 1895, Nr. 3. — *F. Bähr*, Brisement forcé und forcierte Mobilisation bei Gelenksteifigkeiten. Ibidem Nr. 4. — *A. Bum*, Über mobilisierende Behandlung von Knochenbrüchen. Wiener Klinik. 1895. — *Daudois*, Contribution à l'étude des suites des fractures. Bull. de l'Acad. roy de méd. de Belg. 1895, Nr. 2. — *v. Bardeleben*, Weitere Erfahrungen über frühzeitige Bewegungen gebrochener Glieder. Zentralbl. f. Chir. 1895. — *G. Müller*, Fall von Hämatom des M. psoas mit Ausgang in Heilung nach 14tägiger Massagebehandlung. Monatsschr. f. Unfallheilk. 1895, Nr. 9. — *Krukenberg*, Zur Behandlung von Muskelschwund und Gelenksteifigkeiten. Münchener med. Wochenschr. 1895, Nr. 9. — *J. Lucas-Championnière*, Traitement des fractures par le massage et la mobilisation. Paris 1895. — *M. Roth*, Beitrag zur Prophylaxis und Therapie der Skoliose. Wien 1895. — *Roux*, Méniscite chron. traumatique. Korrespondenzbl. f. Schweizer Ärzte. 1895, Nr. 22. — *Rubinstein*, Neuerungen in der Behandlung von Knochenbrüchen. *Fischers* Kal. f. Med. 1895. — *Vulpius*, Zur Kenntnis der Scoliosis neuropathica. Deutsche med. Wochenschr. 1895, Nr. 36. — *Delore*, Du massage forcé comme moyen de redressement de la scoliose. Semaine méd. 1895, Nr. 35. — *J. P. zum Busch*, Zur ambulatorischen Massagebehandlung der Kniescheibenbrüche. Zentralbl. f. Chir. 1895, Nr. 19. — *F. Bähr*, Zur Behandlung der Patellarfrakturen. Ibid. Nr. 23. — *E. Pietrzikowski*, Die Bedeutung und Verwendung der gymnastischen Behandlung bei Wirbelsäuleverkrümmungen. Prager med. Wochenschr. 1896, Nr. 2, 3, 5, 6, 7. — *J. Auerbach*, Zur Therapie der Patellarfrakturen. Allg. med. Zentr.-Ztg. 1896, Nr. 20 u. 21. — *Dagron*, Vingt cas de fractures de clavicule, traités par le massage. Journ. de méd. et de chir. prat., Août 1896. — *W. Liermann*, Behandlung der Frakturen der oberen Extremität. Zeitschr. f. prakt. Ärzte. 1897, Nr. 2 u. 3. — *H. Strauß*, Über die sog. „rheumatische Muskelschwiele". Berliner klin. Wochenschr. 1897, Nr. 5 u. 6. — *O. Thilo*, Bewegungen als Heilmittel für entzündete Gelenke. Allg. med. Zentral-Ztg. 1897, Nr. 68. — *J. Habart*, Der Wert der orthopäd. Chirurgie für die Armeen. D. Militärarzt. 1897. Nr. 22. — *W. M. Bechterew*, Über Myotomie und ihre Behandlung. Therap. Wochenschr. 1897, Nr. 21. — *Lucas-Championnière*, Über frühzeitige Bewegung verletzter oder operierter Gelenke. Rev. de Chir. 1898. — *S. Erben*, Klinische Untersuchungen über Muskelrheumatismus. Beitr. z. klin. Med. u. Chir. Wien 1898. — *J. Zabludowski*, Bemerkungen zur Massagetherapie in der Chirurgie. *Volkmanns* Samml. N. F. Nr. 209. Leipzig 1898. — *G. Hammel*, Über Massage und Bewegungsbehandlung bei Knochenbrüchen. Bl. f. klin. Hydroth. 1898, Nr. 5. — *Wesse*, Über die Behandlung der Oberschenkelfrakturen mit Bezug auf das Unfallversicherungsgesetz. Breslau 1899. — *C. Colombo*, La cura degli accidenti traumat. col massaggio e la mobilizzazione. Gaz. med. di Torino 1899. — *C. Colombo*, Un nuovo apparecchio per il trattamento delle anchilose del gonito. Boll. della R. accad. med. di Roma. 1899, XXIV. — *Müller*, Die Massage in der Skoliosenbehandlung. Allg. med. Zentral-Ztg. 1900, Nr. 32. — *Bennett*, The use of massage in recent fractures. The Lancet. 1900, 2. Juni. — *A. Hoffa*, Neue Fortschritte in der Skoliosenbehandlung. Zeitschr. f. orthop. Chir. 1900, VII. — *A. Bum*, Zur Diagnostik und Therapie der habituellen seitlichen Rückgratsverkrümmung. Wiener med. Presse. 1901, Nr. 8. — *Noble Smith*, Heilgymnastische Übungen bei der Behandlung von seitlichen Wirbelsäuleverkrümmungen. Zeitschr. f. diät. u. phys. Ther. 1900/1901, IV, 8. — *P. Archambaud*, Traitement de la coxalgie par la mécanothérapie sans immobilisation au lit. Paris 1901. — *Lobit*, Fracture bi-malléolaire grave. Traitement par l'emploi combiné du massage et de l'appareil de R. Deslonchamps. Biarritz 1901. — *Lucas-Championnière*, Fracture de l'humérus, guérie par le massage. Sem. méd. 1901, Nr. 14. — *Borchard*, Zur Behandlung der Frakturen. Zentralbl. f. Chir. 1903, Nr. 5. — *Jordan*, Die Behandlung frischer Knochenbrüche. Münchener med. Wochenschr. 1903, Nr. 27. — *K. Gerson*, Die Behandlung von Gelenkverletzungen mittelst Extension und Massage. Allg. med. Zentral-Ztg. 1904, Nr. 5. — *Lessing*, Die Mechanotherapie in der Nachbehandlung von Knochen- und Gelenkverletzungen. Charité-Ann. 1904. — *J. Weiss*, Über klinische Befunde beim chron. Rheumatismus. Zentralbl. f. inn. Med. 1904, Nr. 18. — *Dagron*, Massage des membres. Paris 1905. — *Gebele*, Über Frakturenbehandlung. Münchener med. Wochenschr. 1905. — *Kouindjy*, La contracture musculaire et son traitement par le massage méthodique. Dreux 1905. — *Le Marinel*, Le traitement mécanothérapeutique de la scoliose. Int. Kongreß f. Physioth. zu Lüttich 1905. — *Weiss*, Bewegung und Heilgymnastik in der Gelenktherapie. Wiener med. Presse, 1905, Nr. 18 und 19. — *A. Schanz*, Die Bedeutung von Massage und Heilgymnastik in der Skoliosentherapie. Zeitschr. f. diät. u. physik. Therap., IX, H. 9.

Hautkrankheiten.

Legraux, Considérations sur la nature et le traitement du sclerème et de l'asphyxie. Gaz. des hôp. 1857, Nr. 64. — *Hervieux*, Über die Behandlung des Skleroms Neugeborener mittelst Knetung und Muskelerregung. Bull. de Thérap. 1859. — *J. Habermann*, Massage gegen chronisches Gesichtsödem nach habituellem Erysipel. Prager med. Wochenschr. 1883, Nr. 40 und 41. — *O. Rosenthal*, Zur mechanischen Behandlung der Hautkrankheiten. Ber. d. 59. Versamml. Deutscher Naturf. und Ärzte 1886. — *Appenrodt*, Behandlung des atonischen Unterschenkelgeschwürs mit Massage. Deutsche med. Wochenschr. 1888, Nr. 24. — *Murray*, Hygiea. Stockholm 1899. — *A. Ernest*, Behandlung chronischer Geschwüre mit Massage. Glasgow med. Journ. 1891, Nr. 7. — *Erdinger*, Zur Behandlung variköser Geschwüre mit Massage. Semaine méd. 1893, Nr. 69. — *R. Hatschek*, Zur Behandlung der Prurigo mit Massage. Arch. f. Dermat. und Syph. 1893. — *G. Papp*, Behandlung des Ulcus cruris mit Hilfe von Schwämmen und Massage. Pester med.-chir. Presse. 1894, Nr. 43. — *A. Pospelow*, Hautmassage bei Acne faciei. Dermat. Zeitschr. 1895, Nr. 4. — *Schein*, Über einen durch Massage gebesserten Fall von Elephant. Arabum. Ref. in Zeitschr. f. diätet. u. phys. Ther. 1898, II, 1. — *Beauchet*, Le massage dans la thér. des affection cutanées. Le Médecin. 1902, Nr. 47.

Augenkrankheiten.

Donders, Internat. Ophthalmol.-Kongr. in London 1872. *H. Pagenstecher*, Über die Massage des Auges und deren Anwendung bei verschiedenen Augenerkrankungen. Zentralbl. f. prakt. Augenhk. 1878. — *H. Pagenstecher*, Über die Anwendung der Massage bei Augenkrankheiten. Arch. f. Augenhk. 1881, X. — *Chodin*, Über die Anwendung der Massage bei Discissio cataractae. Protok. d. Gesellsch. St. Petersburger Ärzte. 1880. — *Gradenigo*, Über Massage des Auges. Zentralbl. f. Augenheilkunde. 1880. — *A. Damalix*,

Du traitement des affections chroniques de la cornée par le massage de l'oeil. Arch. d'ophthalm. Paris 1880—1881. — *Van der Laan*, Zentralbl. f. Augenhk. 1881, pag. 446. — *Just*, Zentralbl. f. Augenhk. 1881, pag. 172. — *Pedraglia*, Zur Anwendung von Massage bei ganz frischen Fällen von Episkleritis. Zentralbl. f. prakt. Augenheilkunde. 1881. — *J. A. Spalding*, On massage in ocular affections. Arch. ophthalm. New York 1881. — *S. Klein*, Über die Anwendung der Massage in der Augenhk. Wiener med. Presse. 1882, Nr. 9, 10, 12, 15. — *M. Friedmann*, Zur Massage bei Augenkrankheiten. Ibid. 1882, Nr. 23. — *N. Julian*, Du massage de l'oeil dans quelques affections de la cornée et des paupières. Paris 1882. — *A. Schenkl*, Die Massage des Auges. Prager med. Wochenschr. 1882, Nr. 29, 31, 32. — *Wood-White*, Ophthalm. Review. 1882. — *Dianoux*, Massage des Auges nach Sklerotomie. Deutsche Med.-Ztg. 1883, Nr. 51. — *Heisrath*, Zentralbl. f. Augenheilk. 1883, pag. 412. — *Gradenigo*, Annali di Ottalmol. 1883, XII, 1. — *Mauthner* Wiener med. Blätter. 1883, Nr. 9 (Embolie). — *Hock*, Wiener med. Blätter. 1883, Nr. 12. — *Thea*, Gaz. de Clinique, 1884, Nr. 1—3. — *Csapodi*, Wiener med. Wochenschr. 1894, Nr. 29. — *J. Kiaer*, Die mechanisch-therap. Behandlung der Augenkrankheiten. Kopenhagen 1885. — *C. Dantziger*, Beiträge zur Anwendung der Massage in der Augenheilkunde. Arch. f. Ophthalm. XXXI, 3, pag. 187. — *G. A. Nordmann*, Om Konstgjord Starrmognad. Helsingfors 1885. — *O. Paulsen*, Über Augenmassage. Mitt. f. d. Verein Schleswig-Holsteinischer Ärzte. Kiel 1887. — *Hirschberg*, Zentralbl. f. Augenheilk. 1888, pag. 297. — *Mules*, Ophth. Society of the un. Kingdom. July 1888. — *Th. v. Schröder*, Mitt. a. d. St. Petersburger Augenheilanst. 1888, 2. — *S. Snell*, On massage in certain eye affections. Ophthalm. Review. London 1888. — *Chibret*, Étude clinique des quelques affections, synalgiques de l'oeil (kératites et irites); leur traitement du point algogène. Arch. d'ophthalm. Paris 1889. — *Hilbert*, Zentralbl. f. Augenhk. 1889. — *G. Pfalz*, Über Anwendung der Massage in der Augenheilkunde. Deutsche med. Wochenschr. 1889. — *Rohmer*, Traitement des granulations de la conjonctive par le massage avec la poudre d'acide borique. Revue méd. de l'est. Nancy 1889. — *W. M. Beaumont*, The Lancet. 1890, 18. Okt. — *G. A. Costomyris*, Über Massage der Konjunktiva und Kornea. Arch. d'ophthalmologie. 1890. — *Csapodi* in *Dollinger*, Die Massage. Stuttgart 1900. — *Nicolini*, Sulla maturazione artificiale de la cataratta. Arch. f. Augenhk. 1890. — *Parisotti*, La maturation artificielle de la cataracte. Ibid. 1890. — *G. Pfalz*, Massage in der Augenheilkunde. Ibid. 1890. — *G. A. Costomyris*, Massage oculaire. Arch. d'ophthalm. 1891. — *Darier*, Pterygion guérissant par le mass. Arch. f. Augenhk. 1891. — *A. Elschnig*, Über eine neue Behandlung des Trachoms. Wiener klin. Rundschau. 1891, Nr. 23. — *R. Fischer*, Heilung eines Falles von Embolia art. centralis retinae durch Massage des Auges. Deutsche med. Wochenschr. 1891. — *Hirschberg*, Massage bei Augenkrankheiten. Arch. f. Augenhk. 1891. — *Malgal*, Recueil d'Ophth. 1891, Sept. 1, 1898, März. — *Rampoldi*, Annali di Ottalmolog. 1891, XX, 6. — *Novelli*, Sulla maturazione della cataratta. Ibid. 1891. — *Felton*, Behandlung des unreifen Stars. Zentralbl. f. Augenhk. 1892. — *C. Abadie*, Traitement du blepharospasme par le massage forcé du muscle orbiculaire. Gaz. des hôp. Paris 1892. — *Guayta*, Maturazione artificiale della cataratta. Arch. f. Augenhk. 1892. — *Gust.* und *Otto Keining*, Ein an zahlreichen Fällen erprobtes Verfahren zur Heilung des Trachoms. Deutsche med. Wochenschr. 1890, Nr. 41. — *Hippel*, Die Behandlung des Trachoms nach der *Keining*schen Methode. Deutsche med. Wochenschr. 1892, Nr. 20. — *Hirschberg*, Massage für Linsenextraktion. Zentralbl. für Augenheilkunde. 1892. — *Manolescu*, Massage du nerf optique. Arch. f. Augenheilk. 1891. — *Motschulsky*, Massage bei Trachom. Ibid. 1892. — *Ovio*, Die Zirkulation der intraokulären Flüssigkeiten. Zentralblatt für Augenheilkunde. 1892. — *Ovio*, Annal. d. Ottalmol. 1892, XXI, 4, 5. — *A. D. Mansfield*, Zentralbl. f. Augenhk. 1892, pag. 538. — *Borisow*, Zentralbl. f. Augenhk. 1893, pag. 187. — *Bettmann*, Massage der Linse (künstliche Reifung) ohne Iridektomie. Zentralbl. f. Augenhk. 1893, pag. 375. — *Mastrocinque*, Massage der Linse mit einem neuen Instrumente. Zentralbl. f. Augenhk. 1893, pag. 478. — *A. Brandis*, Laienmassage und Augenheilkunde. Deutsche Med.-Ztg. 1893, Nr. 77. — *A. N. Makladow*, Die Vibration als Art der Massage in der Ophthalmologie. Chirurgitschesk. Lejtop. 1894, III, 6. — *Jackson*, Zentralbl. f. Augenhk. 1894, pag. 23 u. 191. — *Gradenigo*, Zentralbl. f. Augenhk. 1894, pag. 200 u. 513. — *Ottava*, Zentralbl. f. Augenhk. 1894, pag. 96. — *Morton*, Medical News. 1894, 1. Sept. — *Parenteau*, Zentralbl. f. Augenhk. 1895, pag. 575. — *Parenteau*, Massage oculaire. Bull. méd. 1895, Nr. 42. — *Falta*, Zentralbl. f. Augenhk. 1896, pag. 45. — *Richey*, Zentralbl. f. Augenhk. 1896, pag. 453. — *Königshöfer*, Festschrift des Stuttgarter ärztl. Vereines etc. 1897 und Zentralbl. f. Augenhk. 1897, pag. 218. — *Zimmermann*, Klin. Monatsbl. f. Augenhk. 1897, August und Zentralbl. f. Augenhk. 1897, pag. 346. — *Vosskressensky*, Zentralbl. f. Augenhk. 1897, pag. 650. — *Kuhnt*, Über die Therapie der Conjunctivitis granulosa. Jena 1897. — *Snegiurew*, Internat. med. Kongreß in Moskau, Sektion für Ophthalmologie. 1897. Deutsche Med.-Ztg. 1899, Nr. 5. — *Lavagna*, Ibidem. — *Horstmann*, Allgemeine Therapie der Augenkrankheiten. 1899. — *Darier*, Ophthalmol. Klinik. 1899, Nr. 17, pag. 261. — *Domec*, Ibid. pag. 222. — *Grandclément*, Annales d'Oculistique. 1899. — *Piesbergen*, Beiträge zur Vibrationsmassage des Auges. Zentralbl. f. Augenhk. 1899, Februar, pag. 33 u. ff. — *Lavagna*, La vibrothérapie en oculist. La thér. nouv. p. l. ag. phys. et naturels. 1899, Nr. 38. — *Radziejewski* in Berlin, Monatsschr. f. orthopäd. Chirurgie und physikalische Heilmethode. 1901, Nr. 1. — *A. Elschnig*, Die Massage in der Augenheilkunde. Wiener med. Presse. 1901, Nr. 18 u. 19.

Ohrenkrankheiten.

J. Gruber, Über umschriebene Entzündungsprozesse an den Wandgebilden des äußeren Gehörganges. Monatsschr. f. Ohrenhk. 1868, Nr. 3. — *W. Meyer*, Zur Behandlung der Ohrblutgeschwulst. Arch. f. Ohrenhk. 1872. — *Voltolini*, Ein seltenes otiatrisches Ereignis. Monatsschr. f. Ohrenhk. 1877. — *J. Gottstein*, Die mechanische Erweiterung des äußeren Gehörganges. Ibid. 1868. — *Pomeroy*, Transact. of the amer. otol. soc. 1882. — *V. Urbantschitsch*, Über die Bougierung der Ohrtrompete bei chronischen Erkrankungen des Mittelohres. Wiener med. Presse. 1883, Nr. 1—3. — *A. Eitelberg*, Über Massage bei Ohrenkrankheiten. Ibid. 1883, Nr. 26—31. — *Zaufal*, Massage bei Ohrerkrankungen. Ibid. 1883, Nr. 45. — *V. Urbantschitsch*, Über die Massage des Isthmus tubae. Compt. rend. des otol. Kongr. zu Basel. 1884. — *A. Eitelberg*, Ein Beitrag zur Bougierung der Ohrtrompete. Zeitschr. f. Ohrenhk. 1884, XIII. — *Lucae*, Über eine Methode zur mechanischen Behandlung der chronischen Beweglichkeitsstörungen im schalleitenden Apparate des Gehörorgans. Arch. f. Ohrenhk. 1885. — *A. Eitelberg*, Zur Behandlung von Mittelohrerkrankungen mittelst der *Lucae*schen Drucksonde. Zeitschr. f. Ohrenhk. 1885, XIV. — *Delstanche*, Masseur du tympan. Compt. rend. du congrès internat. de Paris. 1889. — *Reinhard* und *Ludewig*, Bericht über die Tätigkeit der königl. Universitäts-Ohrenklinik zu Halle a. S. vom 1. Januar 1887 bis 31. März 1888. Arch. f. Ohrenhk. 1883. — *Walb*, Über Anwendung der *Lucae*schen Drucksonde bei Mittelohrerkrankungen. Ibid. 1891. — *Houghton*, Massage of the ear by the means of the phonograph. Journ. of ophthalm., otol. and laryng. 1892. — *Max*, Über eine neue Behandlungsweise der Otalgia tympanica. Wiener med. Wochenschr. 1892, Nr. 31—35. — *Wilson*, Vibratory massage of the middle ear by means of the telephone. New York med. Journ. 1893. — *A. Bissel*, Massage de l'oreille. New York Journ. of ophthalm.-otol. 1894. — *de Rossi*, Sur quelques expériences de myringographie et sur une nouvelle méthode de massage de l'oreille moyenne. Arch. ital. di otol. Juli 1894. — *Sheaner*, Massage électrique dans le traitement des affections de l'oreille. Journ. of ophthalm.-otol. 1894. — *Garnault*, Le massage vibratoire dans les maladies de l'oreille. Clinique franç. 1894. — *A. Eitelberg*, Beitrag zur Influenza-Otitis. Wiener med. Presse. 1895, Nr. 24 und 25. — *Zaufal*, Diskussion zum Vortrage *Kaysers* „Über objektive Ohrgeräusche". Arch. f. Ohrenhk. 1895. — *Lucae*, Weitere Mitteilungen über die mit der federnden Drucksonde gemachten Erfahrungen. Ibid. 1895. — *Lester*, Sonde à pression électrique pour vibration directe de la membran du tympan. New York med. Journ. 8. Juni 1895. — *V. Urbantschitsch*, Über Hörübungen bei Taubstummheit im späteren Lebensalter. Wien und Leipzig 1895. — *Haug*, Massage des Trommelfells und seiner Adnexe. Deutsche med. Wochenschr. 1896, Nr. 5. — *A. Eitelberg*, Über einige unangenehme Zufälle beim Katheterismus und bei der Bougierung der Ohrtrompete. Wiener med. Presse. 1895. — *L. Jankau*, Die Doppelmassage, eine neue Behandlungsmethode bei gewissen Ohrerkrankungen. Deutsche med. Wochenschr. 1896, Nr. 46. — *M. Breitung*, Über pneumat. Erschütterungs-Massage vermittelst elektromotorisch betriebener Luftpumpe zur Behandlung der progressiven Schwerhörigkeit. Deutsche Med.-Ztg. 1897, Nr. 77. — *O. Naegeli*, Über mechanische Behandlung der Angina und der subjektiven Ohrgeräusche. Monatsschr. f. prakt. Wasserheilk. 1898, V, 6. — *M. Breitung*, Über Besserhören im Lärm und die Bedeutung dieses Phänomens für die Pathologie und Therapie der chronischen progressiven Schwerhörigkeit im Lichte der Neuronlehre. *Haugs* Klinische Vorträge aus dem Gebiete der Otologie und Pharyngo-Rhinologie. 3. Bd., 2. Heft. — *Ostmann*, Über die Heilerfolge der Vibrationsmassage bei chronischer Schwerhörigkeit. Zeitschr. f. Ohrenhk. 34. Bd. — *Schwabach*, Über den therapeutischen Wert der Vibrationsmassage des Trommelfells. Zeitschr. f. Ohrenhk., 39. Bd., 2. Heft. — *A. Eitelberg*, Praktische Ohrenheilkunde. Wien 1899. — *Ernst Urbantschitsch*, Vibrationsmassage der Ohrtrompete bei chronischem Mittelohrkatarrh. Monatsschr. f. Ohrenhk. 1903, Nr. 3. — Ein Apparat zur Ausführung der

Friktionsmassage der Ohrtrompete. Ibid. Nr. 4. — Friktionsmassage der Ohrtrompete (des Tubenisthmus). Ibid. 1905, Nr. 3.

Erkrankungen der Harn- und Geschlechtsorgane.

Thure Brandt, Nouvelle méthode gymnastique et magnétique pour le traitement des maladies des organes du bassin et principalement des maladies utérines. Stockholm 1868. — *Phélipeaux*, Etude pratique sur les frictions et le massage. Paris 1870. — *Bardinet*, Die Harnröhrenverengerungen und ihre Behandlung durch innere Massage. L'Union méd. 1874. — *J. Amann*, Zur mechanischen Behandlung der Versionen und Flexionen des Uterus. Erlangen 1874. — *G. Norström*, Traitement des maladies des femmes par le massage. Gaz. hebdom. 1876, Nr. 3. — *D. Graham*, Massage in amenorrhoea and dysmenorrhoea. Boston med. and surg. Journ. 1876. — *Estlander*, Chronische Prostatitis, behandelt durch Massage. Philadelphia med. and surg. Reporter. 1878. — *G. Asp*, Om lifmodermassage. Nordisk med. Ark. 1878, Nr. 22. — *A. v. Winiwarter*, Zwei Beobachtungen über Verwertung der Massage bei chronischen Erkrankungen innerer Organe. Wiener med. Blätter. 1878, Nr. 29 und 31. — *J. S. Ivanova*, Sluchar kisti jaichnika (Dispersion of cyst by massage). Wratsch, St. Petersburg 1879. — *E. Verrjer*, Du traitement des déviations de la matrice par la position et la gymnastique. Gaz. obstetr. Paris 1879. — *Thure Brandt*, Die Bewegungskur als Heilmittel gegen weibliche sogenannte Unterleibsleiden und Prolapse. Stockholm 1880. — *A. R. Jacksen*, Uterine massage as a means of treating certain forms of the enlargment of the wom. Boston med. and surg. Journ. 1880. — *J. Rosenstirn*, Behandlung der Hämatozele mit Massage. Zentralbl. f. Gyn. 1880, Nr. 13. — *Reeves*, Massage des vergrößerten Uterus. *Virchow-Hirschs* Jahresber. 1880, II. — *J. Pippingsköld*, Yttrande öfver Majoren *Th. Brandt*, genital gymnastik i allmänhet och särskildt. Gyn. og obstetr. med. Kjöbenhavn 1881, Heft 3. — *O. Bunge*, Beiträge zur Massage des Unterleibes, insbesondere des Uterus und seiner Adnexa. Berliner klin. Wochenschr. 1882, Nr. 25. — *E. Marchal*, Considérations critiques sur le massage utérin. Union méd. Paris 1882. — *Prochownick*, Zur Behandlung der Beckenexsudate. Deutsche med. Wochenschr. 1882, Nr. 32 und 33. — *G. Antal*, Anwendung der Massage zur Erweiterung kallöser Harnröhrenstrikturen. Orvosi Hetilap. 1884, Nr. 13. — *Prochownick*, Über die Massage in der Gynäkologie. Arch. f. Gyn. Berlin 1884/5. — *L. Petit*, Appréciation du massage de l'utérus et de l'intestin. Gaz. de gyn. Paris 1885—1886. — *L. Petit*, Du massage par le médecin et de son application à la gynécologie et la obstétrique. Revue obstétr. et gyn. Paris 1886. — *J. Klein*, Le massage en gynécologie d'après *Leon Petit* et *Profanter*. Gaz. méd. de Strasbourg. 1886—87. — *P. Profanter*, Die Massage in der Gynäkologie. Wien 1887. — *A. Resch*, Über die Anwendung der Massage bei Krankheiten der weiblichen Sexualorgane. Zentralbl. f. Gyn. 1887, Nr. 32. — *F. Schauta*, Über gynäkologische Massage. Prager med. Wochenschr. 1887, Nr. 43. — *Th. Clemens*, Die Elektrizität und die Massage in der Gynäkologie. Allg. med. Zentral-Ztg. 1887, Nr. 83. — *Thure Brandt*, Heilgymnastische Behandlung weiblicher Unterleibskrankheiten. Nach dem schwedischen Original übersetzt von *Alfred Resch*. Wien 1888. — *E. Fränkel*, Über manuelle Behandlung des Scheiden-Gebärmuttervorfalles. Breslauer ärztl. Zeitschr. 1888, Nr. 10. — *H. Jordan, Thure Brandt* und seine Methode der Behandlung von gynäkologischen Affektionen. Przęglad lekarsk. Krakau 1888. — *F. Lindblom*, Om *Brandts* gynecologiska gymnastik. Upsala Läkareförn. Förh. XXIII, 9, pag. 619; Münchener med. Wochenschr. 1888, Nr. 46—48. — *F. v. Preuschen*, Die Heilung des Vorfalles der Gebärmutter durch Gymnastik der Beckenmuskulatur und methodische Uterushebung. (Vorläufige Mitteilung.) Zentralbl. f. Gyn. 1888, Nr. 13. — *F. v. Preuschen*, Weitere 3 Fälle von Heilung des Vorfalles der Gebärmutter durch Gymnastik der Beckenmuskulatur und methodische Uterushebung. Ibid. 1888, Nr. 30. — *P. Profanter*, Die manuelle Behandlung des Prolapsus uteri. Wien 1888. — *A. Resch, Thure Brandt*, Veranlassung und Entwicklung der manuellen Behandlung der Krankheiten der weiblichen Beckenorgane. Wiener med. Blätter. 1888. — *A. Resch, Thure Brandts* heilgymnastische Behandlung weiblicher Unterleibskrankheiten. Wien 1888. — *Seiffart*, Die Massage in der Gynäkologie. Stuttgart 1888. — *O. Semjannikoff*, Massage in gynaecology. St. Petersburg 1888. — *F. Sielski*, Na czem polega lecznie wypadniecia macicy metoda *Thure Brandta?* (Warum nicht Gymnastikbehandlung bei Prolaps des Uterus nach der Methode von *Thure Brandt?*) Wiadomosci lek. Lwow 1888. — *E. Stroynowski*, O zastósowanin miesienia w chorobach kobiecych, manowicie przy wypadnieciu macicy calkowitem metode *Thure Brandta*. (*Thure Brandts* Methode der Behandlung von Krankheiten der Beckenorgane und speziell des Uterus mit Gymnastik.) Przęglad lekarski. Krakau 1888. — *Theilhaber, Thure Brandts* Methode der Behandlung der Krankheiten der weiblichen Beckenorgane. Münchener med. Wochenschr. 1888, Nr. 27. — *A. Bum*, Die manuelle Behandlung gynäkologischer Krankheiten. Wiener med. Presse. 1889, Nr. 1 und 2. — *N. F. Benevolensky*, Fall von Prolaps des Uterus, geheilt durch Massage. Med. Obozr. Moskau 1889. — *H. J. Boldt*, Die Massage in der Gynäkologie. New Yorker med. Monatsschr. 1889. — *A. Goenner*, Über die Behandlung von Lageveränderungen des Uterus nach der Methode von *Brandt*. Korrespondenzblatt f. Schweizer Ärzte. 1889, Nr. 3. — *E. v. Braun-Fernwald* und *F. Kneissl*, Klinische Beiträge zur manuellen Behandlung der Frauenkrankheiten. Wien 1889. — *M. D. Chantin*, Behandlung von Frauenkrankheiten nach *Brandts* Methode. Ejem Journ. pract. med. St. Petersburg 1889. — *L. Fellner*, *Thure Brandts* Behandlung der weiblichen Unterleibskrankheiten. Wiener med. Presse. 1889, Nr. 19—23. — *L. Fellner*, Die *Thure Brandt*sche Behandlung der weiblichen Sexualorgane. Klinische Zeit- und Streitfragen. Wien 1889. — *Gaudin*, Sur le massage en gynécologie. Gaz. de gyn. Paris 1889, Nr. 20—23. — *A. P. Jachontoff*, Report of committee on application of massage in diseases of women. Protok. zasaid. akush-gin. Obsh. v. Kieve. 1889. — *F. Kumpf*, Zur *Thure Brandt*schen Methode: Prolapsus recti; Heilung durch Gymnastik. Wiener klin. Wochenschr. 1889, Nr. 37. — *A. S. Nikolski*, Schwedische Gymnastik und Massage bei der Behandlung von Frauenkrankheiten. St. Petersburg 1889. — *G. Norström*, Manuel opératoire du massage de l'utérus, précaution, difficultés, contreindications. Revue méd. chir. d. mal. d. femmes. Paris 1889. — *Pergamin*, Prolapsus uteri et vaginae; schnelle Wiederherstellung; behandelt nach *Brandts* Methode mit einigen Modifikationen. Russk. med. St. Petersburg 1889. — *A. A. Polubinski*, Wirkung der Bauchmassage und speziell in der Gynäkologie. Wratsch. St. Petersburg 1889. — *A. Reibmayr*, Die Unterleibsmassage mit spezieller Berücksichtigung der Massage und Heilgymnastik in der Gynäkologie. Wien 1889. — *A. Reibmayr*, Zur Technik der *Thure Brandt*schen Massage und Heilgymnastik in der Gynäkologie. Wiener med. Wochenschr. 1889. — *F. Sielski*, Das Wesentliche in der *Thure Brandt*schen Behandlungsmethode des Uterusprolapsus; Modifikation der Methode. Zentralbl. f. Gyn. 1889, Nr. 4. — *C. v. Rokitansky*, Eine Bemerkung zu Dr. *L. Fellners* Vortrag: Über *Thure Brandts* Behandlung der weiblichen Unterleibskrankheiten. Wiener klin. Wochenschr. 1889, Nr. 15. — *L. Fellner*, Erwiderung auf die Bemerkungen des H. Prof. *Rokitansky*. Ibidem. — *A. J. Smith*, On the treatment of prolapse of the uterus by massage and pelvic gymnastics. Med. Press and Circ. London 1889. — *Weißenberg*, Zur gynäkologischen Beckenmassage. Zentralbl. f. Gyn. 1889, Nr. 22. — *A. Winawer*, O zastosowaniu miesienia w chorobach kobiecych podlug metody *Thure Brandta*. (Massage bei Frauenkrankheiten nach *Thure Brandts* Methode.) Kron. lek. Warzawa 1889. — *H. M. Jones*, The use and abuse of massage in gynaecological practice. Brit. gyn. Journ. London 1889—90. — *E. Arendt*, Die Behandlung der Frauenkrankheiten nach *Thure Brandt*. Berliner klin. Wochenschr. 1890, Nr. 1—3. — *J. Csillag*, Zur Behandlung des Prolapsus recti nach der *Thure Brandt*schen Methode. Arch. f. Kinderhk. 1890, XIV; weitere Mitt. s. Blätter f. klin. Hydrotherap. 1891, Nr. 8. — *C. A. Ewald*, Über Enteroptose und Wanderniere. Berliner klin. Wochenschr. 1890, Nr. 12 und 13. — *L. Fellner*, Klinische Beiträge zur *Thure Brandt*schen Behandlung der weiblichen Sexualorgane. Wien 1890. — *Freudenberg*, Über mechanische Behandlung von Gebärmuttergeschwülsten. Berlin und Leipzig 1890. — *F. Kumpf*, Über Wanderniere bei Frauen und deren manuelle Behandlung. Wiener klin. Wochenschr. 1890, Nr. 19. — *Prochownick*, Massage in der Frauenheilkunde. Hamburg und Leipzig 1890. — *R. Ziegenspeck*, Über *Thure Brandts* Verfahren der Behandlung von Frauenleiden. *Volkmanns* Samml. klin. Vortr. 1890, Nr. 353/4. — *E. Arendt*, Über den Wert der gynäkologischen Massage. Berliner klin. Wochenschr. 1891, Nr. 27 und 28. — *J. Csillag*, Manuelle Behandlung der Enuresis nocturna. Arch. f. Kinderhk. 1891, XV. — *A. Dührssen*, Über gynäkologische Massage. Zentralbl. f. Gyn. 1891, Nr. 19. — *A. Dührssen*, Über den Wert der gynäkologischen Massage nach *Thure Brandt*. Berliner klin. Wochenschr. 1891, Nr. 44—46. — *F. Schurig*, Die Massage in der Gynäkologie. Deutsche Med.-Ztg. 1891, Nr. 12, 14. — *J. Eisenberg*, Zur manuellen Behandlung der Frauenkrankheiten nach *Thure Brandt*. Wiener med. Presse, 1891, Nr. 36. — *Freudenberg*, Die *Brandt*sche Massage bei Frauenkrankheiten. Trier 1891. — *S. Gottschalk*, Zur manuellen Behandlung der Gebärmuttersenkung. Berliner klin. Wochenschr. 1891, Nr. 30. — *F. v. Preuschen*, Die schwedische Heilmethode in der Gynäkologie. Ibidem 1891. — *Narich*, Zwei Fälle von Incontinentia urinae, geheilt durch Massage der Urethra und des Collum vesicae. Journ. de méd. de Paris. 1891, Nr. 51. — *M. J. Rawikowitsch*, Über die Massagebehandlung des nächtlichen Bettnässens. Arch. f. Kinderhk. 1892, XVI. — *V. Bachmaier*, Die Wanderniere und deren manuelle Behandlung nach *Thure Brandt*. Wiener med. Presse. 1892, Nr. 19 und 20. — *Ebermann*, Über die Massage der Prostata. Russ. med. Lit.

1892. — *G. Norström*, Massage dans les affections du voisinage de l'utérus et de ses annexes. Paris 1892. — *E. Ries*, Wert und Bedeutung der Gymnastik in Verbindung mit der *Brandt*schen Massage. Deutsche med. Wochenschrift. 1892, Nr. 18 und 29. — *Thure Brandt*, Entgegnung auf den Artikel von *E. Ries:* Wert und Bedeutung der Gymnastik in Verbindung mit der *Brandt*schen Massage. Ibidem. 1892, Nr. 29. — *Thure Brandt*, Massage bei Prostatitis. Ibidem. 1892, Nr. 44 und 51. — *F. Kumpf*, Über Enteroptose. Wiener klin. Wochenschr. 1893, Nr. 3. — *Thure Brandt*, Behandlung weiblicher Geschlechtskrankheiten. Berlin 1893. — *E. Bumm*, Zur Behandlung der Sterilität der Frau. Zentralbl. f. Gyn. 1893, Nr. 42. — *E. Bumm*, Über Massagebehandlung bei Sterilität. Münchener med. Wochenschr. 1893, Nr. 46. — *C. Colombo*, Le massage comme traitement des reliquats de l'épididymite blennorrhagique. Idrol. e Climatol. 1894. — *A. Jentzer*, Über die Anwendung der gynäkologischen Massage während der Menstruation. Verhandl. d. internat. med. Kongr. zu Rom. 1894. — *A. Jentzer* und *M. Bourcart*, Die Heilgymnastik in der Gynäkologie. (Deutsch von *M. Dolega*.) Leipzig 1895. — *R. Picherin*, Le massage gynécologique. Gaz. méd. de Paris. 1895, Nr. 2. — *Malengreau*, Die Hebung des habituellen Abortus durch die Massage. Amer. Journ. of obstetr. 1895, Nr. 5. — *Wohl*, Spermatorrhöe infolge von chronischer Gonorrhöe. Pester med.-chir. Presse. 1895, Nr. 24. — *R. Ziegenspeck*, Anleitung zur Massagebehandlung bei Frauenleiden. Berlin 1895. — *Stapfer*, Application de la kinésithérapie aux femmes en couches et aux nourrices. Bull. méd. 1895, Nr. 33. — *J. Heitzmann*, Die Ergebnisse der Gynäkomassage. Zentralbl. f. d. ges. Therap. 1895, Nr. 11 und 12. — *M. Bourcart*, Traitement des affections de l'utérus et de ses annexes par les vibrations mécaniques rapides. Annal. d. Gyn. Juin 1895. — *S. Beztchinsky*, Die Behandlung der nächtlichen Incontinentia urinae mittelst Massage. Ejenedelnic. 1896, Nr. 1. — *G. Weltz*, Über einen Fall von seniler Prostatahypertrophie, behandelt mit Heilgymnastik und Massage. St. Petersburger med. Wochenschr. 1896, Nr. 4. — *L. Fellner*, Über Wanderniere und deren Behandlung mittelst *Thure Brandt*scher Massage. Wiener med. Wochenschr. 1896, Nr. 10—13. — *Rubinstein*, Die Massage in der Gynäkologie. Wratsch. 1896, Nr. 10. — *A. Guillarmou*, Kinésithérapie gynécologique. Thèse de Paris. 1896. Ref. in »La Presse méd.« 1897, Nr. 1. — *F. Kumpf*, Über den Einfluß mechanischer Reize auf den Uterus der Frau. Wiener klin. Wochenschr. 1897, Nr. 5. — *O. Beuttner*, Über gynäkologische Massage in Beckenhochlagerung. Zentralbl. f. Gynäkol. 1897, Nr. 19. — *E. M. Simons*, Über mechanische Intrauterintherapie. Deutsche med. Wochenschr. 1897, Nr. 52. — *K. Reinecke*, Veränderungen des Uterus und seiner Adnexe unter dem Einfluß mechanischer Reize und die diagnostische und therapeutische Verwertung derselben. Münchener med. Wochenschr. 1897, Nr. 52. — *Noguès*, Le massage abdominal contre l'hypertrophie de la prostate. Le Scalpel. 1898, 11. Sept. — *R. Huldschiner*, Die med. Gymnastik in der Behandlung der Urogenitalkrankheiten des Mannes. Berliner klin. Wochenschr. 1898. — *R. Palm*, Über die Massagebehandlung bei tubaren Erkrankungen. Monatsschr. f. Geburtsh. und Gynäkol. XI. — *Herbsmann*, Massage zur Behandlung von Enuresis nocturna. Med. Woche. 1900, Nr. 37. — *G. Klemperer*, Vibrationsmassage zur Durchtreibung von Nierensteinen. Ther. d. Gegenwart. 1900. — *J. C. Platon*, Du massage dans les affections utérins. Le bullet. méd. 1900. — *O. Piering*, Über Massage bei Frauenkrankheiten. Prager med. Wochenschr. 1901, Nr. 4 und 5. — *Lawrinowitsch*, Über die Behandlung der schwer reparablen und irreparablen Retroversio-Flexionen des Uterus mittelst systematischer Knie-Brustgymnastik. Petersburger Dissertation. 1902. — *Orlipski*, Über Effleurage und Pétrissage der Prostata. Allgem. med. Zentral-Ztg. 1902, Nr. 49. — *J. Schopf*, Nach *Thure Brandts* Methode behandelte Fälle von Amenorrhöe, Dysmenorrhöe etc. Pester med.-chir. Presse. 1902, Nr. 28. — *Zabludowski*, Zur Therapie der Erkrankungen des Hodens und dessen Adnexe. Monatsschr. f. orthop. Chir. 1902, Nr. 11. — *A. Guépin*, Indications du massage de la prostate. Rev. int. de thér. phys. 1903, Nr. 8. — *A. Bum*, Die Massage der Prostata. Zentralbl. f. phys. Ther. 1905, Nr. 1. — *Hélène Sosnowska*, Le traitement de *Brandt* en France. I. Congrès internat. de Physiothérapie. Liège 1905. — *Witthauer*, Lehrbuch der Vibrationsmassage mit besonderer Berücksichtigung der Gynäkologie. Leipzig 1905. — *O. Frankl*, Die physikalischen Heilmethoden in der Gynäkologie. Berlin und Wien 1906.

Allgemeinkrankheiten.

Garrod, The nature and treatment of gout and rheum. gout. London 1859. — *Külz*, Pathologie und Therapie des Diabetes mellitus. Marburg 1874. — *K. Körbl*, Behandlung der Lymphome. Wiener med. Wochenschr. 1882, Nr. 19. — *Ebstein*, Das Regimen bei der Gicht. Zentralbl. f. d. ges. Therap. 1885. — *Finkler*, Über Behandlung des Diabetes mellitus durch Massage. Verhandl. d. V. Kongr. f. innere Med. Wiesbaden 1886. — *L. Ewer*, Zur Therapie des Diabetes. Therap. Monatsh. 1887, Nr. 1. — *Aye*, Über drei Fälle von Diabetes mellitus. Berliner klin. Wochenschr. 1888, Nr. 30. — *A. Reibmayer*, Kurze Anleitung zur mechanisch-physikalischen Behandlung der Fettleibigkeit. Leipzig und Wien 1890. — *P. Silfverskiöld*, Behandlung der Rachitis mit Massage und passiven Bewegungen. Jahrb. f. Kinderhk. 1891. — *P. H. Smirnow*, Über Massage im Verlaufe des Typhus abdominalis. Wratsch. 1893, Nr. 47. — *S. Afanassiew*, Du massage dans le traitement du scorbut. Semaine méd. 1894, Nr. 45. — *G. Klemperer*, Zur Pathologie und Therapie der Gicht. Deutsche med. Wochenschr. 1895, Nr. 40. — *R. Friedländer*, Über heilgymnastische Behandlung bei Stoffwechselerkrankungen. Zeitschr. f. diätet. u. phys. Ther. 1898, II, 3. — *P. F. Richter*, Über Entfettungskuren. Zeitschr. f. diätet. u. phys. Ther. 1898, I, 4. — *W. Edgecombe*, The effect of exercise on the Hämoglobin with reference to the value of rest in the treatment of Anaemia. The brit. med. Journ. 1898, 25. Juni. — *H. Pinkhof*, De Behandeling der Zwaarlijvigheit. Weekbl. van het Nederl. Tijdschr. vor Geneesk. 1899, 1. — *A. Bum*, Die mechanische Behandlung der Fettleibigkeit. Wiener Klinik. 1900, 4. Heft. — *De Renzi*, La kinésithérapie dans l'adipose douloureuse (Maladie de Dercum). Gazz. degli osped. e delle cliniche. 1903, Nr. 20.

Autoren-Verzeichnis.

(Die beigedruckten Ziffern bedeuten die Seitenzahlen.)

Sach-Register.

(Die beigedruckten Ziffern bedeuten die Seitenzahlen.)

Druck von Gottlieb Gistel & Cie., Wien, III., Münzgasse 6.

FSC
www.fsc.org
MIX
Papier | Fördert gute Waldnutzung
FSC® C083411

Kolibri 360 GmbH
Ferdinand-Jühlke-Straße 7
99095 Erfurt, Deutschland
produktsicherheit@kolibri360.de